高等院校系列教材

生 态 毒 理 学
ECOTOXICOLOGY

孟紫强　主编

中国环境出版集团·北京

图书在版编目（CIP）数据

生态毒理学/孟紫强主编. —北京：中国环境出版集团，
2019.9（2025.1 重印）
ISBN 978-7-5111-4083-8

Ⅰ. ①生… Ⅱ. ①孟… Ⅲ. ①环境毒理学—高等
学校—教材 Ⅳ. ①R994.6

中国版本图书馆 CIP 数据核字（2019）第 186581 号

责任编辑　宾银平　沈　建
封面设计　彭　杉

出版发行　中国环境出版集团
　　　　　（100062　北京市东城区广渠门内大街 16 号）
　　　　　网　　　址：http://www.cesp.com.cn
　　　　　电子邮箱：bjgl@cesp.com.cn
　　　　　联系电话：010-67112765（编辑管理部）
　　　　　　　　　　010-67113412（第二分社）
　　　　　发行热线：010-67125803，010-67113405（传真）
印　　刷　玖龙（天津）印刷有限公司
经　　销　各地新华书店
版　　次　2019 年 9 月第 1 版
印　　次　2025 年 1 月第 3 次印刷
开　　本　787×1092　1/16
印　　张　30
字　　数　615 千字
定　　价　79.00 元

中国环境出版集团郑重承诺：
中国环境出版集团合作的印刷单位、材料单位均具有中国环境标志产品认证。

本书编委会

主　编　孟紫强

编　委（以姓氏笔画为序）

　　　　王新红　仪慧兰　刘　薇　刘静玲

　　　　刘耀明　张全喜　罗孝俊　孟紫强

　　　　赵良启　解静芳　滕　应

前　言
——献给耕耘在生态毒理学教学一线的老师们！

自《生态毒理学原理与方法》于 2006 年出版和普通高等教育"十一五"国家级规划教材《生态毒理学》于 2009 年出版以来，历经十余载，我国生态毒理学研究取得了突飞猛进的发展，新概念、新理论、新技术、新应用不断涌现，生态毒理学教学也取得了许多新的经验和成就。为了适应生态毒理学新的教学和科研形势，我们以上述专著和教材为基础，结合该学科教学和科研在近年来的发展，编著而成这本最新的《生态毒理学》教材（以下简称《新教材》）。

《新教材》充分适应不同学校对学时的不同调整。本教材分为四篇十五章，第一篇（第一章～第七章）为总论，即生态毒理学原理，适于 20 学时之下的教学；第一篇、第二篇（第一章～第十章）为原理+分支学科，适于 24 学时之下的教学；第一篇～第三篇（第一章～第十五章）为原理+分支学科+生物类群生态毒理学，是全部课堂讲授内容，适合 32 学时教学计划的安排。讲课是教师对教材的再创造。上述仅是本书主编的一个建议，具体如何安排，当由授课老师依本校的实际情况和特点而决定。第四篇为实验指导，共 22 个实验，供学生实验或实习选用，也可供科研工作选用。

此外，本书力图打造成一本立体化、新形态教材，每章后有电子教案、参考文献以及相关补充材料的电子版，可供扩展阅读或教学使用。为了使本教材更好地服务于教学，主编邀请山西大学、北京大学、厦门大学、大连海事大学、北京林业大学及沈阳师范大学等进行生态毒理学教学和科研的老师，以本教材为脚本，制作了《生态毒理学》慕课，在"中国大学 MOOC"网、"智慧树"网等线上开课，供大家免费观看和学习，学员与老师可方便地进行网上交流。

《新教材》更加突出环境污染物生态毒理学效应及其应用的特点，即使对于毒理学基础知识的介绍也围绕生态毒理学效应进行阐述，力戒与环境毒理学等课程在内容上的简单重复。这不仅对于生态毒理学课程的开设，而且对于老师和学生的教与学的兴趣都是极为重要的。

为此，《新教材》将原教材中有关母学科（生态学和毒理学）基本知识介绍由三章压缩为一章，并紧密结合生态效应进行阐述，避免了与母学科的重复之嫌；为了突出生态毒理学学科的特点，适应教学和科研的需要，将原教材中环境污染物生态毒理学效应由一章扩展为三章，将原教材中以介绍哺乳类动物为主的动物生态毒理学一章修改为非哺乳类动物（鱼类、两栖类、昆虫和鸟类）生态毒理学并扩展为三章，使之更符合生态毒理学的研究现状。其余各章均力求采用生态毒理学新的概念、成果和教学经验，根据我国生态文明建设和环境保护事业对人才需求的特点，注重学以致用，重新编著。因此，《新教材》不论在教材的结构上，还是在内容上都有深度凝练和大幅提高；同时，《新教材》仍然沿用原教材或专著创建的生态毒理学基本体系和框架，其特点是从不同生物、生态层次出发，逐步深入论述环境污染物的生态毒理效应与机理。因此，习惯于使用原教材授课的老师，对于《新教材》的使用也不会有不适之感。

本书各章作者（以章节出现先后为序）：山西大学孟紫强（第一章～第六章）、张全喜（第七章）、解静芳（第八章第一节～第三节和第五节部分内容）；中国科学院南京土壤研究所滕应（第八章第四节和第五节部分内容）；北京师范大学刘静玲（第九章）；厦门大学王新红（第十章）；山西大学仪慧兰和太原师范学院魏爱丽（第十一章）；大连理工大学刘薇（第十二章）；山西大学刘耀明（第十三章）；中国科学院广州地球化学研究所罗孝俊和安徽师范大学吴江平（第十四章）；山西大学赵良启（第十五章，其中有关抗性基因和组学技术分别由张瑾和李瑞金撰写）。此外，本书收录生态毒理学实验指导22项，主要作者（按姓氏笔画排列）：王淑智、仪慧兰、白巨利、刘薇、孙立伟、杨振华、张全喜、张瑾、洪喻、钱海丰、潘响亮等。各章包含的电子资料，除各章作者提供之外，吴玉萍、洪喻、张慧珍、杨振华、巩宁、张瑾等也提供了宝贵的电子资料，均置于相关章节。最后全书由主编统稿，并进行必要的调整和修改定稿。

本书在编著出版过程中，中国环境出版集团沈建副总经理和宾银平编辑给予了热情鼓励和支持，全体编著人员对此表示衷心感谢。

限于我们的业务水平和编著经验，本教材难免存在疏漏和不足之处，欢迎有关专家、老师及同学们随时提出宝贵意见，不胜感谢！

孟紫强

2019 年 5 月 31 日

目 录

第一篇 总 论

第二篇　分支学科

第三篇　生物类群生态毒理学

第四篇　实验指导

第一篇 总论

第一篇为总论，即生态毒理学原理篇，由第一章~第七章组成，主要论述生态毒理学的概念、研究范畴、主要理论基础、学科前沿、实际应用、环境污染物的生物富集、生态毒理学效应以及生态风险评价的理论和方法。

第一章　概　论

　　18 世纪兴起的工业革命，加速了工业化、城市化发展，促进了科学技术进步，提高了人类的生活水平。与此同时，工业革命也加剧了人类对自然环境的索取、改造和掠夺。当人类还陶醉于工业革命伟大胜利的时候，自然界的报复已经在悄悄地逼近着人类，特别是近几十年来，随着世界人口的增加，工业生产、交通运输的扩大，以及煤炭、石油等能源利用的增长，各种固体废物、废液及废气向环境大量排放，日益加剧的环境污染使生态环境和人类的持续发展受到了严重威胁。第二次世界大战后，在短短的几十年间环境问题就从地区性局部问题发展成为全球性普遍问题，从简单问题（可分类、可定量、易解决、低风险、近期可见性）发展到复杂问题（不可分类、不可定量、不易解决、高风险、长期性），出现了一系列国际社会广泛关注的热点问题，如气候变暖、臭氧层破坏、森林植被破坏及生物多样性减少、大气污染及酸雨问题、土地荒漠化、水资源危机及海洋污染等。当前，环境污染导致的生态问题已经成为人类面临的主要问题之一。为了人类社会的可持续发展，也为了生物圈和经济建设的可持续发展，环境与资源的保护就成了必须尽快加以解决的重大问题。在如何保护生态环境不被破坏的研究中，各国科学家付出了极大的努力，他们应用毒理学理论和方法，去探讨生态问题，将生态学、毒理学及环境科学交叉、融合，发展成为一门新的边缘学科——生态毒理学。

一、生态毒理学概念及其与环境毒理学的关系

（一）生态毒理学概念与学科地位

1. 生态毒理学概念

　　生态毒理学（ecotoxicology）是研究有毒有害因子，特别是环境污染物对动物、植物、微生物及其生态系统的损害作用与机理的科学。也可以说，生态毒理学是研究有毒有害因子，特别是环境污染物对生态系统及其组分（动物、植物、微生物及非生命环境成分）的危害与机理的科学。其中所说的“动物”一般不包括人类，因此生态毒理学是以研究野外生物及其生态系统为核心的科学。由于生态毒理学在环境保护实践中越来越显示出巨大的应用价值，特别是在生态工程中具有很大的应用潜力，所以最近也有学者提出生态毒理学

的概念是研究环境污染物对动物、植物、微生物及其生态系统的损害作用与防护的科学，突出生态毒理学在实践中的应用。关于有毒有害因子，由于环境污染是当前全球生态系统所面临的最大问题之一，所以研究环境污染物对生态系统及其组分的危害已成为当代生态毒理学的主流。

环境污染物（environmental pollutant 或 environmental contaminant）是指由于人为的或自然的原因进入环境并使环境的正常组成和性质发生改变、直接或间接有害于人类与其他生物的物质。环境污染物也被定义为："在环境介质中浓度显著高于背景值、具有环境危害的物理或化学因子。"由于绝大部分人工合成化学物质在原生环境中并不存在，所以只要能够在环境中检出并能够证明其具有环境危害属性，就可以认定为"环境污染物"。在化学品环境管理中通常将环境危害属性划分为环境持久性（persistent，P）、生物可蓄积性（bioaccumulation，B）和毒性（toxicity，T）。其中，毒性（T）中的生态毒性（ecotoxicity）是指对淡水、海水、陆地生物的急性和慢性毒性。慢性毒性主要指繁殖毒性和发育毒性。凡是符合上述三个条件的化学物质均归属为 PBT 物质，应当对其加强监管。

环境污染物主要是由于人类生产和生活活动造成的，包括物理性、化学性和生物性污染物，其中环境化学污染物（environmental chemical pollutants）是环境污染物中种类最多、污染最严重、分布最广，对动物、植物、微生物及其生态系统危害最严重的物质，是生态毒理学的主要研究对象。为了便于叙述，本书除特指外，环境化学污染物被简称为"环境污染物"。

环境化学污染物属于外源化学物（xenobiotics）的范畴。外源化学物是一类"外来生物活性物质"，又可称为外来化学物，以区别于机体内代谢过程中形成的产物和中间产物——内源化学物（endobiotics）。外源化学物不是生物体的组成成分，也非生物体所需的营养物质或维持正常生理功能所必需的物质，但它们可通过一定途径与生物体接触并从环境中进入生物机体，并能产生一定的生物学作用。外源化学物是环境毒理学、生态毒理学等毒理类学科最常用的专业术语之一。

2. 生态毒理学的学科地位

生态毒理学是由环境科学、毒理学、生态学及生物学等多种学科交叉形成的新型边缘学科，同时它也是环境科学、毒理学、生态学及生物学的分支学科。

环境科学（environmental science）是研究人类与环境相互作用及其规律的科学。人类活动产生的污染物可作用于环境中的无生命组分，如大气、水、岩石、土壤等；同时也可作用于环境中的有生命组分，如动物、植物、微生物。生态毒理学就是研究人类活动引起的环境污染物对动物、植物、微生物及其生态系统危害与防护的科学，所以它是研究人类活动所产生的污染物对环境中有生命组分的作用的。因此，生态毒理学是环境科学的一部分，是环境科学的分支学科。

生态学（ecology）是研究动物、植物、微生物与其环境之间相互关系的科学，而生态毒理学是研究动物、植物、微生物与环境中有毒有害因素之间相互关系的科学。因此，生态毒理学是生态学的一个组成部分，是其分支学科。

生物学（biology）是研究生物的结构、功能、发生和发展规律以及生物与周围环境关系的科学，是自然科学六大基础学科之一。生态毒理学所研究的动物、植物和微生物均属于生物的范畴，它所研究的生物与环境污染的关系是生物学的一部分，故它也是生物学的分支学科。

毒理学（toxicology）是研究物理性、化学性和生物性等有毒有害因素对人类及动物、植物、微生物等所有生物的损害作用及其机理的科学。生态毒理学是研究有毒有害因素对动物、植物、微生物的损害作用及其机理的科学，它所研究的内容是毒理学研究范畴中的一部分。因此，生态毒理学是毒理学的分支学科，属于毒理学的范畴。

需要指出的是，环境毒理学也是环境科学和毒理学的分支学科，但是环境毒理学是研究环境污染物对人类健康毒性作用及其机理的科学，而生态毒理学是研究环境污染物对动物、植物、微生物及其生态系统的损害作用及其机理的科学，二者研究的生物和任务不同，因此二者是不同的学科。它们在生态文明的大目标下，既要独立发展、完成各自的任务，又要相互协作、达到人与环境相互和谐的总体目标。

此外，生态毒理学学科从诞生至今虽然只有 50 年的发展历程，但由于它的重要作用已经使其渗透到多种学科和领域，已成为多种学科和领域不可或缺的理论知识和方法技术的源泉。

（二）生态毒理学与环境毒理学是两个独立的学科

生态毒理学与环境毒理学学科的提出或诞生至今已经 50 年了，然而有的研究者或者把这两个学科视为同一学科，或者认为生态毒理学包含了环境毒理学，或者认为环境毒理学包含了生态毒理学，有的甚至认为生态毒理学脱胎于环境毒理学。因此，为了这两个学科的快速发展，对二者的独立性及其区别进行详细论述非常必要。

1. 两个学科发生混淆的历史原因

对生态毒理学与环境毒理学两个学科发生混淆的原因进行研究，发现其主要是二者在诞生早期创始人提出的或公认的定义过于宽泛，从而导致两个学科所定义的研究目的和范畴相互覆盖所致。1968 年，美国加利福尼亚大学戴维斯分校建立了环境毒理学系，同年瑞典斯德哥尔摩大学成立了环境毒理学研究室。虽然环境毒理学被不约而同地提出来了，但它没有公认的创始人，也没有标志性的论著论述环境毒理学的概念、任务和范畴，于是不同背景的科学家被吸收到环境毒理学系或研究室工作，使环境毒理学成为这些不同背景科学家的共同的学科。由此可知，环境毒理学建立初期是一个很宽泛的概念，包容了大部分环境保护方面的内容。这也是迄今一些国外环境毒理学学术期刊的内容既包括环境污染对人类健康的影响，又包括环境污染对动、植物影响的原因之一。

几乎与"环境毒理学"术语提出的同时，1969 年 6 月法国生态学家萨豪特（René Truhaut）提出"生态毒理学"（ecotoxicology）术语，他是公认的生态毒理学创始人，他认为生态毒理学是研究环境污染物对生态系统及其组分（动物、植物、微生物及非生命成分）危害的科学，其中他认为"动物"也包括人在内。由于萨豪特提出的"生态毒理学"把人类也包括在"动物"范畴中，认为生态毒理学也包括环境污染对人类的影响，所以萨豪特的"生态毒理学"术语也是一种非常宽泛的概念，它与前一年提出的"环境毒理学"范畴是一致的，只是同一内容的两种不同名称的转换而已。萨豪特的观点受到研究环境问题的生物学家特别是生态学家的广泛重视，并于 1977 年在法国出版了法文版的《生态毒理学》专著。从此之后，一些研究环境污染对人类健康影响的环境毒理学家也把一些生态毒理学研究如生态风险评价等内容纳入环境毒理学的范畴，而一些研究环境污染对动、植物及其生态系统危害的生态毒理学家喜欢沿用宽泛的"环境毒理学"术语，把自己的生态毒理学研究说成是"环境毒理学研究"，从而使两个学科由概念到内容处于混淆的状态，严重影响了两个学科的发展和交流。由此可知，"环境毒理学"与"生态毒理学"两个学科的混淆或纠缠不清，其历史原因与学科创始人萨豪特对生态毒理学概念和范畴的论述有关，也与后人不加区别地追随有关。

2．两个学科发展的历史轨迹相互独立

追溯生态毒理学与环境毒理学两个学科科学研究的历史，可以发现这两个学科的科学研究自始至终都在独立进行，研究对象不同，研究内容不同，研究队伍也不同。历史证明，生态毒理学和环境毒理学是两个独立发展的学科（表 1-1）。

早在 18—19 世纪，工业的快速发展，导致大量人造化学污染物质排放到环境。在那个时代，人们不仅开始意识到环境化学污染物对人类健康的危害，而且也开设了研究环境化学污染物对野生生物的危害。例如，生态学家早已开始研究工业化学污染物对野生动物的危害（例如，桦尺蛾的工业黑化问题和废水对水生生物的毒害问题），而医学和毒理学家也早已开始研究工业化学污染物对健康的危害及其毒性作用机理。当蕾切尔·卡逊的名著《寂静的春天》于 1962 年在美国出版以后，环境保护运动首先在欧美国家兴起，生态学家和生物学家以更大的热情投入到环境化学污染物对动、植物危害的研究；与此同时，医学和毒理学的科学家也比以往更加积极地进行环境化学污染物对人群健康危害的研究。这些研究的历史表明，两个学科的科学研究自始至终都在独立、平行地进行，而且在研究团队上也各有特色：环境污染对人类健康的影响（即环境毒理学）研究主要由医学家特别是毒理学家进行，而环境污染对野外动、植物的影响（即生态毒理学）研究主要是由生物学家特别是生态学家进行。此外，环境毒理学诞生于 1968 年，而生态毒理学在 1969 年 6

月也诞生了，二者几乎是同时诞生的。因此，认为生态毒理学脱胎于环境毒理学的观点很难有说服力。

表 1-1　环境毒理学与生态毒理学学科形成前的研究简史（摘要）

生态毒理学	环境毒理学
1848 年，在英国的工业区曼彻斯特首先发现桦尺蛾的工业黑化现象，从 19 世纪 40 年代起，就开始了环境污染对动物危害的研究	1775 年，英国外科医生 P. 波特发现打扫烟囱的工人患阴囊癌的较多，认为这种疾病同接触煤烟有关
1863 年，英国彭妮（Penny）和亚当斯（Adams）研究了工业废水中有毒化学物对水生生物的毒性作用，并最早报道了急性水生毒性试验方法……	1873 年，英国伦敦首次发生重大的大气烟雾灾难事件，对人体健康造成危害
1912 年，美国伍德拉夫（Woodruff）最早使用微宇宙试验法研究枯草浸液对原生动物的影响……	1924 年，英国医生拉塞尔在医学期刊《柳叶刀》（Lancet）报道了伦敦烟雾事件可导致呼吸系统疾病死亡率增加，开启了环境医学与环境毒理学研究的先河
1930 年 12 月 1—5 日，比利时马斯河谷烟雾事件发生，有毒烟雾使周围许多动物死去，造成严重的生态毒性灾害	1930 年 12 月 1—5 日，比利时马斯河谷烟雾事件发生，对人群健康造成严重危害，史称环境污染引发人类健康危害的"八大公害"之一
1962 年，美国生物学家蕾切尔·卡逊（Rachel Carson）的著作《寂静的春天》（The Silent Spring）发表，对生态毒理学和环境毒理学学科的产生起到启蒙作用	
1969 年 6 月，法国生物学家萨豪特（René Truhaut）提出生态毒理学学科术语，并对生态毒理学概念进行论述	1968 年，环境毒理学学科诞生和形成，没有公认的创始人和标志性论著

进一步研究表明，环境毒理学与生态毒理学之间的区别不是在研究的生物层次上，而是在研究的范畴上存在本质差别。无论是生态毒理学还是环境毒理学，都要研究群体效应，不过环境毒理学研究的是环境污染物对人群的群体效应，而生态毒理学研究的是环境污染物对非人类生物的群体效应，特别是对野外生物的群体效应；无论是生态毒理学还是环境毒理学，都要研究从分子到细胞的微观效应，不过环境毒理学研究的是环境污染物对人类或其模式生物的分子效应，而生态毒理学研究的是环境污染物对非人类生物的分子效应。

3. 中国教育界率先实施两个学科的独立发展

科学的历史发展表明，当一个学科得到长期发展，理论和技术有了庞大的积累的时候，这个学科就必然要分裂为两个或多个新的学科。然而，令人难以理解的是，在环境毒理学或生态毒理学学科提出或诞生长达 50 年的时间里，没有人对二者的区分进行过系统分析，更没有人把二者确定为各自独立的学科。直到 2006 年，我们在《生态毒理学原理与方法》（科学出版社）一书中第一次对环境毒理学和生态毒理学在概念、任务、内容和研究范畴等方面的区别及其鉴别标准进行了论述，第一次提出环境毒理学和生态毒理学是两个独立的学科，并在 2006 年的《生态毒理学报》（第二期）上发表和在教育部环境科学与工程类专业教学指导委员会等于长沙市召开的第一届环境类课程教学论坛环境科学分组会上进行报告。

　　环境毒理学与生态毒理学是各自独立的两个学科的观点于 2006 年首先在中国被系统地论述，并提出两个学科的区分标准之后，教育部在批准《环境毒理学基础》（高等教育出版社，2003）为普通高等教育"十五"国家级规划教材的基础上，又在 2007 年批准编著《生态毒理学》为普通高等教育"十一五"国家级规划教材，并于 2009 年由高等教育出版社正式出版，这为两个学科的独立发展奠定了基础，创造了条件。从此这两个学科首先从教学体系彻底分离，所以说把"环境毒理学"和"生态毒理学"作为独立学科分开发展是中国的智慧。随着两个学科的分离，迎来了二者更加高速地发展。随着这两个学科理论研究的深入和知识的快速积累，二者之间的区别将会越来越突出。

4. 生态毒理学与环境毒理学的协同发展

　　生态毒理学与环境毒理学具有明显区别的同时，也具有密切的相互关系，二者均以环境污染物为主要研究对象，均为环境科学和毒理学的分支学科，且均以环境保护为其主要任务。加之，许多环境污染物可以通过食物链（网）传递和富集，最终使处于食物链顶端的人类或高级动物遭受污染物的危害。因此，环境毒理学把研究环境污染物在人类食物链（网）中的蓄积及其防护对策也作为它的内容和任务之一。在这方面，环境毒理学与生态毒理学研究的内容可能有所交叉，但其研究目标和侧重点是各不相同的，这也正是二者相互协作、相互补充的科学基础。学科发展的历史证明，虽然植物学和微生物学存在交叉、物理学和化学存在交叉，但不能否认它们各自均为独立的学科。此外，正如一个人可以同时成为细胞学家和分子生物学家一样，生态毒理学家可以同时是环境毒理学家，一个人同时兼有两个学科的工作或研究，也不能构成否认它们是两个独立学科的理由。总之，生态毒理学和环境毒理学这两个学科是在环境保护的大目标下，各有分工，是相互补充、相辅相成的关系，绝不可能相互取代，更不可能相互兼并。既独立发展，又相互协作，才是二者唯一正确的学科发展之路。

二、生态毒理学研究对象、任务和内容

（一）研究对象

　　生态毒理学研究的对象为：①动物、植物、微生物及其生态系统；②环境中所有有毒有害因素，其中环境污染物是当代最重要的环境有毒有害因素。环境污染物包括物理性、化学性及生物性污染物，其中以环境化学污染物（以下简称环境污染物）为主要研究对象。

（二）研究任务

生态毒理学的主要任务是为保护生态系统的健康运行和生态平衡的持续发展，为生态培育、生态修复和生态工程等生态环境保护事业提供科学依据、策略和措施，为我国生态文明建设和发展做出贡献。

促进绿色经济的增长也是生态毒理学研究的主要任务。生态毒理学技术不仅是环境保护的科学工具，也是各种产业与环境保护之间不可或缺的纽带和桥梁。例如，生态风险评价，在工业、农业、商业，甚至城乡规划和建设等各种国民经济领域中起着重要作用。在铁路和公路的新修、水库和油库的新建，以及工厂和民居的大规模新建或改建，绿色产品的生产、开发、认定，以及生态农业、生态工业甚至生态城市的规划和实施等过程中，首先要进行生态风险评价，从而为这些生产和建设提出生态保护的具体指导和要求，也为管理者的决策和监督提供科学依据和措施。

（三）研究内容

生态毒理学研究的主要内容如下：

（1）研究生态毒理学的概念、理论和方法，加强生态毒理学教材建设，重视生态毒理学人才队伍的培养，推动生态毒理学学科的发展。

（2）研究环境污染物的生态毒性作用及其机理。主要包括：①研究环境污染物在动物、植物、微生物体内的吸收、分布、转化和排泄规律及其对生物体的毒性作用与防护，为环境污染物的安全评价和环境质量评价提供科学依据。②研究环境污染物的暴露剂量与生态效应之间的关系，为环境管理提供科学依据。生态毒理学研究可获得环境污染物与生态效应之间浓度（或剂量）-效应（或反应）关系的具体数据，从而可以为环境管理者在制定技术标准和准则时提供科学依据，也可为生态风险评价提供科学依据。此外，还可为环境政策和法律法规的实施，环境污染物的具体管理行为提供科学或执法依据。③研究环境污染物对动物、植物、微生物的特殊毒性作用或遗传毒性作用，例如对环境污染物引发基因突变的研究、对环境污染物诱发抗性基因的研究以及对环境污染物诱发动、植物适应机制的研究等。④研究和建立规范的、精确的生态效应测试或研究方法也是生态毒理学研究的主要内容。

（3）研究环境化学污染物在生物体内的富集和食物链中的放大，为环境低浓度化学污染物对生物体及其生态系统的损害与防护提供科学依据，也为对低浓度化学污染物危害生态系统的评估提供科学依据。

（4）研究生态风险评价方法、生态毒理学模型构建方法、生态异常变化的预测预报方法。

生态风险评价是一种为国民经济绿色发展和生态文明建设保驾护航的重要工具。例如，大型工程建设项目、水利工程建设项目以及环境污染物对生态环境的影响等均需要进行生态风险评价。然而，正确的评价方法才能保障生态风险评价的结果或结论更符合客观实际，更有应用价值。为此，改进或创建生态风险评价的方法是生态毒理学的主要研究内容之一。

生态毒理学模型构建方法也是生态毒理学的一项主要研究内容。正确的生态毒理学模型构建方法，可为建模提供科学、合理的方法和技术，使生态毒理学模型在生态治理或生态修复中更加符合客观实际、更具有可应用性。20世纪80年代以来，人们越来越认识到环境污染治理是一个非常复杂的问题，环境污染的化学治理往往带来二次污染，且治理所需的费用即使经济发达国家也认为是非常昂贵而难以承受的。然而，通过生态毒理学模型使环境污染物在生态系统中向有利于环境变好的方向转变，就成为操作容易、耗费低廉、效果优良的环境生态治理或修复的重要途径或工具。在此形势下，环境生态治理逐渐被环境污染治理工程所接受和重视，生态毒理学模型在环境治理或修复中的应用越来越普遍。由此可知，改进建模方法的研究，将在生态毒理学和环境工程领域越来越受到重视。

生态异常变化的预测预报技术也是生态毒理学研究的主要内容之一。许多生物标志物（特别是分子标志物）可被遴选为生态标志物，而被应用于对生态异常变化的重要预测预报手段。由于生物标志物（特别是分子标志物）往往对环境污染物的毒性作用非常敏感，所以其可早期预报生态异常变化，为生态损伤的早发现、早修复、早防治提供科学依据。生态标记物可分为：①暴露标志物（biomarker of exposure），可用于环境污染水平、生物体内剂量及生物有效剂量的估算，为此，往往依据化学物质毒性作用的特点和敏感器官来确定检测指标。例如，检测生物材料中的污染物及其代谢物并与适宜的参比值进行比较，估算环境污染物水平和生物体的暴露水平，以及生物体对污染物的吸收水平和体内代谢情况，从而推断环境中污染物浓度与生态效应之间的关系。最常用的方法是采用实验动物或植物的不同器官和组织进行生物化学和分子生物学测定。②效应标志物（biomarker of effect），指在污染物引起的早期反应和疾病中，细胞、生物化学和分子生物学改变的指标，用于确定剂量-反应（效应）关系和风险评估，同时也有助于对污染物引起机体损伤机制的研究。③易感性生物标志物（biomarker of susceptibility），指反映生物体对环境污染物反应能力的指标，可发现对污染物敏感的个体和群体，对保护易感生物特别是濒危动、植物有重要价值。

三、生态毒理学的应用

生态毒理学不仅是一门揭示自然科学规律的学科，而且也是解决环境实际问题的一种有力工具。与实际应用紧密结合，在解决环境与生态问题的同时而获得学科发展，是它最显著的特点。从它 1969 年诞生至今只有 50 年的历史，它的高速发展，表明它是一个应用性很强、具有强大生命力的学科。目前，生态毒理学的实际应用主要表现在以下几个方面：

（1）为制定环境基准值和环境标准提供科学依据。在我国制定各种环境污染物的环境基准值和环境标准中，生态毒理学研究提供的与各种动、植物保护有关的生物基准值是重要的科学依据，发挥了重要作用。

（2）为有关生态环境保护的政策和法律的制定提供科学依据。生态毒理学研究提供的环境污染物对各种生物的生态毒理数据，为我国各项环境政策和法律法规的制定提供了科学依据。

（3）在环境保护具体执法过程中，提供环境事件责任方的违法证据。在环境保护具体执法过程中，往往需要生态毒理学试验为环境管理或执法提供证据。因此，生态毒理学也是环境管理的有效工具和手段。

（4）建立生态毒理学模型，为环境污染的生态控制和治理提供手段。生态毒理学模型为环境化学污染特别是非点源污染的控制和治理提供了科学依据和工具，其在环境生态工程方面的应用，推动了环境的绿色治理，在避免化学治污造成二次污染方面发挥了重要作用。

（5）生态毒理学在生物监测方面的应用，在环境污染动态分析和生态变化状况预报方面发挥积极作用，为生态安全、生态培育、生态修复及环境生态工程等的实施提供决策依据。

（6）新化学物批准生产和使用之前，必须对其进行生态安全评价。因此，生态毒理学的应用可以从源头控制有毒或危险化学品进入环境，是环境污染源头治理的必需环节。

（7）对人类活动或环境污染物进行生态风险评价的应用，从多个方面促进了我国绿色经济的发展。

上述只是生态毒理学实际应用的一部分，随着生态毒理学研究的深入发展，它的更多的理论和技术将被应用于社会进步和经济发展之中，必将在我国生态文明建设中发挥越来越大的作用。

四、生态毒理学的分支学科

随着生态毒理学广泛、深入地发展，从不同层次和不同方面形成越来越多的分支学科。从学科知识结构角度，生态毒理学可分为理论生态毒理学、实验生态毒理学及应用生态毒理学。理论生态毒理学在吸收大量现代基础学科和技术学科（如数学、物理、化学、生物学、计算机科学、统计科学等）现代成果的基础上，借助于综合分析、逻辑推理等抽象思维方法，主要研究有关概念、基本理论、基本模型等生态毒理学基础理论问题。实验生态毒理学则通过室内外试验获取资料，并对这些资料进行归纳分析，从中得到生态毒理学新的理论和知识。实验生态毒理学与理论生态毒理学都属于基础理论研究的范畴，所不同的只是研究方法不同以及对试验仪器和材料的要求和使用不同。应用生态毒理学则是运用生态毒理学及相关学科的理论和方法对保护生态系统的方法和措施进行研究。

从生态系统角度，生态毒理学可分为陆地生态系统生态毒理学、农业生态系统生态毒理学、森林生态系统生态毒理学、淡水生态系统生态毒理学、湖泊生态系统生态毒理学、河口生态系统生态毒理学及海洋生态系统生态毒理学等。

从生物学角度，生态毒理学可分为植物生态毒理学、动物生态毒理学、微生物生态毒理学、细胞与分子生态毒理学等。动物生态毒理学可进一步分为：哺乳类动物生态毒理学、非哺乳类动物生态毒理学。非哺乳类动物生态毒理学又可分为：鱼类生态毒理学、昆虫生态毒理学、鸟类生态毒理学等。

从不同应用领域和行业角度，生态毒理学可分为工业生态毒理学、农业生态毒理学、城市生态毒理学、矿区生态毒理学、交通生态毒理学等。

此外，还可以根据环境污染物的不同对生态毒理学分类，如金属生态毒理学、农药生态毒理学、有机污染物生态毒理学、二氧化硫生态毒理学等。

随着生态毒理学的发展，生态毒理学与多种行业、领域及学科密切相关，它们之间的相互渗透和交叉，将导致更多的生态毒理学分支学科出现和发展。

五、生态毒理学的基本研究方法

生态毒理学的研究方法种类繁多，随其研究目的和对象的不同可选择不同的研究方法。在研究对象或试验材料的选择上，根据研究的目的可选用植物、微生物、非哺乳类动物和哺乳类动物。其中，除了生态毒理学常用的人工培养的模式生物如斑马鱼（*Danio rerio*）、大型蚤（*Daphnia magna*）、赤子爱胜蚓（*Eisenia foetida*）、拟南芥（*Arabidopsis thaliana*）、紫露草（*Tradescantia reflexa*）及蚕豆（*Vicia faba* L.）等外，还可选用研究现场中野生的动物、植物、微生物中的有代表性的个体或群体进行。根据研究规模和对研究对象处理方式的不同，可分为体内研究和体外研究，室内试验和野外调查，也可分为分子水平、细胞水平、个体水平、种群及生态系统水平等不同生物层次的研究。总之，生态毒理学研究不仅强调个体以上的宏观水平的研究，而且强调微观水平包括分子水平的研究，后者是分子生态标志物的探索和发现的有力手段，也是从分子水平更灵敏、有效地评价生态健康状况的有力手段。从微观水平推动生态科学和生态工程学科的发展和应用是生态毒理学的主要任务之一。

（一）体内研究——整体生物试验方法

生态毒理学研究方法中的体内研究方法也称为整体生物试验方法，这是因为体内研究一般是在整体动、植物个体中进行。

1. 体内研究的设计和实施原则

根据研究的目的，按照该生物可能接触的剂量和途径，使实验生物在一定时间内接触环境有毒有害因子，然后观察实验生物形态和功能的变化，分析和研究其毒性作用与规律。

2. 体内研究的优点

体内研究不仅能反映有毒有害因子对实验生物的综合生物效应，而且也能反映对实验生物的各种不同生物学效应。目前，体内研究在生态毒理学甚至在生物学研究中仍然占据重要地位，例如，据不完全统计，2015 年我国在动物遗传学领域围绕线虫（*Caenorhabditis elegans*）、果蝇（*Drosophila melanogaster*）、斑马鱼（*Danio rerio*）、爪蟾（*Xenopus* sp.）和小鼠（*Mus musculus*）5 个模式动物发表的论文占总论文数的 1/5，很多研究成果在国际高影响力的期刊上发表。

3. 体内研究的类型

体内研究可以分为急性毒性试验、亚急性毒性试验、亚慢性和慢性毒性试验。

急性毒性试验是指研究环境污染物大剂量一次暴露或短时间内多次暴露对所试生物引起的毒性效应方面的试验。

亚慢性毒性试验是指生物机体连续多日接触环境污染物的毒性效应试验。亚急性试验与亚慢性毒性试验的区别主要在于污染物暴露的剂量和期限的不同上，具体暴露期限还与实验生物的生命周期的长短有关。例如，对于啮齿类动物来说，亚急性试验暴露期限一般为 14～28 d，而亚慢性试验的暴露期限为 3～6 个月。

慢性毒性试验是指生物机体长期接触环境污染物的毒性效应试验，暴露期限随生物物种生命周期长短的不同而异，有的试验甚至需要终生染毒。

4. 体内研究不同类型试验的应用

由于环境污染物在生态系统中往往是低剂量、长时期暴露，所以在评价其生态危害时，亚慢性和慢性试验的结果比急性试验往往更有价值。因此，在生态毒理学研究中慢性和亚慢性毒性试验的应用很广泛。例如，采用整体动物慢性毒性试验的方法进行重金属（如铜）、抗生素（如四环素）及农药等环境污染物对水生动物斑马鱼生态毒理学效应的研究，结果发现，这些化学物均可影响斑马鱼的胚胎发育，且呈剂量-效应和时间-效应关系，其中一些化学物对斑马鱼的胚胎还具有明显的致死、致畸效应。

急性毒性试验由于耗费时间短、成本低、效应明确，容易获得剂量-效应关系，所以也常常被应用于生态毒理学研究和实践中。根据实验生物类群的不同，整体生物的急性毒性试验可分为水生生物急性毒性试验、陆生生物急性毒性试验以及哺乳动物急性毒性试验。

（1）水生生物急性毒性试验。目前以下三类水生生物较多被选用：

①鱼类急性毒性试验是水体生态毒理学研究的重要内容之一，并被广泛用于水质污染的生物监测。鱼类急性毒性试验目前推荐选用斑马鱼、稀有鮈鲫、剑尾鱼等为实验鱼种。此外，也可用金鱼进行急性毒性试验，而以往多选用草鱼、青鱼、鲢鱼及鳙鱼四大养殖淡水鱼。

②蚤类急性毒性试验也被生态毒理学研究广为采用。蚤类属于水生浮游动物，传代周期短，易培养、繁殖，且对许多毒物很敏感。其中，大型蚤（*Daphnia magna*）等是有关环境监测部门确定的标准生物。

③藻类急性毒性试验。藻类属水生低等植物，在食物链中位于初级生产者阶层。评价有毒有害因子对藻类生长的作用，一方面可反映水体污染状况，另一方面可反映该水体初级生产营养级的受损害程度，从而可评估水体生态系统的变化。

（2）陆生生物急性毒性试验。由于陆地生态系统是以土地或土壤为基础的，所以在很多陆地生态系统生态毒理学研究中采用直接或间接依赖土地或土壤生存的动物或植物进行生态毒理学研究。研究对象一般为陆生植物、土居动物、非土居陆生动物、土壤微生物等。

陆生植物试验：陆生植物是对土壤依赖性最强的生物，选择它们进行急性毒性试验可以研究环境污染物对陆地植物及其生态系统的损害效应与机理，从而为评价植物净化环境的能力和环境污染物的生态效应提供科学依据；此外，此类试验还可筛选对环境污染敏感的或抵抗力强的植物。对环境污染敏感的植物可用于环境污染的生物监测，它们被称为"不下岗的环境监测员"。对环境污染抵抗力强的植物可用于环境污染严重地区的绿化植物，从而对环境起到净化作用。采用的试验方法主要有种子发芽、根伸长急性毒性试验及植物幼苗生长急性毒性试验等，有的还采用有毒气体对植物动态熏气的方法进行等。

土居动物试验：陆地生态系统生态毒理学研究中的动物毒性试验一般也是采用直接依赖土地或土壤而生存的动物，如以土壤及其有机物为食的蚯蚓进行生态毒理学研究。常用蚯蚓品种有赤子爱胜蚓（*Eisenia foetida*）等。蚯蚓生活周期短、繁殖力强、便于饲养，主要用于探讨有毒金属、农药、肥料等污染物对土壤生态系统的损害效应。

其他动物试验：为了研究大气污染物对陆地生态系统生态毒理学作用，陆生动物急性毒性试验也可选用非土居的陆生动物为研究对象。根据研究目的可选用两栖类、鸟类、昆虫类以及哺乳类等陆生物种的实验动物或陆生野生动物进行生态毒理学研究。

土壤微生物试验：土壤微生物对土壤污染非常敏感，不同土壤污染物对土壤微生物种群、土壤酶活性、抗性基因等的生态毒性影响越来越受到土壤生态系统生态毒理学研究的重视。

（二）体外研究——器官、细胞和亚细胞水平的试验方法

离体器官水平的生态毒理学试验，一般将麻醉状态下动物的器官取出，如大鼠肝脏、心脏、血管等，或从植物分离取得其组织器官，对离体的器官进行灌流或孵育，灌流液或孵育液中含有一定浓度的受试化学物，研究环境污染物在所试脏器内的代谢转化和毒性作用特征。

细胞水平的生态毒理学试验，是采用体外细胞培养技术，从动、植物组织分离细胞，研究环境污染物对细胞的毒理学作用。例如，从大鼠胸主动脉血管分离内皮细胞或平滑肌细胞，并在体外培养，研究环境污染物对血管作用的细胞或分子毒理学机理。动物和植物的多种组织可用于分离制成单细胞进行体外培养和生态毒理学研究。此外，还可利用在体外多次传代的永生化的细胞株进行生态毒理学研究。

亚细胞水平的生态毒理学试验，随着生物离心技术的高度发展，可将各种细胞器，如细胞膜、核、内质网、线粒体及微粒体（实质是内质网的碎片）等分离纯化，进行电子显微镜观察及各种生物化学和分子毒理学研究，在亚细胞水平探讨环境污染物作用的性质和机制，筛选环境污染物的生物标志物。

（三）生化和分子水平的生态毒理学试验方法

环境污染物对不同生物及其生态系统的危害，首先在生物分子水平上引起生化和分子毒理学损伤，继之引起细胞膜、细胞器及整个细胞的损伤甚至死亡，而后引起器官和组织的损坏及个体的生长发育受阻，甚至个体的死亡。大量个体的生长发育不良或死亡，就可能导致种群、群落乃至生态系统的改变甚至衰退。为了保护生态系统的安全，应当把环境污染物的生态毒性作用阻止在细胞或组织损伤之前。为此，通过现代生物学方法、现代化学方法，尤其是现代生物化学和分子生物学理论和方法，探索分子生态（生物）标志物，以监测种群和生态系统的健康水平，警示物种及其群落的早期损伤，是分子生态毒理学的主要研究内容和任务。

生物化学和分子生物学理论和技术的飞速发展，为分子生态毒理学研究提供了新的思路和工具。在生态毒理学研究中，大量生物化学和分子生物学方法被使用，例如，细胞DNA、RNA及蛋白质合成试验、细胞非程序性DNA合成（UDS）试验、DNA加合物（DNA adducts）测定、单细胞凝胶电泳技术（single cell gel electrophoresis，SCGE，又称彗星试验）检测细胞DNA损伤以及环境污染物对DNA、RNA、蛋白质及脂质的氧化损伤试验，对各种酶活性的抑制及诱导试验，对金属硫蛋白、热休克蛋白及其他应激蛋白的诱导试验，以及RT-PCR试验等分子生物学方法。

近年来，转基因技术、基因芯片技术、蛋白质芯片技术、RNA干扰技术以及表观遗传

学研究技术等分子生物学新方法、新技术，被源源不断地引入到分子生态毒理学研究中来。环境污染物对动、植物基因组、转录组、环境基因组、毒理基因组、蛋白质组及代谢组等组学效应的研究，可从全局高度探讨环境-基因-效应之间、不同基因之间、不同代谢途径之间的错综复杂的交互关系。这些高新生物技术的广泛应用将对生态毒理学学科的发展发挥重要作用。

（四）模型生态系统（model ecosystem）毒理学试验方法

模型生态系统，通俗地讲，它就是人为或半人为的生态系统模型。利用这个生态系统模型进行的生态毒理学试验称为模型生态系统生态毒理学试验。

为什么人们要采用模型生态系统，或者说，生态系统模型进行生态毒理学研究呢？这是因为经过长期研究，人们发现，不但一种毒物对不同种类的生物可能具有不同的毒性作用，而且同一种毒物对在不同生态系统中的同一种生物的作用也可能不同，一种毒物对一个生物种群的毒害作用可能会间接引起其他生物的不利效应。换言之，同一种环境毒物对一种生物种群的毒性效应可以随生态系统的不同而不同。因此，生态毒理学在论述毒物对某种生物的毒性作用时必须描述该生物种群所处的生态系统；同时，在论述某一种群受到污染物的直接毒害作用时，必须描述对其他生物因素和非生物因素的影响。与此相反，许多生态毒理学文献仅仅研究一种毒物对一种生物种群的效应（我们称此为"一对一"的研究）。从上述可知，这类研究虽然对生态毒理学理论基础的奠定起到了很大作用，但其局限性也是很明显的，因此，在进行生态毒理学风险评价时，对这些"一对一"研究结果的采用应考虑其可靠程度。为了克服"一对一"研究的局限性，科学家创建了模型生态系统（model ecosystem）毒理学试验方法。

模型生态系统生态毒理学试验方法确切的定义是：研究环境污染物在生物种群、群落和生态系统水平上的生态效应的一种试验方法，又称为微宇宙（microcosm）法。微宇宙是自然生态系统的一部分，包含生物和非生物的组成及其过程，包括生产者、消费者和分解者三类生物，具备生态系统的结构和功能。它的规模较小，便于重复和控制，主要用于生态系统水平上环境因子作用效应的研究。但是，模型生态系统没有自然生态系统庞大和复杂，不能包含自然生态系统中的所有组成及所有过程，因而不完全等同于自然生态系统。

模型生态系统生态毒理学试验又称为微宇宙生态系统毒性试验。根据生态系统的类别，目前较常用的微宇宙生态系统毒性试验可分为水生微宇宙、水生中宇宙及陆生微宇宙毒性试验等。

水生微宇宙毒性试验是利用多种水生生物在水体中共存，在室内用体积小于 $1 m^3$ 的实验容器，在模拟自然水环境条件下，研究环境污染物的理化性质和生物毒性的变化及其对水生生态系统的影响，从而可以近似地了解在自然生态系统中污染物的迁移、转化过程及其危害特征。

水生中宇宙毒性试验是水生微宇宙和自然生态系统之间的桥梁，可以在室内构建，也可以在大范围水域中围栏而成。中宇宙毒性试验是模拟池塘、湖泊和河流生态系统，研究污染物在生态系统水平上可能产生的生态环境效应，以弥补微宇宙试验体积小、系统结构简单、稳定性不够和维持时间不够长久的不足。中宇宙的生态系统可利用自然水域中的生物和非生物组分，也可以将人工培养的水体生态系统（包括人工培养的生物和非生物组分）移入。水生中宇宙毒性试验必须具备生态系统的基本结构与功能，在结构方面需有非生物因素和 2~3 个营养级的生物，功能方面需有群落代谢、物质循环和能量流动过程等。总之，应与自然生态系统接近。

陆生微宇宙毒性试验主要包括土壤微宇宙生态系统毒性试验和模拟农田生态系统毒性试验等。

土壤微宇宙生态系统毒性试验用于研究污染物对陆生植物、土壤微生物及土壤无脊椎动物（如蚯蚓）的生态毒理学效应，同时也用于研究污染物在土壤和生物之间的迁移、富集、残留和转归。盛土壤用的器皿可以由塑料、陶瓷及水泥等制成。试验规模的大小依任务和目的而定。

模拟农田生态系统毒性试验主要用于研究农业化学用品对农田生态系统的综合影响，例如测定农药在土壤、作物、土壤液相（包括土壤淋溶液）及气相中的残留、迁移、富集和转归等。

（五）生物调查方法

环境污染物对动物、植物和微生物及其生态系统的危害，可以通过生物调查方法进行研究。对人群受环境污染物危害情况的调查称为环境流行病学调查，而对非人类生物受环境污染物危害的调查称为生物调查。这两种方法都是通过对接触污染物后大量个体受到损害的现场进行观察、询问、记录和室内分析，研究观察对象在外形、结构和功能上的损伤，并估算受损害个体在其群体中的分布和概率，探讨污染物对生物损害的类别、性质、程度、剂量-效应关系以及预防和治理（修复）对策。严格进行的生物调查是获得环境污染物生态毒理效应可靠证据的有力工具。

生物调查方法的过程主要为：

第一，对生态系统中，环境污染物的种类及其污染源进行调查，确定污染物在该生态系统中的空间分布、时间分布、浓度分布及其变化规律。

第二，选择参照生态系统。一般可以生态系统受污染前为参照生态系统，也可以附近未污染的类似生态系统作为参照生态系统。要对参照生态系统中，化学元素、能量分布、环境容量及生物状况等环境背景进行调查研究。

第三，进行生态效应调查。要对生态系统中，不同物种种群受污染物毒性作用后的状况进行调查。调查不同生物水平的生态效应（包括分子效应、细胞效应等微观效应直到个体以上的宏观改变），包括亚致死效应和致死效应，种群结构和密度的变化以及生物多样性的变化等所有生物组分和非生物组分的变化。例如，对于植物来说，植物受到污染物作用后，常常会在植物形态上，尤其是在叶片上出现肉眼可见的伤害症状。不同污染物质和浓度所产生的症状与程度往往不同。也可以利用植物在污染区和清洁区（即参照生态系统）病理生理学变化（如光合作用、呼吸作用、酶的活性等）和生产量的差异（包括数量和质量方面）来了解污染物的生态毒性作用。

第四，确定采样（或观察）地点和采样要求。对于大范围的生态系统，对每个物种的每个个体进行调查是不可能做到的，因此应选择有代表性的位点和个体进行调查。应在具有代表性的位点和时间，按规定采集有代表性的样品，必须能够反映该生态系统的实际情况。若忽视了样品的代表性，即使采用先进的分析手段认真地分析，也得不到正确的结果。要获得正确的、可靠的调查结果，正确的布点和采样是首要问题。

第五，要重视敏感植物和敏感动物的调查。根据不同污染物的敏感动、植物确定重点调查物种。一般来说，蚯蚓和鱼类等物种常常是多种环境污染物的敏感动物。

总之，上面仅对在生物调查中应该遵循的基本原则进行了介绍，生物调查的具体方法有很多，可以参考有关的野外调查手册或指导，根据研究的目的选择适宜的方法进行调查研究。

六、生态毒理学简史

英国哲学家培根说过："读史可以使人明智"。历史像一面镜子，它照亮了现在，也照亮了未来。学习生态毒理学发展的历史，对于深刻理解现代生态毒理学知识、更好地研究和发展生态毒理学学科非常重要。

（一）生态毒理学发展历程

生态毒理学从诞生到现在，在短短 50 年的时间里已经发展成为环境科学、生态学和毒理学的重要分支学科。它的发展历史大致可概括为三个阶段：萌芽期、形成期和发展期。

1. 萌芽期

从 19 世纪 40 年代到 1969 年，是生态毒理学的孕育或萌芽时期，而蕾切尔·卡逊是这个时期的杰出代表。环境污染物对生态环境影响的最早观测，可以追溯到 1848 年英国生物学家对桦尺蛾发生的工业黑化现象的研究报道。

1962 年，美国生物学家蕾切尔·卡逊的著作《寂静的春天》发表之后，立即在美国和全世界引起了强烈反响，环境污染对动、植物及其生态系统的危害引起了全社会的关注。1969 年，法国生态学家萨豪特（René Truhaut）在瑞典首都斯德哥尔摩召开的、由科学联合会国际理事会（ICSU）的一个特设委员会组织的一次会议上提出"生态毒理学"（ecotoxicology）这一学科术语及其含义，并在国际学术界引起广泛关注，标志着生态毒理学这一新型学科在 1969 年正式诞生。

2. 形成期

1970—1977 年是生态毒理学的形成期。进入 20 世纪 70 年代后，环境污染的加剧，使一些至关重要的生态毒理学问题摆在了世人面前，对这些问题的研究促使生态毒理学这一新学科加快形成。

1972 年，"国际生态毒理学和环境安全学会"（The International Society of Ecotoxicology and Environmental Safety，SECOTOX）在欧洲成立，成员包括欧洲、远东和北美等国家和地区。

1977 年 6 月，第一个生态毒理学的专门学术刊物——《生态毒理学和环境安全》（*Ecotoxicology and Environmental Safety*）由 SECOTOX 创刊。萨豪特在该期刊第一期发表了题为"生态毒理学：目的，原理和展望"（Ecotoxicology：Objectives，Principles and Perspectives）的论文，详细论述生态毒理学这一新兴学科的研究目的、内容和展望。同年，法国科学家弗朗索瓦·拉马达（François Ramade）编著的第一本生态毒理学专著《生态毒理学》（*Ecotoxicology*）问世。这一年，生态毒理学专著、期刊的出现，以及萨豪特对该学科研究范畴和未来发展论文的发表，标志着生态毒理学这一新学科在 1977 年正式形成。

3. 发展期

从 1978 年起，生态毒理学进入发展期。生态毒理学学科形成以后，随着全球环境污染的加剧，生态毒理学研究快速发展，在短短的 40 年内，探讨和建立了多种独特的生态毒理学试验研究方法，为环境污染物的生态风险评价和环境污染的治理建立了各种生态毒理学模型、提供了大量生态学参数，研究和揭示了多种环境污染物对各种生物种群、群落、生态系统所产生的毒性效应，尤其是在研究和揭示全球性污染（如酸雨、气候变暖、臭氧层空洞、土地荒漠化等）引发大尺度生态毒理学效应方面，取得了举世瞩目的科研成就，使生态毒理学快速发展成为一门重要的新兴学科。

（二）我国生态毒理学的发展与展望

我国生态毒理学工作者从 20 世纪 70 年代起，从开展环境生物监测与环境治理出发，开展了环境污染物对动、植物危害的生态学调查；进行了环境污染对动、植物形态解剖和生理生化影响方面的研究，并筛选出对环境污染的敏感植物和耐污染植物。

在 1978 年我国实行改革开放政策以来，经过 40 年来的发展历程，我国在生态毒理学理论、生态标志物、生态毒理学模型、生态修复和治理、生态风险评价、环境污染物的生态毒性评估以及生态系统生态毒理学等方面的研究都取得了很大成绩，有的已经达到国际先进水平。从 20 世纪 80 年代至今，我国生态毒理学人才培养、课程教学也经历了一个从无到有，由不完善到完善的过程。进入 21 世纪，我国在生态毒理学概念、学科知识内涵及结构体系的探讨方面，也有了新的进展。《生态毒理学》《生态毒理学原理与方法》《生态毒理学概论》以及普通高等教育"十一五"规划教材《生态毒理学》相继出版，《生态毒理学报》也于 2006 年 3 月创刊。这些均表明，进入 21 世纪之后我国生态毒理学发展已经进入一个新的阶段。

展望未来，随着社会的进步和生态文明建设的纵深发展，生态毒理学教育将会越来越受到社会各界的重视而得到快速增长，生态毒理学各类人才的数量将有大幅度增加，我国在生态毒理学领域中的科研和应用必将走在世界的前列，为环境保护和生态文明事业做出重大贡献。

思考题

1. 名词解释

环境污染物、环境化学污染物、环境毒物、外源化学物、实验生态毒理、应用生态毒理学、整体生物试验、模型生态系统、生物调查

2. 为什么说生态毒理学与环境毒理学是两门独立的学科？举例说明。

3. 生态毒理学的内容和任务是什么？

4. 生态毒理学的应用有哪些？举例说明。

5. 进行生态毒理学研究的基本方法有哪些？

6. 简述环境保护与生态毒理学发展之间的关系。

教案及参考文献

第二章 环境污染物的生物转运、转化及其生态毒性作用的特点

环境污染物的生物吸收、体内分布和排泄与其生物转运、代谢转化有密切关系，与其在体内的富集、积累和毒性作用也有密切关系。了解和研究环境污染物生态毒性作用的基本概念及其特点，将为深入理解生态毒理学的理论和方法奠定扎实的基础。

一、环境污染物的生物转运及其与生物吸收和排泄的关系

（一）生物转运与生物吸收、分布和排泄的关系

环境污染物经各种途径透过机体的生物膜而进入体内的过程称为吸收（absorption）。生态毒理学研究和服务的生物对象为动物、植物和微生物，这些不同种类的生物进化程度不同，机体的构造也各不相同，因此对环境污染物的吸收、分布及排泄的方式也有很大区别，很难用统一的模式对其进行描述。为此，环境污染物在不同种类生物的吸收、体内分布和排出等转运方式将分别在以后各相应章节进行描述。一般来说，对于高等动物，环境污染物主要通过消化道、呼吸道（鱼类通过鳃）和皮肤对水、食物、空气、土壤中的环境污染物进行吸收，并经血液或体液循环分布全身，由于化学物与不同组织器官（或不同生物大分子）的亲和力不同，其在全身的分布并不均衡。与此同时，进入生物体内的环境污染物又可以通过呼吸道、消化道、皮肤、体内代谢转化以及其他方式从体内清除（图2-1）。此外，在生态毒理学试验中也采用注射方法染毒而进入生物体内，如腹腔、皮下、肌肉和静脉注射等。

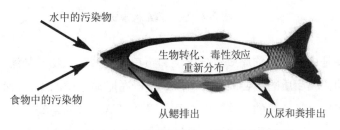

图 2-1　鱼对环境污染物的吸收、体内分布和排泄

注：鱼可能从水中和食物中摄入污染物，进入体内的污染物可通过生物膜转运到血液，在全身进行分布、发生生物转化，并对鱼类产生毒性效应，通过鳃、尿和粪排出体外。

对于陆生植物，可通过根系吸收环境污染物，质体流（mass flow）是其主要的吸收途径，即环境污染物随蒸腾拉力在植物吸收水分时与水一起到达植物的根部，并随水向地上部分转运；另一吸收途径是通过叶表面吸收，扩散到全身，直至进入根部。此外，植物还可以通过茎、花、果实等的表皮吸收。对于单细胞生物来说，环境污染物可以通过整个细胞壁和细胞膜而被吸收。

尽管不同类别的生物有不同的吸收和排泄器官，在体内有不同的物质运输和分布的系统，但是它们有一个共同的特点，就是都要通过细胞膜才能把环境污染物吸收入体内、排出体外、由体内一个部位运输到另一个部位，即环境污染物在体内的分布。因此，为了理解生物对环境污染物的吸收、分布、排泄、储存和积累的机理，了解生物膜的结构和转运化学物的方式及其影响因素是非常必要的。

（二）生物膜的结构与生物转运的方式

1. 生物膜的结构与功能

环境污染物的生物吸收、体内分布和排泄过程均需通过各种生物膜才能进出细胞、组织和机体。包围在细胞外的膜称为细胞膜，也称质膜（plasma membrane）。细胞核和各种细胞器（如线粒体、内质网、溶酶体、叶绿体等）外面也包围有膜。细胞膜和各种细胞器的膜结构统称为生物膜（biomembrane）。各种生物膜的结构与功能基本上是相似的（图2-2），其厚度一般为 7～10 nm（70～100Å）。

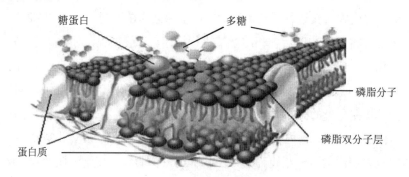

图 2-2 生物膜结构模式图

生物膜主要是由液晶态的脂质双分子层和蛋白质构成。生物膜具流动性，膜蛋白和膜脂均可侧向运动。膜脂质的主要成分为磷脂。镶嵌在脂质层中的蛋白质有的是物质转运的载体，有的是接受化学物质的受体，有的是能量转换器，有的是具有催化作用的酶等。因此，生物膜在物质转运、毒物作用、能量转换、物质代谢、细胞识别及信息传递等过程中起着重要作用。

2. 生物膜的转运方式

环境污染物生物转运的方式，即其通过生物膜的方式可分为两类：①被动转运：生物膜对物质的转运不起主动作用，如简单扩散、滤过作用等；②特殊转运：生物膜对物质的转运起主动作用，如主动转运、易化扩散及膜动转运等（图 2-3）。

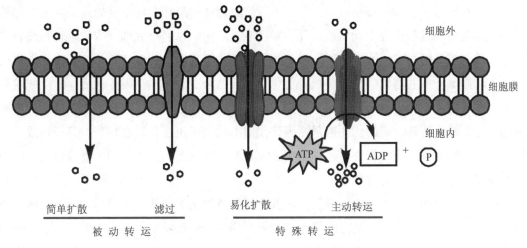

图 2-3 生物膜对化学物质的转运方式模式图

（1）被动转运（passive transport）

①简单扩散（simple diffusion）：生物膜两侧的化学物分子从浓度高的一侧向浓度低的一侧（即顺浓度梯度）扩散，称为简单扩散。大多数环境污染物可以此方式通过生物膜，影响简单扩散的主要因素有：第一，生物膜两侧化学物的浓度梯度：膜两侧的浓度梯度（concentration gradient）越大，化学物通过膜扩散的速度就越快，二者成正比。第二，脂/水分配系数（lipid/water partition coefficient，K_{OW}）：一种物质在脂质中的溶解度与其在水中的溶解度之比称为脂/水分配系数。凡脂溶性大、水溶性小的物质，即脂/水分配系数越大，一般越易透过生物膜。但是，脂/水分配系数过大的物质，也不易经简单扩散进入细胞，如磷脂。这是因为生物膜两侧之外一般均为水相，化学物通过生物膜的扩散，除需通过生物膜本身的脂相外，还需要通过与膜相依的水相，才能使该化学物不断离开膜进入水相，从而进入细胞内或排出细胞外。第三，化学物质的解离度和体液的 pH：当 pH 降低时，弱酸类化合物（如苯甲酸等有机酸）的非离子型百分比增加，脂溶性增高，易于经简单扩散透过生物膜，而弱碱类化合物（如苯胺等有机碱）的离子型百分比增高，脂溶性降低，不易透过生物膜；当体液 pH 升高时，则发生与上述相反的变化。

②滤过（filtration）：滤过是环境污染物透过生物膜上的亲水性孔道的过程。生物膜上的亲水性孔道（膜孔）是由嵌入脂质双分子层中的蛋白质结构中某些亲水性氨基酸构成的。如果在膜的两侧存在流体静压或渗透压差时，水就能携带小分子溶质经亲水性膜孔顺压差

而透过生物膜。凡分子直径小于膜孔的化学物质均可随水流透过生物膜。

（2）特殊转运（specialized transport）

对于某些非脂溶性的、分子量较大的环境污染物，不能通过上述方式转运，需通过生物膜上的特殊转运系统转运。

①主动转运（active transport）：化学物质伴随能量的消耗由低浓度处向高浓度处转运以透过生物膜的过程称为主动转运。其主要特点是：第一，需有载体（或称运转系统）参加。载体一般是生物膜上的蛋白质，可与被转运的化学物质形成复合物，然后将化学物质运至生物膜另一侧并将化学物质释放。与化学物质结合时载体构型发生改变，但组成成分不变；释放化学物质后，又恢复原有构型，以进行再次转运。第二，化学物质可逆浓度梯度而转运，故需消耗一定的代谢能量，因此代谢抑制剂可阻止此转运过程。第三，载体对转运的化学物质有一定选择性，化学物质必须具有一定适配的基本结构才能被转运；结构稍有改变，即可影响转运过程的进行。第四，载体有一定容量，当化学物质达到一定浓度时，载体可以饱和，转运即达到极限。第五，如果两种化学物质基本相似，又需要同一载体进行转运，则两种化学物质之间可出现竞争性抑制。少数环境污染物由于其化学结构和性质与体内某些营养物质或内源化学物质相似，就会假借后者的载体进行转运，例如铅可利用钙的载体，铊可利用铁的载体，5-氟尿嘧啶可利用嘧啶转运系统转运等。

主动转运对化学物质在胃肠道中的吸收，特别是对已吸收入体内的环境污染物在体内的不均匀分布和通过肝肾从体内排出具有重要意义。不易溶于脂质的污染物可通过主动转运透过生物膜。主动转运载体（如钠钾泵、钙泵等）对维持细胞内正常的钠、钾、钙浓度有重要作用。又如铅、镉、砷等污染物，可通过肝细胞的主动转运而进入胆汁排出体外。已知肾脏中有两种、肝脏中有三种、神经组织中有两种主动转运系统，负责有机阳离子、有机阴离子或中性有机化合物的主动转运。

②易化扩散（facilitated diffusion）：不易溶于脂质的化学物质，利用载体由高浓度处向低浓度处移动的过程，称为易化扩散，又称帮助扩散或载体扩散。由于利用载体，生物膜具有一定的主动性和选择性，但因只能从高浓度处向低浓度处转运，所以不消耗代谢能量，故又属于扩散性质。其转运机制可能是载体特异地与某种化学物质结合后，其分子内部发生构型变化而形成适合该物质透过的通道而使该化学物质进入细胞。一些水溶性化学物质分子（如葡萄糖）的转运，由肠道进入血液、由血浆进入红细胞和由血液进入中枢神经系统均是通过易化扩散进行的。

③膜动转运（cytosis）：一些固态颗粒物与细胞膜上某种蛋白质有特殊亲和力，当其与细胞膜接触后，可改变这部分膜的表面张力，引起外包或内凹，将异物包围进入细胞，这种转运方式称为吞噬作用（phagocytosis）。液滴异物也可通过此种方式进入细胞，称为吞饮或胞饮作用（pinocytosis）。吞噬和胞饮作用合称为膜动转运或入胞作用（endocytosis）。

二、环境污染物的生物转化及其对生态毒性的影响

进入体内的化学物质在不同生物酶的催化下经过一系列生物化学变化而发生结构和性质改变并形成其衍生物的过程称为生物转化（biotransformation）或代谢转化（metabolic transformation），所形成的衍生物又称代谢物。一般情况下化学物质经生物转化后所产生的代谢物其分子极性和水溶性增加而易于排出，从而加速从体内消除；而有些化学物质经过生物转化后脂溶性反而增加，使之不利于排出体外，从而直接影响化学物质在生物体内的毒性大小和蓄积潜力。一般来说，生物转化往往使化学物质的毒性降低甚至消失，因此过去常将生物转化过程称为生物解毒（bio-detoxication）或生物失活（bio-inactivation）过程，但是研究发现有些化学物质经过生物转化后毒性反而增大。例如，对硫磷、乐果等通过生物转化后形成的对氧磷和氧乐果的毒性增加；磺胺类化合物在生物转化中与乙酰基结合，水溶性反而降低；有些不能直接致癌的化学物质经生物转化后其代谢产物具有致癌作用。化学物质毒性的变化直接与其生态毒性作用的大小相关。因此，对于环境污染物生态毒性的评价必须考虑其在生物体内的生物转化状况。

（一）有机化学污染物的生物转化

外源化学物质在机体内的生物转化过程主要包括 4 种反应类型：氧化、还原、水解和结合。氧化、还原和水解反应是化学物质首先经过的第一阶段反应，即第一相反应（Phase Ⅰ reaction）。化学物质经第一相反应后，分子上将出现一个或几个极性基团如羟基（—OH）、羧基（—COOH）、氨基（—NH$_2$）和巯基（—SH）等极性基团，使脂溶性的化学物质易溶于水而容易排出体外，同时也极易与具有极性基团的内源性化学物质发生结合反应，即第二阶段反应（第二相反应，Phase Ⅱ reaction）。一般来说，化学物质经过结合反应以后，其水溶性增大，更容易排出体外，从而加速化学物质从体内的消除。在生物转化的各种反应中均需要相应的酶参加。外源化学物质（如环境污染物）有些可直接发生结合反应，而多数需经第一相反应使其活化，即分子中出现极性基团；参与结合反应的内源化学物质或基团是体内正常代谢过程中的产物（如葡萄糖醛酸、硫酸、谷胱甘肽、乙酰基、甲基、氨基酸等），直接由体外输入者不能参与结合反应。

有些环境污染物经过结合反应，可形成终致癌物或近致癌物，毒性反而增强。有些环境污染物经结合反应后脂溶性增高、水溶性降低，不易排出体外。这种情况尤多发生在属于酸类或醇类的环境污染物，酸类可与甘油或胆固醇结合，醇类可与脂肪酸结合，形成亲脂性较强的结合物，不易溶于水，从而难以排出体外。

在第一相反应中最常见的是微粒体混合功能氧化酶系（microsomal mixed function

oxidase system，MFOS）催化的氧化反应。MFOS 的特异性很低，进入体内的各种环境污染物几乎都要经过这一氧化反应转化为氧化产物。MFOS 在动、植物中广泛存在，在细胞中它主要存在于内质网（对于高等动物主要存在于肝细胞内质网）中，所谓微粒体（microsome）并非独立的细胞器，而是内质网在细胞匀浆中形成的碎片。粗面和滑面内质网形成的微粒体均含有 MFOS，且滑面微粒体的 MFOS 活力更强。

MFOS 催化的氧化反应的特点是需要一个氧分子，其中一个氧原子被还原为 H_2O，另一个与底物结合使被氧化的化合物分子上增加一个氧原子，故称此酶为混合功能氧化酶或微粒体单加氧酶（microsomal monooxygenase），可简称为单加氧酶，其反应式如图 2-4 所示：

$$RH + 2\ NADPH + O_2 \xrightarrow{\ MFOS\ } ROH + 2\ NADP^+ + H_2O$$

底物　还原型辅酶Ⅱ　　　　　　　　　氧化产物　氧化型辅酶Ⅱ

图 2-4　MFOS 催化的氧化反应

还原型辅酶Ⅱ（NADPH）可提供电子使细胞色素 P450 还原，并与底物形成复合物，使氧化反应完成。MFOS 是由多种酶构成的多酶系统，其中包括细胞色素 P450 依赖性单加氧酶、还原型辅酶Ⅱ细胞色素 P450 还原酶、细胞色素 b-5 依赖性单加氧酶、还原型辅酶Ⅰ细胞色素 b-5 还原酶，以及环氧化物水化酶等。

以苯的生物转化为例（图 2-5）来说明第一相反应和第二相反应之间的关系。在第一相反应中苯经单加氧酶催化氧化为苯酚，后者的毒性和水溶性均大为增加，由于苯酚分子中有了极性基团（—OH），故可以参与第二相反应。在第二相反应中，苯酚可以与葡萄糖醛酸发生结合反应，生成苯基-β-葡萄糖醛酸苷，后者无毒且水溶性很大，很容易排出体外。在第二相反应中，葡萄糖醛酸的供体是尿苷二磷酸葡萄糖醛酸（UDPGA），它是糖类代谢中生成的尿苷二磷酸葡萄糖（uridine diphosphate glucose，UDPG），再被氧化而生成的。在葡萄糖醛酸基转移酶（glucuronyl transferase）的催化下环境污染物及其代谢物的羟基、氨基和羧基等基团可以与 UDPGA 提供的葡萄糖醛酸结合而生成 β-葡萄糖醛酸苷（β-glucuronide）。

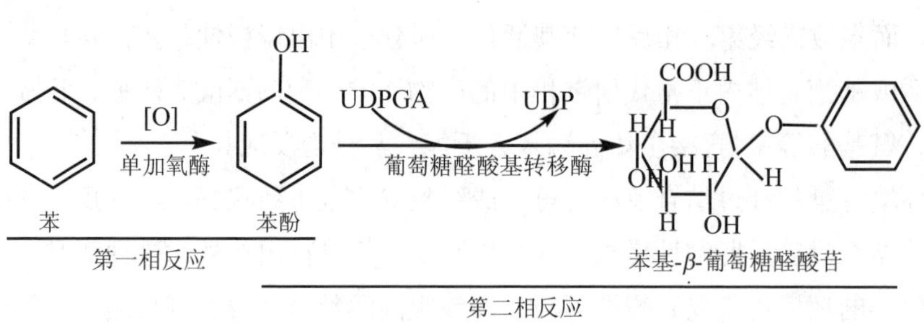

图 2-5　苯的生物转化

注：UDPGA：尿苷二磷酸葡萄糖醛酸；UDP：尿苷二磷酸。

进入体内的 DDT 在 MFOS（主要为单加氧酶）催化下，先形成不稳定的中间代谢产物，即 DDT-醇类化合物，再在 DDT-脱氯化氢酶催化下发生水解脱卤反应（hydrolytic dehalogenation）脱去卤族元素（Cl），转化为 DDE（图 2-6）。在此催化反应过程中需要谷胱甘肽存在，以维持该酶的结构。DDT 转化为 DDE 的氧化反应和水解反应均属于第一相反应，由于产物 DDE 分子中没有极性基团形成，所以 DDE 不能参与第二相反应（结合反应）。DDE 的毒性远较 DDT 为低，且 DDE 化学性质很稳定、脂溶性也很高，可在脂肪中长期、大量储存，易于在体内蓄积，故 DDE 一般占体内 DDT 总量的 60% 以上。

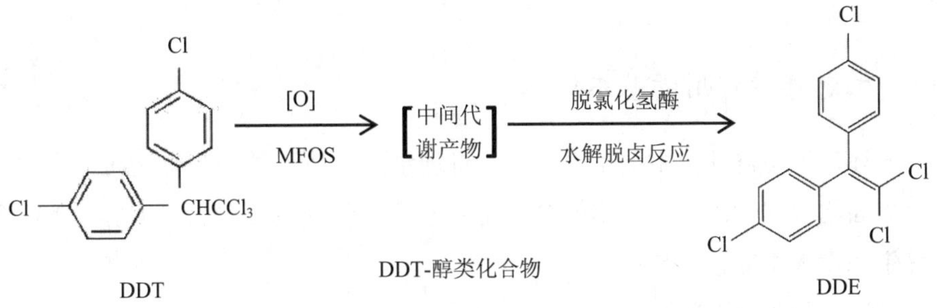

图 2-6 DDT 生成 DDE 的生物转化（第一相反应）

昆虫（特别是家蝇和蚊类）体内 DDT-脱氯化氢酶活性较高，故昆虫对 DDT 的耐药性很强。如果将 DDT 与能抑制该酶活性的杀螨醇联合使用，则 DDT 不易转化为 DDE，昆虫对 DDT 的耐药性因而降低或消失，导致 DDT 的生态毒性增加。

（二）金属和类金属的生物转化

金属和类金属进入体内后的生物转化，最早在环境微生物领域受到重视，随着研究的深入，逐渐发现在植物和动物体内也存在金属和类金属的生物转化。在水俣病发生与鱼类食物链关系的研究中，发现日本水俣湾鱼类体内富集的甲基汞是由附近化工厂倾倒入水俣湾海水中的汞或汞离子经过水下或底泥中微生物的转化而来的。离子汞是水溶性的，很难被高等生物吸收而进入食物链，但经过微生物把无机汞转化为甲基汞以后，甲基汞就随着微生物被捕食而进入食物链，并随营养级的升高而发生生物放大，使食物链上的多种动物中毒，导致食物链顶端的食鱼的禽类、猫和人发生疾病甚至死亡。这类微生物死亡、分解之后也可向水环境中释放出甲基汞，经水生生物获取而进入食物链/网。微生物不但可使无机汞转化为甲基汞，也可转化为乙基汞，统称为烷基汞。

进入动物和植物的三价砷（As^{3+}）和五价砷（As^{5+}）可以相互转化，特别是三价砷的毒性很高，转化为五价砷以后毒性大为降低，利于在生物体内蓄积。在生物体内无机砷也可以被甲基化为毒性很小的有机砷（如单甲基砷酸、二甲基次砷酸、三甲基砷化乳酸盐）。

这些有机砷的毒性小、脂溶性高，容易在生物体内蓄积。

越来越多的研究证明，微生物、植物和动物对进入体内的不同金属和类金属发生甲基化或乙基化的反应比较普遍，其烷基化的水平随生物种类的不同而有很大差异。从生物吸收、排泄以及生物富集出发，研究金属和类金属的烷基化无疑是生态毒理学的一个重要方面。

三、环境污染物生态毒性作用的基本概念及特点

（一）生态毒性作用的基本概念

如前所述，生态毒理学主要是生态学、毒理学和环境科学相互交叉而形成的一门现代新型学科，因此毒理学的一些基本概念也是生态毒理学的主要概念，了解这些概念，对学习或研究生态毒理学非常重要。

1. 毒物、毒性、中毒

毒物（toxicant）是指在一定条件下，较小剂量就能引起生物机体功能性或器质性损伤的化学物质。环境化学污染物（environmental chemical pollutants），又称环境毒物（environmental toxicants），是指在较小剂量作用下即能对人类和其他生物体产生损害效应的污染环境的物质，在本书中简称环境污染物。

毒性（toxicity）是指一种物质能引起生物体损害的性质和能力。毒性越强的化学物质，导致机体损伤所需的剂量就越小。

中毒（toxication）是指机体受到某种化学物质的作用而产生功能性或器质性损伤的现象或病变。根据中毒发生发展的快慢，可分为急性中毒、亚急性中毒、亚慢性中毒和慢性中毒。

2. 剂量（dose）

剂量的概念较广泛，既可指给予机体的或机体接触（或暴露）的外源化学物质的数量，又可指外源化学物质吸收进入机体的数量，还可指外源化学物质在关键组织器官和体液中的浓度或含量。由于外源化学物质被吸收的量或在体内组织中的浓度或含量不易准确测定，所以剂量的一般概念是指给予机体的或机体接触的外源化学物质的数量。剂量的单位通常以单位体重接触的外源化学物质数量（mg/kg 体重）或生物生存环境中化学物质的浓度（mg/m^3 空气，mg/L 水）表示。在生态毒理学中这两种表示方法均较为常用，二者的换算公式如下

$$D = \frac{K \times C \times V}{\text{BW}} \tag{2-1}$$

式中：D —— 剂量，mg/kg；

$\quad\quad K$ —— 生物对环境污染物的吸收速率；

$\quad\quad C$ —— 污染物在环境中的浓度，mg/m^3，mg/L；

$\quad\quad V$ —— 生物摄入环境介质的总体积，m^3，L；

$\quad\quad$ BW —— 生物体重量，kg。

剂量是决定外源化学物质对生物体造成损害作用的最主要因素。同一种化学物质在不同剂量下对机体作用的性质和程度不同。生态毒理学常用的几个剂量的概念如下：

（1）半数致死剂量（half lethal dose，LD$_{50}$），指引起一群个体 50%死亡所需环境污染物的剂量，一般以 mg/kg 体重来表示。半数致死浓度（LC$_{50}$），即能引起一群个体 50%死亡所需环境污染物的浓度，一般以 mg/m^3（空气）和 mg/L（水）来表示。

半数耐受限量（median tolerance limit，TLm），也称半数存活浓度，是指在一定时间内一群水生生物中 50%个体能够耐受的某种环境污染物在水中的浓度，单位为 mg/L。一般用 TLm$_{48}$ 表示在一定浓度（mg/L）下，经 48 小时 50%的鱼可以耐受，即有 50%的鱼死亡。如经 96 小时，即为 TLm$_{96}$。

由于 LD$_{50}$ 和 TLm 方法简便，所以这类剂量的测定常常被用于化学物质环境基准值或环境标准制定的主要参考数据。

（2）半数效应剂量（median effective dose，ED$_{50}$）或半数效应浓度（median effective level，EC$_{50}$），指外源化学物质引起机体某项生物效应发生50%改变所需的剂量或浓度。例如，以环境污染物对某种酶的活性作为效应指标，试验所测得抑制酶活性 50%时的该污染物剂量为半数效应剂量（ED$_{50}$）；如果以该污染物在环境介质中的浓度来表示，则为半数效应浓度（EC$_{50}$）。

（3）最小有作用剂量（minimal effect level，MEL），也称中毒阈剂量（toxic threshold level）或中毒阈值（toxic threshold value），指外源化学物质以一定方式或途径与机体接触时，在一定时间内，使某项灵敏的观察指标开始出现异常变化或机体开始出现损害所需的最低剂量或最低浓度。这个概念如果以该污染物在环境介质中的浓度来表示，则可称为最小有作用浓度、中毒阈浓度。

通常，MEL 也称观察到的最低作用剂量或浓度（lowest observed effect level，LOEL）或观察到的最低有害作用剂量或浓度（lowest observed adverse effect level，LOAEL）。同一项观察指标所测到的剂量或浓度，随观察方法的不同而不同。因此，最小有作用剂量或浓度有一定的相对性。

（4）最大无作用剂量（maximal no-effect level，MNEL），又称未观察到有作用剂量（no observed effect level，NOEL）或未观察到有害作用剂量（no observed adverse effect level，NOAEL），指外源化学物质在一定时间内按一定方式或途径与机体接触后，采用最为灵敏的方法和观察指标，未能观察到任何对机体损害作用的最高剂量或最高浓度。这个概念如果以该污染物在环境介质中的浓度来表示，则可称为最大无作用浓度、未观察到有作用浓度或未观察到有害作用浓度。

3. 效应、反应及剂量-效应（反应）关系

（1）效应（effect），指一定剂量的外源化学物质与机体接触后所引起的机体生物学变化，其变化程度可用计量单位（或计量强度）表示。由于这类效应的变化可用数量描述或表示，故称为量效应（quantity effect）。例如，有机磷化合物对胆碱酯酶活力的抑制作用可以采用测定该酶活力下降的数量来描述，因此这种胆碱酯酶活力下降的效应就是量效应。

（2）反应（response），指一定剂量外源化学物质对机体引起的不能用某种可测定的定量数值来表示的生物学变化，而只能以"有或无""阴性或阳性"定性地表示，故称为质效应（quality effect），如死亡、致癌、中毒等。因此，反应的大小一般用百分率或比值表示，如死亡率、发病率、反应率、肿瘤发生率等。

（3）剂量-效应关系（dose-effect relationship）是指环境污染物的剂量大小与其在个体或群体中引起的量效应大小之间的相关关系。剂量-反应关系（dose-response relationship）是环境污染物的剂量与其引起的反应发生率之间的关系。一般来说，环境污染物对生物引起的一般毒性作用应存在明确的剂量-效应或剂量-反应关系，否则很难肯定其中的因果关系。但是，对于一些特殊的毒性作用，往往不存在明显的剂量-反应关系，例如，小剂量的致敏原便可引起剧烈的甚至致死性的全身症状或反应。不同环境污染物在不同条件下，其剂量与效应（或反应）的相关关系也不同，可呈现不同类型的曲线，常见的有直线形、抛物线形、S形。S形曲线又可分为对称与非对称两种。

4. 生态毒性作用的类型

进入生物体的环境污染物及其代谢物对机体产生有害生物学效应的过程被称为化学物质的毒性作用（toxic action）。对于毒性作用的类型可以从不同的角度进行不同的分类，常见的分类如下。

（1）按毒性作用发生的时间分类

①急性毒性作用（acute toxic action）：环境污染物在短时间内（<24 h）一次或多次接触机体后，在短时间内引起的毒性效应，包括死亡效应，称为急性毒性作用。

②迟发性毒性作用（delayed toxic action）：指一次或多次接触某些环境污染物当时并没有对机体引起明显的异常，但经一段时间后才呈现的毒性效应。

③慢性毒性作用（chronic toxic action）：由于长期，甚至终生接触低浓度环境污染物而缓慢产生的毒性效应被称为慢性毒性作用。环境污染物一般浓度较小，对机体的作用一般属于慢性毒性作用。

亚慢性毒性作用（subchronic toxic action）：是指机体连续多日接触外源化学物质所引起的毒性作用。

④远期毒性作用（remote toxic action）：环境污染物与机体接触后，经若干年之后出现突变、畸变或癌变的"三致"作用称为远期毒性作用。

（2）按毒性作用的部位分类

①局部毒性作用（local toxic effect）：环境污染物对机体直接接触部位引起的损伤作用，称为局部毒性作用。例如，接触腐蚀性物质对皮肤的直接损伤为局部毒性作用。

②全身毒性作用（systemic toxic effect）：环境污染物被吸收后，分布到全身而呈现的毒性作用，称为全身毒性作用。

（3）按毒性作用损伤的恢复情况分类

①可逆毒性作用（reversible toxic effect）：环境污染物接触时对机体引起的损伤，在停止接触后可逐渐消退的毒性作用，称为可逆毒性作用。如果机体接触化学物质浓度低、接触时间短、损伤轻，一般是可逆的毒性作用。

②不可逆毒性作用（irreversible toxic effect）：指停止接触化学物质后，其毒性作用继续存在，甚至损伤可进一步发展。例如，化学物质的致突变、致癌变作用往往是不可逆毒性作用。化学物质的毒性作用是否可逆，还与受损伤组织的再生能力有关。例如，肝脏的再生能力较强，故大多数肝损伤是可逆的；反之，中枢神经系统的损伤，多数是不可逆的。

5．联合毒性作用

凡两种或两种以上的环境污染物同时或短期内先后作用于生物体所产生的综合毒性作用，称为环境污染物的联合毒性作用（joint toxic effect 或 combined toxic effect）。环境污染物的联合毒性作用可分为以下几类：

（1）相加作用（additional joint action 或 additive effect）：两种或两种以上的环境污染物同时作用于机体所产生的生物学作用的强度是各自单独作用的总和，这种作用称为相加作用。当化学结构相似的化学物质或同系物，或毒作用靶器官、靶分子相同，或作用机理类似的几种化学物质同时存在时，往往发生相加作用。例如，大部分刺激性气体的刺激作用为相加作用；两种有机磷农药对胆碱酯酶的抑制作用常为相加作用。

（2）协同作用（synergisic joint action 或 synergism 或 synergistic effect）：两种或两种以上环境污染物同时作用于机体，所产生的生物学作用的强度远远超过各化学物质单独作用强度的总和，这种作用称为协同作用。这可能与化合物之间促进吸收、延缓排出、干扰体内代谢过程等作用有关。例如，马拉硫磷与苯硫磷的协同作用，是由于在肝脏中降解马拉硫磷的酯酶可被苯硫磷抑制。

（3）增强作用（potentiation）：一种环境污染物本身对机体并无毒性，但能使与其同时进入机体的另一种环境污染物的毒性增强，这种作用称为增强作用或增效作用。例如，异丙醇对肝脏无毒，但与四氯化碳同时进入机体时，可使四氯化碳的毒性作用大于其单独作用时的毒性。有人将增强作用归于协同作用。

（4）拮抗作用（antagonistic joint action 或 antagonism 或 antagonistic effect）：两种环境污染物同时作用于机体时，其中一种化学物质可干扰另一种化学物质的生物学作用，或两种化学物质相互干扰，使混合物的毒作用强度低于各自单独作用的强度之和，这种作用称为拮抗作用。凡能使另一种化学物质的生物学作用减弱的化学物质称为拮抗物或拮抗剂（antagonist），在毒理学和药理学中所指的解毒剂（antidote）即属此类。

（5）独立作用（independent joint action）：两种或两种以上的环境污染物作用于机体，各自的作用方式、途径、受体和部位不同，彼此互无影响，仅表现为各自的毒作用，对此称为独立作用。独立作用与相加作用的区别往往很难发现。例如，乙醇与氯乙烯的联合作用，使肝匀浆脂质过氧化作用增加，呈明确的相加作用。但在亚细胞水平研究发现，乙醇引起线粒体脂质过氧化，而氯乙烯引起微粒体脂质过氧化，彼此无明显影响，应为独立作用。

6. 环境污染物毒性作用的影响因素

环境污染物的生态毒性作用是污染物、生物及环境交互作用的结果，因此任何一方都可能对毒性作用产生影响。

（1）环境污染物的化学结构和物理性质：环境污染物的生态毒性与其化学结构的关系密切。例如，在烷烃中甲烷和乙烷是惰性气体，从丙烷至庚烷，随碳原子数增加，其麻醉作用增强；对非烃类化合物分子中引入烃基，可使化合物脂溶性增高，易于透过生物膜，从而毒性增强；分子中不饱和键增多，可使化学物质活性增大、毒性增加；在化学物质分子结构中增加卤素可使分子极性增加，使毒性增强；芳香族化合物中引入羟基，分子极性增强，毒性增加；将羧基（—COOH）和磺酸基（—SO₃H）引入分子中时，水溶性和电离度增高，脂溶性降低，毒性降低。此外，由于生物体内的酶对化学物质的构型有高度特异性，所以当环境污染物为不对称分子时，不同构型的毒性可能不同。总之，研究环境污染物的结构与毒性之间的关系，有助于通过比较来预测新化合物的生物活性、作用机理和安全限量范围。

环境污染物的物理性质，如脂／水分配系数、电离度、挥发度、蒸气压、分散度、纯度，以及分子量、熔点、折射率等均可能对其毒性作用有影响。

（2）生物机体状况：不同种属的动物和同种动物的不同个体之间对同一毒物的感受性有差异，这主要是由于毒物在体内的代谢差异（如代谢酶的差异）所致。例如，食草动物因为长期接触氰化物而产生了适应酶，其对氰化物的解毒能力较人、狗等杂食动物强。

性别（sex）差异主要与性激素（sex hormone）有关，故性别对化学物质毒性的影响主要表现在成年动物中。一般来说雌性和雄性动物对毒物的感受性相似，但对一些类型的化学物质会出现性别差异。

新生、幼年和老年动物通常对毒物较成年动物敏感，这是因为在动物发育的这个阶段某些代谢酶的活性较低。因此，凡经代谢转化后毒性增加的化学物质，对这一阶段动物的毒性较对成年动物低；反之，凡在体内可迅速代谢失活的化合物，由于新生、幼年和老年动物的代谢酶活性较低，故对这一阶段动物的毒性就可能较大。

此外，生物节律（biorhythm）、营养不足或失调等生物因素也将影响化学物质的毒性作用。

（3）环境因素：许多环境因素可影响环境污染物的毒性作用，如气温、气湿、气压、昼夜或季节节律及其他物理因素（如光照、噪声）、化学因素（如联合作用）等。

（二）环境污染物生态毒性作用的特点

1. 环境污染物危害的生物种类多、数量大

环境污染物一般具有在环境中扩散范围大、环境浓度低及存留时间长等特点，因此环境污染物对生物毒性作用的涉及面很广。在污染区域内几乎所有的物种，从低等生物到高等生物，从水生生物到陆生生物，从微生物、植物到动物甚至人类，均有可能遭受环境污染物的毒害作用，导致受污染物危害的生物种类和数量均很多。

2. 环境污染物可通过多种途径进入生物体内

对于组织和器官分化显著、具有呼吸道和消化道的动物，如两栖类、爬行类、鸟类和哺乳类动物，环境污染物可通过呼吸道、消化道、皮肤等多种途径进入体内。对于高等植物，环境污染物可通过根系、叶片、茎、花及果实进入植物体内。对于低等动、植物和微生物，环境污染物可通过与这些生物直接接触的部位进入体内。

3. 环境污染物的种类繁多、毒性作用复杂

在生态环境中往往有多种形态不同、化学性质各异的污染物同时存在，且它们的组成还可进一步发生化学变化，产生二次污染物。不同污染物在物理性质、化学性质和毒理性质等方面的差异，也使它们的危害性质和程度彼此不同。多相、多种化学物质在环境中同时存在，它们在对生物体的毒性作用中可能同时呈现协同、相加、拮抗、独立等不同类型的联合作用。环境污染物对生物毒性作用的类型多种多样，既有急性毒性作用又有慢性毒性作用，既有一般毒性作用又有特殊毒性作用，其毒性作用的机制更为复杂、更具多方向性。加之，环境污染物之间的组成比例受多种因素的影响而处于不间断的动态变化之中，更增加了其对生物体毒性作用及其机制的复杂性。

4. 环境污染物对不同年龄和发育阶段生物的毒性作用

在污染的环境中，不同年龄及不同生长发育阶段的生物均可受到环境污染物的影响。同一物种在不同生长发育阶段的个体，对污染物的敏感性可能差异很大。动物年龄不同，组织器官发育、免疫功能和代谢酶的活力也不同，导致对环境污染物的敏感性有差异；尤其是对于在个体完整的生活史中随着发育阶段而形体变化显著的动物（如鱼类、两栖类、节肢类动物等），在不同的发育时期对于环境污染物毒性作用的敏感性和反应性也不同。

对植物来说，发芽期、幼苗期和开花期对环境污染往往比其他生长发育期敏感，新嫩叶片的抗性往往不如成熟的叶片等。对于微生物（如细菌和真菌），在不同的生殖发育时期，对环境污染的忍耐力不同，例如孢子体比菌丝体对环境污染物的胁迫有更强的忍耐能力。

5. 环境污染物的全身性或系统性毒性作用

进入机体的环境污染物对于体内的所有器官和组织都有潜在的毒性，对不同器官毒性作用的区别仅在于作用的性质和强弱不同。环境污染物在很低剂量下就可以引起毒性作用的器官称为敏感器官，随环境污染物剂量由低向高递增，该化学物质对不同器官的损害作用就可能由最敏感的器官逐渐扩大到一般敏感器官、不敏感器官，甚至发展到全身所有器官。因此，环境污染物往往是对多种器官均具有毒性作用的全身性有毒物质。例如，空气主要污染物 SO_2 和细颗粒物都是全身性有毒物质，它们在低浓度下可能只对实验动物的呼吸器官发生毒性作用，随着暴露浓度的增加，将会引起越来越多的组织和器官，直到全身所有组织和器官受到不同程度的损伤。

6. 环境污染物对生物的低浓度、长时间、反复作用

一般情况下，环境污染物释放入环境后受到环境不同介质的稀释，使其在环境中的浓度较低，但由于它们存在于生物赖以生存的环境中，所以生物体与它们的接触时间长，甚至终生接触。环境污染物低浓度、长时间、反复地对生物体产生毒性作用，往往导致以下结果：①引起慢性毒性作用。环境污染物可影响生物体的生理生化过程和干扰免疫功能，使机体对病原微生物感染的抵抗力降低，从而导致动物慢性疾病的发病率和死亡率增高；对植物可影响其生长发育，减弱植株对生物性和非生物性胁迫的抵抗或适应能力，降低生产量和品质，甚至引起种群或生态系统的损伤。②引起突变、癌变和畸变发生。某些环境污染物可进入怀孕母体，并通过胎盘进入胎儿引起胚胎中毒，导致死胎或流产，或者影响胎仔生长发育而发生畸形。有的化学致突变物进入机体后，可使细胞遗传物质发生改变，导致细胞突变、产生突变个体，例如有些杀虫剂的不合理施用可诱发昆虫发生基因突变而出现新的抗性种群。

有些环境污染物的低浓度暴露，可对生物引起某种刺激效应（或称兴奋效应），被称为低剂量生物刺激效应或低剂量兴奋效应。例如，20 世纪 50 年代德国科学家发现 $HgCl_2$ 对人血淋巴细胞 DNA 合成有低剂量刺激效应，70 年代美国科学家发现羰基镍对人血淋巴细胞 DNA 合成也有低剂量刺激效应，90 年代我们研究发现，无机砷化合物对人血淋巴细胞转化和 DNA 合成的作用也是双向性的，在极低浓度下起促进作用，而在较高浓度下起抑制作用。环境毒物的低剂量生物刺激效应似乎已经成为一个常见的普遍规律。一般认为，低剂量的化学物质使生物的某一生化反应或某一生理功能升高，可能有利于生物对环境的适应性或抵抗性。然而，也有人认为这种刺激效应，既然能使某些生化反应或功能兴奋，这就扰动了生物体内原有的平衡，即使在短时间内对生物是有利的，但其长期效应可能是

不利的。因此，环境有毒有害因素小剂量刺激效应的生态毒理学意义尚待进一步研究。

7. 环境污染物对生物在不同水平上的毒性作用——生态毒理效应谱

环境污染物对生物体的毒性作用往往在不同层次、不同水平发生：分子水平、亚细胞水平、细胞水平、组织水平、器官水平、个体水平、种群水平、群落水平、生态系统或更大尺度水平，构成了一个环境污染物的生态效应谱或生态毒理效应谱（ecotoxicological effect spectrum，或 spectrum of ecotoxicological effect）（图 2-7）。因此，生态毒理效应谱是指环境污染物对生态系统的生物组分产生不同层次（从分子水平到生态系统水平）且密切级联的毒性作用效应谱。生物在低浓度环境污染物的短时间暴露下，其中大多数生物对环境污染物的生理负荷增加，生理变化不明显，属于正常生理调节范围，但对生物健康已存在潜在的不利影响；而有些生物个体则处于生理代偿状态，即生物机体处于亚健康状态。在这两种情况下，环境污染物的这些生态毒理学作用是可逆的，当停止或减少污染物的接触，生物体可以恢复正常。但是，如果生物在较高浓度环境污染物的长期持续作用下，生物体个别组织器官将向病理状态发展而出现病变，甚至引起个别敏感的生物个体死亡；在这种情况下，如果停止或减少污染物暴露，虽然个别敏感的、受害严重的生物个体发生了不可逆性中毒而最终导致死亡，但仍然有一些个体受害较轻而存活下来，从而使该生物种群经过一定时间的繁衍、修复，仍可以恢复正常，这对于种群仍是一种可逆性损害。随着环境污染物暴露浓度的增高和暴露时间的延长，将会引起生物个体死亡数量急剧增加，继而引起种群、群落，甚至生态系统发生改变，此时的生态损伤的可控制性、可修复性将大为降低。

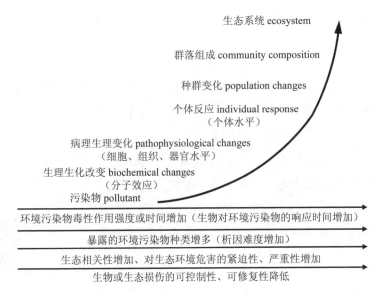

图 2-7　生态毒理效应谱

从生态毒理效应谱可知，环境污染物对生态系统中每一个生物层次的危害均来源于前一个层次的损伤，整个生态毒理效应谱形成了一个环环相扣的级联关系，环境污染物对生物种群和群落乃至生态系统的各种危害均源于对生物分子水平的损伤。生态毒理效应谱发生的机理主要在于：环境污染物对生物体的毒性作用，在环境污染物浓度较低、暴露时间较短时，可能只发生在生物的分子水平。如果损伤的生物分子及时得到生物修复或清除，环境污染物的毒性作用就会随之消失。如果环境污染物浓度较高，或者暴露时间较长，污染物对生物分子特别是生物大分子的损伤未能修复，毒性作用就有可能向更高、更严重的生物层次发展，即由分子损伤向亚细胞损伤、细胞损伤、组织器官损伤、个体死亡，甚至向影响种群密度或更高方向发展。此外，高浓度的环境污染物也可引起暴露生物在两个或多个生物水平或层次同时发生毒性作用，对生物体甚至对生态系统造成严重损伤。因此，在生态毒理效应谱中，每一层次的生态效应包括分子效应都是同等重要的。生态毒理效应谱为从生物化学和分子生物学效应中筛选生态标志物的工作提供了科学依据。通过生态标志物对不良生态变化进行预测预报，尽早采取生态保育或修复措施，对维持和保护生态系统的健康发展非常重要。

思考题

1. 名词解释

生物转运、生物膜、被动转运、简单扩散、特殊转运、主动转运、易化扩散、膜动转运、生物转化、生物解毒、混合功能氧化酶、毒物、毒性、中毒、剂量、LD_{50}、TLm、ED_{50}、EC_{50}、效应、反应、剂量-效应关系

2. 简述生物膜及其转运方式在环境污染物生态毒性作用中的意义。

3. 生物转化包括哪些反应类型，其对污染物的生态毒性作用有何影响？

4. 举例说明环境污染物对代谢酶的作用及其生态毒理学意义。

5. 环境污染物的生态毒性作用有哪些类型？

6. 环境污染物对生物体或其生态系统的联合生态毒性作用有哪些类型？

7. 影响环境污染物生态毒性作用的因素有哪些？

8. 试论环境污染物生态毒性作用的特点。

9. 举例说明生态毒理效应谱的含义及其生态毒理学价值。

教案及参考文献

第三章　环境污染物的生物富集、放大及积累

一般来说，环境中的化学污染物浓度均比较低，但是有的化学物质可在生物体内富集，甚至还可通过食物链、食物网的营养传递逐步转移和放大，使有毒有害化学物质积累达到环境浓度的几倍、几十倍、几万倍或更高，从而对不同营养级生物特别是对生态系统中食物链或食物网顶端的生物引发毒性效应，甚至造成生态危害。例如，有机氯农药 DDT 的生物放大使英国的雀鹰和美国的白头海雕（图 3-1）繁殖力下降，一度几近灭绝。又如，20 世纪 50 年代和 60 年代，日本水俣湾附近的一家大型化工株式会社常年向海洋排放含汞污水，海底微生物将无机汞转化为甲基汞，后者再通过浮游生物→小鱼→大鱼食物链的生物放大，导致各营养级生物体内甲基汞浓度逐级增高，不但使食物链顶端的食鱼海鸟发生中毒、死亡，而且使整个食物链不同营养级生物的健康受到危害，致使生态繁荣的水俣湾一度变成死亡之海。水俣湾海洋生态系统遭受严重损害，并引起以鱼为生的当地渔民发生震惊世界的公害病——水俣病，成为环境污染物通过生物富集、放大及积累而引发生态灾难和人群危害的典型案例。

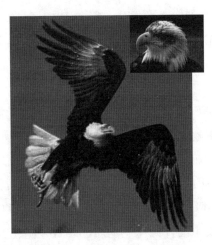

图 3-1　白头海雕（*Haliaeetus leucocephalus*）

注：白头海雕又称美洲雕，大型猛禽，成年体长可达 1 m，翼展 2 m 多长。以大马哈鱼、鳟鱼等大型鱼类和野鸭、海鸥等水鸟以及小型哺乳动物等为食。

近年来的研究发现，持久性有机污染物（POPs）往往具有生物富集、放大和积累的特性。例如，有机氯杀虫剂狄氏剂在鳝鱼和苍鹭中的生物放大作用可达到很高的程度。实际

上，生活在污染环境中的很多种类的野生动物通过生物富集、放大，在体内已经积累了多种环境污染物，有的污染物甚至达到了较高的水平，这不但对野生生物及其生态系统会造成威胁，而且人类食用这些野生生物也可能会对健康造成损害。

生物富集、放大及积累是环境低浓度有害化学物质对生物引发生物化学损害、细胞损伤、个体死亡以致生态破坏，甚至危及人体健康的非常重要的途径。因此，环境污染物的生物富集、放大及积累乃是生态毒理学的一个基本法则。

生物富集、生物放大和生物积累是三个既有区别，又相互联系的生态毒理学概念。简单地说，生物富集是指生物对环境介质中污染物的浓缩过程，生物放大是指生物通过食物链使污染物增加的过程，生物积累是生物通过生物富集和生物放大的综合作用而使体内污染物浓度上升的过程。本章将逐一对这三个生态毒理学概念及其内涵进行论述。

第一节　生物富集

一、生物富集的概念

经济合作与发展组织（简称经合组织，organization for economic cooperation and development，OECD）在有关生物富集测试导则中，把生物富集定义为：生物富集（bioconcentration），是指在达到稳态平衡时，相对于周围介质中的外源化学物质浓度而言，在生物体内或其特殊组织中该化学物质浓度的增加。外源化学物质在生物体内的富集水平，可用生物富集系数（bioconcentration factor，BCF）表示，BCF只有通过严格的实验室测试才能获得。

对于动物来说，从生物获取周围介质中化学物质的主要途径出发，动物对化学物质的生物富集也被定义为是指生物通过呼吸和皮肤接触方式从环境介质中吸收外源化学物质并在生物体内或其特殊组织中该化学物质浓度比环境浓度增加的现象或过程。对于鱼类来说，生物富集是指鳃和表皮吸收水体中溶解态的外源化学物质并导致其在鱼体内浓度比环境浓度高的过程；对于以肺呼吸为主的生物（如人和陆生动物），生物富集是指通过肺吸入及皮肤接触吸收周围介质中的外源化学物质，导致外源化学物质在生物体内浓度比环境浓度高的过程。由此可知，这个定义没有考虑到动物消化道对环境污染物的吸收和富集作用。

生物对环境污染物富集的基本条件有三：①该环境污染物容易被生物吸收；②在生物体内降解和排泄速度较慢；③该化学物质在积累过程中对生物体本身未达到致命伤害。甲基汞和有机氯制剂（如DDT）等就是容易被生物富集的化学物质。

二、生物富集动力学

环境污染物的生物富集动力学是运用数学方法定量地研究生物体在对环境污染物吸收、分布、排泄和代谢转化中，该化学物质的浓度在生物体内随时间动态变化的规律和过程。环境污染物的生物富集是生物体对环境污染物吸收和消除过程的净结果。因此，环境污染物生物富集的基本过程是环境污染物在生物体内不断吸收又不断消除的动力学过程。要了解环境污染物在体内的富集情况，就必须通过研究生物体内化学物质动力学变化，达到了解该化学物质在体内浓度变化的态势，确定其生物富集的特点。因此，生物富集动力学理论和方法是生态毒理学的重要内容之一。

（一）吸附动力学

吸附作用（adsorption）是环境污染物附着于生物表面或细胞膜（对于植物细胞是细胞壁）外表面的动态过程及其相互作用。对于某些种类的生物来说，吸附作用是生物吸收环境污染物的第一步，也是生物富集的第一步。例如，浮游生物和昆虫机体表面配位体上的氢离子可与金属离子发生交换吸附，植物可通过蒸腾拉力和离子交换而使根系表面吸附土壤和水中的化学物质。

固体颗粒物很微小时，其表面的原子、离子和分子中的化学力的不平衡可产生一些过剩的表面能，对周围的化学物质分子或离子产生吸附。这种现象在溶液中尤为突出。因此，吸附一般是指溶液中固体颗粒物表面上溶质浓度升高的现象。如果把水环境中细小的水生生物比作颗粒物，这些水生生物对水环境中的离子和分子也会产生吸附作用，成为吸收这些化学物质的第一步。水生生物是有生命的活体，不断进行着新陈代谢，所产生的 H^+ 及其他离子和代谢物也可分泌到生物体的外表面，参与对化学物质的吸附过程。

吸附作用可分为表面吸附、离子交换吸附和专属吸附等类别。表面吸附是一种物理吸附，是颗粒物表面存在的表面能引起的。离子交换吸附是一种物理化学吸附，是颗粒物表面的带电离子引起的，每吸附一部分阳离子的同时，要放出同等当量的阳离子（如 H^+）。这种吸附过程是迅速的、可逆的，以当量关系进行，不受温度影响，在酸碱溶液中均可发生，其交换吸附能力与溶质和吸附剂的性质、浓度等有关。这种吸附作用可解释水合金属离子的吸附，但对于在吸附过程中表面电荷发生符号改变，甚至吸附同号电荷离子的现象无法解释。专属吸附则能很好说明这一现象。专属吸附是指吸附过程中，除了化学键的作用外，还有加强的憎水键、范德华力或氢键等也在起作用。这一吸附，不但可使表面电荷符号改变，而且可使离子化合物吸附于同号电荷的颗粒物表面上。

吸附是一个动态平衡的过程，在温度固定的条件下，吸附达到平衡时，颗粒物表面上

的吸附量 G 与溶质浓度 C 之间的关系，可用吸附等温线（或吸附方程式）来表达。不同吸附剂和吸附物的吸附曲线往往不同，一般在水中常见的吸附等温线（或吸附方程式）有三类，即 Henry 型、Freundlich 型、Langmuir 型，简称 H 型、F 型、L 型，见图 3-2。

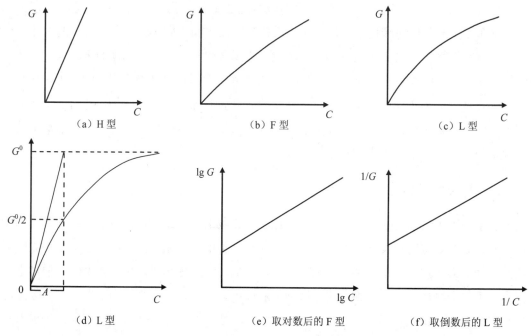

图 3-2　常见吸附等温线

注：G 为吸附平衡时，在单位质量颗粒物上对溶质的吸附量；C 为吸附平衡时溶质的浓度。

资料来源：王晓蓉. 环境化学. 南京：南京大学出版社，1993。

（1）H 型吸附等温线为直线［图 3-2（a）］，其方程式为

$$G = kC \tag{3-1}$$

式中：G——吸附平衡时，在单位质量颗粒物上对溶质的吸附量，$G = X/M$，X 为被吸附溶质的总量，M 为吸附剂的总量；

$\quad\quad$ k ——被吸附化学物质的固-液相间的分配系数；

$\quad\quad$ C ——吸附平衡时溶质的浓度。

（2）F 型吸附等温线为指数曲线［图 3-2（b）］，其方程式为

$$G = kC^{\frac{1}{n}} \tag{3-2}$$

上式两侧取对数，变为直线图形［图 3-2（e）］，方程则为

$$\lg G = \lg k + \frac{1}{n}\lg C \tag{3-3}$$

式中：lg G-lg C —— 直线图形；

　　　lg k ——截距；

　　　$\dfrac{1}{n}$ ——斜率。

（3）L 型吸附等温线为一曲线 ［图 3-2（c）］，方程式为

$$G=G^0C/（A+C）\tag{3-4}$$

上式两侧取倒数后变为直线图形 ［图 3-2（f）］，其方程为

$$1/G =1/G^0 +（A/G^0）（1/C）\tag{3-5}$$

式中：G^0 ——饱和吸附量；

　　　A ——常数，相当于吸附量达到 $G^0/2$ 时的溶液平衡浓度。

在图 3-2（f）中，$1/G$-$1/C$ 关系为一直线。

上述三种类型的吸附方程式，反映了不同吸附剂与被吸附物的特性，但也与吸附剂和被吸附物的浓度有关。被吸附物浓度甚低时，往往是 H 型方程，浓度较高时往往是 F 型，而 L 型方程式既反映了 H 型（低浓度）区段，又反映了 F 型（高浓度）区段，是 H 型与 F 型的统一 ［图 3-2（d）］。

影响吸附作用的因素很多，其中溶液 pH 是主要因素。例如，水中颗粒物对重金属的吸附，随 pH 的升高总吸附量呈直线上升。颗粒物的粒径和浓度对吸附也有重要的影响。一般来说，颗粒物越小、表面能和表面积越大，吸附作用就越大；在溶质浓度固定时，每单位颗粒物的吸附量一般随颗粒物浓度增大而减小，虽然总吸附剂的吸附总量是增加的。此外，温度变化，离子间的相互作用等对吸附作用也有很大影响。

F 型和 L 型吸附方程已被广泛用于研究小型生物对环境污染物吸附作用。例如，对单细胞藻类、对水中附着生物和浮游生物，甚至对鱼鳃吸附水中化学物质的作用进行研究时，均可采用上述模型确定化学物质在生物表面的吸附过程及与生物表面之间的相互作用。研究发现，金属离子与 H^+ 以较快的速度发生离子交换而被吸附于单细胞藻类的表面，之后再以扩散的方式逐渐进入细胞。

（二）生物富集动力学

环境污染物在生物体内的富集可以用质量平衡方程描述，即生物体内化学物质富集的净速率取决于生物体对该化学物质的吸收与排出的差值大小，吸收速率比排出速率越大，生物富集的速率就越大。由于生物体是由多种组织器官构成的复杂的有机体，为了描述化学物质浓度在体内的动力学变化，药理学家们建立了一些模型，如一室模型、二室模型、多室模型及生理模型等，在实际工作中要根据所研究问题的具体情况选择适当的模型，并结合对毒物的化学分析，对体内化学物质的浓度进行估算。本节只对环境污染物生物富集

动力学的基本理论和一室模型进行介绍，为进一步学习和研究生物富集动力学较复杂的模型打好基础。

1. 基本概念

（1）室（compartment）

室又称房室，其含义是假设机体是由一个或多个室组成。在室内，外来化学物质的浓度随时间而变化。在线性动力学模型中，室不代表解剖学的部位，而是理论假设的机体容积。

（2）一级速率过程（first-order rate process）

对于从体内消除化学物质来说，一级速率过程指化学物质在体内随时间变化的速率与其浓度成正比；对于从体外吸收化学物质来说，在体外化学物质浓度恒定的情况下，一级速率过程指化学物质在体内的浓度与吸收时间成正比。线性动力学模型符合一级速率过程。环境污染物在机体内增加的速率（dC/dt）与其在体外环境的浓度（C）成正比，也与此模型一致，为一级速率过程，可表达为

$$dC/dt = k_a C \qquad (3\text{-}6)$$

式中：dC/dt ——体内的环境污染物浓度随时间的变化率；

　　　k_a ——吸收速率常数；

　　　C ——环境污染物在体外的浓度。

2. 一室富集动力学模型

一室模型又称单室模型（one compartment model），该模型把机体视为单一的室，认为毒物进入机体后能够均匀分布于整个机体之中（图 3-3），毒物在体内的浓度为毒物吸收浓度与排出浓度之差，如式（3-7）所示。

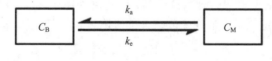

图 3-3　一室模型

$$\frac{dC_B}{dt} = k_a C_M - k_e C_B \qquad (3\text{-}7)$$

式中：C_B ——生物体内的毒物浓度；

　　　C_M ——环境中的毒物浓度；

　　　k_a ——吸收速率常数；

　　　k_e ——消除速率常数。

对式（3-7）进行积分得：

$$C_B = \frac{k_a}{k_e} C_M (1 - e^{-k_e t}) \tag{3-8}$$

当毒物在环境中的浓度较低时，吸收是一级速率过程，生物富集速率与该毒物在环境中的浓度成正比［图3-4（a）］。当毒物在生物体内和体外环境均达到一个稳定状态时，吸收和排出速率相等，毒物在体内的浓度与在环境中的浓度达到动态平衡［图3-4（b）］。即

$$k_a C_M = k_e C_B \tag{3-9}$$

亦即：

$$\frac{dC_B}{dt} = k_a C_M - k_e C_B = 0 \tag{3-10}$$

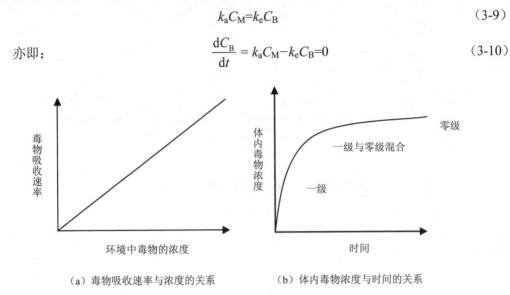

（a）毒物吸收速率与浓度的关系　　　　（b）体内毒物浓度与时间的关系

图3-4　生物对环境化学污染物的吸收速率与动态平衡

此时，系统处于零级反应速率过程。在这种平衡状态下，体内毒物浓度（C_B）与环境中该毒物浓度（C_M）之比即为该生物体对该毒物的富集系数（BCF），即

$$BCF = C_B / C_M = k_a / k_e \tag{3-11}$$

3. 一室消除动力学模型

此处的"消除"是指进入体内的环境污染物的排出与代谢转化导致其在体内的量减少的过程。这一消除过程虽然非常复杂，但也可以用房室模型进行简化描述。

一室消除动力学模型可以用来描述当动物通过消化系统吸收环境污染物后，在不再进食该环境污染物的条件下，动物体内该化学物质逐渐削减的过程；也可以用来描述生物在污染环境吸收环境污染物后，再把该生物转移到清洁环境中时，环境污染物从体内消除的动力学过程（图3-5）。在此模型中，环境污染物从机体内消除的速率（dC_B/dt）与其在体内的浓度（C_B）成正比，为一级速率过程，可表达为

$$dC_B/dt = -k_e C_B \tag{3-12}$$

式中：dC_B/dt——环境污染物浓度在体内随时间的变化率；

k_e——消除速率常数；

C_B——环境污染物在体内的浓度。

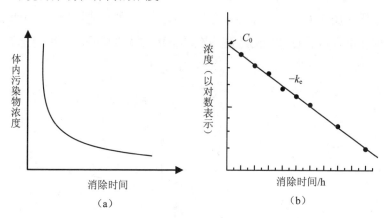

图 3-5 环境污染物从体内消除的动力学过程

将式（3-12）积分得式（3-13），用于预测消除过程中从起始浓度（C_0）到任意时间（t）的消除，表示如下式

$$C_t = C_0 e^{-k_e t} \qquad (3-13)$$

式（3-13）描述了环境污染物的指数消除过程 [图 3-5（a）]。把体内环境污染物浓度的自然对数对消除时间作图 [图 3-5（b）]，所得直线在 y 轴的截距等于体内该环境污染物起始浓度的自然对数值，斜率即为消除速率常数 k_e。所获得的 k_e 值可用于生物富集阶段的非线性拟合，以从上述有关方程式求得吸收速率常数 k_a。

体内该环境污染物消除 50% 的时间称为生物半减期（biologiCal half-time，$t_{1/2}$），单位为 min 或 h，公式为

$$t_{1/2} = (\ln 2) / k_e = 0.693/k_e \qquad (3-14)$$

4. 多参数生物富集动力学模型

生物体对环境污染物的富集是一个非常复杂的生物学过程，对模型的使用除了必须抓住问题的主要因素之外，还要根据需要向模型中加入一些新的要素或参数，从而使模型变得更为复杂，数据的采集更加困难，这就要求模型使用者要从模型的科学性和实用性之间作出最优化的折中选择。

当生物体在环境污染物本次暴露之前其体内已存在该环境污染物（设为初始浓度 C_0），随本次暴露时间的延长，生物体体内该环境污染物的浓度（C_t）则可通过式（3-8）和式（3-13）的结合得式（3-15）而预测：

$$C_t = \frac{k_a}{k_e} C_M (1 - e^{-k_e t}) + C_0 e^{-k_e t} \tag{3-15}$$

当消除途径有两种，k_e 值又不相同时，式（3-15）可改变为

$$C_t = \frac{k_a}{k_{e1} + k_{e2}} C_M \left[1 - e^{-(k_{e1}+k_{e2})t} \right] + C_0 e^{-(k_{e1}+k_{e2})t} \tag{3-16}$$

一室模型是将整个生物体假设为一个均匀的室，环境污染物在体液（如血液）与组织之间或者是没有障碍的自由扩散，或者是体液中的环境污染物不能被组织吸收（或者非常缓慢地被吸收），二者必居其一才是应用一室模型的理想条件。对于多细胞生物来说只有在一定条件下才能近似的达到这种要求，这使一室模型的应用受到极大限制。因此，在一室模型的基础上，开发解剖学和生理学相关多室模型的研究受到学术界的重视，但这些新模型很复杂，对数据的采集要求严格而不易满足，从而限制了它的应用。由于生物富集模型的应用对于预测或估计环境污染物生物富集的动态过程十分重要，所以引进计算机科学等的计算理论和方法开展生理学多室模型（又称生理毒代动力学模型，physiologically based toxicokinetic models，PBTK）的研究是生态毒理学生物富集领域的迫切任务之一。

三、生物富集系数的测定

生物对外源化学物质的生物富集程度，可用生物富集系数（BCF）表示，它是在达到平衡时生物体内外源化学物质的浓度与环境浓度的比值。BCF 只有通过严格的实验室测试才能获得，国际上已制定了标准的实验操作流程，不论理论研究或是应用研究都应当按照国际或国内的标准方法进行，这样获得的结果才有可靠性和可比性。

当生物体的化学物质浓度与环境中该化学物质的浓度达到动态平衡时，BCF 的计算如下式

$$BCF = C_B / C_M \tag{3-17}$$

式中：C_B —— 生物体中化学物质浓度；

C_M —— 环境中化学物质浓度。

如用鱼类作为受试生物，上式中 C_B 为鱼类体内化学物质浓度（C_f，mg/kg），C_M 为水中化学物质浓度（C_w，mg/L），BCF 以 L/kg 表示，如下式：

$$BCF = C_f / C_w \tag{3-18}$$

BCF 只考虑"净吸收"，即进入体内的量减去排出、代谢转化和由于生长导致的"稀释"作用等。在生物富集中生物吸收与生物清除之间的关系，对于水生生物（如鱼类）来说，可用数学方程式表示如下：

$$\frac{dC_B}{dt} = k_1 C_{WD} - (k_2 + k_E + k_M + k_G)C_B \tag{3-19}$$

式中：C_B —— 生物体中外源化学物质的浓度，g/kg；

t —— 时间，d；

k_1 —— 通过呼吸道和皮肤从水中吸收外源化学物质的速率常数，L/（kg·d）；

C_{WD} —— 水中外源化学物质的自由溶解态浓度，g/L；

k_2、k_E、k_M、k_G —— 分别指体内外源化学物质通过呼吸道及皮肤、排泄物、代谢转化及生长稀释的速率常数。

当吸收与清除达到平衡时，外源化学物质在生物体内浓度及在水体中的浓度均不再发生变化，则 $dC_B/dt = 0$，式（3-20）就可以计算生物富集系数：

$$BCF = \frac{C_B}{C_{WD}} = \frac{k_1}{k_2、\ k_E、\ k_M、\ k_G} \tag{3-20}$$

BCF 的大小与化学物质、生物及环境因素等有关，但生物是这个过程的主体。不同种类的生物对同一化学物质的 BCF 不同。同一生物对不同化学物质的 BCF 也不同，如海洋浮游类生物对碳、磷、氮的 BCF 分别为 10^4、10^5、10^6，而对不同重金属的 BCF 在 $10^2 \sim 10^5$ 变化。同一生物体的不同部分对化学物质的富集能力也不同。例如，DDT、六六六等脂溶性强的有机化学物质可大量积累在脂肪组织中；全氟有机化学物质对蛋白质有较强的亲和力，主要储存于蛋白质丰富的组织器官；铅、锶、钡等重金属元素容易与骨质中的羟基磷灰石化学物质结合，故主要在骨骼中储存；而甲状腺对碘的亲和力强，故进入机体中碘的主要储存器官——甲状腺。

目前，关于 BCF 的测试，绝大部分集中于对水环境的研究，并已经形成了系统的理论和方法，认为水生生物对化学物质生物富集的理论基础是建立在被动扩散基础上的相平衡分配理论。该理论把生物体看作一个相，把水体看作一个相，在未达到分配平衡时，化学物质从高浓度的水体向低浓度的生物体内渗透扩散，直到化学物质在两相间达到平衡。由于只有溶解态的化学物质才能由水相自由扩散渗透进入生物体/相，而化学物质在水中的溶解态浓度受多种因素（如颗粒物、有机质、温度、酸碱度等）的影响，所以由此引出了对化学物质可利用性（bioavailability）研究的领域（详见第三节）。关于陆生生物对化学物质生物富集的研究还很少，故其 BCF 测试有待进一步加强。

四、生物富集预测模型

由于进入生态环境中的化学污染物种类繁多，因此对每一种化学物质都进行实验室试验和野外测定以评判其有无生物可富集性问题是不可能的。为此，人类只能采用生物富集模型对环境污染物的可富集性潜力进行预测。常见的生物富集模型主要有两类：一类是根据生物对目标化学物质的各种吸收和清除系数而建立起来的模型，被称为机理模型，如上所述，可分为单室模型和多室模型；另一类模型是根据一些已知生物富集系数的化学物质其理化性质和结构特征，进行生物富集潜力与化学结构（或理化特性）之间的相关分析，建立定量关系模型，被称为经验模型，也称为化学物质的定量结构-活性关系模型（quantitative structure-activity relationship，QSAR）。对于未知生物富集系数的化学物质，可通过 QSAR 模型，根据其理化性质和结构特征对该化学物质的富集潜力进行预测。

生物富集的机理模型是通过生物对环境污染物吸收和清除过程的定量参数来预测该化学物质在生物体内的浓度。生物对环境污染物的吸收主要通过呼吸途径（鱼类主要通过鳃吸收水环境污染物，陆生高等动物主要通过肺吸收大气环境污染物）、消化道途径（水和食物）和皮肤；而生物对进入体内的环境污染物主要通过呼吸、皮肤扩散、排泄物（粪、尿、汗液）进行消除，还可以通过体内代谢转化、生长稀释及代际传递（母体产仔、产卵）进行消除。在明确生物对某种环境污染物的吸收和消除速率的前提下，根据质量平衡原理而预测该化学物质在生物体内浓度的变化。对于水生生物（以鱼类为主）一般采用一室模型，假设化学物质的吸收和清除符合一级动力学方程，要求求出各个过程的速率常数，故又称速率常数模型。对于陆生高等动物或植物，多室模型更符合实际情况，但其建模和应用比较复杂。至今不同作者对水生生物和陆生生物均构建了多种生物富集的机理模型，足见生物富集模型研究的重要性和复杂性。

经验模型包括疏水性模型、分子连接性指数法、分子片段常数法、量子化学描述法等。其中，大家最熟知的是疏水性模型，它是关于生物富集潜力与环境污染物辛醇/水分配系数（$\log K_{ow}$）之间相关关系的模型。在疏水性模型中，关于 $\log BCF - \log K_{ow}$ 模型研究最多，例如，W. B. Neely 等（1974）通过虹鳟鱼对一系列化学物质生物富集的研究，获得化学物质 K_{ow} 与 BCF 值之间的回归方程为

$$\log BCF = 0.542 \log K_{ow} + 0.124 \tag{3-21}$$

G. D. Veith 等（1979）用更多的化学物质进行了上述试验，获得的回归方程为

$$\log BCF = 0.85 \log K_{ow} - 0.70 \tag{3-22}$$

这些模型可以较好地预测鱼类对 $\log K_{ow} < 6$ 化学物质的 BCF，但不适于疏水性过强的化学物质。

除了鱼类之外，对于无脊椎动物（如蚯蚓）也有关于 $\log BCF - \log K_{ow}$ 模型的研究报道，表明 $\log BCF$ 与土壤间隙水中化学物质 $\log K_{ow}$ 存在相关关系。至于鸟类和哺乳类动物这方面的研究较少。

总之，机理模型是以生物为主的模型，而经验模型是以化学为主的模型，二者的有机结合可能是今后生物富集模型研究的一个重要方向。

第二节　生物放大

一、生物放大的概念及其生态毒理学意义

（一）生物放大的概念

生物放大（biomagnification）是指相对于食物（或被捕食者、猎物）中的外源化学物质浓度而言，在生物（捕食者）体内或其特殊组织中该化学物质浓度的增加。也就是说，生物放大概念是表征生物通过食物获得外源化学物质并导致其在体内增加的过程。生物放大的水平可用生物放大系数（biomagnification factor，BMF）来表示。

食物链放大（trophic magnification）是与生物放大密切相关的一个专业术语，它是指生物体内的外源化学物质浓度由于食性关系导致随着食物链生物营养级的增高而增加的现象和过程。在存在有两个或以上营养级的食物链中，环境污染物食物链放大的结果可使食物链高营养级生物机体中某种或某些化学物质的浓度大大超过环境浓度，甚至导致高营养级生物（如人类、食肉禽类等）发生急性或慢性中毒。环境污染物的食物链放大程度可用食物链放大系数（trophic magnification，TMF）表示。

由于生物放大和食物链放大两个术语的相似性，所以有的文献定义二者均是指在食物链中由于高营养级生物以低营养级生物为食，某种元素或难降解物质在不同营养级生物体内浓度随营养级提高而逐步增大的现象。图 3-6 显示了 DDT 在食物链（网）的放大现象。

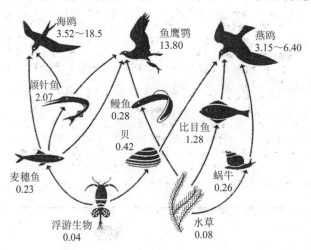

图 3-6　从浮游生物到水鸟的食物链中 DDT 质量分数（10^{-6}）的增加

资料来源：李博，等. 生态学. 北京：高等教育出版社，2000。

根据生态系统的不同，存在有水生食物链、陆生食物链及两栖食物链。不同食物链由于生态环境、化学物质暴露、吸收和清除途径各不相同，所以化学物质在不同食物链上的传递及积累规律有很大差异。目前，以鱼为核心的水生食物链研究较多，而对外源化学物质在陆生食物链及两栖食物链上传递规律的研究很少，有待进一步加强。

（二）生物放大的生态毒理学意义

环境污染物进入生物体以后，可以通过食物链或食物网传递。在每一次传递中，环境污染物在捕食者体内的命运都要受其摄食速率、代谢转化及排泄、消除等生物过程的影响。因此，环境污染物在捕食者体内的浓度比被捕食者是增加或是减少，随化学物质的种类而不同，也随捕食者的种类而改变。进入生物体内的环境污染物浓度随营养级传递的变化有三种：一是生物放大，即环境污染物从一个营养级（被捕食者）到下一个营养级（捕食者）传递中浓度增加；二是生物缩小（biominification），即该化学物质在生物体内的浓度随营养级的增加而减少，又称营养稀释（trophic dilution）或食物链稀释；三是生物稳定，即该化学物质在生物体内的浓度不随营养级的升高而改变，在捕食者与被捕食者体内的浓度是相似的，在统计学上没有显著的增加或减少。

环境污染物在营养传递中的结果不同，其生态学意义也不同。对于生物缩小和生物稳定的环境污染物来说，如果其在生物体内的浓度很低，其生态毒理学的作用可能只局限在一定营养地位的生物种类，对顶级捕食者的影响可能不大；但是对于毒性大、浓度高的化学物质来说，即使没有生物放大，仅仅在初级生产者的生物富集也可能对捕食者，包括人类造成危害，如水稻对水田土壤环境中镉的富集导致产出含镉量很高的大米，长期食用者可引起痛痛病。对于具有生物放大特性的环境污染物，其生态毒害作用广泛，可能危及整个食物链或食物网，甚至危害到顶级捕食者，包括人类。对于这类化学物质，往往是生态毒理学研究第一关注的，如 DDT、六六六、甲基汞等。有些环境污染物，如 DDT、六六六、多氯联苯（PCBs）等不仅是难降解的有机化合物（POPs），而且属于环境内分泌干扰物，随着营养传递而逐渐放大，由环境中低浓度演变成高营养地位生物体内的高浓度，甚至达到中毒浓度，对于捕食者不仅引起一般毒性作用，有的还可引起"三致"作用，甚至引起生殖异常、雄性功能减弱、子代性别比例改变等严重生态毒理学问题。由于环境污染物的生物放大对生态系统包括对人体健康的危害如此严重，所以对环境污染物的生态风险评价中，必须考虑环境污染物生物放大的可能性。

二、金属和类金属的生物放大

在环境中的许多重金属和类金属元素可被生物直接吸收并富集，甚至还可以随生物年龄的增加而在体内增加，但在金属生物放大问题上尚存在争议。有的学者认为，大多数金属和类金属在生物体内的浓度不因营养地位的升高而增加，即不存在生物放大问题；而有的学者却报道多种金属有生物放大作用。这可能与不同研究者对金属生物放大概念的理解不同或所采用的研究方法不同有关。

在水生生物系统中，汞的生物放大作用早已被发现。有的认为，硒、砷及锌随营养地位的增高而增加。但是，主张金属没有生物放大的研究者推测只是甲基汞而不是无机汞在生物体内的浓度随生物营养地位的增高而增加。

在陆地生态系统中，汞在食物链中的生物放大现象已经被多数研究者肯定。例如，对南极 4 种海鸟和 3 种海豹新鲜粪便汞含量测定表明，当地土壤汞浓度＜黑背鸥类＜金图企鹅＜阿德利企鹅＜威德尔海豹＜象海豹＜巨海燕＜毛皮海狮，动物粪便明显富集了汞元素。随着生物营养级的提高，粪汞逐步增加，表明存在汞生物放大的可能。也有报道，在陆地生态系统中，除汞之外大多数被研究的金属和类金属元素没有生物放大的现象。

食物链是生物放大的生物学基础，例如桡足类动物、藤壶及牡蛎等动物很难吸收和积累水中溶解的砷，但是如果有浮游植物存在，由于浮游生物能够吸收和富集砷化合物，上述桡足类、藤壶及牡蛎等动物可以通过食用这些浮游生物而将砷吸收在体内。另外，这些浮游生物能把从环境中吸收的高毒的砷无机化合物发生甲基化而生成低毒的有机砷，而有机砷在生物体内可以高浓度储存并随着食物链传递并放大。

不同生物对金属的富集能力不同，从而影响金属的生物放大。在一个海洋模式生态系统中研究藤壶、蛤、牡蛎、蓝蟹及沙蚕等五种动物对 Hg、Fe、Be、Zn、Mn、Cd、Cr、Cu、Se、As 等 10 种金属和类金属的生物富集作用，结果证明，藤壶和沙蚕的生物富集能力较大，牡蛎和蛤次之，蓝蟹最小。这种差异就会导致以它们为食的动物对这些金属的吸收和放大。

生物对金属的放大作用不仅与对金属的吸收速率有关，而且与金属的消除速率有关。例如，钾（K）与铯（Cs）被生物吸收的效率相似，均很高，但铯的消除速率比钾慢得多，使在每次营养交换中铯均有净增长的可能，这使在几种不同的食物链中铯均有生物放大作用。随植物→黑尾鹿（Odocoileus hemionus）→美洲狮（Puma concolor）营养顺序，^{137}Cs 表现有生物放大作用，且从黑尾鹿到美洲狮，^{137}Cs 有 3～4 倍的增加。

金属的生物放大作用还与被捕食者对金属的抗性机制有关。在无脊椎动物细胞内有形成某种颗粒物质将金属包于其中的防护机制，这降低了金属对被捕食者的毒性作用，同时也降低了捕食者对该颗粒中金属的生物可利用性，从而阻碍了金属的生物放大作用。例如，黍螺（Littorina littorea）能在细胞内形成颗粒物将吸收的锌包裹起来，使捕食黍螺的生物对颗粒中的锌很难同化而被排泄到体外。

三、环境有机化学物质的生物放大

许多持久性有机污染物（POPs）是生物体不易代谢和消除的有机化合物，可随营养传递而发生生物放大。有机氯杀虫剂 DDT 是一种脂溶性的、不易分解的 POPs，具有典型的生物放大作用。DDT、DDE、DDD 或者它们的总和可随每次营养传递而增加。在美国长岛河口区的大气中 DDT 的浓度为 0.03×10^{-10}，水中 DDT 的浓度更低，然而水中浮游生物体内的 DDT 含量为 0.04×10^{-6}，富集系数为 1.3 万（以大气中 DDT 的浓度为基数）；以浮游生物为食的小鱼体内浓度为 0.5×10^{-6}，以小鱼为食的大鱼体内浓度为 2×10^{-6}，以鱼为食的海鸟体内浓度为 25×10^{-6}，它们的放大系数分别为 16.7 万、66.7 万及 833.3 万。DDT 的生物放大给食肉性鸟类带来灭顶之灾，这些鸟类吃了富集 DDT 的小虫或鱼类，使鸟体内 DDT 或其衍生物浓度增高，导致产下的卵的卵壳很薄，在孵出小鸟之前很易破碎，严重影响鸟类繁殖。美国国鸟白头海雕（*Haliaeetus leucocephalus*）曾因此几近灭绝；英国雀鹰（*Accipiter nisus*）也曾因此而显著减少。

持久性有机污染物、多氯联苯（PCBs）的生物放大也经常可见，对加拿大 83 个湖中的虹鳟鱼食物链不同营养位置生物体内 PCBs 浓度进行研究，发现每一次营养传递均使 PCBs 的浓度提高 3.5 倍，生物放大非常明显。对北波罗的海的食物网进行的研究发现，既是持久性有机污染物又是内分泌干扰物的二苯并-对-二噁英和二苯并呋喃也随营养地位的增高而在生物体内浓度增加。湖泊底泥的研究发现，二噁英可通过生物放大对水生生物和人体健康造成不利影响。

有机化学物质的生物放大与其物理化学性质有关。有机化合物的 K_{ow} 与生物可利用性有关，从而影响它的生物放大作用。因此，从化合物的 $\lg K_{ow}$ 值可以预测其生物放大的可能性。Thomann（1989）指出 $\lg K_{ow}$ 值在 5～7 之内的化学物质一般可被生物放大。他认为，对较低营养级的生物来说，如浮游植物，对 $\lg K_{ow}$ 值在 7 以上或 5 以下的化合物的吸收效率较低，不利于生物放大。

生物放大还与有机化合物的结构有关，不容易被代谢分解的异构体往往容易生物放大。例如，在某种淡水营养链中，由于氯丹的反式异构体不易被代谢消除而比顺式异构体易于生物放大。

同一同系物中的不同化合物可表现不同的生物放大。例如，北冰洋的北极鳕（*Boreogadus saida*）→环斑海豹（*Phoca hispida*）→北极熊（*Ursus maritimus*）各营养级对 PCBs 同系物的放大不同。具有 3 个或 4 个氯的 PCBs 在鳕鱼体内浓度最高，有 5 个或 6 个氯的 PCBs 在海豹体内最高，而有 6 个或 7 个氯的 PCBs 在北极熊体内最高。对波罗的海的绒鸭（*Somateria mollissima*）食物链的研究发现，虽然二苯并-对-二噁英和二苯并呋喃的总浓度没有随营养传递而增加，但毒性最大的同系物在绒鸭生物放大到很高的程度。这也说明，生物放大是一个生物学过程，它对化学物质的结构有很精细的选择。

生物年龄可影响生物放大对化学物质的选择性，年龄大的海豹比年龄小的海豹体内高度氯化的 PCBs 的浓度更高，其原因可能与该生物体对氯化程度越高的 PCBs 消除越慢有关。另外，动物在不同年龄往往选择不同的食物，也会影响富集的化学物质种类。

生物体脂的含量与脂溶性有机物的生物放大有关。虹鳟鱼体内 PCBs 的生物放大与体脂含量呈正相关，这主要是因为脂肪组织是脂溶性有机物储存库的缘故。

四、生物放大测定技术与方法

（一）概述

生物放大系数（BMF）又称生物放大因子，是用以表示外源化学物质生物放大水平的重要参数。BMF 是指在稳态下捕食者体内某种物质的浓度与被捕食者（猎物、食物）该物质浓度之比。BMF 的数学表达式为生物与其食物中外源化学物质的浓度比：

$$BMF = C_B/C_{food} \tag{3-23}$$

对于 BMF 更精确的计算，例如，对于亲脂性有机污染物通常用脂肪归一化浓度表示，而对于与蛋白质亲和力强的物质（如全氟辛烷磺酸类化学物质）则常用蛋白质归一化的浓度表示。

BMF 可以通过严格排除生物富集的实验室研究获得，而野外研究获取的 BMF 实际上包含了生物富集的作用。例如，经合组织（OECD）关于生物放大测定导则中指出，由于在实验室试验中小心地避免了环境污染物通过水相对鱼的暴露，因而由此试验获得的该化学物质的 BMF 值不可以与来自野外研究取得的 BMF 值进行直接比较，这是因为在野外该化学物质可能既通过食物暴露，同时也通过水相暴露而进入鱼体。也就是说，野外鱼体中的环境污染物，既可来自周围水环境（属于生物富集），也可来自食物（属于生物放大）。

（二）生物放大系数的测定方法

对于环境污染物生物放大系数（BMF）的测定方法有多种，以下介绍几种常见的基本方法。

1. 对 BMF 测定的实验室方法

对于一个化学物质准确的 BMF 可以通过严格控制的室内试验获得。OECD 2012 年发布了化学物质在鱼中通过食物暴露造成的生物富集的室内试验标准方法。利用该方法可以测得一个化合物的生物放大系数。该方法首先将食物进行化学物质染毒，将测试鱼类暴露在染毒食物下 7～14 d（暴露期），然后用清洁食物继续喂养 28 d 左右（清除期）或至测试鱼体内化学物质浓度低于检测限。于暴露期和清除期不同的时间点采集鱼样品，测定化学物质的浓度，然后根据下列的一系列计算，求出化学物质的 BMF。

首先，求出在清除期化学物质的清除速率（k_2）。一般化学物质的清除符合一级动力学方程。因此将清除期各采样点鱼体内化学物质的浓度进行对数转换，然后对清除时间作图。二者线性回归方程的斜率即为化学物质的清除速率。

求得清除速率后，利用如下公式求出化学物质的同化效率（a）：

$$a = \frac{C_{0,d} \cdot k_2}{I \cdot C_{food}} \cdot \frac{1}{1 - e^{-k_2 t}} \tag{3-24}$$

式中：$C_{0,d}$ —— 清除期开始时测试生物体内化学物质的浓度，mg/kg；

　　　k_2 —— 化学物质的清除速率，d^{-1}；

　　　I —— 喂食的速率，g 食物/（g 鱼·d）；

　　　C_{food} —— 染毒食物中化学物质的浓度，mg/kg；

　　　t —— 暴露期的时间，d。

如果在暴露期化学物质浓度直线上升期间取了生物样品，也可以利用如下方程求出化学物质的同化效率：

$$a = \frac{C_{fish}(t)}{I \times C_{food} \times t} \tag{3-25}$$

式中：$C_{fish}(t)$ —— 暴露期间 t 时刻鱼体内化学物质的浓度，mg/kg；

　　　I —— 喂食的速率，g 食物/（g 鱼·d）；

　　　C_{food} —— 染毒食物中化学物质的浓度，mg/kg；

　　　t —— 暴露期的时间，d。

生物放大系数（BMF）由下式求得

$$BMF = \frac{I \times a}{k_2} \tag{3-26}$$

2. 对 BMF 测定的野外监测技术

首先需要明确的一点是利用野外监测数据计算得到的 BMF 实际上是包含了生物直接从环境而非食物中获取的化学污染物。因此，当非生命环境（如水、空气、土壤）中该化学物质浓度很低时，才可以采用本计算方法。野外监测测定化学物质生物放大系数最简单的计算方法就是用捕食者（营养级 n）体内环境污染物浓度（C_n）除以比其低一个营养级的被捕食者体内该环境污染物的浓度（C_{n-1}）。据此，生物放大系数（BMF）的估算如下式：

$$BMF = \frac{C_n}{C_{n-1}} \tag{3-27}$$

BMF 也可以用两个相邻营养级（n，$n-1$）的多个个体样本的体重（W）加权平均浓度来估算：

$$BMF = \frac{\left(\sum\limits_{i=1}^{x} C_{n,i} W_{n,i}\right)\left(\sum\limits_{j=1}^{z} W_{n-1,j}\right)}{\left(\sum\limits_{j=1}^{z} C_{n-1,j} W_{n-1,j}\right)\left(\sum\limits_{i=1}^{x} W_{n,i}\right)}$$ （3-28）

式中：n 与 $n-1$ —— 分别代表两个相邻营养级生物，即捕食者与被捕食者；

W_n —— 捕食者（营养级 n）个体样本的体重；

W_{n-1} —— 被捕食者（低一个营养级 $n-1$）个体样本的体重；

C_n —— 捕食者（营养级 n）体内环境污染物浓度；

C_{n-1} —— 被捕食者（低一个营养级，$n-1$）体内环境污染物的浓度。

3．水生生物 BMF 的野外测定与估算

在野外调查研究中，对于水生动物，其体内环境污染物实际上既来源于食物又来源于水中。一般来说，环境污染物在水生食物链的 BMF 估算，可以采用不同营养级生物体内化学物质的浓度（C_B）与其水中浓度（C_W）的比值（R）来估算：

$$R = \frac{C_B}{C_W}$$ （3-29）

式中：C_B —— 生物体化学物质浓度；

C_W —— 水中化学物质的浓度。

对同一个食物链的不同营养级生物的 R 值进行比较，可以了解某化学物质的浓度是否随营养级地位的提高而增大，从而判断该化学物质是否有生物放大作用，如下式：

$$BMF = R_n/R_{n-1}$$ （3-30）

式中：BMF —— 生物放大系数；

R_n —— 捕食者（营养级 n）的 R 值；

R_{n-1} —— 被捕食者（营养级 $n-1$）的 R 值。

4．利用动力学方法求解生物放大系数（BMF）

除了可以利用平衡时捕食者和被捕食者体内化学物质的浓度来计算 BMF 值外，还可以利用动力学的方法直接求解。对于只通过取食造成的化学物质的增加，生物体内化学物质的浓度随时间存在如下的微分方程：

$$\frac{dC_n}{dt} = A \cdot R \cdot C_{n-1} - (k_e + k_g)C_n$$ （3-31）

式中：C_n——n 营养级生物体内该化学物质浓度；

　　　C_{n-1}——$n-1$ 营养级生物体内该化学物质浓度；

　　　R——n 级生物对 $n-1$ 级生物的摄食率；

　　　A——n 级生物对 $n-1$ 级生物中该化学物质的吸收率；

　　　k_e——n 级生物体中该化学物质的消除速率常数；

　　　k_g——n 级生物的生长速率常数。

当生物富集速率达到平衡时，$\mathrm{d}C_n/\mathrm{d}t = 0$，式（3-31）即为

$$A \cdot R \cdot C_{n-1} = (k_e + k_g)C_n \tag{3-32}$$

生物放大系数则为

$$\mathrm{BMF} = \frac{C_n}{C_{n-1}} = \frac{A \cdot R}{k_e + k_g} \tag{3-33}$$

从上式可知，$A \cdot R/(k_e+k_g)$ 大于 1 时，该化学物质才有生物放大作用。通常 $R > k_g$，故 R/k_g 总大于 1，k_e 越小、A 越大的物质，生物放大也越显著。

值得注意的是，任何营养级的生物都离不开对水的摄取，如果水被化学物质污染，在估算 BMF 时不仅要考虑食源化学物质，还要考虑水源化学物质，这在野外调查测定中是必须要考虑的。但是，如果环境污染物在水中的浓度很低时，在一定情况下，可忽略不计。如果环境污染物在水中的浓度高时，则需要进行室内试验，在可控条件下，对野外测定结果进行验证。

（三）物种营养级确定与 BMF 测定的联合方法

在野外调查中，对于环境污染物生物放大的估算，物种营养地位的确定很重要，但也很复杂，有时也很困难。目前对于物种在生态系统中营养级（trophic level，TL）的确定及对化学物质生物放大的研究，一般采用二者联合的方法。

1. 确定物种营养级的生态学经典方法

对于野生动物物种在食物链中营养地位的确定，生态学的经典方法一般多从生态学文献资料中提取信息，但其准确性有一定的局限性。这是因为一个物种对食物的摄取策略往往随其年龄、季节、生态系统的变化而改变。为此，调查者不得不通过观察物种间相互作用及分析肠中的残食来减少这些不确定性。然而，大多数这样的调查及 BMF 的计算都把特定物种的营养级粗放地简化为：生产者（1 级）、初级消费者（2 级）及次级消费者（3 级）。这种方法对于在几个营养级里取食的生物来说往往是不正确的，在对结果分析时一定要采取去伪存真、谨慎鉴别的策略。因此，在这一方法获得的物种营养级基础上进行的 BMF 研究结果，一般尚需进一步验证才能最终确定。对于这一经典方法而言，经验丰富的研究者往往可以得到较为正确的结论。图 3-7 为从不同营养级取食的例子。

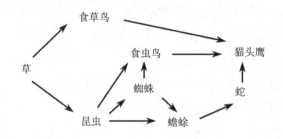

图 3-7　从不同营养级取食的例子

注：食虫鸟或蟾蜍可以在第 2 营养级（草—昆虫）取食，也可以在第 3 营养级（草—昆虫—蜘蛛）取食。

为了解决食物来源多样化和食物处在不同营养级秩列等对生物营养级的定位所带来的困惑，科学家提出对物种营养级按下面公式进行计算：

$$TL=1+\sum_j TL_j f_{ij}$$ （3-34）

式中：TL —— 动物所处的营养级；

　　TL$_j$ —— 第 j 种被捕获动物（食物）的营养等级；

　　f_{ij} —— 第 j 种被捕获动物（食物）占该捕食者食物的比例。

但在实际应用过程中，由于对各种食物所占的比例往往很难得到精确的量化，因此，用上述方法进行物种营养级的精确定位仍然存在较大的困难。

2．确定物种营养级的实验室方法

生物营养级的确定问题也可以根据对文献分析和现场调查的结果进行实验室研究，在实验室可控条件下选择适宜的捕食者和被捕食者研究某种环境污染物有无生物放大作用。实验室研究对于野外现场调查的结果具有验证作用。

在实验室研究中，虽然实验物种的营养地位是确定的，但是这种人为设计的营养结构相对于自然生态系统中这些生物的营养动态可能会发生偏差。

因此，实验室研究虽然对于野外关于营养级的调查结论有一定的验证作用，但它是在野外调查的基础上设计的，所以实验室研究不能代替野外调查。为此，在实际工作中二者均应受到重视，相互补充、相互验证。

3．物种营养级确定与 BMF 测定的联合方法——稳定同位素技术

稳定性同位素（stable isotope）是指元素周期表中天然存在的具有相同原子序数、不同的原子量、化学性质基本相同，而半衰期大于 10^{15} 年的元素。例如，^{12}C 和 ^{13}C、^{14}N 和 ^{15}N 就分别是碳和氮的两个稳定同位素。任一元素的两个稳定同位素在自然界中的相对丰度基本上是一定的，如 ^{13}C 的相对丰度为 1.1%，^{12}C 的相对丰度为 98.9%。但当它们进入生物体内后，由于不同质量的元素在代谢速率、消除速率上存在差别（一般轻元素比重元素有更快的代谢速度），因此，当代谢达到平衡时，留在体内的重元素的相对丰度会增加。这一过程也称同位素的质量分馏效应。随着元素的不同同位素（如 ^{14}N、^{15}N）由低营养级进入高营养级，每升高一个营养级其重同位素的相对丰度就相应增加一次，营养级越高的物种其体内该重同位素的相对丰度就越大。稳定同位素技术（stable isotope techniques）就是测定元素的重/轻同位素比值的一整套方法和技术。稳定同位素技术使准确定位物种的营养级、定量研究化学物质的生物放大成为可能。

除少数元素（如氯、溴）外，多数元素的重同位素的丰度都远低于其轻同位素。因此，重/轻同位素比值的绝对数值一般都很小，重/轻同位素比值的变化的绝对数值更小。因此，在实际检测中，并不是直接给出重/轻同位素比值的绝对值，而是给出一个经过标准物质进行标准化处理的相对值，如对于氮元素，其标准物质就是氮气。以当地空气中的氮气作为标准，其他物质的稳定氮同位素比值 $[\delta(^{15}N)]$ 标准化处理为

$$\delta(^{15}N) = \left(\frac{^{15}N_{样品} / ^{14}N_{样品}}{^{15}N_{空气} / ^{14}N_{空气}} - 1 \right) \times 1\,000 \tag{3-35}$$

研究发现，氮的稳定同位素比值 $[\delta(^{15}N)]$ 是最适合用于物种的营养级定位的一个指标。这是因为氮的同位素质量分馏效应更明显，随着物种营养地位的提高，体内 $\delta(^{15}N)$ 值的差异更大。第 n 级生物与其食物（$n-1$）级之间 $\delta(^{15}N)$ 值的差异称为营养级富集系数 $[\Delta\delta(^{15}N)]$。物种每升高一个营养级，其 $\delta(^{15}N)$ 值就相应增加一个营养级富集系数。因此，对某一特定食物链/网或生态系统中物种的营养级可利用如下公式进行计算：

$$TL = \lambda + [\delta(^{15}N)_{消费者} - \delta(^{15}N)_{基底}] / \Delta\delta(^{15}N) \tag{3-36}$$

式中：TL —— 物种所处的营养级；

　　　λ —— 食物链中基底生物所处的营养级 [基底生物指能准确定位营养级的生物，如基底生物为植物（初级生产者）的，则 $\lambda=1$；若基底生物为初级消费者，则 $\lambda=2$]；

　　　$\delta(^{15}N)_{消费者}$ —— 消费者的稳定氮同位素比值；

　　　$\delta(^{15}N)_{基底}$ —— 基底生物的稳定氮同位素比值；

　　　$\Delta\delta(^{15}N)$ —— 该生态系统中氮的营养级富集系数。

氮的营养级富集系数 $\Delta\delta(^{15}N)$ 可以通过实验室内在严格控制的条件下通过试验获得，也可由野外大量样本的采样分析经统计后得到，还可以通过文献查阅获得。不同物种、不同生态系统中这种氮的营养级富集系数可能存在差别，一般位于 2‰～5‰。水生食物链的氮营养级富集系数平均为 3.4‰。

在实际应用中常见到直接利用生物的 $\delta(^{15}N)$ 来表示生物所处营养级的相对高低。值得注意的是，如果直接用 $\delta(^{15}N)$ 比较不同物种营养级的高低，则需要所采集（比较）的

不同物种的基底生物（如植物）氮稳定同位素相同。否则，由于互相不在同一个食物链或生态系统里，是不能直接进行比较的。但是，如果按式（3-36）换算成 TL 后，则可直接进行比较。为了说明这一问题，下面举两个例子进行说明。

例1：在某一池塘采得了田螺、虾、鲮鱼、鲫鱼、水蛇和乌鳢样品，测得上述 6 种生物肌肉中的 $\delta(^{15}N)$ 分别为 6.3‰、9.4‰、10‰、10.7‰、12.7‰和 14.1‰，如果不换算成 TL，这里的 $\delta(^{15}N)$ 的值可以直接用来比较各种生物在此池塘（特定生态系统）相对营养级的高低。通过式（3-36）换算成 TL 时，田螺是这些物种的基底生物。由于田螺是植食动物（初级消费者），故其营养级为 2，如上所述水生生物中的氮营养级富集系数平均为 3.4‰，则通过式（3-36）换算得到田螺、虾、鲮鱼、鲫鱼、水蛇和乌鳢的营养级分别为 2、2.91、3.15、3.38、3.88 和 4.59。

例2：在某一湿地采得 5 种水鸟：白胸苦恶鸟、蓝胸秧鸡、赤眼田鸡、扇尾沙锥和池鹭。测得 5 种鸟肌肉组织的 $\delta(^{15}N)$ 值分别为 9.01‰、7.04‰、8.5‰、9.4‰和 10.7‰。由于没有可以直接定级的基底生物，所以无法将上述 $\delta(^{15}N)$ 直接换算成 TL，但这 5 种鸟的 $\delta(^{15}N)$ 可以直接用来比较它们在本生态系统中的相对营养级高低，如池鹭比蓝胸秧鸡高近一个营养级（以 3.84‰作为营养级富集系数）。

上述例 1 中的 $\delta(^{15}N)$ 值不能直接用来和例 2 中的 $\delta(^{15}N)$ 值比较生物营养级的高低。例如，不能说例 1 中的鲫鱼与例 2 中的池鹭处在同一营养级 [$\delta(^{15}N)$ 均为 10.7‰]，因为其基底生物的 $\delta(^{15}N)$ 可能并不相同。假如采集并测得了例 2 中基底生物的 $\delta(^{15}N)$ 值，并按式（3-36）计算出了例 2 中 5 种水鸟的 TL，则例 1 与例 2 中的 TL 值就可以直接进行比较了。

有了各个物种的稳定氮同位素比值 [$\delta(^{15}N)$] 的数据后，就可以将不同物种的营养级高低确定下来，也可直接使用 $\delta(^{15}N)$ 来表征同一个生态系统中不同物种营养级的相对高低，然后再将其与各物种体内的化学物质浓度进行相关分析，就可以判断化合物是否存在食物链放大的问题（图 3-8）。

在实际应用过程中，并不是直接利用浓度和营养级进行回归分析，而是利用浓度的对数值与营养级进行回归分析。因为浓度的对数值与营养级间往往存在线性相关性，即

$$\ln C = a + b \times \text{TL} \ [或 \delta(^{15}N)] \tag{3-37}$$

式中：C——生物体内化学物质浓度；

　　　　a 和 b——估算参数，其中 b 为食物链放大系数，其为正值时表示随营养级的增高，化学物质浓度成比例增加，即表明该化学物质随食物链放大；若 b 为负值，表示随营养地位的增高，该化学物质浓度降低，即说明该化学物质有食物链稀释问题。

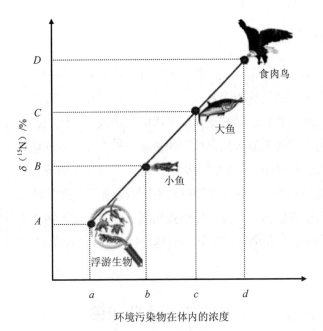

图 3-8 用稳定氮同位素技术研究环境污染物生物放大的理想模式图

注：A、B、C、D 代表随其 $\delta(^{15}N)$ 值由小到大排列的不同物种样品，代表它们的营养地位由低到高；a、b、c、d 代表某化学物质分别在 A、B、C、D 物种样品体内的浓度。理想的生物放大模式图是：不同生物样品的 $\delta(^{15}N)$ 值由小到大排序为 $A<B<C<D$，同时相应生物样品体内某化学物质的浓度由小到大排序也为 $a<b<c<d$。

$\delta(^{15}N)$ 不仅能够揭示多变的野外群落的营养结构，而且能够判断化学物质在生态群落中的迁移状况；不仅可以确定野生物种的营养地位，而且可以避免简单地把一个物种置于某一营养级的粗放划分的问题。用该方法可以把许多不同物种按其 $\delta(^{15}N)$ 值的大小连续排序，从而解决了处于中间营养位置物种的营养地位问题，也解决了从几个不同营养级取食的物种的营养地位的问题。经典的方法是把不同物种分配到不连续的营养级中，而同位素鉴别技术是把群落中不同物种体内化学物质浓度及相应 $\delta(^{15}N)$ 值联系起来进行相关分析，对研究化学物质的生物放大问题比经典方法更为有效。

应当注意的是，$\delta(^{15}N)$ 可随生态环境的不同、取食习惯的改变和动物年龄的变化而变化。生态环境对动物 $\delta(^{15}N)$ 值的影响往往与在不同生态系统中的同一种动物捕获的食物不同，以及同一种植物在不同生态环境中对环境污染物的吸收、代谢不同等因素有关。动物年龄的影响除了是由于对环境污染物的暴露时间长短不同之外，还由于随着年龄的增长，动物的取食习惯和体形大小均会发生改变。因此，在野外调查设计中要设法避免这些因素的影响，使调查研究的结果更为符合客观情况。此外，在对 $\delta(^{15}N)$ 测试结果的应用上，也应考虑野外调查采样的设计是否科学合理，参加分析的生物是否存在直接或间接的捕食与被捕食的关系，即是否符合生态学逻辑。因此，同位素鉴别方法应与实地观察、文献查阅、实验室研究等传统的、经典的方法相结合，才能得出正确的结论。

（四）影响估算 BMF 的因素

在化学物质 BMF 的估算中，应当正确分析影响估算的各种因素，才能去伪存真，得出正确的结论。影响这种估算的因素很多，例如寿命的长短，寿命长者有更多的时间富集化学物质，使体内浓度增高。形态变异也可影响生物放大，体型大者可能有利于化学物质富集。体脂含量高者有利于脂溶性有机物的富集，使之体内浓度增高。食物网较低层的生长快，可能发生生长稀释作用。生物富集的野外研究对化学物质的来源难以区分水源和食源，也会造成结果的偏差。生物营养地位判断困难，尤其是生物随年龄、季节改变、摄食策略等问题，都会影响生物放大的野外调查结果。总之，对生物放大有影响的因素都会影响 BMF 的估算，在调查和估算的设计中对这些因素的考虑越周密，所获得的估算结果就越可靠。

第三节 生物积累

一、生物积累的概念

生物积累（bioaccumulation），又被译为生物蓄积/累积，一般是指生物通过不同途径（呼吸道、消化道、皮肤）从周围介质、食物中吸收和积累外源化学物质，从而使生物体内该化学物质的浓度超过在呼吸介质（例如，鱼对于水环境或哺乳动物对于空气环境）、饮食或二者中该化学物质水平的过程。也就是说，生物积累包含了生物富集（bioconcentration）和生物放大（biomagnification），是二者综合作用的结果。在一定情况下，生理放大和生物稀释也有重要作用。

因此，生物积累是生物对其呼吸介质和饮食中外源化学物质的吸收速率大于清除速率，从而导致生物体对该化学物质净增加的过程。生物可通过呼吸器官、消化器官和皮肤对其暴露的水、食物、空气、土壤中的环境污染物进行吸收，并经血液或体液循环分布全身，由于化学物质与不同组织器官（或不同生物大分子）的亲和力不同，其在全身的分布并不均衡。与此同时，进入生物体内的环境污染物又可以通过呼吸道、消化道、皮肤、体内代谢转化以及其他方式从体内清除。如果这些或这种外源化学物质浓度的增加不至于危及生命、引起死亡时，它就可以在一定时间内继续积累，使生物体内外源化学物质的浓度远高于其周围环境中的浓度，导致外源化学物质生物积累的发生，最终对生物造成严重损伤甚至死亡。

水生动物（如鱼类）对于外源化学物质的生物积累过程，可用数学方程式表达为

$$\frac{\mathrm{d}C_B}{\mathrm{d}t} = k_1 C_{WD} + k_{food} C_{food} - (k_2 + k_E + k_M + k_G)C_B \qquad (3\text{-}38)$$

式中：C_B —— 生物体中外源化学物质的浓度，g/kg；

t —— 时间，d；

k_1 —— 通过呼吸道和皮肤从水中吸收外源化学物质的速率常数，L/（kg·d）；

C_{WD} —— 水中外源化学物质的自由溶解态浓度，g/L；

k_{food} 与 C_{food} —— 分别代表生物通过食物吸收外源化学物质的速率常数，kg/（kg·d）及食物中外源化学物质的浓度，g/kg；

k_2、k_E、k_M、k_G —— 分别指体内外源化学物质通过呼吸道及皮肤排出、机体排泄、代谢转化及生长稀释的速率常数。

当外源化学物质在生物及其环境介质中达到平衡时，从式（3-39）就可以获得生物积累系数（bioaccumulation factor，BAF）：

$$\mathrm{BAF} = \frac{C_B}{C_{WD}} = \left(k_1 + k_{food} \frac{C_{food}}{C_{WD}} \right) / (k_2 + k_E + k_M + k_G) \qquad (3\text{-}39)$$

式中：各种参数代表的意义同式（3-38）。

与生物积累密切相关的另外两个现象是外源化学物质的生物稀释和生理放大。生物稀释（biodilution），是指外源化学物质在生物体内的浓度与其环境介质中的浓度相比发生降低的现象。生物稀释是由于生物对外源化学物质的清除速率大于吸收速率所导致的。但是，由于生物生长使其体积和体重增加，虽然消除速率没有增加、化学物质绝对量没有减少，也导致了体内浓度下降，这种现象称为伪清除现象。在这种情况下，不能排除该外源化学物质具有生物积累的潜力。

生理放大（bioamplification）则与生物稀释不同，它是由于在外界和内部各种压力胁迫下，例如饥饿、疾病、受伤、长途迁徙及严寒等对健康不利因素的作用下，导致体内营养物质和能量大量消耗，造成身体消瘦、体重减轻，使原来储存于组织器官中的外源化学物质浓度增加的现象。在生理放大情况下，虽然外源化学物质在体内的绝对量没有增加，但其相对浓度的增加如果达到一定程度也会对机体造成毒性作用，故对此也应引起足够重视。

二、生物积累的评判标准与基准值

环境污染物有无生物积累性（bioaccumulation）是其有无环境危害的决定因素之一。定量分析生物积累程度的指标主要有如上所述的 BCF、BAF、BMF 和 TMF 等。在《斯德

哥尔摩公约》中，将 BCF 或 BAF 大于 5 000，或者相关数据缺乏时，其辛醇/水分配系数（Octanol-Water Partition Coefficient，K_{ow}）大于 100 000 的化学物质确定为具有潜在生物积累性的物质。公约同时指出，如果存在其他需要关注的理由，如在特定生物中有高的生物积累性、高毒性或者生物监测数据表明该化学物质的生物积累潜力需要引起关注时，也可将相应化学物质作为可生物积累化学物质。目前，世界主要环境保护部门都采用了基本相同的评判标准和基准值，但其间也存在一定差别（表 3-1）。

表 3-1 世界主要环境管理机构关于化学物质生物积累性的评价指标和基准值

管理机构	评价指标	基准值	相关法规
加拿大环境部	K_{ow}	≥100 000	CEPA，1999
	BCF	≥5 000	
	BAF	≥5 000	
欧盟（生物可积累物质）	BCF	≥2 000	REACH
欧盟（高度生物积累物质）	BCF	≥5 000	
美国（生物可积累物质）	BCF	1 000～5 000	TSCA TRI
美国（高度生物积累物质）	BCF	≥5 000	
联合国环境规划署	K_{ow}	≥100 000	《斯德哥尔摩公约》
	BCF	≥5 000	

注：CEPA：《加拿大环境保护法案》（*Canadian Environmental Protection Act*）；REACH：欧盟《化学品注册、评估、授权和限制制度》（*Registration，Evaluation and Authorization of chemicals*）；TSCA TRI：美国国家环境保护局《有毒物质控制》和《有毒物质排放清单》（*Toxic Substances Control Act and Toxic Release Inventory programs*）。

资料来源：罗孝俊，麦碧娴. 新型持久性有机污染物的生物富集. 北京：科学出版社，2017。

由表 3-1 可知，目前广泛采用的生物积累性评判指标及基准值均以化学物质的 BCF 为基础的，而 BCF 作为基准值存在较多缺陷，这表现在：①BCF 是描述环境污染物生物富集程度的，不能反映生物放大潜力，而生物积累不但包含生物富集而且也包含生物放大潜力；②当前的 BCF 值大多来自对水生生物（特别是鱼类）的测试，故更多适用于水生生物。对于陆生生物而言，呼吸吸收更多是通过空气而不是水体，依据 BCF 对环境污染物在陆生生物的积累潜力可能存在误判。因此，有一些化学物质不能依据 BCF 来判断其有无生物积累性。例如，林丹、全氟辛烷磺酸类物质等的 BCF，虽然均小于 5 000，但均有生物积累性，均为《斯德哥尔摩公约》规定的持久性有机污染物（POPs）。

基于上述原因，国际环境毒理与化学学会于 2008 年召开了专门研讨会，并提出了新的有关生物积累性评判框架和指标建议。该建议提出，只有能够随着食物链放大的化学物质才应是生物可积累性物质，评判的首要标准是 TMF 是否大于 1。在缺乏 TMF 的情况下，应考虑 BMF，如果 BMF＞1，则可评定为极有可能为生物可积累性物质。如果该化学物质没有 BMF，这时可利用 BCF，按表 3-1 标准进行评判。在上述参数均缺乏的情况下，可从化学物质的本身参数 $\log K_{ow}$ 和 $\log K_{OA}$（辛醇/空气分配系数，octanol-air partition coefficient，$\log K_{OA}$）及生物积累模型推导的相关参数进行评判。一般认为，$\log K_{ow} < 4$ 的化学物质在水生生物中不存在生物放大现象，$\log K_{ow} < 5$ 的化学物质在陆生生物中不存在生物放大现象。但是，由于目前化学物质 TMF 的数据远少于 BCF 数据，所以为了获取 TMF 数据需要进一步加强室内试验和野外调查研究。鉴于此，该框架体系尚未被管理部门广泛采用，仍然处于研究阶段。

三、影响生物积累的因素

生物积累的主体是生物，生物积累的实质是一个生命活动过程，因此任何影响生物生理代谢的因素都可能影响生物对环境污染物进行生物积累的能力。此外，生物积累也是环境污染物、生物机体和环境三者交互作用的非常复杂的过程，对这三者的任何影响也将会对生物积累的结局产生影响。由于生物积累是生物富集和生物放大综合作用的结果，因此影响生物积累的因素包含了对生物富集和生物放大影响的因素。

（一）环境污染物的物理化学性质

1．一般规律

（1）环境污染物的稳定性和脂溶性

环境污染物的稳定性、脂溶性和水溶性是决定其生物积累特性的主要方面。一般来说，在体内难降解的脂溶性高、水溶性低的化合物，其生物积累系数较高；反之，则低。例如，DDT 在水中的溶解度仅为 0.02 mg/kg，而在脂类中的溶解度可达 1.0×10^5 mg/kg，故其易透过生物膜而被吸收，并储存在体内脂肪中，其 BCF 值可以达到 3.3×10^6。

（2）环境污染物的生物可利用性

环境污染物的生物可利用性（bioavailability）是指该化学物质可以被生物吸收的程度。一般来说，化学物质的生物可利用性越高，对其生物积累就越有利。如果有的化学物质在生物体内富集，但没有出现任何效应，而这种化学物质可通过食物链传递到更高的营养级，对此类化学物质的富集和影响也应引起重视。

（3）环境污染物在体内的转化与消除

容易被生物吸收，而不易被转化和消除的化学物质则易于被积累。生物转化以后的代谢产物不容易进一步转化和排出体外的也易于在生物体内积累，如 DDT 在体内的代谢产物 DDE 极难被进一步代谢转化而易于被储存于体脂中。又如，大多数酚类化学物质脂溶性很低而水溶性很高，不但不容易被生物吸收，而且在体内也易于被生物转化而排泄，故大多酚类化合物不能在生物体内积累。

（4）气味

动物可因某种化学物质不悦的气味而离开，从而不利于动物对该化学物质的摄取而影响富集。

2．环境无机化合物的性质与生物可利用性

（1）水溶性和脂溶性

金属无机化合物的水溶性对生物的吸收影响很大，一般来说难溶于水的金属和类金属无机化合物不易被生物摄取和吸收，不利于该化合物的生物积累；水溶性较大的金属无机化学物质比难溶的金属无机化合物一般容易被生物吸收，而脂溶性的金属有机化合物（如氯化甲基汞，$HgCH_3Cl$）比水溶性的金属无机化合物（如氯化汞，$HgCl_2$）更容易被生物吸收和积累。

（2）金属离子

一般来说，金属的自由离子形态是金属最可生物利用的形态。金属的自由离子可以通过细胞膜上的离子通道进入细胞，有的还可通过细胞膜主动转运的方式（如离子泵）进入细胞。但是，有些 B 族金属的中性络合物比其带电离子更加亲脂，从而极大地提高了它们的生物可利用性。

不同金属离子的物理化学性质不同，导致其与生物体相互作用的效应有别，即不同金属离子的生物学效应不同，故同一种生物对不同金属离子的吸收和富集能力不同。例如，水稻对多种重金属有富集作用，但生物富集系数（BCF）因金属种类而异，表现为 Cd＞Hg＞Zn＞As＞Pb。

（3）颗粒物中的化学成分

悬浮在空气中的颗粒物中的金属和类金属的生物可利用性不仅与其化学形式有关，还与颗粒物大小及该元素在颗粒中的分布有关。例如，煤燃烧逸出的砷，容易沉积在煤炭飞灰颗粒的表面从而更加容易被生物吸收；再如，汽车废气中的卤化铅由于主要在细颗粒物的表面沉积，它比在路尘颗粒（平均直径相对大些）中沉积的硫酸铅更容易进入呼吸道深部且更容易被生物吸收。

（4）底泥中的金属

底泥中的金属和类金属的生物可利用性，一方面与其在底泥中的水相和各种固相中的浓度有关，另一方面与底栖生物对固体物质的摄入量有关，此外，还与金属存在的化学形态有关。因此，底泥中金属和类金属的总浓度并不能很好地反映生物可利用性。在底泥中，有机碳含量越高，金属的生物可利用性越低。这是因为有机碳可以结合、络合和吸附金属离子，从而影响金属被生物吸收。在缺氧底泥中，金属（如镉、铬、汞、镍等）的生物可利用性与硫化物有关，底泥中的硫化物可与金属反应生成高度不溶性金属硫化物，使金属的生物可利用性降低，因而也降低了这些金属对底栖生物的毒性作用。

（5）气体分子的性质和形式

环境气态污染物的化学性质及其分子存在的形式与生物可利用性有关，中性气态分子与其水化后形成的离子在生物吸收上有很大不同。例如，中性的气态 NH_3 比带电荷的 NH_4^+ 更易透过细胞膜，因此 NH_3 比 NH_4^+ 的生物可利用性更大。气态化学物质的脂/水分配系数越大，越容易穿透生物膜而被吸收，因此生物可利用性就越大，也就越有利于生物积累。

3. 环境有机化学物质的性质与生物可利用性

（1）定量结构-活性关系

有机化学物质的生物吸收与其分子结构密切相关。因此，在生态毒理学上常用有机化合物的结构-活性关系（structure-activity relationship，SAR）来描述该化合物的生物可利用性。如果定量地表示这一关系，就称为定量结构-活性关系（quantitative structure–activity relationship，QSAR）。也就是说，QSAR 是指化学物质分子性质与其生物活性（即生物可利用性或毒性）之间的一种定量关系。化学物质分子性质包括亲脂性、空间构型、分子体积及反应活性等，其中有关亲脂性方面的特性如有机化合物的 K_{ow}、K_{tw}（甘油三酯/水分配系数）及水中溶解度等是生态毒理学上最常用的化学性质或参数。一般来说，脂溶性较高的化学物质，即 K_{ow} 较高者较易通过生物膜而被吸收，而脂溶性和水溶性均较高的化学物质最易透过生物膜。但是，非常大的分子（有文献认为是分子直径超过 0.95 nm）即使脂溶性很高也不能通过生物膜。

此外，有机化学物质离子化程度也影响其生物可利用性。由于溶液 pH 对离子化程度影响较大，所以 pH 对可离子化的有机化合物的生物可利用性有影响。不同研究者将不同影响因子（如亲脂性/亲水性、离子化程度、分子体积、形成氢键能力、被极化能力等参数）引入 QSAR 模型，建立了环境污染物的各种生物可利用性模型。定量结构-活性关系（QSAR）是生态毒理学备受关注的研究领域。

（2）电离常数（pK_a）

环境污染物的电离常数或电离度（ionization constant，pK_a）以及体液的 pH 对化学物质以简单扩散通过细胞膜的方式影响很大。大多数化学毒物为弱的有机酸或弱的有机碱，在体液中可部分解离。以解离型存在的化合物往往脂溶性较小，难以通过细胞膜扩散，而非解离型（分子型）极性小，脂溶性较大，容易跨膜扩散。弱酸或弱碱性化学毒物的非解离型比例，取决于该化合物的解离常数 pK_a 和体液 pH。当体液 pH 与该化合物的 pK_a 相等时，则化合物一半以解离型（离子型）存在，一半以非解离型存在。化学物质的离子化程度可根据 Henderson-Hasselbach 式（3-40）、式（3-41）算出：

$$有机酸：pK_a - pH = \lg \frac{[非离子型]}{[离子型]} \tag{3-40}$$

$$\text{有机碱：} pK_a - pH = \lg \frac{[\text{离子型}]}{[\text{非离子型}]} \tag{3-41}$$

由上两式可知，弱的有机酸在酸性环境中非解离型比例较高而更易通过简单扩散的方式通过细胞膜而被吸收，而弱的有机碱在碱性环境中非解离型比例较高而更易通过简单扩散的方式通过细胞膜而被吸收。然而必须指出的是，化学毒物即使不是以脂溶性形式存在，仍有一定程度的透过性而进入细胞并产生毒性作用。对具有高度毒性的化合物，即使少量吸收也可能对机体产生严重的毒害作用。如解磷啶、百草枯等化合物，即使在离子状态下也有一定程度的吸收，并产生很强的毒性作用。

环境介质中的化学物质进入生物体的途径，除了呼吸系统之外，消化系统也有重要作用。一般认为，胃肠道对化学物质的吸收是以简单扩散的方式进行的，而化合物的离子和非离子形式各占的比例则与该化合物的 pK_a 和消化道内腔液体 pH 有关。因此，可离子化有机化学物质的生物可利用性受胃肠道腔液 pH 的影响，影响的程度与该化学物质 pK_a 有关。

环境污染物的生物可利用性受肠中 pH 的影响较复杂，因为肠的不同区段 pH 很不同。一般来说。弱碱性药物在小肠的吸收比在胃的吸收更快，因为胃液呈酸性，而小肠液呈微碱性（相对于胃液）。胃液是酸性的，故有利于胃对酸性化学物质的吸收；然而也有许多酸性化学物质在小肠比在胃能更有效地吸收，这是因为小肠的吸收表面积远大于胃的缘故。

此外，环境污染物在消化道内停留的时间也影响该化学物质的生物可利用性，例如胃排空速率（gastric emptying rate），即胃中物质被排空到小肠的速率越大其被胃吸收的数量就越少；反之，胃排空速率越小，胃中物质被胃吸收的数量就越多。与此相似，小肠蠕动越快，环境污染物在肠内停留的时间越短，其被小肠吸收的就越少。

（3）脂水分配系数（lipid/water partition coefficient，K_{ow}）

生物对有机化学物质的吸收率与该化学物质的 K_{ow} 值关系密切。一般来说，脂溶性高、K_{ow} 值大的环境污染物的生物可利用性比较高（表 3-2）。但是，在某些条件下，并不是化学物质的 K_{ow} 值越大越容易被吸收，而是具有一定 K_{ow} 值范围的环境污染物才易于被生物吸收。例如，Spacie 等报道，环境污染物的 $\lg K_{ow}$ 值为 6 者，其生物可利用性最大，而水溶性过小的化学物质其吸收率反而较低。Donnelly 等的研究指出，土壤中有机化学物质的 $\lg K_{ow}$ 值为 4～7 者易被土壤所固定，如多氯联苯（polychlorinated biphenyls，PCBs），因此不易被陆地植物所吸收；相反，$\lg K_{ow}$ 值为 1～2 的化合物，如许多杀虫剂，则易被植物吸收。由此可见，K_{ow} 值对环境污染物的生物可利用性的作用受多种因素的影响。

表 3-2　有机酸和有机碱的脂/水分配系数与肠吸收关系

化学毒物	肠吸收百分率/%	K_{ow}	化学毒物	肠吸收百分率/%	K_{ow}
硫喷妥	67	100.00	乙酰水杨酸	21	2.0
苯胺	54	26.4	巴比妥酸	5	0.008
乙酰苯胺	43	7.6	甘露醇	<2	<0.002

资料来源：Timbrell J A. Principles of Biochemical Toxicology. London：Taylor and Francis Ltd.，1991。

（4）非极性有机物被底泥的吸附

在底泥中，底栖生物对环境污染物的吸收率一般随其 lg K_{ow} 的增加反而减小。这是由于脂溶性的非极性有机化合物主要分配在底泥的固相中，其在底泥的空隙水中的浓度减小。一般来说，底泥中有机碳含量增加可降低非极性有机化合物的生物可利用性，可能与底泥有机物能强烈吸附环境有机化学物质有关。

（二）生物特性

1. 生物种类、性别、器官及发育阶段对生物积累的影响

（1）生物种类

生物种类不同，代谢功能不同，在同样条件下对同一种化学物质的富集能力不同。研究指出，在同样条件下，黑鲷（*Sparus macrocephalus*）和石鲽（*Platichthys bicoloralus*）骨骼对 ^{137}Cs（铯-137）的生物富集系数（BCF）分别为 11.02 和 8.95；金枪鱼和海绵对铜的 BCF 分别为 100 和 1 400；肉食性鱼类对有机化学物质的富集能力高于杂食性和草食性鱼类等。

不同植物对环境污染物的富集能力不同，例如蕨类和双子叶植物对镉的富集能力较强，而单子叶植物较弱（但作为单子叶植物的水稻对镉有很强的富集能力）。桑树有较高的富集氟的能力，这对家蚕的饲养非常不利；而茶树对氟有更强的富集能力，可使常饮高氟茶的人的健康受到危害。

（2）动物性别

动物对环境污染物积累的性别差异主要与雌性动物的繁殖行为有关。雌性动物可以通过产蛋、产卵及生产子代等方式将体内的化学物质传递给下一代，从而减少母体的积累。例如，雌野鸭产蛋以后体内 DDE 的浓度下降；鳗鱼等鱼类在产卵期体内 DDT 含量下降；雌长须鲸和海豹等在分娩和哺乳期体内有机氯化物浓度下降；太平洋雄性和雌性逆戟鲸体内，多氯联苯（PCBs）含量分别为 59 mg/kg 和 2.5 mg/kg。

（3）器官差异

同一生物的不同器官对同一种化学物质的积累能力往往不同。对于脂溶性较高的有机化学物质主要积累在脂肪组织内，故不同组织器官的脂肪含量与其对有机物的积累能力关

系密切。此外，还与某种污染物对不同器官的亲和力不同有关，例如，氟主要富集在骨骼和牙齿中，而鱼体内 PCBs 含量以肝脏中的浓度最大，其次为鳃、心、脑及肌肉。

植物不同器官对化学物质的富集能力也有很大不同。一般来说，陆生植物器官之间的富集差异大于水生植物。例如，水稻各器官对铅的富集能力差别很大，其含铅量从大到小依次为：根＞叶＞茎＞谷壳＞米。通常情况下，植物根的锌、镉、镍的浓度比茎叶大 10 倍以上；然而对于能够超量富集化学物质的植物，由于其向上运输的能力很大，茎叶中的浓度则往往大于根。

（4）发育阶段

生物不同发育阶段的生物积累能力不同。水稻根、茎、叶对铅的富集能力以拔节期最高，而谷壳和糙米则以结实期为高，其中根对铅的富集规律为：拔节期＞分蘖期＞苗期＞抽穗期＞结实期。一般禾谷类作物籽粒对化学污染物的富集能力以结实期最高，所以小麦在扬花期以后施用六六六，麦粒中含该农药最高。

（5）代谢酶的种类和活性

不同生物种类对环境污染物富集能力的差异也往往与体内代谢酶的种类和活性有关。一般来说，体内分解和代谢化学物质的酶的活性越强，化学物质越容易分解和消除，越不容易在体内富集。相反，如果化学物质的分解和代谢酶缺乏或活性降低，则该化学物质便易于在体内富集。

2. 生物形体大小对生物积累的影响

生物形体的大小对生物积累的影响很重要。一般来说，随着动物体重的增加，环境污染物在体内的积存量也增加。人们设想，体内环境污染物总量或浓度的变化与生物形体的大小成比例。对此，许多研究者尝试用经典的幂模型进行生物积累的估算，如式（3-42）所示。

$$Y=aX^{b-1} \tag{3-42}$$

式中：Y——体内环境污染物的浓度；

a，b——回归分析获得的常数；

X——生物个体形体大小（一般以体重表示，g 或 mg）。

生态毒理学研究对上述简捷的估算方法寄予极大兴趣，对式中 b 的估计做了许多工作。20 世纪 70 年代中期，Boyden 对软体动物体内金属积储量与形体大小的关系进行分析，建立了按动物形态大小估算环境污染物生物积累的幂模型。根据 b 值的大小，他确定了三组模型。一组模型的 b 值为 1，则 $Y=a$，代表体内环境污染物总量随形体的增加而增加，而体内环境污染物浓度（Y）不随形体大小（X）的变化而改变；另一组 b 值为 0.75，代表体内环境污染物总量随形体的增加而增加，而体内环境污染物的浓度（Y）随形体（X）的增大而减小的一类；第三组 b 值为 2 或更大，代表体内环境污染物的浓度（Y）与体重（X）

的幂指数成正比，他设想易于迅速离开循环系统（主要指血液）且易于与另一些组织结合的元素（如镉）的生物积累属于这种类型。后来，其他研究者发现，b 值随时间和空间的变化很大，认为 Boyden 的 b 值分组缺乏明显证据。尽管这种幂模型有很多不足之处，但如果对于具体环境、具体生物和具体环境污染物进行幂模型分析，还是可以获得一些形体与生物积累关系的规律。目前，Boyden 的幂模型常用于对不同形体大小生物体内环境污染物储蓄量或浓度等调查分析数据的标准化。

生物形体大小与生物积累相关的本质可能很复杂，一方面，随着生物的生长，形体在增长，与环境中化学物质的接触时间在增加，吸收入体内的化学物质随之增多；另一方面，生物形体的大小，对生物形态解剖、生理和生化等特性都有影响，使环境污染物的吸收、转化和消除速率随着形体的变异而改变。总之，对于生物形体大小与生物积累的内在规律及其机制尚需进一步研究。

3．元素之间通过生物而发生的相互作用

生物体内一些元素可通过对生物体功能的作用而对另一些元素的生物可利用性产生重要影响。生物体内不同元素之间的相互作用有的是直接的化学作用，而更普遍的是一种元素通过对生物体的作用导致间接影响另一种元素的可利用性。金属毒理学研究指出，体内不同元素同时存在时，它们毒性作用之间的关系主要有 4 种，即拮抗作用、协同作用、相加作用、独立作用。一种元素可以对另一种元素的吸收、代谢及毒性作用产生影响。例如，体内过量的锌可抑制镉的肠吸收和毒效应，过量的镉可抑制锌的吸收，导致锌缺乏。铜和锌之间对藻类细胞也存在类似的相互抑制的作用。环境中磷缺乏，可导致其类似元素——砷的吸收和生物积累。

（三）环境因素

环境因素一方面通过影响生物的生命活动和代谢过程而影响化学物质的生物积累，另一方面环境因素通过影响环境污染物的化学转化而影响其生物可利用性。环境因素包括温度、湿度、盐度、硬度、pH、溶解氧、光照、风向、风速、水流、土壤的组成与结构等。这些环境因素对环境污染物的生物可利用性的影响均在相应的章节做介绍，这里仅对温度、pH 及配位体对生物积累的影响作简要阐述。

温度是影响生物生命活动和体内代谢最重要的环境因素之一。在生理范围内，温度的增高会引起生物生命活动即细胞生物化学反应速率的明显增加；同时，温度的升高也会引起生物积累的增加。在生理范围内，随着温度的升高，浮游类生物对汞、软体动物对镉和汞、彩虹鳟鱼对 DDT 的生物积累均增加了。然而也有报道，淡水蛤对甲基汞的吸收和消除不受温度的影响。海洋紫贻贝（*Mytilus edulis*）对锌的生物积累随水温的增高（从 10℃ 增加到 25℃）而增加，但是也发现在水温波动（15～25℃）的状况下该贝类对锌的富集比

稳定的 25℃水温下更高。这些研究表明，生物积累受生物体内、外多种因素的影响，温度只是诸多因素中的一种，多种环境因素对生物积累的影响均不可忽视。

水环境的 pH，包括底泥和土壤中的水相，对生物积累的影响也很重要。水的酸度对有机物的电离有影响，使分子型和离子型的比率改变，从而影响对膜的通透性。例如，水的 pH 对平衡 $NH_3+H^+ \rightarrow NH_4^+$ 有重要影响，从而影响氨或铵盐的生物吸收。pH 也对 $H^+ +CN^- \rightarrow HCN$ 的平衡有很大影响，从而通过影响氢氰酸（HCN）的形态分布而影响其生物吸收。此外，水的酸度对金属化合物的溶解度有很大影响，而溶解的金属化合物才容易被生物吸收。

环境介质中的化学物质有些是环境污染物的配位体，对环境污染物的生物可利用性有很大影响。环境中能够络合金属的配位体，如某些有机化合物和无机物，可与金属离子结合生成难以被生物吸收的络合物。水体和土壤中存在大量的、多种类型的天然有机物，最为常见的如腐殖酸具有多种化学官能团，其中羧基和酚类基团对金属有很强的络合作用。在淡水和咸水中可与金属络合的主要无机物形态有：$B(OH)$、$B(OH)_4^-$、Cl^-、CO_3^{2-}、HCO_3^-、F^-、$H_2PO_4^-$、HPO_4^{2-}、NH_3、OH^-、$Si(OH)_4$ 及 SO_4^{2-} 等。配位体 HS^- 及 S^{2-} 在缺氧的水体（如底泥）中可与金属离子形成难溶的硫化物而不利于生物吸收。水也是重要的配位体，在阳离子周围形成水合圈，其电荷和大小影响其通过细胞膜的滤孔，从而影响生物吸收。

思考题

1. 名词解释

生物富集、富集系数、生物积累、生物放大、吸附作用、表面吸附、离子交换吸附、专属吸附、一室模型

2. 试论生物积累与生物富集、生物放大的关系。

3. 哪种吸附方式常被应用于小型生物对环境污染物的吸附模型？

4. 生物富集动力学模型和生物富集预测模型各有什么特点？

5. 生物放大的生态毒理学意义如何？

6. 举例说明金属、类金属及有机化学物的生物放大问题。

7. 如何研究环境污染物的生物放大问题？

8. 影响生物积累的因素有哪些？

教案及参考文献

第四章　环境污染物的生态毒理学效应：
（一）分子水平

一、概述

生态环境中的物理、化学、生物性污染物，特别是化学污染物对动物、植物、微生物及其生态系统的损害作用以及这些生物对环境污染物的反应，统称为环境污染物的生态效应（ecological effect）或生态毒理学效应（ecotoxicological effect）。由于目前环境污染以化学污染更为严重，所以环境化学污染引起的生态毒理学效应是生态毒理学研究的重点。

环境污染物引起生物体内生物分子的结构、数量及功能改变的效应称为分子水平的生态毒理学效应，又称分子效应（molecular effect）。环境污染物进入机体以后将与内源性靶分子交互作用，产生分子效应，进一步引起细胞功能和/或结构的异常，随之启动分子、细胞和/或组织水平的修复机制。

一般来说,同一种环境污染物其浓度越大引起的分子效应越大，即存在剂量-效应关系；同时也存在时效关系（时间-效应关系），即随着生物暴露该化学物时间的延长，其引起的分子效应也将增大。如果毒物引起的异常不能得到及时修复或者在修复中发生错误，则可导致细胞功能紊乱直至细胞死亡。细胞异常或死亡又可引起组织器官功能异常甚至坏死，严重者可以导致个体繁殖失败，甚至死亡。大量个体死亡就会导致种群结构改变，生态系统的健康受损。因此，环境污染物在不同水平上的毒害作用均始于它的分子效应。

但是，不是所有分子效应都可以导致个体死亡和种群数量改变。这是因为分子效应只是一种生态毒理效应中最早期、最灵敏的效应。在环境污染物停止作用后，轻微的、短期的分子效应往往可以及时修复而恢复正常。这时，分子效应就不会发展为细胞、组织和个体水平的生态毒理学效应了。因此，如果我们及时发现这些分子效应后，立即追查原因并采取措施，停止污染物对环境的继续污染，这种分子效应就可能停止发展甚至向正常方向逆转，生态系统的破坏就可得到避免。由此可见，这些分子效应往往可以作为指示生态健康状况的生物标志物，能对污染物的生态影响做出预测或早期警报，提示是否有生态风险发生的可能。从众多分子效应中，探索和筛选能够满足环境保护需要的生物标志物是分子生态毒理学的主要任务之一。此外，研究分子效应还能揭示环境污染物生态毒性作用的机制，探讨保护生态系统的分子生态毒理学方法和对策。

随着现代分子生物学技术的发展，基因组学、转录组学、蛋白质组学及代谢组学等组学技术已被广泛应用于分子生态毒理学研究并取得了一些重要发现，但是传统的生化和分子生物学研究在分子生态毒理学领域仍占据重要地位。因此，本节将从传统的生化研究开始，逐渐扩展到现代组学技术的应用，对环境污染物引起的分子生态毒理学效应进行论述。

二、环境污染物对 DNA 和基因表达的损伤效应

（一）环境污染物对 DNA 的损伤效应

环境污染物攻击细胞 DNA，引起 DNA 结构损伤和功能障碍，是最常见的分子遗传效应，历来为生态毒理学研究所重视。DNA 损伤有多种类型，其中以 DNA 加合物（DNA adducts）的形成最引人注目，其次 DNA-蛋白质交联、DNA 氧化损伤等也很受关注。DNA 损伤如果没有及时修复或者修复错误，就可能导致基因突变，基因突变也属于分子水平的生态毒理学效应，但由于基因突变与细胞突变关系密切，所以关于 DNA 损伤导致基因突变的问题详见第五章第一节"细胞突变与癌变"的论述。

1. DNA 加合物

亲电的环境污染物或其亲电的代谢物分子中的亲电基团，可与核酸或蛋白质分子中的亲核基团，发生共价结合反应形成 DNA 加合物。这种共价结合反应一般是不可逆的，可导致持久地改变生物大分子的结构和功能，因此具有重要的生态毒理学意义。

DNA 加合物是一个受到最多关注的生物标志物，因为它与环境污染物的遗传毒性直接相关。环境污染物与核酸发生的最常见的共价结合反应是烷化剂对 DNA 的烷化反应。烷化剂是带有烷化功能基团的有机化合物，它可以通过共价结合反应把自身的烷基转给生物大分子，使生物大分子烷化而发生结构和功能损伤。

大多数烷化剂需经过生物转化形成亲电子活性代谢产物，才可攻击 DNA 上的亲核中心，与碱基发生共价结合，生成 DNA 加合物。DNA 加合物的形成可导致 DNA 碱基改变和链断裂，从而干扰 DNA 的模板功能，使其在复制中碱基配对错误、碱基排列顺序改变，如果不能及时修复，将导致基因突变，继而产生癌变、畸变，甚至细胞死亡。如生殖细胞基因发生改变，可影响后代，甚至累及生物的基因库。此外，RNA 也有亲核部位，也可与亲电子化合物结合，影响 RNA 的功能（如蛋白质合成等）。

目前已经发现，多环芳烃、芳香胺、黄曲霉素及各种烷化剂等 100 余种化合物可与 DNA 形成加合物。DNA 加合物的形成是生物对环境污染物吸收、代谢及大分子修复等多种生物化学过程的综合结果。野外调查研究发现，动物肝脏的 DNA 加合物与环境污染物

之间存在剂量-效应关系。血液淋巴细胞 DNA 加合物的水平也与遗传毒物的暴露有关。鱼、软体动物接触苯并[a]芘和芳香胺后形成的加合物其水平可很好地反映这些有机污染物的污染状况。

有些环境污染物本身不是烷化剂，但是可以促进烷化剂与 DNA 发生共价结合，如 SO_2 对苯并[a]芘与 DNA 的共价结合有促进作用。

2. DNA-蛋白质交联（DNA-protein crosslink）

某些环境污染物可直接或间接地引起 DNA 与蛋白质之间发生交联，形成一种稳定的结合。例如，双功能的烷化剂或亲电化合物（如氮芥烷化剂、丙烯醛、二硫化碳等）可以使 DNA 与蛋白质发生交联。DNA-蛋白质交联很难修复，可在体内长期保留，作为一种生物标志物具有独特价值。紫外线、电离辐射、各种烷化剂、醛类化合物、铂类抗癌物以及某些重金属等均可引起 DNA-蛋白质交联。最近研究发现，SO_2 也可引起 DNA 与蛋白质之间发生交联。

DNA-蛋白质交联也是一种遗传损伤，可导致基因突变、细胞突变甚至癌变、细胞周期失调、细胞信号转导和基因表达异常等。

3. DNA 氧化损伤

见本章"五、环境污染物的氧化损伤效应"。

（二）环境污染物对基因表达的效应

基因表达（gene expression）是指细胞在生命过程中，把储存在 DNA 碱基顺序中的遗传信息经过转录和翻译，转变成蛋白质的过程。在 RNA 聚合酶的催化下，以 DNA 为模板合成信使 RNA（mRNA）的过程称为转录（transcription）。翻译（translation）是将成熟的 mRNA 分子中"碱基的排列顺序"（核苷酸序列）解码，并生成对应的特定氨基酸序列即蛋白质分子的过程。因此也可以说，从 DNA 到蛋白质的过程叫基因表达，对这个过程的调节即为基因表达调控（gene expression regulation）。

基因组中许多基因的表达对环境污染物的作用非常敏感，所以环境污染物对基因表达的影响是非常普遍的，这种影响能否对细胞造成损伤、损伤的程度有多大，主要取决于基因的类别、化学物质的种类、浓度和作用时间。在此研究中，一般是精确研究环境污染物对某个或某几个基因表达的影响，实时定量聚合酶链式反应（real-time quantitative polymerase chain reaction，qRT-PCR）检测等分子生物学方法被广泛应用。

1. 对动物基因表达的影响

环境污染物对基因表达的影响是非常普遍的。多种环境污染物如大气环境气态污染物（如氮氧化物、二氧化硫）、农药、重金属、持久性有机污染物（如多氯联苯、苯并[a]芘）、环境内分泌干扰物（如二噁英）及环境生物毒素（如微囊藻毒素）等均可引起各类实验动物的基因表达发生显著改变，这对于阐明环境污染物毒性作用机理、制定防护方法及筛选生物标志物等都有一定科学价值。例如，铅、镉、抗生素诺氟沙星和四环素等均可引起斑马鱼不同器官不同基因的表达下调或上调，有的基因表达变化还与其行为、畸变，甚至死亡有关。例如，铅暴露可以引起斑马鱼 neurexin（nrxn）2a 基因表达下调，同时引起神经元发生凋亡和斑马鱼自发运动行为改变。

2．对植物基因表达的影响

为了阐明环境污染物对植物的毒性作用机理和植物对化学物质胁迫的适应机制，外源化学物质对植物，特别是对农作物基因表达影响的研究发展很快。例如，一项研究表明，玉米田常用除草剂异丙甲草胺对玉米谷胱甘肽硫转移酶（GSTs）基因表达有显著影响，同时对玉米花青素合成相关基因的表达也有影响，而花青素有抗氧化作用。因此，这些研究结果在阐明异丙甲草胺对玉米的毒性作用机理及制定防护措施方面均有一定价值。

又如，十字花科蔬菜中硫代葡萄糖苷（glucosinolate）（图 4-1）的种类和含量与植物的自我保护机制密切相关，与蔬菜的风味及营养价值也密不可分。一项对十字花科蔬菜小白菜的研究显示，杀虫剂和除草剂等环境污染物可诱导小白菜叶片几种硫代葡萄糖苷合成相关基因的表达，且其表达水平与硫代葡萄糖苷的种类和含量一致。尽管这些研究尚需要进一步验证和扩展，但这已表明在植物生态毒理学领域，基因表达的研究受到广泛关注。

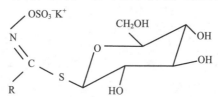

图 4-1　硫代葡萄糖苷的分子结构

三、环境污染物对酶和蛋白质的损伤与诱导效应

（一）环境污染物对酶和蛋白质的损伤效应

酶的化学本质是蛋白质，因此环境污染物对酶和蛋白质的损伤作用往往具有相同或相似的机制。发生在组织细胞内的生物化学反应是生命活动及新陈代谢的基础，而生物化学反应之所以能在常温下在生物体内快速进行，主要依靠各种生物酶的催化作用，因此生物化学反应一般都是酶促反应。如果酶的活性受到破坏，新陈代谢就有可能发生紊乱，从而影响细胞和组织的正常功能。环境污染物进入生物体以后可对酶的结构或活性发生直接或间接的作用，产生各种不同类型的酶效应。根据环境污染物对生物体引起的酶效应的性质

和强度可以判断化学物质暴露的水平和生物体受害的特征与轻重。因此，环境污染物引起的一些酶效应可以作为一种生物标志物，在生态保护中起预警作用。除此之外，环境污染物对于非酶性蛋白质的损伤作用也常常对生物体引起毒害效应。

1．酶抑制效应（enzyme inhibited effect）

某些环境污染物进入生物体后可对多种酶直接或间接产生毒性作用，使酶活性降低，从而影响正常新陈代谢的进行。

（1）酶的活性与巯基

还原型巯基（—SH）是蛋白质和酶分子中的亲核基团，而许多重要的细胞酶分子中的巯基往往是酶的活性中心。体内含量丰富的谷胱甘肽（GSH）分子中含有巯基，所以 GSH是内源性的亲核化学物质。

一些亲电的环境污染物或其亲电代谢产物可与细胞内的亲核化学物质如谷胱甘肽（GSH）共价结合，从而使亲电子毒物的毒性降低或消除。这一反应可以在谷胱甘肽硫转移酶的催化下进行，同时也可以自发进行。当细胞内 GSH 耗竭时，可导致亲电子毒物与蛋白质或酶的巯基结合，使蛋白质或酶的巯基氧化形成二硫键，引起酶的活性丧失。

环境污染物在体内代谢过程中形成的自由基也可以夺取酶分子结构中巯基（—SH）的氢原子，使巯基去氢而形成硫基自由基（R—S），进一步氧化形成次磺酸（R—SOH）和二硫化物（R—S—S—R）。酶分子结构中的巯基去氢后可引起该酶失活或酶活性下降，从而引起一系列分子毒理学效应。

此外，有毒金属（如铅、汞、镉、砷等）可与酶蛋白质的巯基结合，使酶的活力损失而产生毒性效应。

（2）对几种常见酶的抑制效应

某些环境污染物对 ATP 酶（ATPase）、乙酰胆碱酯酶（acetylcholinesterase，AChE）及 δ-氨基酮戊酸脱氢酶（δ-aminolevulinic acid dehydrogenase，δ-ALAD）等常见酶的活性具有抑制效应。

①ATP 酶（ATPase）：ATP 酶是生物体内极为重要的酶，存在于生物的所有细胞中，与细胞的能量代谢和离子平衡密切相关。多种环境污染物对 ATP 酶有抑制作用，使该酶活性降低，导致细胞代谢紊乱，甚至死亡。例如，铜对鱼鳃 Na^+/K^+-ATP 酶有抑制作用，从而导致鱼鳃泌氯细胞死亡。此外，有机氯农药、重金属、增塑剂、炼油废水等污染物对 ATP酶均有抑制作用且有明确的剂量-效应关系，可以作为一种非特异性生物标志物。

②乙酰胆碱酯酶：有机磷农药、氨基甲酸酯类农药和有机氯农药等环境污染物对乙酰胆碱酯酶有抑制作用。因此，乙酰胆碱酯酶可作为这些污染物的生物标志物。

③δ-氨基酮戊酸脱氢酶（δ-ALAD）：血红素（heme 或 haem）（又称亚铁原卟啉）为血红蛋白、肌红蛋白、细胞色素、过氧化物酶等的辅基，是血红蛋白分子的主要稳定结构。

血红素主要在骨髓的幼红细胞和网织红细胞中合成。重金属铅进入动物体内以后主要储存在骨骼中，对骨髓中幼红细胞和网织红细胞中的血红素合成中的关键酶δ-ALAD 的活性有抑制作用，使该酶活性降低，导致血红素合成障碍而出现贫血。因此，测定哺乳动物血液中δ-ALAD 酶活性的降低情况，可以估算铅暴露水平和动物受害程度。

2. 对蛋白质结构和功能的损伤效应

环境污染物可通过共价结合、氧化损伤等作用而引起蛋白质结构和功能的损伤，主要表现为：①与蛋白质的共价结合。许多环境污染物可与蛋白质分子发生共价结合而显示毒性作用。例如，溴苯的代谢产物溴苯环氧化物可与肝细胞蛋白质共价结合而引起肝细胞坏死。②形成抗原。一些环境污染物或其代谢物是半抗原，当与蛋白质共价结合以后，就变成了一个全抗原，从而可以激发免疫系统产生过敏反应，引起免疫功能的损伤。③蛋白质氧化损伤（见本章"五、环境污染物的氧化损伤效应"）。

（二）环境污染物对酶和蛋白质的诱导效应

1. 对酶的诱导效应（enzyme induced effect）

一些环境污染物进入生物体以后，可以诱导某些生物转化酶（biotransformation enzyme）的数量增加或活性增强，从而加速对该化学物质或其他化学物质的代谢转化速率，这种现象被称为环境污染物对酶的诱导效应。目前，环境污染物对细胞色素 P450 单加氧酶和 II 相反应中的某些转移酶类的诱导效应研究较多。对于酶诱导效应的研究不仅有益于对环境污染物毒性作用机理的探讨，而且对于暴露生物标志物和效应生物标志物的探讨也具有重要价值。

（1）细胞色素 P450

细胞色素 P450（cytochrome P450，CYP450s）是细胞微粒体混合功能氧化酶系（mixed function oxidase system，MFOS）中的主要成员，又称细胞色素 P450 单加氧酶系，该酶与多种有机污染物在体内的生物转化有关，可催化有机物发生氧化反应。细胞色素 P450 基因在各种生物体中总共有 1 000 余种，其中在生理上已经发现有功能意义的约有 50 种，根据氨基酸序列的同一性分为多个家族和许多亚家族。因此，细胞色素 P450 单加氧酶系是一个超级酶家族、具有复杂的多态性。

对细胞色素 P450 单加氧酶系不同成员与特定有机化学物转化的关系，已做了大量的研究。有的有机污染物对这类酶有明显诱导作用。例如，这个酶家族的主要成员之一——细胞色素 P4501A1 对多种有机污染物的氧化反应有催化作用，如多环芳烃（PAHs）、多氯联苯（PCBs）及硝基芳香化合物等。同时，这些有机污染物又对啮齿类动物和鱼类的肝细胞色素 P4501A1 有诱导作用。在这种情况下，可以通过测定 P4501A1 的酶活性被诱导的情况，来监测这类有机污染物的环境水平和暴露生物受伤害的程度。因此，细胞色素

P4501A1 酶诱导效应可作为某些有机物污染的生物标志物。

环境有机污染物对细胞色素 P450 酶活性诱导方面的研究已发展到可在基因表达和蛋白质表达水平上进行评价。目前已有几种细胞色素 P450 酶活性的检测被用作生物标记物。例如，有研究报道，用 7-羟乙基试卤灵正脱乙基酶（7-ethoxyresorufin O-deethylase，EROD）活性、细胞色素 P4501A1 的 mRNA 和蛋白质表达来监测鱼类（如鲇鱼、大嘴鲈鱼等）对 PCBs 和 PAHs 暴露的毒理学反应。此外，7-乙氧基香豆素脱乙基酶（ECOD）、黄曲霉毒素 B1 2,3-环氧酶（AFB_1）、睾丸酮羟化酶（TH）等也被作为生物标志物进行研究和应用。

环境污染物对细胞色素 P450 酶系统的诱导作用可能具有一定的广泛性，例如，研究发现农药阿特拉津（Atrazine，ATR）可诱导斑马鱼肝微粒体细胞色素 P450 含量增加、NADPH-P450 还原酶活性显著增高，可作为水生态安全性评价的生物标志物。阿特拉津也可诱导鹌鹑肝微粒体细胞色素 P450 含量增加和多种细胞色素 P450 亚型（同工酶）mRNA 表达上调。

近年来，利用不同化学物对动、植物 P450 酶诱导效应的研究逐年增多，随着研究的深入，将会有更多的细胞色素 P450 同工酶被探讨用作生物标志物的可能性，这也将使对环境污染物的暴露水平和毒性作用特点的认识与评价更加精准。

（2）Ⅱ相反应酶

许多环境有机污染物在体内经Ⅰ相反应后，在Ⅱ相酶的催化下可发生结合反应，使有机污染物分子的极性和水溶性进一步增强，从而更易于排出体外。一些Ⅱ相酶由于可以被有机污染物诱导而活性增高，因而被用作生物标志物。例如，研究发现中尾鱼暴露于 PCBs 后，体内尿苷二磷酸葡萄糖醛酸基转移酶（UDP-GT）活性增高。这种酶诱导效应可以被用作 PCBs 的环境水平或中尾鱼受损伤程度的生物标志物。由于结合反应（Ⅱ相反应）是很多环境污染物在体内代谢转化的必经环节，所以环境污染物或其中间代谢产物与Ⅱ相反应酶的相互作用及其毒理学反应具有重要的研究价值。

2. 对蛋白质合成的诱导

一般来说，环境污染物在高浓度下对生物大分子——DNA、RNA、蛋白质的生物合成有抑制作用，例如，砷无机化合物虽然在较低浓度下有促进 DNA、RNA、蛋白质生物合成的作用，但在高浓度下可抑制这些大分子的合成。值得注意的是，有些环境污染物可诱导一些特殊蛋白质的合成，如金属硫蛋白和热休克蛋白等的合成。

（1）金属硫蛋白（metallothionein，MT）

MT 是富含半胱氨酸的蛋白质，分子量较小（6～7 kD），是绝大多数动、植物体内都含有的一种功能性蛋白质，在动、植物界广泛存在。MT 的生理功能在于清除自由基和结合重金属离子，它能够通过分子中的半胱氨酸残基与过量金属键联，调节体内游离的内源性重金属（如 Cu、Zn 等）浓度不致过高，以免发生重金属中毒性危害。同理，MT 也可与进入体内的外源重金属（如 Hg、Cd 等）结合使其在生物体内的游离浓度降低，起到解毒作用。同时，进入体内的 Cd、Cu、Zn、Ni、Co 等重金属能激活 MT 基因的转录，诱导 MT 合成增加。因此，MT 合成也可作为金属暴露的生物标志物。

多种鱼体内的 MT 合成可受 Cd、Cu、Zn 等金属的诱导，其主要是对 MT 的 mRNA 转录的诱导。鱼体内 MT 的浓度与重金属在水环境或在鱼体组织内的浓度相关。无脊椎动物体内的 MT 合成也能被 Cd、Cu、Hg、Zn 等金属化合物诱导，但是无脊椎动物的 MT 分子量较大，约为 12.5 kD，含半胱氨酸较少，而甘氨酸较多，有的还含有芳香族氨基酸（aromatic amino acids）。

MT 已被广泛用作金属污染的生物标志物。彩虹鳟鱼幼鱼肝脏的 MT 水平及淡水贻贝（如油螺）的 MT 水平都是金属污染的有效生物标志物。

近年来对植物 MT 的研究表明，植物抗重金属污染的能力与其体内 MT 含量和功能密切相关。MT 含量高、结合重金属功能强的植物，可以用作对环境污染进行植物修复的种类。有报道将从芥菜属印度芥菜（*Brassica juncea*）分离的 MT 获得的 cDNA 克隆基因，通过分子生物学技术转移到拟南芥中表达以后，可以明显提高后者对重金属的拮抗能力；如果把该 MT 的 cDNA 克隆基因转移入原核细胞（大肠杆菌）进行表达，大肠杆菌对重金属的抵抗能力也显著增加。这些研究表明对 MT 的深入研究不仅对阐明植物抗逆机制，特别是对阐明植物忍耐重金属毒性作用的机制有意义，而且对选择和培养具有环境修复作用（特别是对土壤重金属污染的修复）的植物种类也有一定启示。

（2）热休克蛋白（heat shock proteins，HSPs）

热休克蛋白又称应激蛋白。从细菌、植物、动物直到人类，所有生物细胞在受到热源、病原体、物理化学因素（如重金属、有机污染物、紫外线）等应激原刺激后，发生应激反应并诱导 HSPs 合成。HSPs 有多种生物学作用，对细胞有保护作用，可提高细胞的应激能力，特别是耐热能力，可调节 Na^+-K^+-ATP 酶的活性，有些 HSPs 可促进糖原生成，使糖原储量增多，提高机体的适应能力等。

热休克蛋白家族有多种热休克蛋白，根据热休克蛋白分子量的不同，通常分为 HSP90 家族、HSP70 家族、HSP60 家族和小分子量 HSP 家族。其中，HSP70 家族的成员最多，在大多数生物中是含量最多的热休克蛋白，在细胞应激发生后一般生成也最多，是对污染物的应激反应最显著的一类应激蛋白。

一些环境污染物可诱导 HSP60、HSP70 及 HSP90 合成显著增加，它们的体内水平可定量反映环境污染状况和生物受损伤水平。例如，采用免疫组织化学和荧光定量 PCR 分析方法对水生生物，特别是对斑马鱼的研究表明，一些环境污染物可诱导生物体内多种组织和器官的 HSP60、HSP70 及 HSP90 合成显著增加。这些应激蛋白可作为水环境生态安全早期预警的生物标志物。

四、环境污染物生态效应的组学和表观遗传学研究

近年来发展起来的组学（omics）技术使对整体基因组表达水平的研究成为可能，对此按照分析目标不同主要分为基因组学（genomics）、转录组学（transcriptomics）、蛋白质组学（proteomics）和代谢组学等。基因组学研究的主要是基因组 DNA，使用方法以二代测序技术为主；转录组学研究的是生物发育的某个阶段（更准确地说是某个时间点）的 mRNA 总和，可以用芯片技术，也可以用测序技术进行研究；蛋白质组学针对的是全体蛋白质总和，分析方法以双向凝胶电泳和质谱为主。这些分子生物学或系统生物学（systems biology）研究手段，可在组学水平上检测环境污染物对众多基因表达的影响，探讨环境污染物与动、植物各种生理和病理生理学反应或变化之间的关系，从而分析环境、基因、反应之间，以及基因与基因之间、不同生物反应之间的错综复杂的交互关系。因此，组学技术不仅可用于环境污染物毒性作用机理的研究，也可用于生物标志物的筛选、环境污染状况的监测和评价。

（一）基因组学和转录组学研究

1. 对实验动物的研究

在动物基因组中，存在有"表达不稳定型基因群组"，它们的表达易受环境因子刺激的影响。因此，在环境污染物的作用下，基因组中许多基因的表达对环境污染物的作用非常敏感，数以百计的基因发生表达上调或下调。近年来环境污染物对基因组表达作用的研究较多，例如，国内一项研究（2005）发现，大气污染物 SO_2（14 mg/m^3）每天吸入 1 h，暴露 30 d 可引起大鼠肺基因组中 173 个基因表达显著上调、85 个基因表达显著下调；进一步分析指出，这些表达差异显著的基因涉及细胞能量代谢、氧化应激、信号转导、细胞凋亡等多种细胞生命活动和代谢途径。这些结果表明，在大鼠肺基因组中，不是个别基因的表达对环境污染物敏感，而是存在由很多敏感基因组成的一个基因群（组）对环境污染物非常敏感，即表达不稳定型基因群（组）[①]。

环境污染物对非哺乳类动物和植物基因组、转录组表达的影响也很大。例如，关于铝对斑马鱼胚胎转录组学影响的研究表明，有多种与神经系统退行性病变相关的基因表达发

---

① 表达不稳定型基因组的含义是：在正常细胞总基因组中存在这么一些基因或基因群，它们的表达对环境因子包括环境污染物（如 SO_2）特别敏感，环境因子在一定浓度下可能不会引起这些基因的结构改变或突变，但可以引起这些基因的表达发生显著改变，如此长期的改变可能会引起细胞功能甚至细胞结构发生改变或者导致细胞对某些有害因子（包括致癌物、致突变物、致畸物等）的敏感性增加。我们就把这些基因群称为"表达不稳定型基因组"或"表达不稳定型环境基因组"。

生了显著变化，证明铝对斑马鱼神经毒性作用的机理可能与这些基因的表达有关。又如，采用基因组学技术对多环芳烃（PAHs）（菲、芘、苯并[a]芘）暴露的斑马鱼胚胎进行全基因组的差异表达基因分析，使对 PAHs 引起鱼类胚胎的发育毒性有了更全面的了解。

生物基因组中转座子的基因表达活性与环境污染密切相关。转座子是基因组中可移动和扩展的重要元件，其转座活性可受外界环境因子的调控。为了探讨环境污染物对基因组转座子表达活性的影响，用二噁英（TCDD）和重金属 Cu^{2+} 或 Cd^{2+} 处理斑马鱼早期胚胎，荧光定量 PCR 技术测定转座子转录活性变化。结果发现，这三种污染物可使不同转座子的转录活性显著上调或下调，说明环境胁迫可引起转座子的活性变化。

2. 对植物的研究

与动物类似，在植物基因组中，也存在许多基因其表达对环境因子的变化很敏感，对这群基因也可称为"表达不稳定型基因群（组）"。因此，在环境污染物的胁迫下，在植物基因组中许多基因的表达发生明显改变，数以百计的基因发生表达上调或下调。例如，镉（Cd^{2+}）胁迫可使树木杞柳（*Salix integra*）叶片或根系的基因表达谱发生明显改变，涉及数百个基因的表达上调或下调。其中，有的基因参与了 Cd^{2+} 的转运、解毒等生物学过程，这不仅对杞柳修复土壤 Cd^{2+} 污染的机制有所阐明，而且对选择土壤修复树种的工作有参考价值。又如，海州香薷（*Elsholtzia splendens* Nakai）为唇形科香薷属一年生草本植物，对铜有较高的忍耐力和富集能力。采用转录组学技术研究发现，在铜离子（Cu^{2+}）胁迫下，有很多基因表达上调或下调，差异显著，包括多种信号途径相关基因、逆境胁迫防御基因、金属耐性与解毒相关基因等，从基因组水平诠释海州香薷富集和修复土壤 Cu^{2+} 的分子机理。

（二）蛋白质组学研究

在环境污染物对动、植物毒性作用机理的研究方面，为了探讨污染物与蛋白质组差异蛋白、特定功能蛋白之间的关系，以及污染物对蛋白质组不同蛋白质之间相互作用的影响，蛋白质组学研究技术被广泛应用。应用双向电泳技术和质谱检测技术相结合的分析方法是蛋白质组学研究的主要技术。

1. 动物方面

动物不同组织和器官中的许多蛋白质的翻译或表达对环境因子的刺激很敏感，在环境污染物的作用下，多种蛋白质的表达发生显著改变。例如，对接受持久性有机污染物苯并[a]芘和滴滴涕（DDT）联合暴露的热带海洋模式动物翡翠贻贝（*Perna viridis*）生殖腺蛋白质组进行研究，结果表明翡翠贻贝生殖腺蛋白质表达谱发生了显著变化，许多蛋白质表达上调或下调，涉及细胞骨架、氧化应激、核苷酸代谢、转录因子、精子发生、蛋白质转运、物质和能量代谢、信号传导和细胞凋亡等生物学过程。一项研究指出，微囊藻毒素（microcystin，MCs）暴露使斑马鱼肝脏蛋白质组中的与蛋白降解有关的酶和超氧化物歧化酶水平发生显著变化，从中可阐明 MCs 引起斑马鱼蛋白水解和抗氧化能力异常的毒性作用机理。

2．植物方面

与动物相似，在植物不同组织和器官中，许多蛋白质的翻译或表达对环境因子的变化也很敏感，在环境污染物的作用下，多种蛋白质的表达会发生显著改变。例如，对土壤污染有较强耐受性的海州香薷，受 Cu^{2+} 胁迫处理后，根系对 Cu^{2+} 积累显著增加，采用蛋白质组技术研究表明，香薷根系有多个蛋白点的表达发生变化，其中有的上调，有的下调；而叶部对 Cu^{2+} 富集少，仅有少数几个蛋白点的表达发生上调或下调变化。研究证明，香薷可通过在蛋白质组水平上改变体内生化反应和代谢途径来适应 Cu^{2+} 的胁迫。

蛋白质组学技术除了广泛应用于环境污染物毒性作用机理的研究之外，在评价和监测环境污染方面也得到应用。早在 2000 年 Knigge 等就利用挪威卡莫伊岛附近水体中紫贻贝（*Mytilus edulis*）的蛋白质组表达图谱对当地水域中重金属和多环芳烃的污染状况进行监测和评价。在我国，通过对金鱼肝脏蛋白质组差异蛋白分析，获得新的生物标志物，对北京高碑河污染状况进行了评价。

（三）代谢组学研究

1．概述

代谢组学（metabonomics 或 metabolomics）是对生物体内所有代谢物进行定性和定量分析，研究代谢物与生理、病理变化相互关系的科学。具体地说，代谢组学是对某一生物或细胞在特定生理时期内所有低分子量（一般相对分子质量＜1 000）代谢产物同时进行定性和定量分析的一门新学科。代谢组学与基因组学、转录组学和蛋白质组学等均为系统生物学的重要组成部分。环境代谢组学是利用代谢组学的理论和方法研究生物有机体与环境之间相互作用的一门学科，是代谢组学的一个分支。

基因组学和蛋白质组学分别从基因和蛋白质水平研究生命的活动，而细胞的许多生命活动是发生在代谢物层面的，如细胞信号作用，物质和能量代谢，细胞间通信等生命活动都是受代谢物调控或实施的。因此，基因变化所导致的生命活动的改变，在多数情况下是要通过代谢物的变化才能实现的，所以内源性代谢物的变化与生物体生理或病理变化有直接的关系。将代谢组学研究结果，结合转录组学、蛋白质组学和基因组学联合分析，将有利于建立基因和代谢产物之间的完整网络关系，从而为从基因—蛋白质—代谢角度全面阐明各种生命活动规律及其关键步骤提供了有力手段。

代谢组学方法是对生物体系因生理、病理及基因改变等刺激所致的代谢响应进行定量测定与分析的方法，即采用先进的仪器测定小分子量的内源性代谢物质，定量描述机体生理、病理状态与内源性代谢物质变化规律的方法。这种方法与蛋白质组学、基因组学方法的联合，可应用于对疾病诊断、毒理学、功能基因组学、动、植物生物学及营养学等复杂问题的研究和解决。代谢组学技术还可为环境污染物的生物标志物筛选、毒物作用机理的探讨以及环境污染物毒性监测和环境污染状况评价等提供分析工具。目前，核磁共振（NMR）、质谱（MS）、色谱（HPLC，GC）及色谱质谱联用等技术是代谢组学研究领域应用最为广泛的研究技术。在代谢组学研究的后期，还要应用生物信息学平台进行数据分析，并解读代谢组学变化的生物学意义。其中常用的分析方法有多元回归（multiple regression）、判别分析（discriminant analysis）、主成分分析（principal component analysis）和聚类分析（hierarchical cluster analysis）等。

代谢组学在很多领域均具有很大的应用潜力。在生态毒理学研究和应用上，代谢组学特别是环境代谢组学可用于研究和阐明环境污染物引起生物机体代谢响应的特点和机制，也可用于环境污染的生态毒理学评价和环境污染物的毒性作用监测，还可用于生态系统健康问题的预警和野生动物健康诊断及疾病预防。此外，代谢组学在生物对自然环境因子代谢响应机制的研究上也有重要作用。目前已知微生物约有 1 500 种代谢产物，动物约有 2 500 种代谢产物，植物代谢产物达 20 万种之多，据预测仅拟南芥就有 5 000 余种代谢产物。大量的代谢产物种类也为代谢组学的研究带来了极大挑战。

2. 环境污染物对动物代谢组学的效应

（1）环境污染物对陆生动物代谢组学的效应及应用

环境污染物对实验和野生哺乳动物、非哺乳类动物的代谢组学效应进行了很多研究，然而关于环境污染物对动物代谢组学影响的普遍规律仍然知之甚少。在生态毒理学领域，蚯蚓是环境代谢组学研究较多的动物。这主要是因为蚯蚓在生态毒理学研究中占据重要地位，蚯蚓是土居动物，与土壤中各种污染物直接接触，是土壤污染的敏感指示生物，是反映生态系统健康状况的一种敏感性指标物种。因此，蚯蚓被广泛用于生态毒理学研究及土壤环境评价。对于环境代谢组学来说，对蚯蚓组织提取物的代谢组学研究，可以确定一系列代谢产物的变化，并以此作为生物标志物而用于生态毒理学评价。

应用核磁共振技术研究多种蚯蚓（*Lumbricus rubellus*、*Lumbricus terrestris* 和 *Eisenia andrei*）的代谢组学变化。结果发现，3-三氟甲基苯胺暴露可引起蚯蚓代谢谱中丙氨酸、甘氨酸、天冬酰胺和葡萄糖等代谢物含量增加，柠檬酸循环中间体的含量也发生了变化，这些代谢产物被认为是 3-三氟甲基苯胺毒性作用的潜在的生物标志物。不同种类的蚯蚓代谢组学变化往往存在差异，例如，蚯蚓（*Lumbricus rubellus*）接触金属离子后，体内组氨酸的含量升高，而另一种蚯蚓（*Lumbricus terrestris*）暴露后，体内的组氨酸含量反而大幅降低。多氯联苯对土壤的污染可引起蚯蚓（*Eisenia fetida*）代谢谱中的 ATP 含量显著升高，且与土壤多氯联苯浓度有剂量-效应关系。总之，在以蚯蚓为指示性生物的生态毒理学研究和应用中，代谢组学发挥了重要作用。

（2）环境污染物对水生动物代谢组学的效应及应用

应用核磁共振技术，通过研究水生动物代谢谱的效应，可对环境污染物的毒性作用及其机理进行探讨。例如，虹鳟鱼暴露于雌激素类避孕药炔雌醇（ethinyloestradiol）之后，其血浆和血浆脂质提取物的代谢产物谱发生明显变化。又如，将日本青鳉（*Oryzias latipes*）的胚胎暴露于地乐酚之后，代谢谱的变化与胚胎生长抑制、心率降低和发育畸形，甚至死亡率均密切相关。此外，通过不同化学物质对同一种水生生物代谢组学影响的研究，可揭示不同化学物质的毒性作用及其机理的差异。

3. 环境污染对植物代谢组学的效应

目前植物代谢组学研究主要包括以下几个方面：①对特定种类植物的代谢组学研究；②同种植物的不同基因型植物（如突变型与野生型）的代谢组学研究；③生态环境对植物代谢组学的影响；④环境污染对植物代谢组学的效应；⑤通过代谢产物的变化推断基因表达和基因功能的变化。对于生态毒理学来说，目前较多关注环境化学污染对植物代谢组学的影响。

随着环境污染对生态环境威胁的加剧，环境污染对植物生长发育和对农作物产量和品质的严重影响早已被大量农业科学和生态毒理学研究所证实。近年来，应用植物代谢组学技术对多种环境污染物引起农作物或野生植物代谢谱变化的研究也取得了很大进展。例如，十字花科芸薹属（*Brassica*）植物对金属的耐受性强，被广泛应用于土壤金属污染的修复中，一项对芜菁（*Brassica rapa* L.）代谢组学的研究发现，在 3 种金属离子（Cu^{2+}、Fe^{3+}、Mn^{2+}）暴露之后，葡萄糖酸和羟酸共轭盐类化合物、一些碳水化合物、氨基酸等初级代谢产物可作为不同金属对芜菁作用的生物标志物；Cu^{2+} 和 Fe^{3+} 暴露对芜菁引起的代谢产物的变化比 Mn^{2+} 更显著。又如，对 Cu^{2+} 胁迫栅藻属（*Scenedesmus*）植物的代谢组学研究显示，叶绿素、水溶性蛋白质及酚类化合物含量下降。值得注意的是，植物细胞培养技术也被用于代谢组学的研究，如对镉胁迫的麦瓶草（*Silene cucubalus*）细胞进行的代谢组学分析显示，代谢产物苹果酸和醋酸盐的含量明显升高，而谷氨酸及一些支链氨基酸的含量下降。

近年来，环境综合因素对植物代谢组学的影响在一些领域发展很快。例如，大量对中草药的产地-代谢组学-药效之间关系的研究显示，不同地区种植的同一种类的中草药植株，代谢产物不同，代谢组学差异很大，同时药效也有明显差异。此外，环境物理因素对植物代谢组学的影响也很明显。例如，过强的光辐射包括过强的紫外线照射会引起植物代谢谱改变。

（四）环境污染物生态效应的表观遗传学研究

表观遗传学（epigenetics）是研究基因的核苷酸序列在不发生改变的情况下，基因表达发生可遗传性变化的学科。具体地说，表观遗传学是与遗传学（genetic）相对应的概念；遗传学是指基于基因序列改变所致基因表达水平的变化，如基因突变；而表观遗传学则是指基因序列未发生改变的情况下，基因表达发生了可逆的、可遗传的改变，这些改变包括DNA 的修饰（如甲基化修饰）、组蛋白的各种修饰等；表观基因组学（epigenomics）则是在基因组水平上对表观遗传学改变的研究。

由于生物在对环境的适应过程中表观遗传学机制有重要作用，而 DNA 甲基化在表观遗传学调控中占据重要地位，所以近年来生态毒理学研究对表观遗传学之 DNA 甲基化非常关注。例如，采用免疫监测技术对低温培养的斑马鱼细胞系 ZF4 进行全基因组 DNA 甲基化分析，结果显示斑马鱼细胞在寒冷胁迫下，DNA 甲基化水平发生了显著变化，启示环境污染与生物基因组表观遗传学的关系值得关注。

对水稻全基因组 DNA 甲基化的一项研究表明，除草剂阿特拉津胁迫可引起水稻基因组中许多 CG 和非 CG 的甲基化位点和水平发生改变。与对照相比，在阿特拉津胁迫下有600 多个基因的 DNA 甲基化水平发生改变，且 DNA 甲基化对基因的转录水平有显著影响。将 DNA 甲基化常用抑制剂 5-azacytidine（AZA）和阿特拉津共同处理水稻幼苗，与单一阿特拉津处理相比，AZA 处理促进了水稻的生长并减少了阿特拉津在其体内的积累量。这一表观遗传学的研究结果还指出，在阿特拉津的胁迫下，水稻基因组甲基化发生了改变，使参与代谢和解毒的一些基因的表达发生变化，从而导致阿特拉津降解加速，累积减少，对水稻的毒害减轻。

组蛋白修饰是重要的表观遗传修饰之一，主要包括乙酰化和甲酰化、甲基化、磷酸化和泛素化等。其中，组蛋白甲基化主要发生在赖氨酸残基上，通过赖氨酸残基甲基化状态和甲基化程度的变化，而对基因表达产生激活或抑制作用，调控基因的转录活性。在植物方面，植物组蛋白赖氨酸甲基化修饰对 DNA 甲基化、开花过程及逆境胁迫应答等的分子机制有密切关系。环境污染物通过对组蛋白修饰的作用而影响基因表达的表观遗传学问题，正在受到生态毒理学研究的关注。

五、环境污染物的氧化损伤效应

环境污染物在体内代谢过程中可以转化为自由基或者诱导自由基的产生。核酸、蛋白质和脂质均是自由基攻击的主要目标，这类攻击或反应可以导致一系列分子毒理学效应的产生。

（一）自由基及其产生

自由基（free radical）是指具有奇数电子的分子，或者化合物的共价键发生均裂而产生具有奇数电子的原子或基团。自由基的共性为顺磁性、化学活性极高和生物半衰期极短（仅为 10^{-6} s 或更短）。有的环境污染物本身具有自由基性质（如 NO_2）；有的环境污染物化学性质活泼（如 O_3），可与多不饱和脂肪酸作用后形成自由基；有的环境污染物可通过生物转化形成有活性的亲电子中间产物，通常为自由基。例如，苯酚、对苯二酚、氨基酚以及多环芳烃苯并[*a*]芘、7,12-甲基苯并蒽等可以在过氧化物酶或细胞色素氧化酶的作用下失去电子而成为亲电子的阳离子自由基；而百草枯、硝基呋喃妥因等可以从细胞色素 P450 还原酶获得电子而成为自由基，这些自由基又将电子转移到分子氧（O_2）形成超氧阴离子自由基（$O_2^{-\cdot}$），后者又可以和其他化学物质反应形成新的自由基。环境污染物通过体内代谢转化而成为自由基的现象很普遍，例如，卤代烷烃 CCl_4、$CHCl_3$、CCl_3Br 及 $CFCl_3$ 等可通过生物转化形成自由基。

某些环境污染物可在体内发生共价键均裂而产生自由基，典型的例子如四氯化碳（CCl_4）分子中的共价键发生均裂而产生三氯甲基自由基（$CCl_3^{\cdot}$）。过氧化氢（HOOH）分子中的共价键也可发生均裂而产生羟基自由基（$HO^{\cdot}$）。

此外，生物圈的绝大多数生物都是有氧或好氧生物，并通过氧化碳氢化合物而获得推动生命活动的能量，同时在正常的生理活动中进行大量的、不间断的氧化还原反应，在这些正常生化代谢中也可以产生自由基。例如，进入机体内的氧分子，参与酶促或非酶促反应时，可接受 1 个电子转变为超氧阴离子自由基（$O_2^{-\cdot}$），$O_2^{-\cdot}$ 又能衍生为 H_2O_2、羟基自由基（$HO^{\cdot}$）、单线态氧（$^1O_2$，其电子处于激发状态）等。这些含有氧而又远比 O_2 活泼的化合物，称为活性氧种类（reactive oxygen species，ROS）。因此，ROS 包括处于自由基状态的氧（如 $O_2^{-\cdot}$ 和 $HO^{\cdot}$），以及不属于自由基的过氧化氢。

正常浓度的 ROS 执行着一定的生理功能和信号转导作用，然而过多的 ROS 就可能引起机体的氧化损伤。在需氧生物体内既存在强大的氧化体系，又存在健全的抗氧化系统（包括各种抗氧化酶和抗氧化剂如还原型谷胱甘肽、维生素 E、抗坏血酸等），能清除过多的自由基，将活性氧转变为活性较低的物质，使机体受到保护。例如，超氧化物歧化酶（superoxide dismutase，SOD）是一种广泛存在于细胞浆和线粒体内的抗氧化酶，能将超氧阴离子自由基（$O_2^{-\cdot}$）转化为过氧化物，再经抗氧化酶——谷胱甘肽过氧化物酶（glutathione peroxidase，GPx）或过氧化氢酶（catalase，CAT）催化而成为 H_2O。还原型谷胱甘肽是体内广泛存在的抗氧化物质，由于它的亲核特性，使它在自由基和亲电子化学物质的清除中起重要作用。NADPH-依赖性谷胱甘肽还原酶在自由基和亲电子化学物质的清除中也有重要作用，因为该酶可使氧化型谷胱甘肽变为还原型谷胱甘肽，从而使谷胱甘肽在循环中反复使用。

但是，生物体清除自由基的功能包括抗氧化的功能是有一定限度的，加之某些环境污染物对抗氧化酶的活力有抑制作用，或者对抗氧化物质有耗竭作用，如对谷胱甘肽的大量消耗，降低了机体的抗氧化能力。当环境污染物在体内产生的自由基数量超过机体的处理能力时，自由基包括 ROS 就会攻击 DNA、酶、蛋白质及脂肪分子，导致这些生物分子发生氧化损伤即氧化应激（oxidative stress）作用，对机体造成危害。

（二）氧化损伤效应

1. DNA 氧化损伤

自由基对核酸的主要攻击位点为核酸腺嘌呤和鸟嘌呤的 C-8、嘧啶 C-5 和 C-6 的双烯键，从而引起碱基置换、嘌呤脱落、DNA 链断裂、基因表达异常，导致细胞损伤，甚至突变和癌变。

DNA 对活性氧特别敏感，因此 ROS 能引起 DNA 发生多种类型的氧化损伤，形成多种碱基氧化产物，其中发生在鸟嘌呤 C-8 的氧化产物 8-羟基鸟嘌呤最为常见，被视为 DNA 氧化损伤的生物标志物。

2. 蛋白质氧化损伤

ROS 也可攻击蛋白质，使蛋白质发生氧化损伤。许多种蛋白质是具有催化作用的酶，当酶蛋白发生氧化损伤时，酶的活性下降或丧失，可引起一系列细胞生理生化功能紊乱。结构蛋白的氧化损伤将使细胞结构破坏，导致细胞功能失常甚至死亡。

蛋白质的氨基酸侧链（一般为易受自由基攻击的带有 NH 或 NH_2 的氨基酸残基）及肽键可被 ROS 攻击而发生氧化、生成羰基。当自由基（如羟基自由基）夺取蛋白质氨基酸残基的亚甲基（—CH_2—）的氢原子而生成羰基化合物、引起蛋白质氧化损伤时，所形成的羰基可以与其他核酸或蛋白质分子中的氨基发生反应，从而导致 DNA-蛋白质、蛋白质-蛋白质交联等分子损伤。因此，蛋白质来源的羰基化合物可以作为蛋白质氧化损伤的生物标志物。

3. 脂质过氧化损伤

（1）脂质过氧化损伤的危害：脂质过氧化是导致细胞损伤和死亡的关键步骤。细胞膜和细胞内的各种细胞器都是膜性结构，这些生物膜主要是由脂质双分子层构成的。环境污染物在氧化还原反应中形成的 ROS 可以攻击这些脂质分子，引起脂质过氧化损伤。膜脂质过氧化的直接后果是其不饱和性的改变，随之发生膜流动性降低，脆性增加，而且也改变了膜镶嵌蛋白的活化环境。如果这些镶嵌蛋白是酶、受体和离子通道的话，它们的活性和作用将受到影响。脂质过氧化还可导致脂质分子的自发性降解、分子结构破坏，使膜的完整性丧失甚至膜破裂，产生一系列病理反应，导致线粒体和溶酶体肿胀和解体，引起一些微粒体酶（如 P450 酶、葡萄糖-6-磷酸脱氢酶、ATP 酶、葡萄糖醛酸基转移酶等）活性降低，甚至引起细胞和组织坏死。

（2）脂质过氧化的启动和结局：由于自由基具有奇数、不配对的电子，所以它可迅速从内源性化合物夺取氢原子，使该内源性化合物氧化或转变为新的自由基。例如，ROS 中的羟基自由基（HO·）与膜脂质接触后，可攻击多不饱和脂肪酸并从其碳链的亚甲基（—CH$_2$—）中夺取一个氢原子，形成脂质自由基（L·）并启动脂质过氧化（lipid peroxidation）。L·与分子氧反应形成脂质过氧自由基（LOO·），从而使生物膜发生一系列脂质过氧化连锁反应，并引起脂肪酸分子断裂，最终转化为乙烷、丙二醛、4-羟基壬烯酸、新自由基及其他产物。

（3）脂质过氧化标志物：脂质过氧化产物丙二醛（malondialdehyde，MDA）和 4-羟基壬烯酸（4-hydroxynonenal，HNE）是脂质过氧化损伤的常用标志物。由于不饱和脂肪酸的氧化产物醛类，可与硫代巴比妥酸（thiobarbituric acid，TBA）生成有色化合物，如丙二醛（MDA）与 TBA 生成有色化合物在 530nm 处有最大吸收值，故可用测定硫代巴比妥酸反应物的数量来评价脂质过氧化水平。因此，硫代巴比妥酸反应物（thiobarbituric acid reactive substances，TBARS）也常被用作脂质过氧化损伤的标志物。

近年来，多种环境污染物对不同种类的动、植物引起氧化损伤的大量报道，足以说明环境污染物的氧化损伤作用在生态毒理学研究中的重要性。例如，慢性镉暴露可引起斑马鱼卵巢组织抗氧化酶超氧化物歧化酶（SOD）和谷胱甘肽过氧化物酶（Gpx）的活性显著抑制、脂质过氧化产物丙二醛（MDA）水平升高，认为镉暴露可引起斑马鱼卵巢组织发生氧化损伤。也有报道，纳米 TiO$_2$、ZnO 可引起斑马鱼（*Danio rerio*）肝脏 SOD 和 CAT 活性降低、还原型谷胱甘肽（GSH）含量下降，而蛋白质羰基、MDA 含量增加，同时纳米 TiO$_2$、ZnO 悬浮液中的羟基自由基（HO·）生成量增加。由此认为，纳米 TiO$_2$、ZnO 颗粒物可对斑马鱼引起氧化损伤，且与自由基有关。

持久性有机污染物全氟辛烷磺酸盐（perfluorooctane sulphonate，PFOS）和广谱有机磷杀虫剂毒死蜱（chlorpyrifos）均可引起斑马鱼发生氧化损伤，抗氧化酶活性改变，MDA水平升高。此外，全氟辛烷磺酸盐（PFOS）对海洋贝类也可引起氧化损伤效应。农药高效氯氰菊酯、阿维菌素和辛硫磷可引起林木害虫天幕毛虫的抗氧化体系破坏，氧化损伤发生。在全球应用广泛的农药阿特拉津（Atrazine，ATR）可引起鹌鹑肝脏 ROS 和 MDA 水平升高，导致肝脏发生氧化损伤。

环境污染物对植物种类特别是农作物的氧化损伤作用也被广泛研究。例如，除草剂异丙隆对水稻幼苗生长、叶绿素形成有抑制作用，同时可引起机体抗氧化系统紊乱、丙二醛含量增高，对水稻幼苗引起氧化损伤。

六、环境污染物对生物细胞信号转导的效应

（一）概述

1. 信号分子（signaling molecules）

信号分子是指生物体内在细胞间和细胞内传递信息的某些化学分子，它们的功能是与细胞膜上的或者细胞膜内的受体结合并传递信息。信号分子既不是营养物质，也不是能源物质、结构物质和酶，如激素、神经递质、气体递质（如 NO、CO）等。

在多细胞生物中有几百种信号分子，其中有蛋白质、多肽、氨基酸衍生物、核苷酸、胆固醇、脂肪酸衍生物以及一些气体分子等。

信号分子根据溶解性通常可分为亲水性和亲脂性两类，前者作用于细胞膜表面的受体，后者要穿过细胞质膜作用于胞质中的或核中的受体。这些细胞外的信号分子就是一类特殊的配体（ligand），包括激素、生长因子、细胞因子、神经递质以及其他小分子化合物等。

2. 信号

生物细胞所接收的信号包括物理信号（光、热、电流等）和化学信号等，但是在有机体间和细胞间的通信中最广泛的信号是化学信号。

单细胞生物可与外界环境直接交换信息，并可把外界的刺激转化为细胞内的信号，从而对环境产生适当的响应。多细胞生物中的单个细胞不仅需要适应环境的变化，而且还需要通过信号传递使细胞与细胞之间在功能上协调统一，使生物整体对环境产生适当的响应。

3. 细胞信号转导（cellular signal transduction）

细胞信号转导是指细胞外的信号分子（配体）通过与细胞膜上的或细胞膜内的受体（receptor）特异性地结合，引发细胞内的一系列生物化学反应和各种分子活性的变化，将这种变化依次传递至效应分子，引起相关基因开始表达、酶活性变化、DNA 和蛋白质合成改变、导致细胞内某些代谢过程和生理反应发生变化，从而控制或调节细胞功能，这个过程称为细胞信号转导（cellular signal transduction）或信号转导（signal transduction）。按在细胞信号转导中发生的信号传递的先后顺序排成的序列构成了一种信号传递的连锁被称为细胞信号转导途径或信号通路（cellular signal transduction pathway）。生物体通过细胞信号转导对细胞的增殖、分化、代谢，甚至细胞的死亡进行调控，其最终结局是使机体在整体上对外界环境的变化发生最为适宜的反应。简言之，机体内一部分细胞发出信号，另一部分细胞接收信号并将其转变为细胞功能上的变化，这个过程就是细胞信号转导。

（二）环境污染物对细胞信号转导的效应

研究环境污染物对细胞信号转导的作用，对于阐明环境污染物毒性作用的机理非常重要，这就是近年来生态毒理学领域把信号通路作为研究热点的主要原因之一。环境污染物不同，对细胞信号转导的作用也不同，可分为以下几种类别：

1. 在信号转导的起始阶段就产生毒理作用

（1）与体内信号分子的化学结构类似

有的环境污染物可以在信号转导的起始阶段就产生毒理作用。例如，有的环境污染物与体内信号分子的化学结构类似，故可以模仿信号分子与其受体的结合而引起信号转导异常。例如，溴化阻燃剂四溴双酚 A（Tetrabromobisphenol A，TBBPA）的化学结构与甲状腺激素（TH）相似，可以通过干扰 TH 与其受体的结合而干扰下游 TH 响应基因（TH-response gene）的表达，通过对 TH 信号传递的干扰作用，可使脊椎动物脑发育异常。又如，一些环境污染物属于环境雌激素类化合物，如多氯联苯、有机氯杀虫剂（DDT、狄氏剂、毒杀酚、林丹、十氯铜和五氯酚等）及一些金属（铅、镍等）可与雌激素受体结合，并激活雌激素受体，传递雌激素信号，使靶基因表达上调，过度引发雌激素效应，破坏了体内激素作用的平衡，导致对机体的危害。这类对机体内分泌功能具有干扰作用的环境污染物被称为环境内分泌干扰物。

（2）抑制体内信号分子的产生

有的环境污染物可以抑制体内信号分子的产生，从而削减细胞信号的传递，破坏对细胞功能的调节。例如，除草剂杀草强（amitrole）（图 4-2）能够抑制甲状腺素的产生，而苯巴比妥可加速甲状腺素的灭活，这些作用均可导致血液甲状腺素浓度减少，使甲状腺素信号转导通路失常，对机体造成损伤。

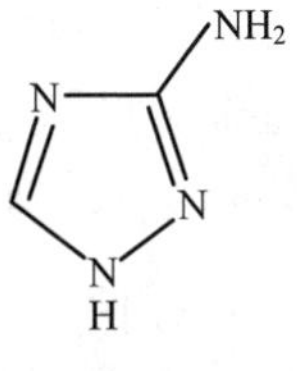

图 4-2　杀草强（3-氨基-1,2,4-三氮唑）

（3）对信号分子的受体产生毒性作用

有的环境污染物对于信号分子的受体有损伤作用，从而使相关信号分子的信号作用受到抑制；而有的环境污染物能提高受体对信号分子的敏感性，从而增加信号作用的强度。这些对受体的损伤作用均可导致信号转导通路异常。

2. 在信号转导通路中间环节产生毒性作用

环境污染物可以在信号转导通路中间的任何一个环节产生毒性作用，从而扰动信号通路，导致细胞功能紊乱、机体损伤。有的环境污染物可以对信号传递过程中的某些信息传递元件产生毒性作用，使信号通路阻断、信息的传递发生障碍，例如，对参与信号传递的各种细胞因子、酶、蛋白质、多肽等信号通路元件合成和代谢的干扰，均可扰动信号转导的正常运行。如有机磷杀虫剂对体内乙酰胆碱酯酶有强抑制作用，导致神经信号传递分子乙酰胆碱大量积累，使神经元过度兴奋而后又转为抑制，从而引起一系列神经毒性症状。又如，三丁基锡、亚砷酸盐能通过干扰细胞内蛋白质酪氨酸磷酸酶（protein tyrosine phosphatase，PTP）的活性而影响细胞内信号分子的激活，从而影响信号传导对转录因子的作用，导致转录因子不能正常激活，使多种基因表达失常。

3. 改变细胞内第二信使的水平

有些环境污染物可通过对细胞膜离子通道、ATP 酶以及其他膜成分功能的影响，而改变细胞内第二信使的水平（如 Ca^{2+}），从而导致信号转导的异常，引起细胞损伤。

4. 形成新的毒理信号通路

有些环境污染物还可以借助于细胞原有的信号通路或元件，进行重新组合形成新的、可导致毒性作用的通路，被称为毒理信号通路，这也是环境毒物毒性作用机制研究的一个重要方面。

5. 环境污染物本身是信号分子

有些环境污染物本身也是生物体可以内源性合成的信号分子，如 NO、CO、H_2S、SO_2、NH_3、CH_4 等，这些环境污染物进入体内以后，可以改变（主要是增强）体内同类信号的作用，引起机体细胞功能调节异常。

6. 诱导植物体内信号分子合成

当植物受到生物胁迫以及非生物胁迫时，可以诱导植物信号分子［如 NO、水杨酸（salicylic acid，SA）、茉莉酸（jasmonic acid，JA）、乙烯（ethylene，ET）、脱落酸（abscisic acid，ABA）和 β-罗勒烯（β-ocimene）等］的内源性生物合成快速增加。这些信号分子可以启动植物对环境生物（如食草动物、病原菌侵染、昆虫伤害等）和非生物（机械损伤、高盐、干旱、高温、严寒、紫外光、臭氧）的胁迫作出防御反应，诱导抗性基因表达，这与植物抗性的变化密切相关。同时，这些受胁迫的植株还可释放某些挥发性物质吸引生物胁迫者的天敌，以减轻生物胁迫对植株自身的危害；释放出的挥发性物质还可以帮助附近的植物产生防御反应，起到间接防御保护作用。

目前，环境污染物对植物信号转导影响的研究还不系统，还有很大的发展空间。例如，臭氧处理可引起野生型拟南芥的内源茉莉酸含量明显增加，外源茉莉酸甲酯（methyl jasmonate，MeJA）对臭氧引起的细胞凋亡有抑制作用，如果阻断茉莉酸信号则会使植物对臭氧产生更强烈的过敏反应。这些研究结果显示，臭氧对茉莉酸信号转导的诱导有益于植株对臭氧胁迫的防护，但是臭氧对其他植物信号通路的影响却研究较少。又如，重金属胁迫对植物 NO 信号通路影响的研究，有的研究认为内源 NO 对缓解重金属的毒性是有益的；但是，也有证据表明，内源 NO 可通过促进植物对重金属的吸收及对植物螯合素进行 S-亚硝基化而弱化螯合素的解毒功能，从而参与重金属诱导的毒害反应和细胞凋亡过程。由此可知，NO 信号通路在重金属胁迫的危害中扮演了什么角色，尚需进一步研究。总之，植物信号分子对植物的生长、发育、生殖、衰老等生命活动和生理过程有重要调控作用，在生态毒理学研究领域开展环境污染物对植物信号转导作用的研究，将对探讨污染物引起植物毒性作用的机理及其防护有重要意义。

思考题

1. 名词解释

分子效应、生物标志物、热休克蛋白、DNA 加合物、氧化应激、信号、信号分子、信号转导

2. 为什么说环境污染物在不同水平上的毒害作用均始于它的分子效应？

3. DNA 损伤有哪些类型，各是如何形成的？

4. 简述环境污染物对酶和蛋白质的诱导效应。

5. 环境污染物对生物体引发的氧化损伤效应有哪些？

6. 举例说明环境污染物对生物体基因组、转录组和蛋白质组表达的影响。

7. 试论研究环境污染物对植物基因表达影响的重要性。

8. 举例说明环境污染物的表观遗传学效应有哪些。

9. 举例说明环境污染物对动、植物代谢组学效应研究的重要性及应用。

10. 试述环境污染物对细胞信号转导有哪些影响。

教案及参考文献

第五章 环境污染物的生态毒理学效应：
（二）从细胞水平到个体水平

第一节 细胞、组织及器官水平的生态毒理学效应

当环境污染物作用于生物体时，首先在分子水平产生一系列生物化学毒性作用，严重的分子毒性作用可引起细胞和组织的形态与功能改变，如细胞肥大、细胞增生和化生、组织萎缩甚至坏死等。轻微的细胞和组织损伤是可逆的、可以恢复的，而严重的损伤是不可逆的，将导致细胞、组织甚至器官受到损伤，甚至坏死。细胞水平的改变还包括细胞的突变和癌变，这是多种分子水平和细胞水平损伤综合作用的结果。当体细胞发生突变或癌变时可以影响个体发育甚至引起死亡；当生殖细胞发生突变时不但对胎儿发育有影响，还可遗传给子代。

一、细胞水平

细胞是生物体结构和功能的基本单位，不同种类的细胞具有不同的形态结构和功能，对环境污染物的敏感性也不同。环境污染物在细胞水平的生态毒理学效应可以分为一般效应和特殊效应，一般效应包括细胞变性、细胞坏死及细胞凋亡等，而特殊效应主要包括细胞突变和癌变。

（一）细胞变性

细胞变性（cell degeneration）是指细胞或细胞间质的一系列形态和功能的变化，表现为细胞内出现异常物质或正常物质数量显著增多。一般而言，变性是可恢复性改变，当污染源消除后，变性细胞的结构和功能仍可恢复。但严重的变性则往往不能恢复而发展为坏死。

细胞变性可分为两类：一类是细胞含水量异常增多即细胞水肿，另一类是细胞内物质的变性与异常堆积。在不同的环境条件下，不同的环境污染物可以导致多种不同物质在细胞内和间质中变性与异常堆积，主要有脂肪堆积、玻璃样变性、纤维素样变性、黏液性变

性、淀粉样变性、病理性色素沉积和病理性钙化。铜中毒后鲫鱼肝细胞呈颗粒样变性、玻璃样变性，胞浆融合，细胞间界限模糊，甚至细胞坏死。

（二）细胞坏死

生物体内局部组织或细胞代谢停止，功能丧失，并出现一系列不可逆性形态学改变的状态称为坏死（necrosis）。细胞核的改变是细胞坏死的主要形态学标志，通常表现为核固缩、核碎裂和核溶解。形态学上可将坏死分为局灶性坏死、凝固性坏死、液化性坏死及固缩性坏死等类。生物体处理坏死组织的基本方式是溶解吸收和分离排出。坏死组织如不能完全溶解吸收或分离排出，则由肉芽组织取代坏死组织或由周围新生结缔组织包裹坏死组织使其钙化。

在多数情况下，坏死是由组织、细胞的变性逐渐发展而来的，即渐进性坏死。在此期间，如果坏死尚未发生，当病因被排除后，组织和细胞的损伤仍有恢复的可能。但一旦组织、细胞的损伤严重，代谢紊乱，出现一系列坏死的形态学改变时，则损伤不再能恢复。

（三）细胞凋亡

细胞凋亡（apoptosis）是细胞自主发生的有序的死亡。它是多细胞生物在维持内环境稳定和多个系统的发育中，去除不需要或异常细胞的重要途径。它是细胞的主动过程，与一系列基因调控、信号转导等有关。环境污染物可以诱导、促进或抑制动、植物细胞凋亡过程，从而干扰正常的细胞凋亡，导致毒性效应的产生，引起生物体慢性中毒、疾病，甚至死亡的发生。

细胞凋亡与细胞坏死不同：坏死是细胞受到强烈理化或生物因素作用而引起的细胞无序变化的死亡过程，表现为细胞肿胀、细胞膜破裂、细胞内容物外溢、DNA 降解不充分，且往往引起局部炎症反应。而细胞凋亡是细胞对生理性或病理性信号、环境条件的变化或缓和性损伤的应答而导致的有序的死亡过程。由此可知，环境污染物的高浓度、强毒性作用往往引起细胞坏死，而低浓度、弱毒性作用一般可引起细胞凋亡。

细胞凋亡的形态学变化是多阶段的：首先是细胞缩小、与周围细胞脱离；继之，细胞质密度增加、线粒体膜电位消失、核浓缩、DNA 降解成为 180～200 bp[①]片段、细胞膜结构仍然完整，最终将凋亡细胞遗骸分割包装为一些凋亡小体并很快被吞噬细胞吞噬，细胞内容物未外溢，故不引起周围发生炎症反应。

---

① bp 为碱基对。

二、亚细胞水平

细胞是一个开放的但由细胞膜包裹的基本生命单元，机体的每个细胞都执行着一定的功能以维持机体的正常生命活动，为此，每个细胞都具有细胞膜、细胞器、细胞骨架及多种大分子复合体等结构元件，为细胞活动提供完整的结构基础。特别是细胞膜和各种细胞器（如线粒体、内质网、高尔基体和溶酶体等）分别进行着各种生化反应，行使各自的独特功能，维持细胞和机体的生命活动。细胞器的异常改变也是环境污染物对细胞毒性作用的重要表现。

除了发生在分子水平上的效应之外，细胞的亚细胞组分对环境污染物的各种毒性作用也是非常敏感的，它们也可以作为生物标志物对生物损伤状况和污染物暴露水平进行评估，如环境污染物引起的各种生物膜（尤其细胞膜）、细胞核、内质网、溶酶体、线粒体等亚细胞结构与功能的变化，还有染色体畸变（CA）和微核（MN）的形成等。

（一）细胞膜（cellular membrane）

维持细胞膜的稳定性对机体内营养物质的生物转运、信息传递及内环境稳定是非常重要的。

1. 细胞膜形态结构的改变

某些环境污染物可损伤细胞膜的结构，使细胞膜的完整性遭受破坏，如细胞膜损伤严重，可出现细胞内容物的外溢、微绒毛变短甚至消失，乃至细胞膜破裂、胞浆膨出等病理现象。

2. 细胞膜成分的改变

某些环境污染物可引起膜蛋白和膜脂质的化学变化，从而影响膜的通透性和流动性。例如，Cd^{2+}、Pb^{2+}、Hg^{2+}等重金属可与膜蛋白的巯基、羧基、磷酸基、咪唑和氨基等作用，改变膜蛋白的结构和稳定性，从而改变膜的通透性和流动性。DDT、对硫磷等高脂溶性化学物也可与膜脂相溶，从而改变膜的通透性和流动性。膜通透性的破坏可导致过多水分进入细胞而引起细胞肿胀。

有的环境污染物对细胞膜成分的损害可造成细胞主动转运功能发生障碍，从而导致细胞内 Na^+ 潴留和 K^+ 排出，且往往是 Na^+ 的潴留多于 K^+ 的排出，使细胞内渗透压升高，水分因而进入细胞，引起细胞水肿。

3. 对细胞膜酶的影响

细胞膜的功能与膜酶的活性密切相关。有的环境污染物可攻击膜酶使酶的活力下降，例如，有机磷化合物可与神经元的突触小体膜及红细胞膜的乙酰胆碱酯酶共价结合，使乙酰胆碱酯酶活性下降;对硫磷还可抑制神经元突触小体膜和红细胞膜 Ca^{2+}-ATP 酶和 Ca^{2+},Mg^{2+}-ATP 酶的活性;苯并[a]芘可抑制小鼠红细胞膜 Ca^{2+}-ATP 酶和 Na^+、K^+-ATP 酶活性;Pb^{2+}、Cd^{2+}可与 Ca^{2+}-ATP 酶上的巯基结合,使其活性降低。

除上述之外,环境污染物还可以对细胞膜离子通道、受体等组分发生直接或间接影响,导致细胞膜结构和功能异常,引起细胞内 Ca^{2+}水平过高、信号转导障碍等毒理学效应。

(二)细胞核(nucleus)

环境污染物对细胞核的影响最为引人注目的是对遗传物质 DNA、染色体的效应,这些内容主要在其他章节介绍,在此仅对环境污染物引起的细胞核形态学损伤进行论述。病理形态学改变是细胞核损伤的重要标志,应当予以高度重视。

1. 核大小的改变

细胞功能旺盛及细胞水肿均可引起核肿大,多数情况下当细胞功能下降或细胞受损时,核的体积则变小,染色质变致密。

2. 核形的改变

正常细胞核的形状随不同物种和组织而不同。不同种类的细胞大多具有各自形状独特的核,可为圆形、椭圆形、梭形、杆形、肾形及不规则形等。环境污染物作用于生物体时,细胞内核的形状可能发生改变。

3. 核结构的改变

细胞在衰亡及损伤过程中的重要表征之一是核结构的改变,主要表现为核膜和染色质的改变。染色质边集、核浓缩、核碎裂、核溶解等核的结构改变是核和细胞不可恢复性损伤的标志,提示细胞死亡。

4. 核内包含物

在某些细胞损伤时可见核内出现各种不同的包含物,可为胞浆成分(线粒体和内质网断片、溶酶体、糖原颗粒、脂滴等),也可为非细胞本身的异物。

5. 核仁的改变

细胞受损时核仁变小和(或)数目减少。

(三)内质网(endoplasmic reticulum,ER)

1. 粗面内质网

当细胞受到损伤时,粗面内质网上执行蛋白质合成功能的核糖体(ribosome)往往脱落于胞浆内,使细胞蛋白合成减少或消失;当损伤恢复时,其蛋白合成也随之恢复。在细胞变性和坏死过程中,粗面内质网的池可能会出现扩张。在扩张较强时,粗面内质网互相离散,膜上的颗粒不同程度脱失,进而内质网本身可断裂成大小不等的片段、大泡或小泡。

2. 光面内质网

动物肝细胞的光面内质网具有生物转化作用，能对一些低分子化学污染物进行转化解毒。在细胞受到损伤时，光面内质网可出现小管裂解为小泡或扩大为大泡状的现象。在某些芳香族化合物的毒性作用下，光面内质网有时可在胞浆内形成葱皮样层状结构，称为"副核"，是一种变形性改变。

例如，在正常的黑藻叶细胞中，内质网多为粗糙型，核糖体遍布，当用 3 mg/L Cr^{6+} 和 4 mg/L As^{3+} 处理 3 d，可观察到黑藻叶细胞内内质网多为光滑型，核糖体明显减少，有的内质网膨胀成囊泡状。

（四）线粒体（mitochondrion）

线粒体是细胞中由两层膜包被的细胞器，直径一般在 0.5 μm 到几个微米，一个细胞内含有线粒体的数目变化很大，可以从几百个到数千个不等。线粒体是细胞中制造能量的结构，是细胞进行有氧呼吸、氧化磷酸化和合成三磷酸腺苷（ATP）的主要场所，所以有"细胞发电厂"之称。除了为细胞供能外，线粒体也参与细胞分化、信息传递和细胞凋亡等过程，还与细胞生长和细胞周期的调控有关。

线粒体是对多种环境污染物最为敏感的细胞器之一。一些环境污染物可引起细胞线粒

线粒体结构示意图

体内活性氧（ROS）和活性氮（RNS）的急剧增加，引起氧化应激、线粒体膜脂质发生氧化损伤而渗透性升高，使线粒体内蓄积的 Ca^{2+} 流到细胞质内，而细胞质内的水分子大量流入线粒体，导致线粒体膨胀，从而使在线粒体内进行的三羧酸循环受到破坏，ATP 合成的功能受到抑制，引起细胞 ATP 耗竭。进一步发展可引起细胞中的生物大分子如 DNA、RNA 和蛋白质发生降解，细胞结构破坏、功能紊乱，造成细胞坏死或凋亡。

在环境污染物的暴露之下，当细胞受到损害时，线粒体最常见的形态结构改变如下：

1. 数量改变

在细胞受损时，线粒体的增生实质上是对慢性非特异性细胞损伤的适应性反应或细胞代偿性功能升高的表现。线粒体数量减少多见于急性细胞损伤时线粒体崩解或自溶的情况。细胞慢性损伤时，由于线粒体可发生适应性增生，一般不见线粒体减少，有时甚至反而增多。

2. 大小改变

细胞受损时，最常见的改变为线粒体肿大，可分为基质型肿胀和嵴型肿胀两种类型，而以前者为常见。基质型肿胀时线粒体变大变圆，基质变浅、嵴变短变少甚至消失。在极度肿胀时，线粒体可转化为小空泡状结构。嵴型肿胀局限于嵴内隙，使扁平的嵴变成烧瓶

状乃至空泡状，而基质则更显得致密。嵴型肿胀一般为可恢复性，但当线粒体膜的损伤加重时，可引起基质型肿胀。

由于线粒体是对各种有毒有害因子极为敏感的细胞器，所以其肿胀可由多种损伤因子引起，其中最常见的是缺氧。此外，各种环境污染物、微生物毒素、射线以及渗透压改变等也可引起线粒体肿胀。线粒体的轻度肿大有时可能是其代偿性功能升高的表现，较明显的肿胀才是细胞受损的象征。如果损伤不过重、有害因子的作用时间不过长，线粒体的肿胀仍可恢复。线粒体的增大有时是器官功能负荷增加引起的适应性肥大，此时线粒体的数量也常增多。反之，器官萎缩时，常见线粒体体积缩小、数目变少。

3. 结构改变

线粒体嵴是细胞进行能量代谢的位点和标志，在环境污染物浓度较高而引起细胞急性损伤时，线粒体的嵴常常被破坏；在化学物浓度较低而引起细胞慢性损伤时，线粒体的蛋白质合成往往发生障碍，以致线粒体不再能形成新的嵴，导致线粒体嵴数减少。很多研究表明，Zn^{2+}、Hg^{2+}、Cd^{2+}、Al^{3+}等环境污染物可与线粒体膜蛋白发生反应，导致线粒体结构和功能损伤。

（五）高尔基体（Golgi body）

高尔基体也称高尔基复合体（Golgi complex）、高尔基器（Golgi apparatus），是细胞内以分泌为主要功能的细胞器。它是由光面膜组成的囊泡系统，由扁平囊泡和囊泡组成。因细胞学家卡米洛·高尔基（Camillo Golgi）于1898年首次发现而得名。

高尔基复合体示意图

1. 高尔基体肥大

高尔基体肥大见于细胞的分泌物和酶的产生旺盛时。当巨噬细胞在吞噬活动旺盛时，可见形成许多吞噬体，同时高尔基体增多，并从其分泌出许多高尔基小泡。

2. 高尔基体萎缩

在各种细胞萎缩时，可见高尔基体变小、部分消失。

3. 高尔基体损伤

在高尔基体损伤时，大多出现扁平囊扩张以及扁平囊、大泡和小泡崩解。

研究发现，在3 mg/L Cr^{6+}和4 mg/L As^{3+}处理3 d后，黑藻的叶细胞中高尔基体消失，高尔基体是这两种离子处理后最早消失的细胞器。由此可见，高尔基体也是对环境污染物比较敏感的细胞器之一。

（六）溶酶体（lysosome）

溶酶体是真核细胞中的一种细胞器，为单层膜包被的囊状结构（多为球形），直径一般小于 1 μm，内含 60 余种酸性水解酶，包括蛋白酶、核酸酶、脂肪酶、磷酸酯酶及硫酸脂酶等，可分解各种外源和内源的大分子物质，为细胞内的消化器官。当物质进入溶酶体后，溶酶体内的酶类才行使分解作用。如果环境污染物使溶酶体膜通透性升高甚至遭受破损时，则溶酶体内的水解酶就会大量逸出到细胞质内，从而导致细胞自溶而坏死。

溶酶体在细胞异体吞噬和自体吞噬中的形成与功能示意图

环境污染物被吞噬进入细胞后，在胞浆内可形成吞噬小体，再与初级溶酶体结合形成次级溶酶体，水解酶开始把大分子成分分解为小分子物质。如水解酶不能将环境污染物的结构彻底消化溶解，则次级溶酶体常转化为细胞内的残存小体。一般认为，残存小体在变形虫等细胞中可被排出细胞之外，而在其他细胞中，则长期留在细胞中，成为细胞衰老的原因。

一些环境污染物可在溶酶体内贮积，使溶酶体增大、数目增多。例如，一项研究显示，在 50 μg/L PCBs 水中暴露 28 d，斑马鱼肝细胞内的溶酶体颗粒数量增加。如果进入细胞的环境毒物数量过多，超过了溶酶体的处理能力，就会在细胞内贮积，对细胞产生毒性作用，甚至引发疾病。

（七）细胞基浆及其内含物

胞浆（cytosol）是细胞质的一部分。胞浆+细胞器就是胞质，分布在细胞膜和细胞核之间。基浆（胞浆基质）为胞浆的无结构成分，内含多种酶、蛋白质和其他溶于其中的物质。

1. 水、电解质的改变

基浆最重要的形态改变常表现为基浆水肿，即基浆内含水量过多，使细胞体积增大，基浆染色变淡，电子密度下降，细胞器互相离散。细胞受到损伤时，基浆含水量增多一般是由于细胞对于水与电解质的转运发生障碍所致。相反，在细胞损伤严重时，基浆也可能出现失水，从而使胞浆深染，电子密度增高，常发展为细胞固缩坏死。

2. 糖原的改变

在正常状态下，基浆内糖原颗粒的多少随细胞功能状态的变化而变动。当环境污染物使细胞受到损伤后，基浆内糖原颗粒的数量异常，可能增多或减少，甚至消失。

3. 脂肪的改变

在正常生理状态下，除脂肪细胞外，其他实质细胞内极少有形态上可见的脂肪。当细胞受到损伤时，可见细胞内脂肪堆集，或以小脂滴形式位于光面内质网小泡内，或为较大脂滴游离于基浆内，外面无界膜包绕，即细胞发生脂肪变性。例如，一项研究显示，暴露在 50 μg/L PCBs 水中 28 d，剑尾鱼肝细胞受到损伤，基浆内的脂滴增多，其分布贴近细胞膜，糖原颗粒也相对减少。

三、细胞突变与癌变

生物进化论认为，突变为生物进化、自然选择提供了生物基础。一般情况下，自然突变的频率很低，所以通过自然突变引起种群损害、导致生态系统生态毒理效应的发生，是一个很缓慢的过程，往往不能被及时发现。动物发生癌变和畸胎的频率很低，由此而引起动物群体生态毒理效应的可能性也很小。然而，在人类活动产生的环境污染物中有的具有致突变、致癌变、致畸变作用（即"三致"作用）。由于这些可引起"三致"作用的环境污染物浓度高、毒性大，所以它们诱发的"三致"作用远大于自然诱发作用，这就有可能对动物群体产生生态毒理效应。此外，对于濒临灭绝的物种或濒危动物来说，环境污染物的"三致"作用更有可能引起该物种的生态学问题。由此可见，环境污染物"三致"作用的研究应引起生态毒理学研究的重视。

（一）致突变作用

1. 突变的概念

遗传是所有生物生命活动的基本特征之一。遗传物质发生的、可改变生殖细胞或体细胞中的遗传信息并产生新的性状的改变称为突变（mutation）。也可以说，突变是指细胞中的遗传基因（即 DNA 分子带有遗传信息的碱基序列区段）发生的、可遗传的改变。由于基因突变而表现突变性状的细胞或个体，称为突变体。突变可在自然条件下发生，称为自发突变（spontaneous mutation）。突变也可人为地或受各种因素诱发产生，称为诱发突变（induced mutation）。环境因素引起生物体突变发生的作用及过程称为环境致突变作用或环境诱变作用（environmental mutagenesis）。

2. 突变的类型

突变的类型主要有以下三种：

（1）基因突变（gene mutation）：指在基因中 DNA 序列的改变。由于这种改变一般局限于 DNA 分子一个或几个碱基位点，所以又称之为点突变（point mutation）。

（2）染色体突变（chromosomal mutation）：也称为染色体畸变（chromosome aberration），是指染色体结构的改变。染色体畸变牵涉的遗传物质改变的范围比较大，一般可通过在光学显微镜下观察细胞有丝分裂中期相来检测。染色体结构改变的基础是 DNA 的断裂，所以把能引起染色体畸变的环境污染物称为染色体断裂剂（clastogen）。染色体受损发生断裂后，可形成断片，断端可重新连接或互换而表现出各种染色体畸变类型。

（3）基因组突变（genomic mutation）：指基因组中染色体数目的改变，也称染色体数目畸变。每一种属各种体细胞所具有的染色体数目是一致的，而且成双成对，即具有两套完整的染色体组（或基因组），称为二倍体（diploid）。生殖细胞在减数分裂后，染色体数目减半，仅具有一套完整的染色体组，称为单倍体（haploid）。在细胞有丝分裂过程中，如果染色体出现复制异常或分离障碍就会导致细胞染色体数目的异常。

3. 致突变作用的机理

环境污染物引起基因突变和染色体突变的靶主要是 DNA，而引起非整倍体及整倍体的靶主要是有丝分裂或减数分裂器，如纺锤丝等。引起细胞遗传物质突变的机理有以下几种。

（1）DNA 损伤与突变

①碱基类似物的取代：有一些环境污染物与 DNA 分子中的四种天然碱基的结构非常相似，称之为碱基类似物（base analogue）。这些化学物可在 DNA 合成期（S 期），竞争取代正常碱基，而掺入 DNA 分子之中，引发突变。例如，5-溴脱氧尿嘧啶（5-BrdU）与胸腺嘧啶（T）的分子结构十分相似，唯一的区别是在 C5 位置上，前者是 Br 原子，后者是甲基。在 DNA 合成期，5-BrdU 可与 T 竞争取代而掺入 DNA 链中。

②与 DNA 分子共价结合形成加合物：许多芳香族化学物经代谢活化后形成亲电子基团，可与 DNA 碱基上的亲核中心形成加合物。例如，苯并[a]芘的活化形式 7,8-二氢二醇-9,10-环氧化物为亲电子剂，可与 DNA 发生共价结合形成加合物，引起突变。

还有一类化学物可提供甲基或乙基等烷基，而与 DNA 发生共价结合，这类化学物称为烷化剂（alkylating agent）。烷化剂可使 DNA 碱基发生烷化，引起配对特性的改变，导致碱基置换型突变；也可能使碱基与脱氧核糖结合力下降，引起脱嘌呤、脱嘧啶作用，最终导致移码突变、DNA 链断裂等。

③改变碱基的结构：某些诱变剂可与碱基发生相互作用，如亚硝酸可使胞嘧啶、腺嘌呤氧化脱氨基，分别形成尿嘧啶、次黄嘌呤，新的碱基形成后，配对关系发生变化，引起DNA 突变。

④大分子嵌入 DNA 链：一些具有平面环状结构的化学物可以非共价结合的方式嵌入核苷酸链之间或碱基之间，干扰 DNA 复制酶或修复酶对 DNA 的复制功能，引起碱基对的增加或缺失，导致移码突变。

（2）染色体非整倍体及整倍体的诱发

细胞在第一次减数分裂时，同源染色体不分离（nondisjunction），或在第二次减数分裂或有丝分裂过程中，姐妹染色单体不分离，在分裂后的子细胞中，一个细胞会多一条染色体,而另一个细胞则少一条染色体,从而形成染色体非整倍体改变。研究发现,氯化镉、水合氯醛等可引起染色体非整倍体改变。

多倍体涉及整个染色体组。在有丝分裂过程中,若染色体已正常复制,但由于纺锤体受损,染色单体不能分离到子细胞中,这时染色体数目就会加倍,形成四倍体。减数分裂的异常也可使配子形成二倍体,若二倍体的配子受精,可形成多倍体的受精卵。一个卵子被多个精子受精,也可形成多倍体。

（3）DNA 损伤的修复与突变

DNA 受损后,机体利用其修复系统对损伤进行修复,如果 DNA 损伤能被正确无误地修复,突变就不会发生。只有那些不能被修复或在修复中出现了错误的损伤才会固定下来,并传递到后代的细胞或个体中,引起突变。

4. 环境致突变因素

环境中存在的可诱发突变的因素多种多样,包括化学因素、物理因素（如电离辐射、紫外线、高温、低温等）和生物因素（如病毒感染）。其中,环境化学因素最广泛,在环境致突变作用中占有最重要的地位。凡能引起致突变作用的化学物质称为化学诱变剂（chemical mutagen）。环境中常见的诱变剂有亚硝胺类、多环芳烃类、甲醛、苯、砷、铅、DDT、烷基汞化合物、甲基对硫磷、敌敌畏及黄曲霉毒素 B1 等。

5. 突变的普遍性与进化

突变对于生物是把"双刃剑",对生物个体生存不利的突变往往会导致细胞异常,甚至引起细胞死亡或癌变的发生;对于生物群体,突变是物种进化的生物学基础,对于物种生存不利的突变会经自然选择而淘汰,对物种生存有利的突变则会遗传给下一代,使该物种更能适应环境的变化而继续繁衍和发展。

由于具有致突变作用的环境污染物对环境的污染很普遍,每个暴露种群由无数个体所组成,每个个体的每一个细胞中都有成千上万个基因,因此环境化学诱变剂对每一代生物都会产生大量突变的基因,通过自然选择、适者生存的进化法则,优胜劣汰,对生存不利的突变个体不断被淘汰。同时,基因突变也导致基因多态性、抗性基因等对种族生存和发展有益的基因及其载体——突变体应运而生,从而不断地改写着自然进化——生态学的历史。例如,昆虫对杀虫剂产生的抗性基因、病原微生物对抗生素药物形成的抗性基因,均有利于该生物种群的生存、繁衍和进化,从而也可能导致该种群在生态系统中的地位发生改变。

苯磺隆（tribenuron-methyl）是选择性防治阔叶杂草的常用磺酰脲类除草剂,可杀死麦田杂草牛繁缕 [*Myosoton aquaticum*（L.）Moench.]（图 5-1）。但是由于长期施用,苯磺隆引起牛繁缕体内的乙酰乳酸合成酶基因发生了突变,而乙酰乳酸合成酶是苯磺隆的靶标酶,基因突变后的乙酰乳酸合成酶对苯磺隆的敏感性降低,从而使牛繁缕对苯磺隆产生抗性。虽然这一基因的突变不利于农业生产化学除草，但对于牛繁缕种群的繁衍和进化是有利的。

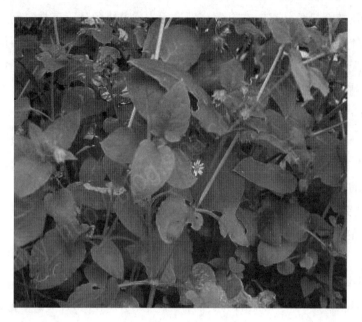

图 5-1 牛繁缕

注：牛繁缕为石竹科牛繁缕属 1~2 年生草本植物，可药用和食用。

6. 昆虫抗性进化

杀虫剂诱发的昆虫抗性进化问题是一个突变作用引起生态系统改变的典型事件。由于重复使用同一种杀虫剂，虽然大多数害虫被消灭了，但有时也导致残存的个体由于相关基因突变而获得一定的耐药能力，使它们能够迅速繁殖；同时，在大多数同种昆虫被杀灭的情况下，更有利于残存个体获得丰富的食物而加速繁殖。现在已知 500 多种昆虫对杀虫剂有抗性，而且还有可能出现交叉抗性，甚至发展为具多种抗性的昆虫种类。例如，家蝇（*Musca domestica*）已发展到几乎能抗对它使用过的所有杀虫剂。于是，抗性进化问题成了化学杀虫剂带来的最严重的后果之一。

国内外关于昆虫抗性及其形成机理的研究很多。例如，国外一项关于鸟蝇科拟寄生虫对杀虫剂杀线威、灭多威的抗药性研究证明，抗性品系和敏感品系的最大抗性比分别达 20 和 21。类似的诸多研究均已表明，某些昆虫对某些杀虫剂的抗性已经很强。关于昆虫产生抗药性的机理，目前有两种学说：选择学说和诱变学说。选择学说认为在杀虫剂的选择下具有抗性基因的个体存活下来并繁衍后代；而诱变学说认为由于杀虫剂的作用使某些个体发生突变而产生抗性基因，认为抗性基因不是先天存在的，而是杀虫剂诱变的，杀虫剂是诱变剂而不是选择剂，抗药性是一种后适应现象。但是两种学说都认为，昆虫抗药性的形成与杀虫剂的作用有关。进一步研究发现，昆虫的抗性基因有多种，有的是与几丁质合成有关的基因发生突变，使杀虫剂难以通过昆虫的外骨骼（外壳）；有的是昆虫代谢酶基因突变，使对杀虫剂的代谢解毒能力增强；最重要的是昆虫靶标抗性基因的产生，例如，多种有机磷杀虫剂对昆虫作用的靶标是乙酰胆碱酯酶，可使该酶活性明显降低，导致乙酰胆碱大量积累而产生毒性反应。杀虫剂长期不合理施用，使该酶基因发生突变，使形成新的乙酰胆碱酯酶同工酶，后者对有机磷杀虫剂有抵抗作用，从而产生抗药性。

（二）细胞癌变

化学物质引起正常细胞发生恶性转化并发展成肿瘤的作用称为化学致癌作用（chemical carcinogenesis）。具有化学致癌作用的化学物质称为化学致癌物（chemical carcinogen）。一般认为 80%～90% 的人类癌症由环境因素引起。环境致癌因素包括物理因素（电离辐射、紫外线等）、生物因素（致瘤病毒等）和化学因素。在环境因素引起的肿瘤中，80% 以上为化学因素所致。环境污染物及其他污染物的致癌作用主要聚焦于对人类肿瘤的研究，在野生动、植物方面尚缺乏或很少有这方面的报道。

四、组织与器官水平

环境污染物进入生物体内后，可被运输或分布到机体的各个组织器官，对组织器官引起毒性效应。然而，不同组织和细胞对污染物的敏感性不同，进入体内的污染物在对敏感细胞产生毒性作用，出现各种各样损伤的时候，可导致机体的局部组织甚至全身发生一系列复杂的反应，以使损伤因子消除或局限在一定范围，清除和吸收坏死组织和坏死细胞，并对损伤进行修复；与此同时，这些过程往往引起机体发生炎症（inflammation）。由此可见，炎症是机体对损伤因子的一种抵御性反应，是毒物引起细胞水平的损伤发展到组织损伤的一个重要阶段。炎症的主要症状是热、红、肿、痛，炎症反应的发生和发展取决于损伤因子和机体反应两方面的综合作用。

此外，进入体内的环境污染物在不同组织器官的分布并不是均匀的。不同环境污染物在体内的分布不同，毒性作用的大小不同，靶器官也不同，同一器官或组织对不同污染物的敏感程度也有差异。高等动、植物有机体一般是由不同组织器官构成的一个统一整体。不同的组织构成一个器官，例如，植物的叶片是由表皮组织、栅栏组织、海绵组织等构成的。不同组织和器官构成一个"系统"，以完成一个整体性功能。例如，高等动物的消化系统是由口腔、食道、胃、肠、肝、胰等构成的；呼吸系统是由鼻、气管、肺等构成的；心血管系统是由动脉、静脉、微细血管、血液及心脏等构成的。

对于植物来说，根、茎、叶、花、果实等就是它的不同器官。大气污染物，如硫氧化物、氮氧化物、臭氧、氯气、氟化氢、乙烯等，作用于植物可引起叶片组织的坏死，出现绿色减退，变黄、变褐，甚至出现坏死斑块，严重的可导致叶、蕾、花、果实等器官脱落。农药喷洒过量也能对植物组织和器官产生损害，主要症状有：黄化、失绿、褪绿、卷叶、产生叶斑、穿孔、焦枯、花瓣畸形、落叶、落花及果实脱落等。

环境污染物对动物组织器官的毒性作用相当复杂。不同环境污染物对同一组织、器官的影响具有很大的差异。以重金属污染为例，铅可损害动物的造血功能，干扰血红素合成，引起贫血。此外，铅对神经系统也有损害作用，可以引起哺乳类实验动物末梢神经炎，出现运动和感觉障碍。过量的镉进入机体可损害动物的肝脏、肾脏及骨骼的生长发育。甲基汞可透过血脑屏障损害人和动物的中枢神经系统，对猫可引起舞蹈病，对人可引起水俣病。

鱼鳃是典型的易于被环境污染物损伤的动物器官之一（图 5-2）。鱼鳃由鳃耙、鳃丝、鳃弓三部分组成。每一鳃丝向上下两侧伸出许多细小的片状突起，称为鳃小片。鳃小片在光学显微镜下才能清楚观察到，它是由上下 2 层单细胞层组成，间有毛细血管，是鱼类和外界环境进行气体交换的场所。呼吸是鱼鳃的主要功能，鳃丝表面布满毛细血管，水中的溶解氧通过鳃小片进入毛细血管并随血液循环输送到全身。鱼鳃还可通过鳃丝将水中的浮游生物滤入口腔而摄食。鱼鳃含有泌氯细胞，可分泌氯化物，使海鱼可以在高盐度的海水中生活；淡水鱼鳃可以吸收淡水中的氯化物，维持鱼体水盐平衡。

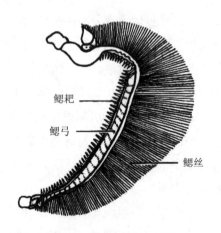

图 5-2 鱼鳃结构示意图

当鱼类暴露于各种水环境污染物时，如金属、洗涤剂等，鳃小片的外层上皮经常会分离，在外层和内层上皮细胞之间产生空隙，空隙中充满液体，血液中白细胞的密度增加，表明有炎症发生。对重金属锌的急性暴露，还可能发生鱼鳃细胞坏死，直接影响鳃的物质和气体的交换功能。多种污染物可以引起鱼鳃鳃丝上皮的泌氯细胞增多。例如，虹鳟鱼接触去氢松香酸（造纸厂废水成分之一）、食蚊鱼接触无机汞等，均可引起泌氯细胞的增多和过度生长。这可能是鱼鳃中离子平衡遭到破坏后产生的一种代偿性反应。同时，泌氯细胞的增多又可引起鳃小片的融合，降低鳃的气体交换能力。铝暴露可引起鲑鱼苗大量的鳃小片融合，使鱼鳃气体交换能力减弱，导致鱼苗生长缓慢甚至死亡。

第二节　个体水平的生态毒理学效应

环境污染物对动物个体水平的生态毒理学作用，主要有生长发育抑制、繁殖下降、生理代谢改变、行为改变、死亡等。对植物个体水平的影响主要表现为生长减慢、发育受阻、失绿黄化、早衰甚至死亡等。

一、亚致死效应（sublethal effect）

环境污染物可以直接引起生物个体死亡的浓度或剂量称为该化学物的致死浓度或致死剂量。不同环境污染物对同一种生物的致死浓度不同，同一种环境污染物对不同种生物的致死浓度也不同。环境污染物在低于或小于致死浓度或剂量（也称亚致死浓度或剂量）时，所产生的生物效应称为亚致死效应。通常认为亚致死效应是对某些重要生理过程产生的、对生命和健康有严重威胁的在个体水平上的生物效应（如生殖、发育、生长、行为）。

（一）生殖毒性（reproductive toxicity）

生殖毒性是指环境污染物对生殖过程的危害，包括环境污染物对生殖细胞发生、卵细胞受精、胚胎形成、妊娠、分娩和哺乳过程的毒性作用。当生物的繁殖受到损害时，最终将引起种群数量下降，甚至导致物种灭绝。环境污染物引起的生殖毒性作用是重要的生态毒理学问题，无论是在野外研究还是在实验室研究中，环境污染物的生殖毒性一直是生态毒理学家们研究亚致死效应常用的重要指标之一。

1．对非哺乳类动物的生殖毒性

（1）对生物繁殖的影响

有些环境污染物可造成生物繁殖障碍，一般表现为产卵数、孵化率和幼体存活率下降及繁殖行为异常等。昆虫在亚致死剂量杀虫剂的长期作用下，当代及其后代个体的生物学特性可能会发生显著变化，昆虫的取食、交配、产卵行为、卵孵化率及幼虫生长发育等可能会受到不良影响，常见的表现有昆虫单雌产卵量、卵孵化率、化蛹率、蛹重、羽化率以及后代存活率降低等。

环境污染物对鱼类的生殖也可产生不利影响，在被金属污染的加拿大某湖中生活的白亚口鱼与附近未污染湖中的该种鱼相比，所产的卵体积较小，鱼苗的存活率也降低。持久性有机污染物如全氟辛烷基磺酸（perfluorooctane sulfonate，PFOS）暴露可引起斑马鱼卵受精率和孵化率降低，幼鱼死亡率增加。炼油厂的废水污染可降低紫海胆卵的受精率。环境污染物影响鸟类繁殖的最典型的效应就是鸟类产的蛋蛋壳变薄，使得鸟蛋易破、易碎，导致鸟类繁殖能力受损。有机磷杀虫剂可引起家燕的精子数量减少。

近年来研究发现，PFOS 可引起斑马幼鱼生长减慢、畸形率增加，干扰幼鱼甲状腺轴的功能，影响甲状腺素的代谢，而甲状腺素与机体的生长发育密切相关。环境内分泌干扰物壬基酚（Nonyl Phenol，NP）对鳞翅目昆虫性激素作用干扰的研究显示，一定浓度的 NP 对刚孵化家蚕幼虫暴露后，可使雄蛾的睾丸生长受到显著抑制，精子数量显著少于对照；可使雌蛾造卵数和产出卵数减少，受精率降低。

（2）对性别发育的影响

一些环境内分泌干扰物可引起野生动物性发育和雄性生殖器异常，甚至会引起个体性别特征改变。它们通过干扰正常的性激素系统而影响性器官的发育、行为和生殖能力。很多环境内分泌干扰物具有类似雌激素的生物效应，所以它们又被称为环境雌激素（environmental estrogen）类化学物质，例如，DDT、DDE、二噁英、PCBs、烷基苯酚、某些食品添加剂以及工业废水和生活污水中的某些外来化学物质。受这些雌激素类化学物质的影响，雄海鸥不再筑巢，雌海鸥则会成对地共同筑巢，爬行动物鳄的阴茎变小等。用 DDT 处理海鸥卵甚至会造成孵化出的子代的雄性生殖系统雌性化。与此相反，另一些环境内分泌干扰物具有类似雄性激素的生物效应，受其影响可以导致雌性动物雄性化。例如，生活在造纸废水中的食蚊鱼，由于摄入了具有雄性激素效应的固醇类化合物，在雌性食蚊鱼身上出现了阴茎及输精管等。

2．对哺乳类动物的生殖毒性

环境污染物既可直接作用于生殖发育过程的任何环节，又可通过神经内分泌系统如下丘脑—垂体—性腺轴而间接作用于生殖发育过程。环境污染物对哺乳动物的生殖毒性，包括对生殖细胞发生、卵细胞受精、胚胎形成、妊娠、分娩和哺乳过程的损害作用。然而，相比其他哺乳类动物，环境污染物对生殖毒性的研究主要聚焦于对人类的影响。为此，大多应用大鼠、小鼠等哺乳类实验动物进行研究。由此所获得的知识，在一定条件下，对于外推到其他哺乳类动物可能是有用的。在此，简单介绍如下：

（1）雄性生殖毒性：睾丸的功能主要是生成精子和合成雄性激素。精子的生成有赖于下丘脑—垂体—睾丸轴的神经内分泌调节功能。环境污染物对雄性生殖的影响，一方面可直接对生殖器官产生毒性作用；另一方面可通过下丘脑—垂体—睾丸轴间接作用于生殖器官而产生毒性作用，从而对雄性生殖的健康产生危害。

（2）雌性生殖毒性：环境污染物对高等动物特别是对哺乳动物的雌性生殖毒性研究较多，主要如下：①对卵细胞的影响：雌性（包括雄性）动物的原始生殖细胞对环境毒物或电离辐射均极为敏感，极易受损伤。②对神经内分泌功能的影响：卵巢的功能和生殖周期受体内的神经内分泌系统调节，即通过下丘脑—垂体—卵巢轴调节。环境污染物可通过影响上述任何一个环节而造成损害作用。③对子代的影响：环境污染物对雌性哺乳动物的生殖毒性作用还表现在子代，如畸形、死胎、功能发育不全等。

（二）发育毒性

1．对非哺乳类动物的发育毒性

大量野外调查证明，环境污染物对非哺乳类动物具有发育毒性。例如，野外调查发现很多环境污染物可引起非哺乳类野生动物的幼体发育障碍，导致幼体死亡、解剖学上的结构畸形、功能缺乏或生长减慢。就鱼类来说，常见的是骨骼系统、肌肉系统、循环系统、视觉系统发育不良及生长延迟现象；如重金属离子可导致鱼类胚胎发育受阻、孵化率下降、延长孵化过程、发育畸形等。有文献报道，水体沉积物中的镉可导致日本青鳉畸形率达72%。在镉污染的海洋里生活的鳕鱼对镉的大量富集可导致脊柱畸形发生。圆腹雅罗鱼幼体暴露于镉、铜污染的水体可导致畸形发生和新孵化幼体死亡。铜可引起金鱼畸形发生，且随铜离子浓度的增加而加剧。某些重金属可引起蟹的鳃、肌肉、肝胰腺组织结构畸形发生，且随重金属浓度的升高，畸形率增加。对鸟类来说，受硒污染的长期暴露可引起各种各样的眼、翼、喙、心和脑畸形的幼体，受汞、硒、DDE 和 DDT 污染的长期暴露可引起鸟卵的孵化率降低、生长发育缓慢。有研究报道，水环境污染可以引起蛙类蝌蚪发生畸变。

在实验室内，通过模式生物进行的发育毒性试验也证明，环境污染物对实验动物可引起发育毒性作用。例如，多种重金属可引起斑马鱼胚胎死亡，尤其对 Cu^{2+} 和 Pb^{2+} 较为敏感。汞、锌、铅对褐牙鲆（*Paralichthys olivaceus*）早期生活阶段（胚胎、仔稚鱼）的毒理效应研究显示，重金属使胚胎和仔鱼孵化率降低，孵化延迟，死亡率和畸形率增加；此外，还引起多种抗氧化酶活性改变和脂质过氧化增加。全氟辛烷基磺酸（PFOS）可引起斑马鱼幼鱼的畸变率增加。类二噁英多氯联苯（dioxin-like polychlorinated biphenyls，DlPCBs）是多氯联苯化合物中与二噁英毒性作用相近的一类化学物，能通过食物链的逐级富集和传递，最终在动物和人体内蓄积而影响健康。在海洋生物制品、肉类等食品中能检测到该类物质的存在。DlPCBs 除了具有发育毒性外，还具有免疫毒性、生殖毒性、皮肤毒性、神经毒性等。某些 DlPCBs 能引起一些鱼类胚胎发育畸形、幼鱼心血管循环障碍及发育迟缓等。例如，一定浓度的多氯联苯 126（PCB126）暴露可对斑马鱼胚胎诱发多种畸形，主要包括心包卵黄囊水肿、下颌发育短小、脊柱弯曲、鱼鳔缺失及头部水肿等；同时还使胚胎体内的 7-乙氧基-异吩唑酮-脱乙基酶（7-ethoxyresorufin-O-deethylase，EROD）和多种抗氧化酶活性及细胞色素 P4501A（cytochrome4501A，CYP1A）基因 mRNA 表达发生变化。

2. 对哺乳类动物的发育毒性

对哺乳动物来说，发育毒性（developmental toxicity）指环境污染物对母体宫内的胚胎或胎儿产生的毒性作用，即胚胎毒性。环境污染物对受孕母体产生的损害作用称为母体毒性（maternal toxicity）。胚胎毒性作用与母体毒性作用均与受孕母体有关，二者往往同时出现。但有的环境污染物仅有胚胎毒性作用，但无母体毒性作用出现；或者，仅有母体毒性作用，而无胚胎毒性作用出现。

环境污染物对哺乳类动物的发育毒性主要表现在以下几个方面：胚胎死亡、生长迟缓、功能发育不全，以及胚胎和胎儿外观、内脏和骨骼的形态结构异常，即畸形（malformation）。

诱发胎儿畸变的因素很多，其中主要是环境化学因素。致畸作用与环境污染物的种类和剂量，与机体接触的时间（敏感期）以及母体易感性差异有关。环境污染物诱发胎儿畸形的机理主要有：胚胎某些细胞发生基因突变和染色体畸变、细胞分化异常、某些酶被抑制、营养缺乏、细胞膜损伤、母体及胎盘的正常功能受到干扰等。

（三）生长减慢

环境污染物引起动、植物生长减慢的效应是一个很常见的现象。对于动物来说，环境污染物可引起摄食率下降和新陈代谢异常，从而导致生长和发育障碍。当生物机体从食物获得的能量超过机体维持正常生理代谢所需的能量时，生物机体将利用剩余的能量进行自身的生长发育和繁殖后代；反之，如果生物体长期处于饥饿和能量缺乏的状态，则机体生长发育减缓，甚至不能生长发育，最终导致死亡。例如，生活在酸性水域下的多数鱼种或绿树蛙蝌蚪，及生活在含氨高的水体中的大嘴鲈鱼，均由于摄食速率降低而生长减慢。但也有一些情况较为复杂，例如，生活在重金属污染的某些湖中的白亚口鱼其生长速率反而比附近未污染湖中的同类加快，但寿命却减短了。也有一些环境污染物不会影响生物体的摄食率和生理代谢，但由于机体在对环境污染物生物转化和代谢解毒的过程中消耗了大量的物质和能量，也会导致机体的生长发育障碍。例如，水跳虫（*Podura aquatica*）接触高浓度的重金属后肠细胞不断脱落，虽然摄食率并未下降，但由于肠细胞脱落而造成对体内营养物质和能量过度消耗，结果导致生长率降低，甚至死亡。一般来说，不同动物种类对同一类环境污染物的敏感性不同，环境污染物剂量不同，对生长的效应也不同。例如，向饲料中添加适量的微量元素一般可使动物生长加快、体重增加，而添加过量的微量元素可使动物生长减慢、体重下降。

环境污染物对植物和微生物的生长具有明显影响。多种重金属如镉、汞、砷、铅等对土壤污染的严重程度与水稻株高、生物量呈显著负相关。同时，在多种金属轻度胁迫下，水稻能够通过抗氧化系统的保护功能而减少植株受到损害，但当污染严重而影响水稻生长时，则将导致水稻植株死亡。水培试验证明，一定浓度的镉对生菜（*Lactuca sativa*）的生长和营养元素的吸收有抑制作用。一定浓度的锌或锰对微拟球藻（*Nannochloropsis oculata*）生长显示抑制作用，使藻细胞密度显著降低。一定浓度的铜（Cu^{2+}）对嗜酸性氧化亚铁硫杆菌（*Acidithiobacillus ferrooxidans*）的生长繁殖也有抑制作用，随着铜浓度的增加可导致该细菌停止生长。汞、铅、镉、砷在一定浓度下均可对发光细菌的生长产生抑制作用。

（四）行为异常

行为毒理学是研究各种物理、化学及生物因素暴露而导致动物产生异常行为的科学。环境污染物对动物行为的影响主要表现在回避行为、捕食行为、学习行为、警惕行为及社会行为等的异常改变。动物的行为异常是环境污染物毒性作用的敏感指示物，通过电子仪器对生物行为进行监测，可用于实时了解环境污染物的污染状况。例如，在西欧已将鱼类、贻贝和水蚤（*Dophnia*）对水环境污染物发生的行为变化作为敏感指示物而对环境污染进行监测。可以将鱼类的换气运动和其他的行为异常（如回避行为），包括肌肉活动产生的电信号异常等通过电子仪器捕获、放大，并传递到计算机系统，从而对环境进行实时监测。通过电磁诱导器和传感器对贻贝贝壳张口大小和频率进行检测，可以监测环境污染物的变化情况。对于水蚤的运动速率、运动轨迹、在水中活动的深度变化等数据，可以通过摄像、计算机软件，进行观察和计算，求得环境的毒性指数，如果显著偏离正常值，则提示对环境污染问题要提高警惕。通过对动物行为异常数据的采集和分析，进行环境生物生态监测，是生态毒理学研究的重要方面。

1. 回避行为

回避行为是指野生动物能主动避开受污染的区域而逃向未受污染的清洁区域的行为。例如，蚯蚓对某些杀虫剂非常敏感，土壤中杀虫剂含量达到其半致死浓度（LC_{50}）的 1/25～1/5 时，即出现明显的逃逸或迁移行为，显示回避行为比急性毒性更为灵敏。例如，最近一项研究显示聚氯乙烯最常用的增塑剂——邻苯二甲酸二丁酯（DBP）对蚯蚓的急性毒性低，在 DBP 浓度远低于体表接触的 LC_{50} 的情况下，蚯蚓仍表现出显著的回避行为。各种鱼、虾、蟹等水生生物也能对污染物产生回避反应，如大西洋鲑在产卵时节向上游迁徙以躲避原先生活区域中锌和铜的污染。环境污染物造成的生物回避，使环境中生物种类组成、区系分布发生改变，从而打乱原有生态系统的平衡与稳定。一项对三种潮虫[普通卷甲虫（*Armadillidium vulgare*），多霜腊鼠妇（*Porcellionides pruinosus*）和中华蒙潮虫（*Mongoloniscus sinensis*）]在农田土壤镉污染情况下的毒理反应研究显示，三种潮虫对土壤镉污染均表现出明显的回避行为反应，回避能力大小依次为：中华蒙潮虫＞多霜腊鼠妇＞普通卷甲虫。动物对环境污染物的回避反应可能与其感觉神经元的功能及其分子机制有关。

动物对环境污染物的回避反应往往存在浓度-反应关系，因此一些敏感的回避反应可以用于生物标志物，对环境污染状况进行评价。例如，在实验室人工土壤中3种常用农药——毒死蜱、乐果和吡虫啉均可引起土壤跳虫白符跳（*Folsomia candida*）的回避行为，且与剂量呈正相关；跳虫对于3种农药的敏感性不同，依次为乐果＞毒死蜱＞吡虫啉。白符跳和另一种跳虫（*Folsomia fimetaria*）对人工土壤的全氟辛烷磺酸盐（perfluorooctane sulfonate，PFOS）的污染也有明显的回避行为，且比赤子爱胜蚓（*Eisenia fetida*）对PFOS的回避行为更加敏感。赤子爱胜蚓对土壤铅、镉和铬污染的回避行为和急性毒性研究显示，回避试验的灵敏度要高于急性毒性试验，表明赤子爱胜蚓的回避行为指标可成为土壤生态系统风险评价和毒性效应研究的生物标志物。

在生态毒理学测试中，除了死亡率、繁殖率外，回避行为反应的测试有耗时短、灵敏度高、直观形象、可定量等优点，故也可用于对化学物的生态风险评价和毒物的毒性作用指标。

2. 捕食行为

捕食行为的能力下降或丧失可导致生物机体获得的资源减少，最终引起生产量下降和繁殖受阻。例如，农药污染可以减少蜘蛛的结网频率并影响网的大小和精确性，使蜘蛛结网时间后延、网面积减小、辐射丝的数目减少等，导致蜘蛛捕捉猎物的效率降低。环境污染物可使暴露动物搜索猎物的策略发生改变而降低对捕捉猎物的选择性。环境污染物也可引起某些动物感觉器官功能迟钝，导致动物捕捉猎物的效率降低。环境污染物还可使动物对于捕捉后的猎物进行处理的时间延缓而降低捕食能力。

研究环境污染物对天敌昆虫捕食行为的影响具有重要的应用价值。例如，异色瓢虫（*Harmonia axyridis*）是在生物防治中具有重要应用价值的捕食性天敌昆虫。它的适应能力强，在我国发布很广，捕食范围大，有强大的控制害虫的能力。它能够捕食蚜虫、松干蚧、粉蚧、棉蚧、木虱以及某些鳞翅目和鞘翅目昆虫的卵、低龄幼虫和蛹，尤其对蚜虫有较好的控制作用。但是，当蚜虫或其他害虫大面积暴发时，人工释放到环境中的异色瓢虫的繁殖尚需一定的时间，因此需要一定化学杀虫剂的使用才能对害虫达到有效控制，为此对化学杀虫剂的种类和使用浓度就要有严格要求：既要控制害虫，又要对异色瓢虫的繁殖和捕食行为没有明显影响。研究发现，喷施低浓度杀虫剂——吡虫啉（imidacloprid）药液，对异色瓢虫的捕食和繁殖有促进作用；而随着吡虫啉浓度的增加，异色瓢虫的捕食行为减弱、捕食量减少、产卵量减少，显示环境污染物对动物捕食行为的危害。因此，在实际生产中，田间蚜虫较多时，可在释放异色瓢虫后，喷施低浓度吡虫啉与异色瓢虫协同防治蚜虫。又如，拟水狼蛛（*Pirata subpiraticus*）属蛛形纲狼蛛科，是稻田重要控害天敌之一，主要以飞虱、叶蝉等害虫为捕食对象。稻田常用农药阿维菌素（abamectin）、康宽（coragen）、吡蚜酮（pymetrozine）在田间推荐喷施剂量下均可引起拟水狼蛛对果蝇捕食的攻击频次、捕食量及其活跃时长；也均可使拟水狼蛛自残捕食攻击频次降低。由此可见，这几种农药不仅对稻田害虫有控制效果，而且对天敌益虫的捕食行为也有不利影响，为此要选择最优化的农药使用浓度才能达到既能控制害虫又对天敌的危害最小。

3. 警惕行为

动物本身具有警惕行为，使动物都具有逃避被捕食的能力。动物（被捕食者）可能会根据自身的生理状态、捕食者的行为、环境因素等对警惕行为做出调整，因此这些因素的改变会影响被捕食者的反捕食行为。在生态系统中，很多生物都可以接收到源自同类或者潜在捕食者的化学信号，从而获得周围环境的信息并做出相应的反捕食行为。这类化学信号可分为几类：一类是由捕食者释放，被称为"捕食信息素"或"捕食信号"（例如，捕食者的气味）。被捕食者通过探知捕食信号，进而调整自身的策略。另一类是被捕食者同类释放的报警信号，当被捕食者受到捕食惊吓或者威胁时，会释放出这类化学信号，以对同类发生警示作用。另外，在捕食过程中，受伤的被捕食者也会从受损部位释放出"损伤信息素"，以告知同类捕食行为正在发生，刺激同类生物采取警戒行为，以减少被捕食的风险。被捕食者通常依赖对化学信号的识别而感知自己有无被捕食的危险，从而采取警惕行为或反捕食策略。一些环境化学污染可能会影响某些动物对化学捕食信号的识别，从而导致这些动物反捕食行为的衰退。也就是说，环境污染可使某些动物的警惕行为丧失或遭到破坏，导致容易被捕食，从而增加了死亡率，使种群数量下降。例如，对放射性物质或汞的暴露可以降低食蚊鱼（*G. holbrook*）对其捕食者大嘴鲈鱼的逃避能力。

4. 其他行为

动物的学习行为及社会行为也会受到环境污染物的影响，如动物长期接触铝污染后记忆受损，铅、汞中毒可造成动物的记忆力减弱，贫铀污染可引起大鼠学习能力下降等。学习和记忆能力的下降，可能引起动物捕食和反捕食能力下降，导致该种群数量减少。

（五）生态死亡

在生态系统中，每个生物个体必须与其他物种竞争，如捕食、躲避被捕食、寻找配偶等。在这些生物活动过程中，一些亚致死性损伤可能会造成致死性的结果。一个动物个体在接触亚致死量的污染物时也许能够存活，但如果其逃避捕食者或自身取食的能力因此而下降的话，其在自然环境的物种竞争中就可能死亡，这种死亡称为生态死亡。例如，某种昆虫当受到亚致死性损伤之后，一般是有可能恢复的；但恢复是一个耗能过程，如若能耗过大，身体的恢复就慢，就可能延缓该昆虫的生长发育。然而，一旦昆虫的生长发育速度减慢，那么它遭受天敌攻击的机会、寻找食物的压力，甚至错过寄主物候期的可能性都会增加，其种群的增长难度也就相应增加。例如，接触过亚致死剂量杀虫剂恶虫威的地甲虫在实验室条件下，一般几天内就能恢复，但在田间条件下受损伤的地甲虫特别易受蚂蚁的攻击而进一步使损伤加重，甚至死亡。反之，若昆虫受亚致死性损伤之后，能够迅速恢复，其种群增长受影响就小。

二、致死效应（lethal effect）

（一）致死效应与致死试验

环境污染物对生物体毒性作用的大小与其剂量或浓度密切相关。在一定的剂量或浓度作用下，环境污染物能引起生物死亡。根据接触环境污染物时间的长短，可将生物的死亡效应分为急性和慢性两种。急性致死（acute lethality）是指短时间内（96 h 或更短）接触较高剂量或高浓度的环境污染物后引起的生物死亡。急性致死效应通常是指在接触环境污染物之后短时间内发生的死亡；对于某些生物在一次或短期（24 h 之内）多次接触某种化学物后，需经过一段时间才发生死亡的，称为迟发性致死（delayed lethality）。慢性致死（chronic lethality）指生物在较长时间接触毒物后才导致的死亡。有学者建议，在生态毒理学中，慢性致死试验对环境污染物的接触时间长度至少应是生物寿命的 10%。

死亡率通常可以作为一个重要的生态毒理学指标，用以评价环境污染物的毒性大小，不同化学物在相同剂量或浓度下对同一种生物所引起的死亡率不同；同一种化学物在相同剂量或浓度下对不同种生物引起的死亡率也不相同，甚至对同一种生物在不同生长发育阶段的致死率不同。也就是说，每一种生物在其生命周期的不同生命阶段对环境污染物毒性作用的敏感性不同，如果环境污染物作用于生物的敏感阶段，可能会引起更高的死亡率，或更高的毒性反应，所以在检测环境污染物的毒性作用时，不但要考虑生物的种类，还要考虑生物的生命阶段。

在生态毒理学领域，在致死试验中广泛应用的剂量-反应模型、半数致死剂量或浓度（LD_{50}/ LC_{50}）及半数效应剂量或浓度（ED_{50}/ EC_{50}）等的概念和研究方法，均来源于经典毒理学对毒物毒性作用的研究。半数致死剂量（LD_{50}）或半数致死浓度（LC_{50}）是用于确定环境污染物毒性大小的常用指标。例如，枝角类动物在水体中铜的 LC_{50} 为 5～300 μg/L，汞的 LC_{50} 为 0.02～40 μg/L；软体动物在水体中铜的 LC_{50} 为 40～9 000 μg/L，汞的 LC_{50} 为 90～2 000 μg/L。这说明，铜和汞对枝角类动物的毒性比对软体动物的毒性更大，也说明汞对某些生物的毒性比铜的毒性更大。

（二）致死试验的应用

由于测定化学物的致死效应和 ED_{50}/ EC_{50} 方法简便、快捷、价廉和数据易得，且易于确定环境污染物的污染效应和比较不同化学物的毒性大小，所以环境污染物的致死试验和

ED_{50}/EC_{50}的测定，对环境管理工作具有重要作用。在过去的几十年，各种化学物的急性和慢性致死试验数据构成了一个庞大的数据库，使之成为世界各国化学物管理的重要支柱。例如，美国从 1976 年开始，在对 200 多个重点污染物的水质基准（WQC）制定中就采用了致死性试验的方法和数据，同时还采用了一些敏感的指标，如生长和繁殖，从法律层面要求禁止"达到有毒量的有毒物质"的排放，以保证水生生物及其功用不会受到不可接受的影响。此外，这种试验也可用于具体环境问题的排查和处理上：在排污口收集排放物，在实验室应用标准的实验生物进行急性、慢性致死试验以及生长、繁殖试验，对点源排放进行管理。对于河流、湖泊等水体的底泥也可进行这些毒性试验，以判断水体和底泥污染状况。

美国国家环保局还确定了一系列关于环境污染物对鸟类的急性、亚慢性、慢性暴露的毒性试验，及其引起的生殖效应的评价。这些试验包括对建议的鸟类进行急性口服毒性试验、亚急性饮食毒性试验以及生殖毒性试验。

由此可知，除了水体环境之外，致死试验及其所获得的数据对于各种环境污染物环境基准值的制定和环境管理也都具有重要作用。

近年来，环境污染物诱发生物毒性效应的时间-反应模型也开始在生态毒理学中得到应用。时间-反应模型的测量终点是环境污染物引起生物死亡与其暴露时间之间的关系，这也是对剂量-反应模型的补充。对于环境污染物暴露时间-毒性反应的进一步研究，将会对致死效应的机理有更深入的理解，时间-反应模型也将会在生态毒理学领域得到越来越广泛的应用。

三、影响致死效应的因素

环境污染物对生物的致死效应受到许多因素的影响，包括生物因素和非生物因素。

1. 生物因素

不同生物种类对同一种环境污染物的反应具有很大的差异性，同一种生物的不同个体也存在个体差异性。同一生物在不同的生理状态、年龄及发育阶段对污染物敏感性往往有很大差别，一般来说，生命的早期阶段往往是对环境污染物最敏感的时期。动物个体内脂肪储存量的增加，一般可减小脂溶性环境污染物（如六六六、DDT）的急性毒性作用。动物的摄食行为、解毒功能强弱也能影响环境污染物的致死作用。一些生物在预接触较低浓度的环境污染物后会发生生理功能及结构的改变，使其在以后接触更高浓度的同种化学物时存活率得到提高，如彩虹鳟鱼预先对低浓度铜的接触可以提高其以后对较高浓度铜暴露的耐受能力。上述表明，生物对于环境污染物致死作用的敏感性不仅与生物的先天遗传特性有关，而且与生物的后天获得性或适应性有关。

2．非生物因素

影响环境污染物对生物致死效应的非生物因素是指物理、化学及环境因素，包括化学物的种类及其物理化学性质、化学物作用的时间、环境条件及多种环境污染物的综合作用等。例如，环境温度可以改变蜗牛接触镉的 LC_{50} 值，环境光照可以影响易光解的环境污染物的毒性。一些化学物质可以提高生物组织细胞对光的敏感性，导致动物皮肤组织对光效应的敏感性增加。生物所处的环境，如水、底泥、土壤等环境介质的理化性质也对环境污染物的毒性有很大影响。湖水的硬度（溶解的钙、镁浓度之和）能影响酸雨及铍、镉、铜、铅和锌等金属对水生生物的毒害作用。

思考题

1．名词解释

细胞变性、炎症、坏死、基因突变、染色体突变、碱基置换、移码突变、基因组突变、化学致癌作用、亚致死效应、生殖毒性、发育毒性、畸胎

2．环境污染物在细胞水平和亚细胞水平上的生态毒理学效应有哪些？

3．举例说明环境污染物致突变作用的生态毒理学意义。

4．论述环境污染物致突变作用的类型及其机理。

5．试论昆虫抗性及其形成机理。

6．举例说明环境污染物对鱼鳃的生态毒理学效应。

7．举例说明环境污染物对非哺乳类动物的生殖发育毒性。

8．环境污染物引起的亚致死效应有哪些？举例说明它们在环境保护中的应用价值。

教案及参考文献

第六章　环境污染物的生态毒理学效应：
（三）从种群水平到生物圈水平

第一节　种群、群落及生态系统水平的生态毒理学效应

工业发展为人类的生活带来了很多方便，但工业生产过程中产生的大量废物夜以继日地向环境排放，引起了严重的环境污染，导致不同种类的野生生物大量死亡，生态平衡受到严重破坏。有的生物种类面临灭绝，有的生物种类已经灭绝了，其中有的生物种类还没来得及被人类发现和认识就从地球上消失了，生物多样性（biodiversity）受到了严重破坏。因此，在种群、群落及生态系统水平上，研究和了解环境污染物的生态毒理学效应对于地球生物圈免受损害和健康发展有重要意义。

一、种群水平

种群（population）是由许多同种生物个体组成的，是分布在同一生态环境中能够自由交配、繁殖的同种个体的集合，但又不是同种生物个体的简单相加，因为种群具有个体所没有的特征，如种群密度、年龄组成、性别比例、出生率和死亡率等。在自然界，种群是物种存在、物种进化和表达种内关系的基本单位，是生物群落或生态系统的基本组成部分。同一种内的所有个体并非是完全同质的，即存在个体差异。

（一）环境污染物对种群密度的影响

种群密度（population density）是种群的核心特征，是指单位空间内种群中个体数量的多少，它是种群数量的直接反映。种群密度并不是一个稳定不变的值，密度的变化直接反映了种群数量的变化。环境污染物通过影响出生率、死亡率、年龄组成和性别比例，直接或间接地影响种群密度，如图 6-1 所示。

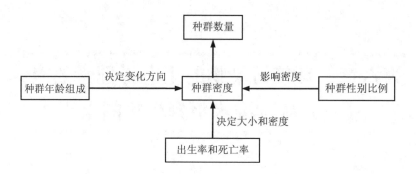

图 6-1 影响种群密度的因素

1. 对出生率和死亡率的影响

出生率和死亡率是决定种群密度和种群大小的重要因素。出生率高于死亡率，种群密度增加；出生率低于死亡率，种群密度下降。环境污染物对种群大小和种群密度的影响大多是通过影响出生率和死亡率来实现的。

2. 对种群年龄组成的影响

种群年龄组成是指一个种群中各年龄期的个体数目的比例。种群中的个体在年龄上有一定的层次关系，一般以是否具备繁殖能力为标准分为三个年龄段：幼年个体、成年个体、老年个体。种群的年龄组成类型就是按照三种年龄段的个体所占的比例来划分的。一般根据年龄组成可将种群分为三种类型：增长型、稳定型和衰退型。增长型种群中，年老个体较少，死亡率小，幼年个体多，说明出生率大，并且存在强大的潜在繁殖能力，其种群的未来发展趋势是种群密度增加、种群扩大；衰退型种群的情况正好相反，种群总的发展趋势是密度减小，种群衰退；稳定型种群中，各个年龄段的个体比例适中，所以出生率与死亡率大致相当，在较长的一段时间内种群密度不会发生较大变化。大量研究表明，鱼类的早期生命阶段（卵—幼鱼）比成鱼对污染物更敏感，可导致鱼类的孵化率下降、胚胎死亡、幼鱼死亡率增加等，长期污染使得鱼种群的年轻个体减少，老年个体比例增大，死亡率大于出生率，种群结构趋于老化，逐渐变为衰退型种群。此外，由于污染物导致捕食与被捕食关系的改变，种群的年龄结构和种群大小也会改变。

3. 对种群性别比例的影响

种群性别比例（sex ratio）是指种群中雌、雄个体数目的比例。环境污染，尤其是环境内分泌干扰物（又称环境激素，environmental hormone）的污染，对暴露生物的性器官发育和生殖功能均可能产生影响，使种群的性别比例失调，导致出生率下降、种群密度降低。例如，在农业生产上常利用性引诱剂诱杀害虫的雄性个体，破坏害虫种群正常的性别比例，使很多雌性个体不能完成交配，导致该害虫的种群密度明显降低，达到事半功倍的杀虫效果。在环境污染物中许多持久性难降解有机污染物（POPs）属于环境内分泌干扰物，如六六六、DDT、多氯联苯等，对一些野生动物的性器官发育有影响，严重者可导致种群性别比例失调。研究发现，长江污染已使野生种群资源显现出令人担忧的衰退迹象，如野生中华鲟鱼的雌、雄鱼性腺发育退化，且受精时间越来越短，精子寿命原来为 10～30 min，现在只有 3～5 min，而受精时间原来为 1 min 以上，现在缩短为 10 余秒。从近几年捕捞情况分析，在长江生活的野生中华鲟鱼中雌鱼多，雄鱼少，雌雄比达 5∶1，有时达到 10∶1，性别比例失调意味着中华鲟鱼种群整体正在衰退之中。

4. 对种群密度的影响

一般来讲，环境污染物可导致生物个体数量减少、种群密度下降，但在特殊情况下，有的污染物也能导致某些生物个体数量增加和种群密度上升。例如，当有机耗氧污染物和氮、磷元素排入贫营养湖泊时，使贫营养湖泊富营养化，该湖中的河蚬和环棱螺的种群密度和生物量均随水体富营养化的加剧而下降。环棱螺生物量与总氮、硝态氮、总磷和溶解性磷浓度呈显著负相关，而河蚬生物量仅与溶解性磷浓度呈负相关。但是，湖泊的富营养化也为某些种群生长提供了良好的生长条件，使其种群密度上升，特别明显的是某些藻类的种群密度上升，甚至可导致种群的暴发，如引起藻类爆长，引发"水华"等生态问题。又如，在农业生产中，农药的滥用造成害虫的天敌减少，往往引起害虫大爆发。杀虫剂把主要害虫抑制后，有时会引起次要害虫爆发而变为主要害虫。另外，1996—2005 年渤海湾近岸海域海水镉、汞、铅和石油烃复合污染导致渤海常见渔业资源生物（真鲷、黑鲷、日本对虾、四角蛤蜊和毛蚶等）的种群增长率明显降低，氮、磷、重金属和石油烃污染是导致渤海渔业资源衰退的重要原因之一。此外，对渤海湾日益增长的渔业捕捞强度，也是导致渤海生态系统特别是较高营养级渔业生物种群失调、渤海渔业资源衰退的重要因素。

（二）环境污染物对种群遗传特征的影响

环境污染物除了可以通过引起生物个体的死亡来影响种群之外，还可通过物种的进化，改变物种的遗传特征，引起种群变化。英、美等国在 19—20 世纪的研究表明，在工业黑化严重的地区，黑化的桦尺蛾大量增加；然而，随着大气污染的减轻，黑化的桦尺蛾的密度开始下降。

1. 工业黑化现象（industrial melanism）

在工业生产中，煤灰污染使周围环境变成黑色，导致栖息在当地的动物体色进化成较黑的颜色，这种现象被称为工业黑化现象。据报道有 100 余个不同物种发生或曾发生工业黑化现象，其中大多数是昆虫，尤其是鳞翅目昆虫占绝大多数，特别是夜间飞行和觅食而白天休息的蛾子，工业黑化现象最为明显。

典型的工业黑化现象是 19 世纪中后期发生在英国工业区的桦尺蛾黑化现象（图 6-2）。桦尺蛾（*Biston betularia*，又译为椒花蛾）是一种夜间飞行、白天休息的蛾子，它的翅和体表的颜色为淡灰色带有斑点，这和树干上的地衣颜色一致，当白天桦尺蛾在树干表面休息时，很难被食虫鸟类发现，因为大多食昆虫的鸟类在白天捕食，且主要靠视觉对猎物定位。这样在正常的、未污染的环境中，淡灰色的桦尺蛾可逃避鸟类的捕食，而暗黑色的桦尺蛾极其少见。

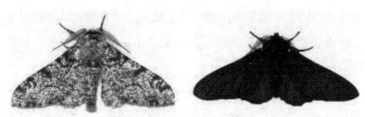

图6-2　淡灰色的桦尺蛾（左）与黑化的桦尺蛾（右）

18世纪60年代，英国率先开始工业革命，以燃煤为动力的瓦特蒸汽机得到广泛应用，英国的工业区受到黑色煤灰的严重污染。1848年，在英国的工业区曼彻斯特首先发现有黑化的桦尺蛾，到1895年发现98%的桦尺蛾为暗黑色的，而淡灰色的桦尺蛾仅占2%。桦尺蛾发生工业黑化的原因主要是黑色煤灰对工业区环境的严重污染，使桦尺蛾赖以栖息的树干变成了黑色，淡灰色的桦尺蛾成为食虫鸟类易于发现的猎物而被捕食，而黑化的桦尺蛾可以逃脱，并可成功繁殖。在自然选择的推动下，控制黑色体色的基因得以保持和遗传，如此一代代的选择和传递下去，黑色桦尺蛾逐渐成为常见类型。从1956年始，英国实行《清洁空气法》，随着大气污染的下降，到1996年，英国黑化的桦尺蛾已经下降到10%以下。类似的情况也发生在美国桦尺蛾（*B. betularia cognataria*）：1959年美国工业城市底特律市附近黑化的桦尺蛾占90%以上，随着1963年美国开始实行《清洁空气法》，空气污染逐渐好转，到2001年该地区的黑化桦尺蛾已经下降到约5%，而淡灰色的桦尺蛾恢复到近95%。

近年来，英国利物浦大学进化生态学家Ilik Saccheri研究组发现，工业黑化现象引起桦尺蛾颜色改变是基因*cortex*发生突变造成的，该基因是一种跳跃基因，与细胞分裂机制有关。他们推测，1819年可能就出现了这种黑色变异型桦尺蛾，用了大约30年的时间，直到1948年才引起公众的注意。

工业黑化现象证明，环境污染所引起的捕食关系的改变，通过自然选择的作用，也可以导致种群遗传发生迅速改变，使物种的进化达到惊人的速度。

2. 抗性和耐受性

动物的抗性进化已是生态毒理学上一个普遍的现象。几十年来，人们研究和使用了各种不同的杀虫剂，对于害虫的防治起到了积极作用。然而，一方面杀虫剂可以使某些害虫的基因发生突变而产生抗性基因，另一方面自然选择又使那些对杀虫剂有耐受性的害虫得以生存，且使它们的耐受性逐渐提高。这些机制也使一些接触过杀虫剂的非靶生物对杀虫剂产生了抗性或耐受性，如食蚊鱼由于对杀虫剂的长期接触，其对异狄氏剂和其他环二烯类杀虫剂的抗性增强。

3. 交叉耐受性

环境污染物还可引起暴露生物产生交叉耐受性（cross-resistance）。交叉耐受性是指生物在对一种毒物产生耐受性的同时，也对另一种毒物产生了耐受性。例如，植物长期接触一种均三嗪除草剂，产生了一种适应机制，使能与此种除草剂结合的蛋白质合成增加，导致这种均三嗪除草剂对该植物的毒性下降，而且导致这种植物对其他均三嗪类除草剂的耐受性也增加，出现交叉耐受性。长期接触镉的动物，可与金属结合而使镉毒性减小的金属硫蛋白在体内的合成速率增加，这不仅提高了动物对镉的耐受性，而且也提高了该动物对铜、铅等金属的耐受性。由此可见，交叉耐性的产生一般与具有共同的耐性机制或共同的解毒机制有关。

二、群落水平

生物群落（community）指在特定空间内，由一定的生物种类组成的、具有一定外貌、结构及特定功能的生物集合体。也就是说，生物群落是指生活在一定自然区域内的、相互间具有直接或间接关系的所有生物的总和，包括这一区域内所有的生物种群。群落具有种群所不具备的一些特征，如生物多样性、群落的结构组成等。生物群落是生态系统中的结构单元。

群落的物种结构由其中各个物种组成成员所决定。一般来说，严重的环境污染发生后，往往使多数生物种类的数量减少，只有少数或个别生物种类的数量增加，从而导致生物多样性减小、群落物种组成和结构发生改变，并使原有的生物种类与环境中各种物质之间所建立的关系发生变化，原有的生态平衡被打破，出现了新的生物与生物、生物与环境之间的关系。这种新的关系需要经历长期的、反复的自然培育和修复才能达到新的生态平衡。

（一）对优势种的影响

优势种（dominant species）是指在群落中优势度大的物种，即该物种生存能力强、个体数量多、生物量大，且对其他物种有很大影响。对于植物优势种来说，它还具有枝叶覆盖地面的程度大及对其他植物种和生态环境可产生很大影响。优势种中的最优势者称建群种，即把在群落中盖度最大、占有最大空间及在构建群落和影响环境方面作用最突出的生物种叫建群种，它决定着整个生物群落的基本性质。

环境污染可引起群落的优势种发生改变，影响群落的组成和结构，甚至导致群落的性质发生变化。例如，从 20 世纪 80 年代到 21 世纪初期，环渤海地区污水排放、农用化肥施用的增加，导致渤海海水中氮浓度增加、磷浓度降低，从而引起更易受磷限制的角毛藻属（*Chaetoceros*）（图 6-3）优势地位降低，更易受氮限制的梭状角藻（*Ceratium fusus*）和叉状角藻（*Ceratium furca*）（图 6-4）等的优势地位升高，而后二者是不利于高营养级渔业资源生物生长的浮游植物种类，最后导致渤海湾浮游植物群落结构朝着对高营养级渔业资源生物不利的方向发展。

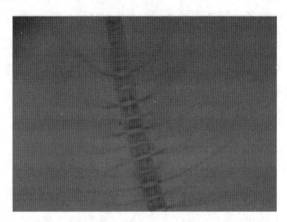

图 6-3 显微镜下的角毛藻

注：角毛藻是一种小型的海洋浮游硅藻，细胞小，壁薄，多数单个生活，邻近细胞的角毛相连，使群体成链状。

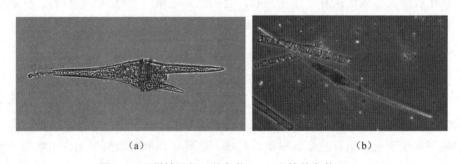

（a）   （b）

图 6-4 显微镜下的叉状角藻（a）和梭状角藻（b）

注：在角藻属中约有 80 个种，均为浮游植物，主要为海产，多分布在热带海域中；也有生长在冷海中的种，体形较简单；产于淡水的仅有 4 种。

（二）对耐污种和敏感种的影响

耐污种是指可在某一污染条件下生存并大量繁衍的物种，如颤蚓、蜂蝇幼虫等可在某些高浓度有机物污染的水体中生活和繁衍。环境污染为耐污种创造了生存和繁衍的良好条件，甚至使它们成为污染环境下的优势种。

　　敏感种是指对环境条件变化反应敏感的物种。这类生物对环境因素的适应范围比较狭窄，环境条件稍有变化即不能忍受而死亡。在环境遭受污染后，各物种的数量逐渐发生变化。对于一种特定污染物，对此种污染物具有抗性的物种——耐污种逐渐成为优势种，敏感种种群下降甚至逐渐消失。在有些情况下，污染环境中的群落可出现一些正常条件下并不出现的物种。

　　研究和确定一个地区特定环境的耐污种和敏感种以及它们的耐污值（tolerance value），是对该环境质量进行评价时构建生物评价指标的重要依据。耐污值是指生物对污染因子的忍耐力（pollution tolerance），是生物具有的一种生物学特性。但是，如果自然地理条件差异较大时，同一分类单元的耐污值会出现地域上的差异。因此，估算某一特定区域不同种群的耐污值是准确评价该区域环境健康状况的前提。为了对水质进行生物学评价，美国国家环保局将全国划分为 5 个大区，确定了适于不同地区的底栖动物耐污值数据库。根据大型底栖无脊椎动物耐污值的高低，将其分为 3 类：敏感类群（intolerant group）、一般耐污类群（intermediate）及耐污类群（tolerant group）。近年来，我国在这方面也做了大量研究，例如，在 2009—2010 年对辽河的研究发现，大型底栖动物优势类群以敏感种和一般耐污种为主，而较强的耐污种较少。

（三）对物种多样性的影响

　　生物群落的物种多样性（species diversity）是指生物群落中物种的数目（丰富度）和各物种的个体数量（均匀度），即组成群落的物种越丰富多样性就越大，各个物种的个体在物种间分配越均匀多样性就越大。物种多样性是影响群落稳定性的一个重要因素，它不仅可以反映群落组织化水平，而且可以通过结构与功能的关系间接反映群落功能的强弱。在环境污染较轻时，可导致敏感种消失，耐污种增加，物种多样性下降；在环境污染严重时，群落中的物种甚至会全部消失。

　　环境污染引起物种多样性降低的机理主要为：①环境污染物的直接毒害作用，使生物的正常生长发育受到影响，导致生物丧失生存或繁衍的能力；②环境污染引起生境改变，导致生物丧失了生存的环境；③环境污染物在食物链中的富集和积累作用，使食物链后端高营养级的生物，难以生存或繁育；④不同物种对于环境污染的耐性或抗性能力不同。一般来说，广域分布的物种生存的机会大于分布范围窄小的物种；草本植物生存的机会大于木本植物；生活史中对生境要求比较严格的物种对环境污染抵抗能力较弱，如两栖类和部分爬行类动物。

　　此外，环境污染对物种多样性的危害是一个复杂的过程。人类活动产生的环境污染物，或使一部分生物直接致死，或使一些生物生长减慢、繁殖力下降，甚至变成面临灭绝的濒危物种。环境污染的加剧，可导致生态系统中某些生物数量骤增或骤减，以及生物多样性下降。例如，水体富营养化能使少数几种藻类的数量大增，而其他多种藻类的生长受到抑制，物种数目急剧减少。由于富营养化使水体透光度下降，高等水生植物不能正常进行光合作用而逐渐消失；光合作用的消失或降低，加上某些藻类的过量繁殖，导致水体严重缺氧，大量鱼类死亡。于是，在富营养化严重的水体，除了一些有害藻类和耐污无脊椎动物外，其他物种或种群数量极度下降或消失，水体生物多样性降到最低。

环境污染对生物多样性的影响将对经济发展带来严重影响。例如，可将渤海生态系统食物网简化为浮游食物链、底栖食物链和碎屑食物链三条食物链，1998—2006 年，人类活动排放的磷酸盐、铬和汞等化学物引起了底栖动物群落多样性的降低，导致了渤海湾底栖动物食性鱼类的衰退，其优势地位逐渐被较低营养级的浮游动物食性鱼类和碎屑食性动物所代替，渔业生物平均营养级表现为下降的趋势，渔业资源呈现衰退的状态。

三、生态系统水平

（一）生态系统的基本功能和特征

1. 生态系统的定义

生态系统（ecosystem）是指在一定空间中栖居的所有生物与其环境之间（包括生物的和非生物的环境），由于不断进行物质循环、能量流动和信息传递等过程而形成的一种统一的、完整的自然系统。即在生态系统中生物与生物以及非生物之间不断地相互作用、相互制约、相互依赖，达到动态平衡，从而形成一个相对稳定的统一体。由此可知，生态系统是具有一定结构和功能的单位，它不是生物学的分类单位。因此，生态系统的概念更加强调它在物质循环、能量流动及信息传递中的功能，不仅注重生物群落，而且也注重无机环境。环境污染必然引起无机环境的改变和一些栖居生物的损伤，从而导致生态系统功能的破坏。

对生态系统的大小和范围没有严格的限制，一个池塘、一座别墅、一片森林或一片草地都是一个生态系统，几个小生态系统可构成一个大生态系统，甚至整个地球上的生物圈或生态圈可视为一个生态系统。近几十年来，生态系统已成为生态学研究的主流，同时生态系统毒理学也是生态毒理学研究的主流。

2. 生态系统的组分与结构

（1）生态系统的组分

生态系统是由各种生物的和非生物的要素组成的，这些要素可归为四类基本成分：①非生物环境（abiotic environment），包括气候因子（如光、热、水、空气、能源等）、营养因子（如 C、H、O、N 及无机盐等无机物质，蛋白质、脂肪、碳水化合物及腐殖质等）

以及生物赖以生存的介质（如土壤和水体）；②生产者（producer），指能利用太阳能等能源将简单无机物合成复杂有机物的自养生物，如各种陆生、水生植物，及化能细菌和光能细菌等；③消费者（consumer），是自己不能用无机物制造有机物而只能直接或间接依赖生产者所制造的有机物质的异养生物，如草食动物、肉食动物、腐生动物、寄生生物等；④分解者（decomposer），又称还原者（reducer），是把复杂有机物分解为简单无机物的异养生物，包括细菌、真菌、放线菌及原生动物等。

（2）生态系统的结构

各种生态系统的组分构成各种生命赖以生存和发展的结构，才能成为生态系统。生态系统的结构主要分两种：①形态结构：指生态系统中的生物种类、种群数量、种的空间配置（水平和垂直分布）、种的时间变化等；②营养结构：生态系统各组分间的营养关系，构成生态系统的营养结构。它是以营养为纽带，把生物和非生物联系起来，构成生产者、消费者、分解者为中心的三大功能类群，是生态系统中物质循环和能量流动的基础。

3．食物链与食物网

在生态系统中，由食性关系所建立的各种生物之间的营养联系，形成一系列猎物与捕食者的链锁关系，称为食物链（food chain）。由于一种生物往往以多种生物为食物，有的动物是杂食性的，可以占几个营养级，这就使多条食物链联结为复杂的食物网。

食物网的研究表明：①食物网很少是环状的；②食物链不长，平均为4节；③顶级种、中位种、底级种的比率、各种链节的相对比率及链节数/物种数的比率均相当稳定。

4．生态系统的基本功能

生物生产、能量流动、物质循环及信息传递是生态系统的四大基本功能。

（1）生物生产

生态系统中的生物生产是其能量流动的开始，也是其物质循环的重要环节。生物生产可分为初级生产（primary production）和次级生产（secondary production）两个过程。前者主要是绿色植物把太阳光能转变为化学能的过程，又称为植物性生产；后者是消费者（主要是动物）把初级生产品转化为动物能，故又称为动物性生产。环境污染物对生态系统生物生产及其机制影响的研究是生态毒理学研究的重要内容。

（2）能量流动（energy flow）

生态系统能量流动是指能量通过食物网在系统内的传递和耗散。这个过程始于初级生产而止于还原者分解作用的完成，是一个能量转变、利用、转移及耗散的过程。能量从一个营养级到另一个营养级的转化效率大致是 5%～30%，从植物到植食动物的能量转化效率大约为10%，从植食动物到肉食动物的转化效率大约为15%。

能量在生态系统内的流动规律服从热力学第一、第二定律。热力学第一定律又称能量守恒定律，即在自然界发生的一切现象中，能量既不能消失也不能凭空产生，只能以严格的数量关系由一种形式转变为另一种形式。在生态系统中能量流动的过程中也不可能有能量的新生和消失，也只能是能量形式的转化。

热力学第二定律是，在封闭体系中，一切过程都伴随着能量的改变，在能量的传递和转化过程中，一部分能量可以传递和做功，但是总有一部分能量不能传递和做功而以热的形式消散，这一部分能量使系统的熵和系统的无序性增加。在生态系统中能量以食物的形式在食物链中传递时，食物中相当一部分能量转化为热而消散掉（使熵增加），其余则用于合成新的组织而作为潜能储存下来。因此，能量在生物之间每传递一次，大部分能量被转化为热而损失掉，这就是为什么食物链的环节和营养级一般不会多于 5～6 个以及能量金字塔必定是尖塔形的热力学解释。

（3）物质循环（cycle of material）

生态系统从环境中的大气、水和土壤等获取各种元素（即营养元素），通过绿色植物吸收，进入食物网传递、转化，最后再归于环境中，称为物质循环，又称生物地球化学循环（biogeo-chemical cycle）。

（4）信息传递

信息（information）传递不像物质流那样是循环的，也不像能流是单向的，而往往是双向的，有从输入向输出的信息传递，也有从输出向输入的信息反馈。通过信息流使生态系统产生自动调节机制。

生物的食物链就是营养信息系统，前一营养级的生物数量反映后一营养级的生物数量，一种生物的数量改变就会影响与它相关的食物网上其他生物数量的改变。一只草食动物的生存需要几倍于它的植物，一只肉食动物的生存需要几倍于它的草食动物。草原的载畜量应根据牧草的生长量而定，如果不顾牧草提供的营养信息，超载过牧，必然因牧草不足引起牲畜生长不良和草原退化，导致草原生态系统破坏。

5．生态系统的基本特征与生态平衡

生态系统具有功能性、区域性、开放性、动态性和稳定性等五个基本特征。

（1）功能性

如上所述，生态系统具有生物生产、能量流动、物质循环和信息交换等功能，这些功能是生态系统赖以生存的基础，也是它的主要特征。因此，生态系统是一个功能单位，既不是地理学上的单位，也不是生物分类学上的单位。

（2）区域性

一个生态系统是栖居在同一地区的所有生物与该地区非生物性环境相互作用、长期适应而形成的，因此生态系统的结构和功能反映了其所处的区域特征，在对生态系统的描述和研究中对它所处空间的范围及其区域特征的介绍和探讨是必不可少的。

（3）开放性

一个生态系统虽然是一个完整的功能系统，但它的独立性是相对的，而不是绝对的。绝对封闭的生态系统是不存在的。生态系统中的初级生产所需要的光能也是依靠该系统之外的太阳来提供。生态系统的开放性才是它赖以存在的必需条件。因此，生态系统是一个开放体系，它不断地与其他生态系统或周围区域交换物质、能量和信息。

（4）动态性

生态系统中非生物环境因素（如光、热、温度、水分和化学物质）在不断发生变化，使生物种类和种群随环境的变化而演替。在不同季节、不同年代，同一区域的生态系统可能有不同的组成成分，包括不同的物种和群落。因此，为了正确、全面地认识和理解生态系统的状况，记录和报告它所处的时间特征也是必不可少的。

（5）稳定性与生态平衡

生态系统的稳定性是指生态系统通过发育和调节达到的一种稳定状况，它包括结构上的稳定、功能上的稳定及能量输入、输出上的稳定。由于生态系统的生物个体不断更新，能量流动和物质循环不间断地进行，所以生态平衡是动态平衡的。在自然条件下，生态系统总是朝着物种多样化、结构复杂化及功能完善化的方向发展，直到使生态系统达到最稳定的状态。生态系统达到动态平衡的最稳定状态时，它能够自我调节和保持自己的正常功能，并能在很大程度上克服和消除外来的干扰，保持自身的稳定性。当生态系统受到人为或其他因素干扰时，原来各组成成分之间原有的平衡关系受到了破坏，这时在信息传递的调控下，生态系统的各种生物组成成分具有自动调节能力，使生物组分之间、生物与非生物组分之间不断达到新的动态平衡，自我维持生态系统的稳定性。生物自动调节能力实质上就是生物对其周围生物成分和非生物成分变化的适应能力，这包括物种之间的数量比例、种内个体的密度分布等。但是，生态系统的这种自我调节功能是有一定限度的，它不是无限的。当外来干扰因素（如火山爆发、地震、森林火灾等自然巨变和人类生产活动排放毒物、喷洒大量农药、人为引入和消灭某些生物以及兴建大型建筑和工程等）超过一定限度的时候，生态系统的自我调节功能就会受到损害，从而引起生态平衡破坏，甚至导致生态危机。生态平衡失调的初期往往不易被察觉，一旦发展到出现生态危机，就很难恢复平衡。人类的一切活动都应以保护生物圈的稳定与平衡为前提条件，因为生态平衡是人类继续生存和发展的基础。

（二）环境污染物对生态系统的毒性作用

使生态系统受到损害的因素主要有两类：一类是自然因素，如火山爆发、山崩海啸、旱涝灾害、地震、泥石流、雷电火烧、风灾、流行病等自然灾害。另一类是人为因素，这是当今世界上破坏生态系统稳定性的最为严重的因素，主要包括两个方面：一是人类对自然资源的不合理开发和利用，造成物种灭绝、森林毁灭、水土流失、草原退化、土地荒漠化等；二是人类生产和生活活动产生的有毒有害化学物质，如工业生产过程中排放的废水、废气、废渣及农业生产中施用的农药、化肥等，使环境遭到严重污染，导致生态系统严重破坏。

环境污染物对于生态系统的毒性作用，根据危害的范围可分为系统生态毒性作用（systemic ecotoxic effect）和局部生态毒性作用（local ecotoxic effect）。例如，环境污染物进入水生生态系统后，可随水流运动进行迁移和扩散，对整个生态系统引起系统生态毒性作用（systemic ecotoxic effect）。反之，如果环境污染物污染环境后很难迁移和扩散，对生态系统引起的毒害作用仅局限于毒物进入的环境位点，就称为局部生态毒性作用（local ecotoxic effect）。

从环境污染物对生态系统功能产生的不利影响分析，主要体现在以下几个方面：

1. 对初级生产者产生毒性作用

进入环境的化学污染物达到一定水平，对初级生产者引起急性、慢性损害，使光合作用和对营养元素的吸收减小，导致生态系统的初级生产量下降，从能量流动的源头对生态系统的功能产生破坏作用。

2. 引起物质循环和能量流动功能的破坏

环境污染容易引起食物链中对污染物敏感的、抗性弱的物种的种群规模减小甚至消失，使食物链中其前一环节的物种因失去捕食压力而种群规模上升，其后一个环节的物种因失去食物来源，而随之消失或被迫改以其他生物为食，使原有食物链缩短或形成新的食物链，结果导致原有食物链或食物网中的物质循环和能量流动破坏。

3. 使分解者的功能降低、营养物质大循环破坏

在生态系统的物质循环中，生产者生产的有机物被分解者分解和矿质化，再度进入物质循环。环境污染物能通过影响物质循环中的一些作用点，使分解者对有机质的分解、矿化速率降低。某些环境污染物还可以抑制高等植物的共生微生物（如根瘤固氮菌）从而降低对营养物质的吸收，减少营养元素的生物可利用性。一些酸性化学污染物，例如，酸雨可增加土壤中的营养物质的淋溶和土壤矿物的风化流失，还可增加植物残留物中有机物的分解和流失。环境污染物的这些作用对生态系统的营养物质大循环造成了不可逆转的严重破坏，导致生态系统的健康日益恶化，最终走向完全毁灭——该生态系统消失。

（三）环境污染对生态系统破坏的标志与实例

环境污染使生态系统及其稳定性遭到破坏的标志有很多，主要有几个方面：该生态系统中的物种数目和各物种个体数量急剧减少，生态系统的生物种群结构遭到破坏，能量流动和物质循环不能正常进行，生态环境条件急剧恶化。

例如，SO$_2$ 和 NO$_x$ 对大气的污染导致酸雨发生，酸雨降低了土壤和水体的 pH，从而影响陆地生态系统土壤肥力和引起淡水生态系统水体性质恶化，导致土壤微生物、高等植物、水生藻类、浮游动物、鱼类等生物的种类减少、密度降低，直接引起这些生物的生态系统遭受严重破坏。

农药施用不当，可使土壤中的蚯蚓大量死亡，间接影响土壤的结构，使土壤板结、土壤肥力下降，影响植物生长，导致陆地生态系统的健康受损。

杀虫剂的使用不当也使农业生态系统受到严重损害，杀虫剂虽然杀死了某种害虫，但同时也杀死了它的天敌，由于害虫的恢复比它的天敌要快，结果反而使这种害虫大量增加。另外，果园里施用杀虫剂常常不仅消灭了害虫及其天敌，同时消灭了传授花粉的昆虫，影响果树的结实。

由于农业生产化肥使用不当，未被农作物吸收和土壤固定的氮（N）、磷（P）等植物营养元素大量转移到水体，导致湖泊水体富营养化及沿海赤潮发生，从而对淡水生态系统和海洋生态系统造成极大危害。

此外，外来物种的入侵和疯狂增长，使原有物种急剧减少，导致生态系统的种群结构发生畸变，生态平衡遭到破坏。例如，外来入侵的浮水草本植物——凤眼蓝（*Eichhornia crassipes*，又名水葫芦、凤眼莲等），与本地植物竞争光、氧和生长空间，使大量本地水生植物种群密度降低，甚至灭绝。据20世纪90年代调查，云南省昆明市滇池在水葫芦覆盖度达100%的水域，其他水生生物群落几乎为零。因此，人类生产、生活活动对生态系统的干扰和破坏已经成为当前非常严重的问题。

第二节　景观、半球及生物圈水平的生态毒理学效应

一、大尺度生态毒理学研究的重要性

环境污染物往往可以在很大范围甚至在全球进行迁移或分布，并造成严重生态胁迫，因此在更大尺度上研究环境污染物对景观、半球及生物圈水平的生态毒理学效应越来越受到重视，并取得了很多重要的研究成果，对人类的环境保护事业的发展产生了重要影响。例如，关于酸雨形成、臭氧层破坏、温室效应、持久性有机污染物的生态毒理学效应等方面的研究，就是大尺度生态毒理学研究的典型实例。

环境污染物能够通过多种途径从污染源向整个景观甚至向全球转运或分布，其转运的途径主要有：

（1）通过空气扩散和空气运动进行传播和转运。气体污染物释放到大气后可以在广大

的大气环境中很快传播，欧洲的工业烟雾可以扩散到北极。英国工业生产排放的 SO_2 可以扩散到挪威，并在那里形成酸雨进而对挪威的森林造成严重危害。美国西部的加利福尼亚海岸城市的汽车尾气对坐落在国家东部的山区同样会造成危害。在美国加利福尼亚州喷洒的具有挥发性或半挥发性的杀虫剂，在一个星期内就有90%以上会挥发到空气中，再通过大气转运，可以从一个沿海城市或农村出发，使整个太平洋水面受到污染。

（2）通过水流和洋流进行传播和转运。进入水域中的环境污染物可以通过大江大河进行远距离转运，使之在更大范围内造成污染。而进入海洋中的污染物可以随着洋流对全球环境造成污染。例如，日本福岛核事故排放到海水中的放射性物质可以通过洋流或海水扩散迁移到四周远距离的水域。

（3）通过生物迁移、食物链或食物网进行传播和转运。一些物种可以以不同的方式利用各种栖息地，使这些生物可以从一个污染的生态系统迁移到另一个非污染的生态系统，从而把污染物带到了异地他乡。环境污染物还可以通过食物链或食物网从一种生物传递到另一种生物，不仅使这些化学物质在生物体内越来越富集，而且使更多的生物参与这些环境污染物的远距离传播。

环境污染物的多途径、大范围传播，导致其对景观、大陆和全球范围的污染已经成为一个普遍现象。因此，研究和认识环境污染物在不同空间尺度，即景观、大陆、半球及全球范围的生态毒理学效应，对于环境保护事业是非常重要的。

二、景观水平

（一）景观生态与景观生态毒理学的概念

景观（landscape）的概念随不同学科、专业或行业而有不同的理解。生态学或生态毒理学把景观定义为在一个宏大区域内，由相互作用的多个生态系统构成的综合体，即生态系统的系统。

景观生态（landscape ecotope）或景观生态系统（landscape ecosystem）是指在一个特定的相当大的空间区域内，由许多不同生态系统所组成的整体，它具有一个单一生态系统所不具有的特征。也就是说，景观生态具有许多种生态系统，在不同生态系统之间相互作用、协调发展并形成了一个平衡而稳定的整体，不同生态系统之间具有的物质流、能量流、信息流与价值流在地表交互传输和交换；由于它在时间和空间尺度宏大，所以景观生态还具有大尺度效应，在地形地貌和生物特性上有很大的异质性，或异质性与同质性交叉；此外，在景观生态环境（landscape eco-environment）中还有许多自然形成的和人为建造的多种稳定的功能结构和空间结构。

景观生态毒理学（landscape ecotoxicology）是研究环境污染物对景观生态的损伤效应与防护对策的科学。当前，景观生态毒理学的研究焦点是在较大的空间和时间尺度上研究环境污染物对景观区域内不同生态系统的空间格局、动态变化和生态过程的损伤作用；同时也研究如何应用生态工程技术修复环境污染对景观的破坏、优化生态结构、合理利用和保护景观生态。

（二）环境污染物的景观效应

由于景观中的每个生态系统都是开放的，不同生态系统之间并不存在严格的界限，污染物可通过不同方式在生态系统之间频繁运动或迁移，加之有些污染物是难降解的持久性污染物，这就使一些环境污染物能在非常广泛的空间范围内分布并长期存在。因此，必须在宽广的范围内检测和研究这些污染物对于景观的影响。

例如，由于受到铜矿开采和冶炼所产生的大量酸雾的影响，美国田纳西州铜山的景观发生了改变，逆风向 800 km 的大烟山国家公园的树木生长速度变慢，原本一个森林覆盖的绿色景象变成了沙漠一样的环境，很多生态系统被灭绝。又如，1989 年埃索公司将原油泄漏到库克湾和阿拉斯加海峡的部分地区，覆盖了 30 000 km^2 水域，不仅对当地景观生态造成极大危害，使多种生态系统遭受损伤，而且还可以通过水生动物和鸟类的迁徙把这次原油泄漏的影响扩大到更远的地方。

（三）景观生态毒理学研究方法与地理信息系统

1. 景观生态毒理学研究方法概述

景观生态毒理学研究方法的建立和完善对其理论和应用的研究和发展至关重要。景观生态毒理学不仅带来了许多新思想、新概念、新理论，而且也在研究方法和技术手段上提出了许多新的挑战。景观生态毒理学研究方法主要从毒理学的研究方法和生态学种群、群落及生态系统的研究方法中借鉴并交叉发展而来，但其实验设计和操作尺度上具有景观生态水平的显著特点。目前，景观生态毒理学研究方法主要分为三类：①野外比较观测性试验，结合布点采样和对样本的实验室毒理学分析，这是目前应用较多的方法。②景观试验模型法，来源于对生态系统研究的中宇宙模型的实验设计思想，其特点在于时空较大并选择在景观生态环境中进行，同时配合毒理学研究包括对关键环境污染物的单因子室内毒理学试验。由于景观试验模型对自然因素有更多的保留和对试验变量的较好控制，因而对于景观生态毒理学研究较为适宜。③计算机模拟法，是景观试验模型法的一种替代方法，可克服经费不足、实验条件困难等问题，对景观生态毒理学理论和应用研究以及结果检验与发展很有价值。这三类研究方法各自存在一些不同的优势和局限，故应相互结合、协调发展，共同促进景观生态毒理学发展。

值得注意的是，至今，在景观生态毒理学研究中，对这些有效的实验研究方法的实践和应用还比较缺乏、实验研究的发展速度相对缓慢，主要原因来自学科研究对象的特征：①景观是一个更大的宏观系统，其观测尺度要比生态系统大得多，是一种在较大时间和空间尺度上的研究，系统变量复杂难以控制，有时无法保证取样样本的代表性。②景观是一个异质性等级系统，且包含着不同等级水平上系统的异质性和同质性交错存在，是一个非常复杂的、多种类型生态系统组合的一个整体，难以控制随机事件和外来因素的干扰，这对观察和研究结果可能造成影响。因此，景观生态毒理学面临对新研究方法的引用、创建、完善和发展的艰巨任务。

2. 地理信息系统技术

如上所述，景观生态毒理学研究可以说是关于环境污染物对许多类型生态系统的时空性质及其相互关系影响的研究。大量时间-空间数据的获取、分析和处理是景观生态毒理学研究的重要特征，也是其区别于从分子到群落生态毒理学研究的重要标志之一。在此情况下，随着计算机科学云时代的来临，大数据（big data）技术也在吸引景观生态毒理学研究者的关注。与此同时，近年来发展起来的地理信息系统（geographic information system，GIS）技术已经开始迈入景观生态毒理学研究领域，并取得了一些可喜的成绩。

地理信息系统（GIS）是 20 世纪 60 年代随计算机技术的发展而产生的一门研究空间信息的全新技术，是在计算机系统的支持下，用计算机数据库技术对空间信息进行存储、分析、评价和辅助决策的计算机硬件和软件系统。地理信息系统的数据具有空间定位的特征，可以对其中的地理数据进行各种处理、分析、统计、模拟，其储存的数据和分析的结果，还可以输出成各种地图及辅助说明文件。因此，GIS 是解决景观生态毒理学问题的有效途径和工具。例如，GIS 技术曾被用于分析美国佛罗里达州圣约翰河盆地非点源污染地区的环境污染状况，该分析整合了环境污染物在地表径流中的数量和浓度、土地使用情况、土壤类型、降雨量及其归宿、水文和当前水质等方面的信息，从而预测了沿圣约翰河的严重有害的环境污染物产生的地点，在较大尺度下预测环境污染物对环境影响的重要特征及其对景观生态系统的危害。又如，GIS 也被用于在景观水平上研究镉污染的地理分布与稻米含镉水平、肾脏疾病发生率之间的关系，并对这些关系的动态变化进行预测、预警，为稻米污染及其危害的预防提供对策。

三、大陆和半球水平

大气中的气体污染物和细颗粒物，可以从它们的产生地分散到几百到几千千米之外，从而对相连的大陆和所处的半球产生严重的生态危害。值得注意的是，大陆和半球范围的生态毒理学问题往往也是全球生物圈的生态毒理学问题，二者并没有绝对的界限，只是一种人为的、相对的分类而已。因此，有人把此类问题也归于全球范围的生态毒理学问题。

（一）酸沉降和酸雨

酸沉降是各种大气酸性降水的总称，包括雨、雪、雹、雾等。酸雨（acid rain）是酸沉降最常见的形式，pH 低于 5.6 的降水就被称为酸雨。酸雨的地理分布与大气污染密切相关，目前在全球有三大酸雨区：西欧、北美和东南亚，其中东南亚酸雨区以中国为主，覆盖四川、贵州、广东、广西、湖南、湖北、江西、浙江、江苏和青岛等省（市、区）部分地区，面积超过 $2 \times 10^6\ km^2$。其中，贵州、湖南、江西、广西、广东等省（区）的局部酸雨 pH＜4.5。

1. 酸雨的化学本质及其成因

（1）酸雨的化学本质：酸雨是由于大气中酸性物质的湿沉降而形成的。酸性物质使降水呈酸性，pH 低至 5.6 之下称为酸雨，其中关键的酸性物质是硫酸（H_2SO_4）和硝酸（HNO_3），其次是盐酸（HCl）和其他酸性物质。大气中酸性气体［如 SO_2 和氮氧化物（NO_x）］在大气颗粒物中所含的 Fe、Cu、Mg、V 等金属氧化物的催化下，SO_2 和 NO 分别氧化生成 SO_3 和 NO_2，SO_3 溶于雨雪中生成硫酸，NO_2 溶于雨雪中生成硝酸和 NO，新生成的 NO 再继续氧化直至全部转化为硝酸。

（2）酸雨的成因：酸雨的形成是诸多自然和人为因素综合作用导致的，是大气环境化学复杂作用的结果，受多种因素的影响。

第一，酸雨多发生在大气污染严重且缺乏中和酸性物质的生态环境条件下，因此本地区排放的酸性气体（如 SO_2 和 NO_x）是造成酸雨污染的重要原因。20 世纪，由于我国大多数地区以燃煤作为主要能源，所以大气 SO_2 污染比 NO_x 严重，导致我国大多数地区的酸雨是硫酸型的，且主要来自 SO_2 和 SO_3 的云下洗脱。进入 21 世纪之后，我国大气环境表现出由燃煤型向燃油型转变的趋势，大部分地区由于 SO_2 排放减少使酸雨污染出现好转，但由于石油作为能源的逐年增加使 NO_x 对酸雨的贡献有增加的趋势，机动车排放对酸雨污染的贡献已不容忽视。虽然当前我国大部分地区酸雨的化学组成仍属硫酸型，但正在向硫酸—硝酸混合型转变。对于欧洲和北美地区来说，早在 20 世纪由于能源利用由煤炭为主转换为石油为主，其酸性降水早已由"硫酸型"转换为"硫酸—硝酸混合型"，H_2SO_4 和 HNO_3 的贡献达 90%，H_2SO_4：HNO_3 约为 2：1。

第二，酸雨的形成不仅取决于降水中酸性离子的浓度，而且也与碱性离子的浓度有关。例如，对中国南方酸雨区和北方酸雨区降水中主要离子浓度的比较发现，北方城市降水 SO_4^{2-} 和 NO_3^- 年平均浓度之和达 241.5 μeq/L，而南方酸雨区仅为 145.1 μeq/L；但由于中国长江以南土壤呈酸性、来自土壤的大气颗粒物对酸的缓冲能力小，因此南方出现了区域性严重酸雨。北方虽然降水中 SO_4^{2-}、NO_3^- 浓度较高，但北方土壤呈碱性、含钙高，导致大气颗粒物的碱性物质 Ca^{2+} 和 NH_4^+ 含量大，中和了大气和降水中的酸性物质，使降水的酸度低于中国南方地区。

第三，酸性污染物的区域输送是造成区域酸雨加重的主要原因，例如，海南北部地区引起酸雨形成的致酸物多属远距离输送所致，其主要来源于华南地区，部分来源于越南；表明海南的酸雨污染不仅与气象条件有关，而且与地形地貌也有关系。

此外，对于沿海酸雨较重的地区，例如，青岛市除了工业发展排放大量的致酸物质之外，海洋上天然排放的 $(CH_3)_2S$ 也是形成酸雨的主要原因。高温高湿有利于 SO_2 和 NO_2 向 SO_4^{2-} 和 NO_3^- 的转化，故有利于南方酸雨的形成等。

2. 酸雨在大陆和半球水平的生态毒理学效应

SO_2 及 NO_x 是大气中常见的酸性气体污染物，它们可以借助空气运动从产生和发散地出发进行远距离传播，与大气中的水结合或吸附在大气颗粒物表面，飞越海洋、跨过国界，在距它们的污染源几千千米的地方产生酸沉降（acid precipitation，acid deposition），在大陆和半球范围造成生态危害。这一现象在全球，尤其是在北欧、北美和亚洲部分地区，已引起普遍关注。

在 20 世纪早期和中期，由于英国工业生产的快速发展，以燃煤作为能源而使大量 SO_2 向大气中排放，并随气流扩散到挪威领空，导致在挪威南部形成酸沉降。早在 20 世纪 20 年代，挪威南部酸化河流中就发现大西洋鲑产量锐减。受酸沉降的影响，挪威南部的 5 000 多个湖泊中，有 50% 的湖泊无鱼，25% 的湖泊中，鱼的种类减少，密度降低。据统计，有 1 750 个鱼种丧失，900 个鱼种受到严重影响。同样在 20 世纪早中期，在北美洲，由于美国工业生产的快速发展，北部地区的工业燃煤用量剧增，使大量 SO_2 排入大气，导致酸雨频发，在美国东北部 849 个湖泊中，pH 小于 5 的有 212 个，pH 在 5～6 的有 256 个，其中至少有 113 个湖泊中完全没有鱼类。此外，美国北部工业排放的 SO_2 还随风扩散到加拿大，在加拿大南部形成酸沉降，导致加拿大安大略南部的所有湖泊均受到酸沉降（acid deposition）的危害，其中 56% 的湖泊出现鱼类种群减少，24% 的湖泊鱼类完全消失。

酸沉降对大陆的陆生生物生长发育的影响也是严重而广泛的。酸雨对森林生态系统的生态毒理学效应导致欧洲北部和中部许多针叶林和阔叶林生态系统中植被生长严重减慢与种群结构改变，甚至大片树木死亡、森林破坏。酸雨对这些地域的森林生态系统造成了灭顶之灾。据 20 世纪 90 年代统计，欧洲和北美一些国家森林酸雨危害十分严重，特别是德国、瑞士、荷兰等国，森林受害率高达 30%～50%，每年酸雨使欧洲和北美森林蓄积量损失惨重。1979 年 3 月我国首次在贵州松桃和湖南长沙、凤凰等地发现酸雨，随后进行的全国调查证明，我国的酸雨污染也是一个普遍性的严重问题。例如，我国南方重酸雨区已出现一些严重的森林衰亡现象，20 世纪 90 年代，重庆南山的马尾松林已死亡 46%，峨眉山金顶冷杉死亡率达 40%。

综上所述，酸雨已经直接影响到大陆乃至全球植被生态系统的生产力，导致全球植被生长量和生物量的急剧下降，防止或减少酸雨的污染是人类刻不容缓的艰巨任务。

3. 酸雨对陆地生态系统产生的影响及其机制

（1）酸雨对植物的直接危害及其机理

世界上有 1/4 的森林受到不同程度的酸沉降的侵袭，森林生长缓慢甚至凋谢，森林生态系统受到严重危害，每年价值数百万美元的林木被毁坏。酸雨对农作物的危害也很严重，导致农产品的产量和质量下降。在禾谷类作物中，以对稻谷的影响最为明显，其他依次为大麦、小麦。

酸雨对植物的危害首先反映在叶片上，酸雨可引起叶绿素含量减少，从而影响光合速率和植物的生长发育；在形态上可见酸雨可引起叶片出现失绿、坏死斑、失水萎蔫和过早脱落等症状。然而，不同种类的植物抗酸雨的能力不同，因此对酸雨的急性危害作用存在差异。

植物解剖学研究发现，酸雨可破坏叶片的气孔结构，从而影响气体交换。气孔是植物进行气体交换的主要通道，与植物的正常功能密切相关。酸雨可引起农作物叶片上保卫细胞收缩及气孔的持久开放。气孔的持久开放虽可增加 CO_2 的吸收而有利于光合作用，但也会增加酸雨、臭氧和其他有害气体的吸收，以及病原体入侵，并增大水分的散失，使植物遭受更严重的伤害，最终导致光合作用减弱，使植物的生长发育受到严重影响。

酸雨对生态系统危害的机理是一个极其复杂的过程，酸雨的主要危害因子是其中的大量氢离子（H^+），H^+ 对细胞膜有很强的刺激和破坏作用，从而引起细胞膜透性改变，导致细胞内离子析出，H^+ 大量进入，使细胞内离子失去平衡，造成细胞 pH 和等电点的下降，降低细胞的缓冲能力和耐酸力，同时使多种酶的最适 pH 受到干扰。同时，大量 H^+ 进入细胞还可引起细胞结构（如线粒体、叶绿体）的破坏，从而使酶的存在状态破坏，加上细胞内环境 pH 的失常，使酶的活性降低或丧失，最终引起酶促反应的速度和方向发生改变，细胞新陈代谢紊乱，严重时可导致细胞解体或死亡。

酸雨对生态系统的影响，除上述对植物的直接伤害外，更严重的是引起土壤酸化及由此引起的一系列环境效应所造成的生态危害。

（2）土壤酸化对金属可利用性的影响

酸雨引起的土壤酸化可导致土壤和岩石中的有毒金属（如铝、汞、铅、镉等）溶出，例如，在 pH=5.6 时，土壤中的铝很稳定，不会溶解，但当 pH=4.6 时，铝的溶解度增加约 1 000 倍。这些土壤有毒金属通过酸雨作用，由不溶性转化为可溶性以后，提高了这些金属的生物可利用率且可以流入水体。在许多酸雨污染的地区，其地下水中许多有害金属离子的浓度比正常背景值高 10～100 倍。人和动物饮用了有毒金属污染的水就可能对健康造成损害。这些流入水体中的有毒物质，被动地被植物吸收后进入食物链，造成食物中有毒金属含量增加，从而对人和动物的健康造成危害。酸雨能促进甲基汞在鱼体的蓄积，在酸雨污染的湖中，鱼体内甲基汞水平升高。

（3）土壤酸化对土壤肥力的影响

当酸雨 pH 过低时，特别是在酸性土壤地区，会使土壤 pH 明显降低，从而影响土壤微生物的活性，抑制枯枝落叶和土壤有机质的分解，使营养元素的物质循环受抑；同时，还可降低土壤腐殖质的合成和分解，从而使土壤团粒结构遭受破坏，土壤物理性质恶化，土壤肥力下降。氮元素是植物生长发育最重要的营养元素之一，土壤酸化可抑制土壤硝化和反硝化细菌的繁殖和生长，生物固氮作用也受到抑制，导致土壤中可利用氮素的缺乏。

此外，土壤酸化不仅可导致土壤和岩石中的有毒金属溶出，而且也可引起土壤中 Ca^{2+}、Mg^{2+}、K^+ 等无机养分的流失，导致土壤肥力下降，植物根系的生长受到抑制，大片树木落叶甚至森林被毁，农作物的产品质量和产量降低，甚至使农作物枯死。

（4）酸雨污染导致植物病虫害发生

酸雨往往导致植物对害虫的抵抗力减弱，从而引起植物虫害的加剧。此外，酸雨可引起植物生理代谢的改变，植物本身的代谢物变化和分泌物的变化均可对大多数昆虫的取食和生存状况产生严重影响。例如，酸雨或 SO_2 对植物信号物质萜烯类的挥发有影响，从而影响许多针叶树昆虫的取食定向；酸雨或 SO_2 可使某些种类树木的酚化物增加，而酚类物质既可以作为某些昆虫的营养物，也可以作为另一些昆虫的生长抑制剂；受酸雨污染的云杉由于合成酚类物质减少，防御能力下降，致使蚜虫的危害加重；此外，酸雨影响植物的氨基酸和糖代谢，从而改变昆虫食物的养分状况而间接影响植物与昆虫的关系。由此可见，酸雨对昆虫的影响机理也与害虫的种类有关。

早在 1923 年，Evenden 就提出大气污染能改变昆虫与森林生态系统的相互作用。Alstad 对 50 多种生活在森林中的昆虫和螨虫进行观测，发现昆虫密度与酸雨的危害程度呈负相关。当受酸雨危害的森林树木生长势衰退时，初级害虫或腐生植物的优势昆虫种随之也发生了明显改变，导致多种虫害严重发生。重庆的一项研究表明，酸雨污染危害的马尾松林，随其生长势减弱，松天牛和小蠹虫等害虫的危害加剧，松干线虫病的发生加重。

此外，植物在酸雨污染的胁迫下，生命活力下降，容易导致病原菌的大量侵染，造成植物病害的大发生。例如，在酸雨污染的影响下，美国西部的黄松林发生严重的假密环菌病害。又如，酸雨对马尾松落针病和赤落叶病的发生有促进作用，但在 pH<4 的酸雨长期暴露的情况下，落针病的发生反而受到抑制。

由于植物病害的发生是环境、宿主、病原菌三者综合作用的结果，所以酸雨对植物病害的影响是复杂的。例如，由于酸雨对某些植物病原菌有抑制作用，故在特定情况下反而不利于植物病害的发生。一项研究显示，西红柿先经酸雨处理使叶片出现伤害后，再接种假单胞菌可使病害加重，而如果先接种假单胞菌而后用酸雨处理，由于酸雨能抑制假单胞菌的生长，病情反而减轻。

4．酸雨对淡水生态系统产生的影响及其机理

酸雨对淡水生态系统的危害主要是通过水体酸化而产生的。酸雨降落到湖泊、河流及其汇水区，是否可使水体酸化，除了与酸雨中酸性物质的数量密切相关外，还与水体本身对酸的缓冲能力有关。水体对酸的缓冲能力取决于土壤与岩基的类型及水体本身的碱度、硬度等。以石灰岩为主要基岩的地区，水体的缓冲能力较强，属于对酸雨不敏感地区；而以花岗岩、石英岩等为主的硅质基岩地区，水体的缓冲能力较弱，属于对酸雨敏感地区。因此，酸雨对淡水生态系统影响的评估，应根据当地的生态环境进行具体分析。

（1）酸雨对淡水生态系统的影响

第一，酸雨对淡水生态系统中不同营养级生物类群的影响。

①水体酸化对生产者的影响很大。藻类是水体的主要初级生产者。据中国科学院水生生物研究所试验 pH=5.0～5.5 是藻类生长的阈限，pH 高于 5.5，藻类生长正常；pH 等于或低于 5.0，生长受到抑制。在酸化水体中，藻类种类和数量均会减少。

高等水生植物是某些水生态系统的另一类重要初级生产者，对 pH 的适应范围一般较宽。有些种类，如沉水草本植物篦齿眼子菜（*Potamogeton pectinatus*）、浮生植物浮萍（*Lemna minor*）等喜好偏碱水质条件，对水体酸化较敏感；而另一些种类，如睡莲（*Nymphaea* L.）、普通眼子菜（*Potamogeton distinctus*）、浮叶眼子菜（*Potamogeton natans*）等喜好偏酸条件，可在一定程度上耐受水体酸化。水体酸化对水生植物的严重伤害，直接影响水体的生物自净作用。

②水体酸化对初级消费者的影响也很大。对浮游动物来说，水体酸化使浮游动物种类减少，多样性下降，生物量减小。例如，水体酸化使大型蚤（*Daphnia magna*）、椭圆萝卜螺（*Radix swinhoei*）的平均体长、生殖量减少，死亡率上升。但是，也有一些浮游动物对酸化水体有较强的耐受性，例如，在桡足类中有不少种类耐酸范围较广，有些枝角类如象鼻蚤（*Bosmina*）、大眼蚤（*Polyphemus*）等对酸化水体适应性与耐受性强。

还有一类初级消费者是底栖动物。软体动物介壳的形成需要大量的碳酸钙，而水体酸化后碳酸钙缺乏，妨碍介壳的形成，导致软体动物难以生存，故在酸化水体中很少出现软体动物。

水生昆虫也属于食物链的初级消费者，其对酸化的忍耐能力随种类不同而有很大差异。襀翅目、鞘翅目和半翅目对水体酸化比较敏感，它们的最低 pH 中值约为 6.0；双翅目的最低 pH 中值为 5.5，该目中的摇蚊科有些种类耐酸性很强，曾发现在 pH=2.8 的淡水环境中也能生存。毛翅目昆虫对水体酸化的耐受性也很强，在 pH 5.0 以下的水体中也可生存。

③水体酸化对次级消费者也有很大影响。鱼类是淡水生态系统中最重要的次级消费

者，水体酸化直接影响鱼卵孵化和鱼类生长，使鱼类种群减少甚至消失；同时，酸雨可使食物链中与鱼类有关的生物受到影响，间接影响鱼类种群的增长。酸雨可直接引起鱼类死亡，例如，鲢、鳙、鲤鱼三种鱼的 96 小时 LC_{50} 分别是 pH=5.34、pH=4.51 及 pH=3.80。在冬末和初春，含有大量酸性物质的冰雪融化或暴雨发生时，河流和湖泊中 pH 骤然下降，可引起鱼类大量急性死亡；当受酸雨的影响而使水体逐渐酸化时，酸化水体会对鱼类产生慢性毒性作用，对鱼类的繁殖和生长发育十分有害，甚至造成鱼类从天然水体中消失。此外，鱼类在不同生长发育期对酸雨危害的敏感性不同，依次为受精卵＞鱼苗＞成鱼。鱼类对水体酸化的耐受能力随种类不同而有差异，例如，鲤科鱼类对低 pH 最敏感，在 6.0 以下，种类便明显减少；而鲑科鱼类比较耐酸，在 pH 低到 5.0 时都没有明显减少。

两栖类动物也是淡水生态系统中的次级消费者，由于两栖类动物在水塘产卵，所以水体酸化对其生殖发育的影响很大。水体酸化在 pH=3.7~4.6 时可引起青蛙蝌蚪发育畸形，小于 4.0 时可引起死亡。水体 pH 低于 6.0 时，斑点蝾螈的卵死亡率增加，发育受到抑制。对加拿大安大略省的池塘调查发现，水体 pH 在 4.55~6.36 时，pH 越低，牛蛙、小池蛙和十字花雨蛙的蝌蚪密度越小。此外，水体酸化对重金属离子的毒性作用也有显著影响。例如，在软水中 pH=4.0 时可引起欧洲林蛙蝌蚪发育畸形；在水体 pH=4.5、含 Ca^{2+} 2 mg/L 的情况下，Al^{3+} 浓度为 0.2 mg/L 便可引起林蛙蝌蚪全部死亡；而当水体 pH=5.3、含 Ca^{2+} 40 mg/L 的情况下，同样浓度的 Al^{3+} 对林蛙卵发育的影响显著减弱。这也说明酸雨可通过对 Ca^{2+}、Al^{3+} 浓度的作用而间接对水域生态系统产生影响。

④水体酸化对分解者有严重影响。水体中的微生物是淡水生态系统物质循环中的主要分解者。水体酸化对细菌和真菌生命活动有严重的直接影响，导致动、植物残体分解受阻、有机物的矿化作用迟缓、物质循环、能量流动发生障碍，使水体贫营养化、生产力下降、自净化受到影响。

第二，酸雨对淡水生态系统影响的特征。

①生物多样性降低、群落结构受到影响。水体酸化引起水域动、植物种类数减少，多样性降低，生物量减小。例如，对加拿大 47 个酸性湖泊的浮游动物调查发现，pH 在 5.0 以下的湖泊中，只有 1~7 个物种，其中仅 1 个或 2 个优势种；而 pH 在 5.0 以上的湖泊中，一般有 9~16 个物种，其中有 3 个或 4 个优势种。

②食物链/网受到破坏、生态平衡受到影响。在正常水体中，生产者、消费者和分解者之间的物质循环、能量流动和信息传递，保持着相对平衡状态。水体酸化之后，食物链/网中任何一类水生生物受害，则整个水生食物链/网将遭到破坏，使水生态失去平衡。例如，水体酸化严重抑制浮游植物的生长，使以浮游植物为食的钩虾和栉水虱等由于缺乏食物而繁衍受阻、密度锐减，继之导致以钩虾和栉水虱为食的大马哈鱼在酸化水体中消失。

③重金属生物积累增高，成为对生态危害的隐患。由于酸雨可将从大气中获得的汞和

其他金属注入水体，又由于酸雨可将土壤中的重金属随地表径流或地下水进入水体，所以受酸雨影响的水体往往金属离子浓度较高。对挪威、瑞典和加拿大的湖泊调查显示，酸化水体中的 Al、Hg、Zn、Pb、Cu、Cd 和 Ni 等金属离子浓度一般比较高，导致在水生生物体内这些重金属的积累增高，这不仅会对当代生物造成损伤，还有可能殃及后代，从而造成更大更远的生态危害。

（2）酸雨对水生生物毒性作用的机理

如前所述，环境污染物引起的任何生态效应包括大尺度范围的生态毒理学效应，均起始于污染物引起的分子效应。因此，酸雨对水生环境的生态效应，其毒性作用机制必须从分子水平去探讨。目前，有关水体酸化对水生生物毒性作用的机理主要聚焦于对水生动物的研究，其毒性作用机理主要有以下几点：

第一，干扰动物的呼吸代谢和酸碱平衡。

酸化可使水体溶氧量减少使水生生物处于供氧不足的环境；相反，酸化可使水体的游离 CO_2 增高，使生物体内代谢产生的 CO_2 的排出受到影响，引起机体酸碱平衡紊乱和酸中毒发生。高碳酸血症也是鱼类生存的威胁因素，可致鱼类死亡。除了水体溶氧减少造成缺氧压力之外，鱼类酸中毒可降低血红蛋白的稳定性，高铁血红蛋白含量增加，血红蛋白对氧的亲和力及运载能力降低，导致细胞缺氧，甚至引起死亡。此外，水体酸化对鱼鳃的损伤严重影响呼吸功能，使机体呼吸速率减慢，血氧交换受阻，导致窒息而死。

第二，干扰细胞对无机离子的稳态调节。

Na^+ 和 Cl^- 对于动物具有多种生理功能，维持二者在体液和细胞内的稳态对机体正常代谢非常重要。所有的淡水动物都要从水中主动地吸收盐类，鱼鳃和口腔表面的氯细胞具有这一功能。进入体内的 H^+ 与水中的 Na^+ 交换，而体内的 HCO_3^- 与水中的 Cl^- 交换，以保持体内钠和氯的浓度相对恒定。当水中氢离子大量渗入鱼体时，过多的氢对鱼鳃上皮细胞 Na^+/H^+ 交换体系有损伤作用，导致机体对 Na^+ 的吸收和对 H^+ 的排出均显著减少；同时，过多的 H^+ 对 Cl^-/HCO_3^- 交换体和其他 Cl^- 转运蛋白的结构或功能也有损伤作用，从而使氯细胞主动吸收氯和钠的功能产生抑制作用。水体酸化的这些作用，最终导致鱼体内 Na^+ 和 Cl^- 浓度极度下降，甚至引起死亡。例如，受酸雨影响的河流中的鱼，其血浆钠和氯的浓度均低于正常河流中的鱼。因此，可以用这两个参数作为指标来监测鱼类受酸雨损害的程度。

细胞钙离子（Ca^{2+}）具有稳定细胞膜电位、调节神经肌肉的兴奋性等多种生理功能。此外，Ca^{2+} 是重要的细胞第二信使，在信号转导、维持机体正常生理功能中发挥重要作用。进入细胞内的 H^+ 过多，对 Ca^{2+} 感受器的功能、对钙离子通道和钙转运蛋白的功能等均有干扰作用，从而影响细胞钙稳态。细胞内 Ca^{2+} 过多可以使多种酶激活，导致细胞代谢紊乱，包括激活核酸内切酶，引起 DNA 断裂和染色体畸变。

第三，对糖、脂肪和能量代谢的影响。

物质和能量代谢是生物一切生命活动的基础，也是生命存在的主要表征。物质和能量代谢主要表现在糖和能量代谢、脂肪酸代谢、核酸和蛋白质代谢等方面。

鱼类糖代谢主要涉及糖酵解、糖异生、三羧酸循环、磷酸戊糖途径、糖原合成和降解等过程。酸化水体可以通过干扰多种关键代谢酶的活性而对水生动物糖代谢产生显著影响。长期低 pH 胁迫可导致鱼类肝细胞线粒体结构破坏和功能异常，引起氧化磷酸化解偶联，影响三磷酸腺苷（ATP）的合成，能量代谢异常使细胞缺乏能量而受到损伤，甚至死亡。

水体酸化对脂肪酸代谢有严重影响。脂肪酸不仅可作为能源为水生动物生长、发育、繁殖等生理活动提供能量，而且脂肪酸也是许多重要生理活性物质合成的前体物或原料，因此脂肪酸代谢的紊乱会对生物的生命活动造成严重影响，严重者可致动物过早衰老，甚至死亡。酸雨引起的水体酸化可导致机体酸中毒，而细胞内环境 pH 降低可引起多种脂肪酸代谢酶结构和功能异常、活性降低，使脂肪酸合成减少、分解加速，甚至诱发自由基大量产生而引起脂肪酸过氧化发生。

第四，对核酸和蛋白质代谢及基因表达的影响。

核酸和蛋白质代谢也是在代谢酶的催化下进行的，由于这些酶的结构和活力对 pH 很敏感，过低的 pH 对多种蛋白质代谢酶和多种核酸代谢酶的活力有显著影响，所以在水体酸化下鱼类蛋白质和核酸的代谢均受到明显影响。一般来说，水体酸化可引起鱼体蛋白质合成速率降低而分解速率增加，最终引起体内蛋白质净增加值降低。水体酸化还可引起水生动物基因表达的改变，往往导致基因转录速率降低，使脱氧核糖核酸（DNA）向核糖核酸（RNA）的转录受到抑制，从而导致核糖核酸/脱氧核糖核酸比值下降。这一规律在多种鱼类对酸化水体的试验中均得到了证实。

然而，虽然水体酸化往往引起水生动物基因表达下降，核酸和蛋白质合成速率减缓，但是在酸化的不利环境下，也使生物产生了一些适应性机制，反而诱导一些基因表达上调、蛋白质合成增加。例如，酸化水体可引起丝足鱼（*Osphronemus* sp.）、金鱼（*Carassius auratus*）、鲤鱼（*Cyprinus carpio*）、虹鳟鱼（*Oncorhynchus mykiss*）的中枢神经系统星形胶质细胞合成热休克蛋白 70 和热休克蛋白 60 的基因表达显著增加，最终引起这些热休克蛋白合成的增多。这些热休克蛋白具有多种生理功能，有益于机体抗逆能力的提高。此外，当水体酸化引起鱼体内自由基增加时，多种抗氧化酶基因表达上调，从而有利于对体内自由基的清除。

第五，引起体内自由基增加，导致氧化应激发生。

水体酸化与水生生物之间是一种交互作用的复杂关系，其间既有酸化水体中高浓度氢离子（H^+）对水生生物直接或间接的危害，同时也存在水生生物对这种危害的适应性反应。

在对生长发育不利的酸化水体环境中，生物氧化作用增强，大量活性氧种类（ROS）产生，包括超氧阴离子自由基、羟基自由基、过氧化氢、脂质过氧化物和单线态氧，ROS 能攻击 DNA、RNA、酶、蛋白质及脂肪等生物大分子，引起这些大分子发生氧化损伤。DNA 和 RNA 发生氧化损伤可引起基因突变、基因表达异常、酶和蛋白质合成异常。酶和蛋白质发生氧化损伤可导致细胞结构和功能改变，酶活性异常，细胞代谢紊乱。例如，ROS 引起脂质过氧化损伤导致大量自由基和代谢产物产生。其中，丙二醛是脂质过氧化产生的标志性产物，它可与腺嘌呤脱氧核苷酸、鸟嘌呤脱氧核苷酸、胞嘧啶脱氧核苷酸反应，导致 DNA 单键或双键断裂，对基因结构和功能造成损伤。

对不同水生动物的研究显示，水体酸化引起的氧化应激可刺激抗氧化酶基因的转录，如引起体内超氧化物歧化酶（SOD）、过氧化氢酶（CAT）和谷胱甘肽过氧化物酶（Gpx）转录增加，酶活性升高，有利于降低 ROS 水平和减少对生物大分子的氧化损伤。但是，生物体对氧化应激的这种适应性反应是有限的，其最终结局如何，还与氧化损伤的强度和作用时间有关。

第六，干扰神经内分泌功能。

水体酸化可引起水生动物神经-内分泌系统功能紊乱，从而激发细胞物质代谢和生命活动异常。在酸化水体的胁迫下，水生动物体内甲状腺素、去甲肾上腺素、肾上腺素、皮质醇等激素的分泌增加，从而对相关物质代谢和器官活动产生影响。水体酸化的实质是水中氢离子（H^+）浓度急剧增高，因此 H^+ 对水生动物神经-内分泌系统的效应与作用机理也是酸雨生态毒理学研究的热点之一。

（二）臭氧层破坏

臭氧对生物和生态环境的作用取决于臭氧在大气层中的位置。接近于地球表面大气层的臭氧，由于具有强氧化剂的特性而对生物包括人类的健康有损害作用，是一种气体污染物；然而，臭氧在 10～50 km 高度的大气平流层中形成的臭氧层（ozonosphere）具有过滤或吸收来自太阳的紫外线辐射的作用，它环绕大气层为生物圈形成了一个防护罩，使地球生物免受紫外线过量辐射的危害。20 世纪 70 年代以来的研究发现，大气中某些环境污染物对臭氧层的破坏作用是另一大陆和半球范围的严峻生态毒理学问题。

1. 臭氧层的形成与臭氧层空洞

由于氧分子受强烈日光，特别是受短波紫外线照射可形成臭氧（ozone）分子（O_3），从而导致在距离地球表面上 20～50 km 的平流层内形成臭氧层。臭氧层几乎可全部吸收来自太阳而对人类和其他生物有害的短波紫外线的 B 段（UV-B，280～320 nm）和 C 段（UV-C，200～280 nm），从而对地球生物起到了保护作用。有的文献把 UV-B 称为中波紫外线，把 UV-C 称为短波紫外线。

20 世纪 80 年代，科学家们发现南极上空出现了臭氧层空洞（ozone hole），其面积比中国总面积的 2 倍还要大。随之发现，北极上空的臭氧层也薄了 1/10，极点上空则差不多薄了 20%。目前，虽然各国保护臭氧层的积极行动使臭氧层臭氧的浓度有所上升，但南极和北极上空的臭氧层空洞依然存在，要使臭氧层恢复到原来的水平，任重而道远，各国仍需共同努力。

2. 臭氧层破坏的原因与机制

研究发现，大气环境的化学污染是臭氧层破坏的主要原因之一。

（1）氟氯烃对臭氧层的破坏作用

氟氯烃（又称氟利昂）作为制冷剂、发泡剂、洗净剂、推进剂等被广泛应用于现代工业和家庭生活中。氟氯烃是一类人工合成的含氯的有机化合物如 F-13（$CFCl_3$）和 F-12（$CFCl_2$）等，在人类生产、生活活动中它被释放出来以后可以进入大气层中的平流层，当它受到波长 175～220 nm 紫外线照射时产生游离氯（Cl），Cl 与臭氧分子反复发生反应而使 O_3 分解，消耗掉大量臭氧分子：

$$CFCl_3 + hv \longrightarrow CFCl_2 + Cl$$

光解所产生的 Cl 可破坏 O_3，其机理为

$$Cl + O_3 \longrightarrow ClO + O_2$$

O_3 在紫外线照射下可分解产生 O，与 ClO 反应产生 Cl：

$$O_3 + hv \longrightarrow O_2 + O$$
$$ClO + O \longrightarrow Cl + O_2$$

所产生的新 Cl 可以继续破坏臭氧分子，据推算一个 Cl 可破坏 10 万个臭氧分子。

此外，灭火剂溴代氟烃在大气中可产生游离溴离子，后者也有破坏 O_3 分子的能力，且氯和溴有协同作用，可加快 O_3 的消耗。

（2）其他环境污染物对臭氧层的破坏

研究发现，臭氧层中的水蒸气、氮氧化物（N_2O、NO、NO_2）等工业废气和飞机废气中的常见气体污染物，甚至农业上大量使用氮肥所产生的氮氧化物对 O_3 也有破坏作用，也会加速臭氧层的耗损。

在农业生态系统中，施入土壤中的氮肥如铵盐和硝酸盐只有一部分被植物吸收，而一多半被土壤微生物通过硝化和反硝化作用将氮肥转化为一氧化二氮（N_2O）释放到空气中，并可上升进入到平流层中降解臭氧。在全球范围内，农业生态系统释放出的 N_2O 大约是汽车尾气释放量的 5 倍。据科学家估计，大气中 N_2O 浓度升高 1 倍将可导致臭氧层损耗增加 10%，从而使到达地面的紫外线辐射增加 20%。

3. 臭氧层破坏引发的半球性生态毒理学效应

由于大气臭氧层能够吸收 99% 以上来自太阳的紫外线辐射，所以随着平流层臭氧浓度

的减少，到达地球表面的紫外线辐射强度就会增加。因此，臭氧层的破坏将给地球生物包括人类的健康带来极大危害。

（1）对陆地生态系统的影响

紫外线辐射过强对植物的生长发育有严重影响，不但对叶绿素有破坏作用，而且可使叶片气孔关闭，阻断植物与外界的气体交换，影响光合作用的进行。美国科学家 10 年来测定了 200 余种植物（大多为农作物）对紫外线增强的反应，结果显示受试植物中有 2/3以上的植物均受到一定程度的损害，尤其是瓜类、豆类、卷心菜等对 UV-B 更为敏感。紫外线辐射的过量暴露可使水稻、小麦、棉花、大豆等重要粮食及经济作物产量大幅度减产。以大豆为例，臭氧层中臭氧浓度减少 25%，增加的紫外线辐射可使大豆产量下降 20%，籽实中蛋白质和植物油分别降低 5% 和 2%。此外，紫外线辐射过强可抑制植物的生长，使植物矮小、体弱，导致植物对病虫害的抵抗能力降低，从而影响生态系统的平衡或稳定，特别是对森林生态系统造成严重影响。

紫外线辐射过量还可引起家畜家禽及其他陆生动物视力减退，甚至引起白内障的发病率增高。

（2）对淡水生态系统和海洋生态系统的影响

过强的紫外线辐射可杀死湖泊和海洋表面的浮游动、植物，进而破坏淡水生态系统和海洋生态系统食物链或食物网，使鱼类、虾类、蟹类等水生动物数量显著下降。过强的紫外线辐射还可杀死水域浅层的鱼、虾、蟹及其他水生动物的幼体，直接降低水生生物的生产力。由于不同种类的生物对紫外线的忍耐能力不同，所以过强的紫外线辐射可能会导致生态系统中优势种发生改变，从而干扰生态系统的稳定或平衡。

综上所述，紫外线辐射的过量暴露不仅会导致大陆和半球范围的生态毒理学效应发生，而且对这些地区的农、林、牧、渔业也可造成不利影响。

4. 臭氧层的保护在行动

联合国环境规划署（UNEP）为了保护臭氧层，采取了一系列国际行动。1976 年 4 月UNEP 理事会第一次讨论了臭氧层破坏问题；1977 年 3 月召开臭氧层专家会议，通过了《关于臭氧层行动的世界计划》；1985 年 3 月在奥地利首都维也纳召开的"保护臭氧层外交大会"上，通过了《保护臭氧层维也纳公约》；1987 年 9 月在加拿大蒙特利尔签署了《关于耗损臭氧层物质的蒙特利尔议定书》，该公约自 1989 年起生效，规定以 1986 年的产量和消费量为基准，缔约方必须按指标逐年削减含氯氟烃的产量和消耗量。到 2017 年，《蒙特利尔议定书》的缔约方已达 197 个。

目前臭氧层的保护已经取得了一定成效。2014 年，负责近 4 年臭氧水平评估的美国科学家保尔·纽曼说，2000—2013 年，中北纬度地区 50 km 高度的臭氧水平已回升 4%。科学家认为这是由于全球对《蒙特利尔议定书》及相关协定开展的行动，使曾用于冰箱、喷雾器、绝缘泡沫塑料和灭火器等产品的氟氯化碳和哈龙等气体在大气中减少的缘故。

另外，臭氧层虽然在恢复，但距离完全恢复还很遥远，而且还要时刻警惕"反弹"的发生。南极臭氧层空洞依旧存在，最新计算显示，臭氧浓度水平仍比 1980 年低 6%。先前有预测认为，南极臭氧层空洞可能在 2065 年前完全消失。联合国环境项目执行主管阿希姆·施泰纳依据最新数据判断，臭氧层可能会在 21 世纪中期实现修复，但各国仍需继续努力。

四、生物圈水平

有些环境污染物可以被强大的气流和洋流转运到全球各个角落（如大气中的苯并芘和海洋生物中的多氯联苯），而有的环境污染物在被全球各地人类的经济和生活活动不断地产生着，如化石燃料燃烧产生的 SO_2、CO_2 使其在大气中的浓度不断升高。这些全球性环境污染物对整个生物圈（biosphere）产生着严重的生态毒理学效应，成为当代人类面临的最为严峻的问题之一。因此，生态毒理学不仅要研究局部区域的环境污染物对野外生物及其生态系统的危害及其规律，而且要站在更大尺度包括全球水平去探讨由于人类活动产生的多种污染物的综合作用，所导致的全球性环境恶化及其对地球生物的危害或威胁。为了全面、深入地研究全球性环境恶化对生物圈的危害及其防护问题，生态毒理学研究者必须与环境学、生态学及环境毒理学等学科的研究者联合起来、共同攻关。在此，仅选择两个实例介绍如下。

（一）持久性有机污染物的全球生态毒理学效应

1. 概述

持久性有机污染物（persistent organic pollutants，POPs）是指环境污染物中很难降解的、可在环境中持久存留的、对生态环境和人体健康具有严重危害的有机污染物，又称为难降解化学污染物。持久性有机污染物（POPs）在全球的广泛分布及其在地球生态循环中的高度富集，对整个生物圈产生着严重的生态毒理学效应，对人类健康和生态环境具有严重危害。为了控制和消除 POPs 及其环境影响，联合国在瑞典首都斯德哥尔摩召开协商会议，包括中国在内的 127 个国家的代表于 2001 年 5 月 23 日签署了《关于持久性有机污染物的斯德哥尔摩公约》（以下简称《斯德哥尔摩公约》），并于 2004 年 5 月 17 日正式生效，标志着全球削减 POPs 的工作从 2004 年开始正式开展。

目前世界上已知的 POPs 有数千种，《斯德哥尔摩公约》中首批列入了 12 种 POPs 被强制性限制生产和使用。这 12 种 POPs 按其来源和用途可分成三类：第一类是有机杀虫剂（8 种）：艾氏剂（aldrin）、狄氏剂（dieldrin）、异狄氏剂（endrin）、氯丹（chlordane）、七氯（heptachlor）、灭蚁灵（mirex）、毒杀酚（toxaphene）、滴滴涕（DDT）；第二类是有机氯代芳烃类化学品（2 种）：六氯苯（hexachlorobenzene）、多氯联苯（PCBs）；第三类是化学品的副产物（2 种）：二噁英（PCDFs）和呋喃（PCDFs），是某些工业过程和固体废物燃烧过程中产生的副产品，在森林火灾、有机垃圾燃烧等过程中也有产生。遵照《斯德哥尔摩公约》的规定，列入控制的 POPs 清单是开放性的，将会按规定的标准进行扩充。2009年，《斯德哥尔摩公约》缔约方大会又将 9 种 POPs 列入受控 POPs 清单中。这 9 种 POPs是α-六氯环己烷、β-六氯环己烷、林丹、六溴联苯醚和七溴联苯醚、四溴联苯醚和五溴联苯醚、六溴联苯、十氯酮、五氯苯、PFOS 类物质（全氟辛磺酸及其盐类和全氟辛基磺酰氟）。此后，不断有新的 POPs 被列入受控名单中，清除 POPs 的名单正在逐年扩大。

2. 持久性有机污染物的特性及其生态毒理学效应

持久性有机污染物（POPs）与其他有机污染物一样，进入环境后将发生一系列的物理、化学和生物反应，但因其自身独特的性质而又有别于一般的有机污染物。目前公认的 POPs具有下列四个重要的特性：

（1）持久性

在自然条件下，POPs 不但很难化学分解，而且也很难在生物代谢和微生物降解等方式下分解。因此，一旦释放到环境中，POPs 就可以在环境介质中存留数年甚至数十年或更长的时间。例如，二噁英系列物质的半减期（$t_{1/2}$，又称半衰期），在气相中为 8～400天，在水相中为 166 天～2 119 年，在土壤和沉积物中为 17～273 年。又如，早在 20 世纪70 年代就禁止使用的有机氯农药和多氯联苯，通过对鱼类或其他动物的脂肪组织进行检测，发现这些物质的含量虽然在逐渐减少，但是仍然存在。

（2）半挥发性

由于 POPs 一般具有半挥发的物理特性，所以它能在自然温度下，从水体、土壤中以蒸汽的形式进入大气环境，并可吸附在大气颗粒物上，在空气运动的带动下，经过远距离迁移，仍会以原毒物的形式重返地面。也正是 POPs 的半挥发和高持久性，使其几乎遍布世界各个角落。在全球范围内，包括大陆、沙漠、海洋和南北极地区都可检测出 POPs 的存在。对北极海洋沉积物的测定发现，即使在北极地区也有 POPs 的存在。

一般来说，污染物的浓度在其排放地点最高，随着迁移距离的增大，浓度逐渐降低。然而，除挥发性较低的滴滴涕、狄氏剂外，POPs 从温度高的低纬度地区（热带和亚热带）挥发，经"全球蒸馏"，低温高纬度（寒带）的"冷凝效应"使 POPs 冷凝而沉降下来，导致随其迁移距离的增大，浓度反而有所增加，呈现与温度成反比，与纬度成正比的分布规律。对α-HCH（六六六的一种异构体）的分布研究发现，它在赤道脉冲释放（即挥发）后，在附近的海水中浓度为 0.2 ng/g，而在北纬 80°却增加到 6 ng/g。因此，POPs 的这一特性使其随着大气环流而分布到全球地区，甚至不产生、不使用这类物质的极地地区，从而对全球产生持久的生态毒理学危害。

（3）生物富集性

POPs 的辛醇-水分配系数大，难溶于水，亲脂性高，能够在脂肪中积累，故其生物富集系数（BCF）高，易从周围环境富集到生物体内，并通过食物链逐级放大直到在高级捕食者机体中成千上万倍累积，甚至可达到中毒浓度，从而对高营养级生物引发生态毒理学效应。例如，20 世纪 70 年代对美国长岛河口地区生物对 DDT 富集的研究表明，在大气颗粒物中存在的 DDT 含量为 $3×10^{-6}$ mg/kg，水中 DDT 的含量极少，而水生浮游动物体内的 DDT 为 0.04 mg/kg，以浮游动物为食的小鱼体内 DDT 增加到 0.5 mg/kg，而后以小鱼为食的大鱼体内的 DDT 增加到 2 mg/kg，富集系数约达 $6×10^5$ 倍。大型食肉鸟类如食用了这些鱼以后，鸟体内 DDT 将会达到更高的浓度而对鸟类自身产生毒害。美国国鸟白头海雕（*Haliaeetus leucocephalus*）是一种大型食肉鸟类，由于其以大马哈鱼、鳟鱼等大型鱼类和水鸟等为食，所以在 20 世纪 60 年代美国水环境污染恶劣的情况下，白头海雕的繁殖受到严重危害，以致几乎到了种群灭绝的地步。

又如，被人类排入海洋中的 POPs，可经浮游动、植物吸收、富集而进入食物链，然后经过小鱼、大鱼、鲸类的逐级捕食，在此食物链中 POPs 可被逐级放大。据测算，全球海洋中鲸类体脂中已经富集了成千上万吨的 POPs，并通过鲸的游动而带到世界各地，成为 POPs 全球性污染的生物因素之一。

（4）高毒性

绝大部分 POPs 对各种生物具有很高的毒性。POPs 在生物体内积累到一定浓度就会对生物体引起多种毒性作用，如可引起内分泌系统、免疫系统、神经系统和生殖系统异常，有的 POPs 还可诱发生物体发生癌变、畸变和突变。

例如，有机氯杀虫剂 DDE（DDT 的一种代谢产物）可影响食肉鸟类蛋壳的厚度，使鸟类蛋壳的厚度变薄；有些种群的鸟嘴还发生了畸变。蛋壳变薄导致孵化完成之前便使蛋壳发生破坏而严重影响鸟类的繁殖，致使某些食肉鸟类在环境污染严重的地区其种群密度受到很大影响。

有些 POPs 的化学结构与动物体内的一些激素相似，它们对机体的影响涉及整个神经—免疫—内分泌网络系统。农药阿特拉津在低于美国国家环保局饮用水标准（3 ng/L）的 1/30 暴露剂量下，可诱发非洲爪蛙发生性别改变。多氯联苯、毒杀酚等化合物也具有类雌激素的作用，能干扰内分泌系统的功能，甚至使雄性动物雌性化。

有些 POPs 毒性很大，不仅是内分泌干扰物，有引起雄性动物雌性化的作用，而且有致癌变、致突变及免疫和生殖毒性。例如，二噁英类化合物、某些多环芳烃类化合物、多氯联苯等。

3．对持久性有机污染物的控制

由于进入环境的 POPs 可以在环境中存留数年、数十年，甚至更长时间，所以 POPs 对人类和其他生物的危害将会持续数代，对人类和整个生物圈的正常发展构成了严重威胁。因此，有效控制 POPs 在生态环境中的浓度是全人类共同努力的目标。为了达到这一目标，除了禁止或限制 POPs 的生产和使用，从源头进行削减之外，对于已经进入环境中的 POPs 要加强治理。目前对环境中 POPs 的治理方法主要有物理法、生物法、焚烧法、化学法等，这些方法和技术各有特点，均取得了一定的成效。只有各国政府能够严格执行《斯德哥尔摩公约》并对环境中的 POPs 加强治理，人类在不久的将来一定能够在全球范围内完全控制 POPs 在生态环境中的水平的。

（二）全球气候变暖的生态效应

全球气候变暖（global warming，climate change）是地球生物圈（特别是大气和海洋）温度上升的现象，是由于温室气体排放过多、温室效应持续积累，地气系统吸收与发射的能量不平衡，能量在地气系统长期累积，从而导致温度上升、全球气候变暖。自工业革命以来，大气中温室气体浓度剧增，使全球变暖席卷整个地球。如今，全球气候变暖已经成为人类面临的最大的环境问题，被列为全球十大环境问题之首，由此引起的全球生态毒理学效应及其防护也是 21 世纪人类最为关心的重大问题。

1．温室效应与温室气体

温室效应（greenhouse effect）是大气保温效应的俗称，又称"花房效应"。太阳短波辐射可以透过大气射入地面，而地表受热后放出的长波辐射却被大气中的二氧化碳等物质所吸收，从而阻止地球热量的散失，导致产生地表与低层大气变暖的效应，由于这类似于栽培农作物的温室，故称为温室效应。

一般将大气中能吸收地表面发射的长波辐射、引起温室效应的气体被称为温室气体。大气中的二氧化碳（CO_2）等温室气体和颗粒物可强烈吸收地面辐射出来的、波长为 1 200～1 630 nm 的红外线，把能量截留于大气之中而不能正常地向外空间辐射，从而使地表面和大气的温度升高，引起温室效应。除了 CO_2 之外，甲烷（CH_4）、一氧化二氮（N_2O）、二氧化硫（SO_2）、臭氧（O_3）、一氧化碳（CO）、二氯乙烷、四氯化碳、氯氟烃（Chlorofluorocarbons，CFCs）等也是温室气体（greenhouse gases）。另外，大气中的颗粒物也有吸收长波辐射的作用。大气中的温室气体和颗粒物达到一定水平时均能引起温室效应（green house effect），使低层大气气温增加。因此，在温室效应的防止对策中，应当对大气中所有温室气体和颗粒物的效应进行全面、综合考量。

在这些温室气体中除 CFCs 是人工合成的化学物质外，其他均为工、农业生产过程中排放的气体污染物，据估算，大气中的气溶胶约 10% 来源于人类的活动。大气中 CO_2 浓度的异常升高主要是由于化石燃料的燃烧逐年增加及全球范围内森林和草原破坏加剧而造成的。有人测定，大气中 CO_2 浓度在工业革命前为 $280×10^{-6}$，20 世纪 90 年代初期为 $355×10^{-6}$，比工业革命前增加了 27%，与此相应，100 多年来，地球表面年平均气温也上升了 $0.6℃$。据测算，到 2050 年大气中 CO_2 浓度将达到 $560×10^{-6}$，即工业革命之前的 1 倍，同时其他温室气体也在逐年增加，全球年平均气温比现在可能将提高 1.5～4.5℃。

2. 全球性气候变暖的生态毒理学效应

（1）对全球生态环境的影响

气候变暖可导致极地、高山的冰雪融化，若南极冰盖全部融化，可引起全球海平面上升 65 m。全球气温上升的直接后果还可使海水热膨胀，也将导致海平面上升。科学家通过统计分析发现，过去 100 年中海平面上升了 10～25 cm，而 21 世纪末则会达到 50～110 cm。海平面的上升将给人类造成巨大的灾难。世界海岸带面积约 500 万 km^2，集中了世界耕地的 1/3，是全球人口稠密、大都市云集、经济发达之地。为使经济高度发达的海岸和海岸城市免受因海平面上升而遭受危害，对航道、堤防、运河、河流等的各种水利设施均需要耗巨资进行改建。科学家预计，如果世界各国对气候变化无所作为，到 21 世纪中叶，世界海平面可能会上升 1 m，到时将有一些低海拔国家（如荷兰和一些岛国）的全部或部分地区被海水淹没，大约 25 亿人之众受到海侵的威胁。对于那些经济实力不足、技术力量落后的贫穷国家来说，对海平面上升的危害则难以完全防护，必将导致成千上万的民众流离失所，被迫沦为"生态难民"。另外，全球性气候变暖还会引起海水倒灌、洪水排泄不畅、土地盐渍化等后果，航运、水产养殖业也会受到严重影响。更为严重的是，海陆变迁还可能改变地球板块应力的原有平衡，诱发地球板块运动活跃，增加海啸、地震的频率和强度，这不但会对全球性的生态系统造成影响，而且也会增加自然地质地理改变导致的人间灾难的发生。

此外，温室效应引起的气温变暖在全球不同地域有明显的不同，这不仅将引起生态系统发生巨大改变，而且还可能引起世界降水和干湿地区的变化，进而迫使世界各国的经济结构发生变化。尽管局部地区可能会带来一些经济好处，但从全球来说，人类社会应对经济结构的变化而付出的代价将大大高于可能得到的好处。世界降水的重新分配，除使原有水利工程失去功能外，还不得不投巨资建立新的水利工程。值得注意的是，世界降水的重新分配还有可能使洪灾、旱灾增多和加重。

（2）全球生物大迁移，生物圈平衡被打破

全球性气候变暖将会对生态系统造成很大影响，人类和地球生物必然受到很大影响。科学家研究了近 40 年气候变化对生态系统的影响，发现气候变暖引发海洋生物向两极迁徙，并且要比陆地的同类生物迁移速度更快。虽然海水表面温度比陆地温度升温速度慢 3 倍，但是海洋物种分布的前沿或最前线每 10 年平均向两极移动 72 km，大大快于每 10 年

平均向极地移动 6 km 的陆地物种。由此可知，海洋温度上升引发的海洋生物向两极移动，其平均位移相当于陆地物种的 10 倍，其中海洋浮游植物、浮游动物、硬骨鱼呈现的迁移变化最大。虽然海洋生态系统完全不同于陆地生态系统，但气候变化对两者的整体影响趋势相同：物种向两极转移的变化势不可当。有科学家分析，温度每增加 1℃，就会使陆地物种的忍受极限向极地转移 125 km，或在山地垂直高度上上升 150 m。值得注意的是，科学家们对物种向极地移动速率的预测一次次地被打破。2011 年，对近 1 400 个物种进行全面调查后发现，过去 10 年间，动、植物向极地地区平均移动了 16.9 km，物种向两极移动的平均速度比 2003 年科学家预计的速度快 3 倍。许多北极植物种类也向更高纬度迁移并形成新的植物群落。

气候变暖也导致动、植物种群由低海拔向高海拔地区迁移。例如，欧洲高山植物平均每 10 年向高海拔推进 1～4 m，维多利亚阿尔卑斯境内的 Hotham 山峰上的树线已经在近些年上升了 40 m。不同物种向两极或向高海拔地区的迁移速率不同，这不仅与温度有关，而且与物种本身也有密切关系。从分子水平研究不同种群向两极迁徙的机理及其生态标志物、深入探讨气候变化对全球生态格局改变的内在规律将越来越受到生态毒理学的关注。

此外，不同物种向两极或向高海拔地区迁移的不平衡，将导致原来生态平衡的破坏，新的生态平衡的建立需要一个漫长的过程，在这中间对生态系统包括对物种多样性的不利影响可能是存在的，限于人类的认识水平有些问题也可能是不可预知的。

（3）全球生物多样性受到严重影响

许多动、植物物种对气候变化的适应方面具有很强的保守性，它们对气候变化耐受性的适应（进化）速率远远慢于气候变化速率，从而导致物种灭绝的速率加速。例如，大多数植物种类在繁殖阶段只能忍受较小的温度变化，如果大气温度过高，超过耐受范围就会影响植物雌、雄性适合度。在配子形成时期，短期的高温胁迫会对植物的花粉数量、结构及其化学组成和新陈代谢等造成影响，导致成熟花粉数目下降，同时也会间接影响植物的果实和种子生成，从而使植物的繁殖受到影响。

此外，气候变暖还将导致适宜生境的丧失和破碎化，引起动、植物灭绝或被其他物种取代。随着许多物种向高纬度或高海拔迁移，一些物种将由于适宜生境的逐渐缩小而最终灭绝。2012 年，有研究报告指出，在过去 10 年里欧洲南部山区大量物种的数量在逐步减少，在地中海地区的山脉顶部也发现物种数量正在减少。

随着海平面上升，海水入侵加剧，海滨生境中盐度增加，海滨土著植物难以适应而大量减少，而入侵海滨生态系统的外来种比土著种适应性强，导致外来种的分布区扩大，造成海滨植被面积减少、结构简单，生物多样性受到影响。

据预测，21 世纪海平面的升高，在美国将至少淹没 80 个濒危物种的全部生境，世界上许多岛屿将完全被淹没，其上分布的动、植物将丧失生存之所，在周围受干扰的陆地也难以找到适合它们的生境。最近研究指出，如果现在各国对气候变化不积极应对，到2100年气候变暖将严重影响全球生物多样性。例如，如果各国对温室气体的减排不作为，预测到2100年全球将会升温4℃，全球植物多样性的平均水平将下降9.4%；但是，如果《巴黎气候变化协定》（2016年签署，简称《巴黎协定》）得以严格执行，到2100年全球升温控制在1.8℃之下，预计全球植物多样性将与目前状况无明显变化。

（4）全球生态系统受到强烈影响

气候变暖对全球生态系统的严重影响正在改变着陆地、淡水和海洋生态系统固有的自然发展规律，它将越来越严重地威胁地球生物包括人类的生存环境及人类社会经济的可持续发展。因此，为了最大限度地减少气候变化可能引起的不良后果，人类必须科学地认识到在气候变化和人为活动双重影响下，全球生态系统变化的过程与机制，科学预测其变化趋势，从而对生态系统实施有效管理，以维持地球生物圈的稳定和平衡。在气候变暖对全球生态系统影响的研究方面，对陆地生态系统的研究更为突出。为此这里仅对气候变暖与全球陆地生态系统的关系进行如下论述。

气候变暖对全球陆地生态系统的影响很大。2011年，科学家通过卫星地图发现，北半球北方针叶林群落有90%～100%发生改变，这预示着将从森林生态系统转变为草原，或从草地生态系统转变为荒漠。他们预测，到2100年气候变化将导致全球陆地表面49%的植物群落以及全球陆地生态系统37%的生物区系发生改变。

在气候变暖条件下，在低纬度地区的陆地生态系统其净初级生产力（net primary productivity，NPP）一般表现为降低，而在中高纬度地区通常表现为增加，从全球尺度来看，NPP表现为增加。与此相应的变化是，高纬度地区的生态系统植被碳库表现为增加趋势，低纬度地区生态系统植被碳库变化不大或略微降低，在全球尺度上表现为植被碳库增加。

大气温度的升高可以显著增加生态系统内凋落物的分解速率。陆地生态系统凋落物由陆地生态系统内植物、动物和土壤微生物的残体组成，也称残落物，是为分解者（微生物）提供物质和能量来源的有机物质的总称。气候变暖可以增加凋落物的量，同时也显著增加了凋落物的分解速率。与此相应，土壤有机碳分解的加速，可使土壤碳储存减少。另外，土壤碳库也可以由于植被碳库的输入而增加。但是，在不同生态系统这两种作用的比重不同，然而从全球尺度上看土壤碳库是减少的。此外，气候变暖导致微生物对土壤有机质的分解加快，从而加速了土壤养分的变化，可能造成土壤肥力下降。

气候变暖对土壤呼吸影响显著。土壤呼吸是指土壤中产生CO_2的所有生物代谢过程，包括植物根呼吸、土壤微生物呼吸和土壤动物呼吸以及含碳物质的化学氧化。大量研究显示，气候变暖可以增加土壤呼吸，但是温度升高并不能长期使土壤呼吸增高，因为土壤活性碳库的量是有限的，当呼吸使碳大量减少以后，增温就不能再刺激土壤呼吸了。何况，土壤呼吸对土壤温度变化存在一定的适应性，即土壤长期、持续的升温可以使土壤生物产生适应性变化，导致土壤呼吸不再随温度的升高而增加（或减少）。

气候变暖对森林或农业生态系统具有严重影响。在对森林生态系统的影响方面，主要表现在对森林土壤碳循环、植物物候、物种分布、生物多样性以及生产力等方面。在对农业生态系统的影响方面，大气中 CO_2 浓度升高、气温升高及降水量的变化等是全球气候变化对农业生态系统影响最为重要的几个生态因子，其影响主要表现在对农作物生长发育、产量、病虫害与杂草、农业水资源与农田土壤养分变化、粮食安全及农业生态系统结构和功能等方面。在过去的几十年，全球气候变化已对我国农业和农业生态系统，特别是我国北方旱区农业造成重大影响，其中不少影响是负面的。

可以预见，在未来数年乃至数十年间，气候变暖对全球生态系统必将产生巨大的影响，其生态毒理学效应及其发生机理，特别是在分子毒理学和生态标志物方面的研究，必将引起科学家们更多的关注。

（5）对植物病虫害的影响

气候变暖可使适于植物病虫害生长和繁殖的时间延长，病菌和虫卵的生长发育速度加快，繁殖一代经历的时间缩短，世代增多。例如，小麦纹枯病、白粉病及棉铃虫、麦蚜、麦蜘蛛等植物病虫害的发生均与气候条件的变化相关。暖冬对植物病虫害的安全越冬有利，春暖有利于病虫害的繁殖。在温度偏高伴随阶段性干旱的条件下，植物病虫害的种群世代数量呈上升趋势，繁殖数量倍增，往往造成病虫害的大发生。例如，在春季温暖、少雨的条件下，麦蚜和麦蜘蛛等虫害的发生和繁殖比较旺盛。

思考题

1. 名词解释

种群密度、抗性进化、工业黑化、优势种、物种多样性、酸沉降、景观、景观生态系统、地理信息系统、POPs、温室效应

2. 论述环境污染物在种群水平上的生态毒理学效应。

3. 论述环境污染物在生态系统水平上的生态毒理学效应。

4. 举例说明环境污染物在景观水平的生态毒理学效应。

5. 举例说明环境污染物在大陆和半球范围的生态毒理学效应。

6. 举例说明环境污染物在全球生物圈的生态毒理学效应。

教案及参考文献

第七章 生态风险评价

生态风险评价主要对人类各种生产活动所产生的不良生态效应或潜在的不良生态效应进行科学评价，对已经发生或可能发生的环境生态危害做出评价和科学预测，为控制这些不良影响，将其减少到最小程度提供科学依据。生态风险评价是在风险管理的框架下发展起来的，重点是评估人为活动对生态系统的不利影响，最终为风险管理提供决策支持，在制定环境政策时扮演越来越重要的角色。美国国家环境保护局（USEPA）在 1992 年提出了生态风险评价的定义，在 1996 年提出了生态风险评价准则，1998 年正式颁布了《生态风险评价指南》（EPA/630/R-95/002F），并提出了问题形成、分析阶段和风险表征的生态风险评价"三步法"框架。近 30 年来，USEPA 一直进行生态风险评价技术框架的研究，并在评价范围、评价内容、评价方法等方面有所扩展。不同国家根据本国的实际情况，在USEPA 提出的框架基础上，构建了各自的框架。国际上较成熟的环境污染物质生态风险评估技术指南文件还有欧盟委员会 2003 年出版的风险评估技术指南文件（TGD），2006 年12 月欧洲议会与欧盟委员会出台的关于化学物质注册、评估与授权的法规（REACH 法规）等。中国的生态风险评价研究起步较晚，大多集中在对国外生态风险评价理论与方法的综述，以及对我国生态风险评价基础理论和技术方法的探讨。部分学者开始尝试引进国外生态风险理论和方法来研究我国环境中的风险问题。

第一节 概 述

随着人类对环境的干扰类型、强度和范围的不断增加，生态环境问题日趋突出。重视和加强环境保护和管理工作已成为全社会的共识。除了对所有建设项目开工之前要进行环境影响评价（environmental impact assessment），以确定它对生态环境的扰动程度，进而提出预防对策，力求将它对生态环境的扰动降到最低程度。与此同时，环境影响评价的研究内容和方法也有了明显的变化，其中生态风险评价（ecological risk assessment）就是最突出的变化之一。环境影响评价是指对规划和建设项目实施后可能造成的环境影响进行分析、预测和评估，提出预防或者减轻不良环境影响的对策和措施，进行跟踪监测的方法与制度。环境影响评价是属于大的方面，包含很多专题，这些专题需要根据项目的性质，对照环境影响评价技术导则逐一确立。生态风险评价属于环境影响评价中的一个专题，只要项目具有对生态系统的结构和功能产生风险的物质或者风险单元，就需要开展生态风险评价。生态风险评价可以确定风险源与生态效应间的关系，判断有毒有害物质对生态系统产生影响的概率，以及当前污染水平下对评价区域内多大比例的生态物种产生影响，为环境风险管理提供理论及技术支持。

生态风险（ecological risk）是指生态系统及其组分所承受的风险，指在一定区域内，具有不确定性的事故或灾害对生态系统及其组分可能产生的作用，这些作用的结果可能导致生态系统结构和功能的损伤，从而危及生态系统的安全和健康。如河流由于环境污染物的污染，水质发生明显改变，导致水生生物（包括浮游动物、虾类、鱼类和水禽等）种群数量下降的过程等。生态风险评价（ecological risk assessment）是指主要以环境学、化学、生态学、地理学、毒理学和生物学等多学科综合知识为理论基础，采用数学、物理学、计算机科学和概率论等量化分析技术手段，预测、评价、分析环境污染物或人类活动对一个种群、生态系统及整个景观的不利影响，以及在现阶段和未来一段时期内，减少该种群、生态系统及整个景观内某些自身要素的健康、生产力、遗传结构、经济价值和美学价值的可能性。简单地说就是指生态系统受一个或多个胁迫因素影响后，对不利的生态后果出现的可能性进行评估。

一、生态风险的特点

1. 不确定性

任何一个生态系统或者区域发生哪种风险和导致这种风险的灾害（即风险源）都是随机事件。人们事先很难准确预料生态风险发生的时间、地点、强度及范围，仅知道生态风险发生的可能信息，确定这些事件可能发生的概率大小，并根据上述信息去估计和预测生态风险发生的类型和强度。风险是随机的，具有不确定性。

2. 内在价值性

在经济学上的风险评价以及自然灾害的风险评价中，通常将风险用经济损失来表示，但针对生态系统所作的生态风险评价是不可以将风险值用简单的物质或经济损失来表示的，生态系统更重要的价值在于系统本身的完整、健康和安全。分析和表征生态风险一定要与生态系统的结构和功能、物质循环和能量流动等特征相结合，以生态系统的内在价值为依据。

3. 危害性

危害性是指导致生态风险事件发生后的不良生态学效应对风险承受者具有的负面影响，这些影响将有可能导致某些种在遗传结构上发生某些突变和畸变，导致某些敏感生物种群数量的下降甚至灭绝及生物多样性的丧失，导致生物群落结构的改变，导致生态系统物质循环和能量流动发生紊乱。虽然某些事件发生以后对生态系统或其组分可能具有某一方面的积极的作用，如沙尘暴可能有助于大气污染物的扩散，改善局部区域的大气环境质量，但进行生态风险评价将不考虑这些积极的影响。

4. 客观性

任何生态系统随时都处于与外界的能量交换和自身的物质循环的动态过程中，它必然会受许多具有不确定性和危害性因素的影响，也就必然存在生态风险，只不过是生态风险发生的时间、地点、范围及危害程度不同而已。由于生态风险是客观存在的，是我们无法回避的事实或自然现象，所以，人们在进行各种生产活动，特别是可能对生态系统能量流动和物质循环产生消极影响时，就应该意识到生态风险的存在，从而采取科学严谨和实事求是的态度对生态风险给出恰当的评价。

二、生态风险发生的规模

按照尺度大小，生态风险可以分为局部生态风险、区域生态风险、景观生态风险。

1. 局部生态风险

局部生态风险（local ecological risk）是指特定事件对较小范围内环境产生的生态风险。例如，某些化工或冶金企业排放的污染物对其周围生态环境的影响等。

2. 区域生态风险

区域生态风险（regional ecological risk）是指特定事件对较大范围内环境产生的生态风险。例如，2011 年 3 月 11 日由于地震导致的日本福岛核泄漏对周围生态环境产生的影响以及过程等；我国在黄河三角洲开发石油对生态环境的影响，工农业生产和生活污水对整个汾河流域生态系统的影响；外来物种入侵导致当地生态系统紊乱等。

3. 景观生态风险

景观生态风险（landscape ecological risk）是指特定事件对大范围内环境产生的生态风险。例如，我国修建青藏铁路对青藏高原沿线自然景观的影响，南水北调工程对沿线自然景观的影响等。

三、生态风险评价的类型

生态风险评价的类型通常可以分为预测性生态风险评价、回顾性生态风险评价。

1. 预测性生态风险评价

根据预测性生态风险评价（predictive ecological risk）的含义，它往往是对尚未发生或即将发生的生态风险评价进行评价，因此这种评价结果具有一定的前瞻性，包含一定的不确定性。例如，某一大型水利工程在开工前，对濒危水生生物的生态风险进行评价，作为保护这些濒危物种的科学依据。

2. 回顾性生态风险评价

回顾性生态风险评价（retrospective ecological risk）是目前应用最广泛的生态风险评价方法，是针对已经发生的生态风险进行评价，因此评价结果往往较为准确。例如，河流遭受污染后，对动、植物进行的生态风险评价，修建水坝对于北美大马哈鱼（三文鱼）洄游的生态风险评价，三峡大坝对白鳍豚种群生长、发育、产卵的生态风险评价等都属于回顾性生态风险评价。

目前所进行的生态风险评价主要是针对环境污染物而进行的，这主要是由于人类对自然生态环境的物理破坏所产生的或将要产生的不良效应大多数是可以预期的，而且这些不良效应远比前者要小，如在城市近郊建设经济技术开发区，将农田变为厂房、写字楼等，这将必然导致生态景观格局发生改变和局部的"热岛效应"产生等。

四、生态风险评价的科学基础

在预测和评价环境污染物的生态风险时不可避免地要用到生态学、生物学、生态毒理学、数学、计算机科学、化学和概率论等多学科的知识，这些学科的发展为生态风险评价提供了理论基础和分析技术手段。

1. 生态学

生态学是研究生物与环境及相互作用的学科，包括个体、种群、群落、生态系统和景观等不同层次。环境污染物对个体、种群、群落和生态系统的不良生态学效应，可以通过研究个体、种群、群落和生态系统的生态学特征来评估。在个体水平上，可以研究个体的代谢、生长、繁殖等生理指标是否正常。在种群水平上，可以研究种群的出生、死亡、扩散、迁徙等数量动态，来分析环境污染物的不良生态学效应。在群落水平上，可以研究群落的结构和动态，包括种类组成的改变、演替方向的变化等，从而对环境污染物的不良生态学效应进行科学评估。在生态系统水平上，可以研究环境污染物沿着食物链和食物网的传递和富集规律，为控制环境污染物对整个生态系统的危害提供科学依据。在景观水平上，可以研究环境污染物通过对生态系统结构和功能的影响，最终导致景观改变，进而对环境污染物对整个景观的危害给出科学评价。

2. 分子生物学

应用各种分子生物学方法和技术，对环境污染物的危害可以给出更精确的评价，特别是环境污染物对基因表达、突变和癌变等的作用和状况给出准确的描述。另外，应用分子生物学技术可以对转基因生物（genetically modified organisms，GMOs）作物大田播种后，其转入基因是否"逃逸"、是否在生态系统中传播，以及对非目标生物的危害情况给出科学评价。

3. 生态毒理学

生态毒理学是研究环境污染物对生物个体、种群、群落和生态系统的不良生态学效应，以及从分子、细胞、组织和器官等不同生命层次和生理、代谢、发育、遗传、生殖等不同生命现象水平研究环境污染物的作用及其机理，并揭示生物的适应机制和确定反映环境胁迫的指示表征的学科。在生物圈中，同种的生物个体组成种群，若干种群的有机联系及它们的生境组成群落，群落及其生境的相互作用构成生态系统。由此，可以想象：一旦某种环境污染物排放到环境中，将会产生潜在的复杂生态学效应，会通过食物链逐渐向上传递并迅速富集，它的不良生态学效应会在个体、种群、群落和生态系统的不同水平上逐渐显现出来。如 20 世纪 60 年代之前，农业上大量使用 DDT 作为杀虫剂。由于降水、灌溉等原因，土壤中残留的 DDT 渗入地下水，排入河流，汇入海洋。通过食物链的富集和传递，结果在南极洲的企鹅体内发现了 DDT。尽管一种化学物质在特定环境中产生的生态学效应可能十分复杂，但评价这种效应的方法则应该是有序和符合逻辑的程序，而且能够检测出此种化学物质对个体、种群、群落及生态系统的影响方式和程度。

4. 数学方法

数学方法主要是统计学以及数学建模方法。应用统计学可以定量描述生态风险发生的概率，应用建模的方法可以对生态风险进行模拟。

风险度量的基本公式：

$$R = P \times D \tag{7-1}$$

式中：R —— 灾难或事故的风险；

P —— 灾难或事故发生的概率；

D —— 灾难或事故可能造成的损失。

因此，对于一个特定的灾害或事故 x，它的风险可以表示为

$$R(x) = P(x) \times D(x) \tag{7-2}$$

式中：$P(x)$ —— 灾害或事故发生的概率函数；

$D(x)$ —— 灾害或事故造成的损失函数。

对于一组灾害或事故，风险可以表示为

$$R = \sum_{i=1}^{s} P(x) D_i(x) \tag{7-3}$$

在有些情况下，灾害或事故可能被认为是连续的作用，它的概率和影响都随 x 而变化，则这种风险就可以表示为如下的定积分：

$$R = \int_{u_1}^{u_2} P(x)D(x)\mathrm{d}x \qquad (7\text{-}4)$$

第二节　生态风险评价程序

　　目前生态风险评价程序主要是以各国制定的生态风险评价框架中的步骤为主要内容。生态风险评价框架是一套标准化的方法体系，规定了生态风险评价的总体工作内容、技术路线、关键方法步骤和各阶段产出成果，为生态风险评价的科学方法有效转化为生态环境管理策略提供途径。自 20 世纪 80 年代以来，美国、欧盟、英国、澳大利亚、加拿大、南非、荷兰、新西兰等国家和组织在生态风险评价的理论和方法上取得了一系列开创性的研究成果，形成了生态风险评价技术框架，并颁布了一系列相关标准、导则和技术文件，直接支撑了上述国家生态环境保护相关的现行法律法规，并影响了有关国家的生态环境管理与决策。

　　美国生态风险评价框架是目前最常用的生态风险框架。美国是世界上最早开展生态风险评价方法制定的国家。1983 年美国国家研究委员会（National Research Council，NRC）首次提出了人类健康风险评价框架，主要包括 4 个步骤，即危害识别、剂量-效应关系、暴露评价和风险表征。以这 4 个基本步骤为指导，1992 年，USEPA 编制了《生态风险评价框架》，提出了生态风险评价的一般性原则和部分术语。在该框架的基础上，USEPA 于 1998 年正式发布了《生态风险评价指南》。在《生态风险评价指南》推出时，USEPA 认为学术界对生态风险评价的认识还将持续发展，因而计划通过《生态风险评价指南》阐述生态风险评价的框架；并通过后续推出一系列更为简短深入的技术文件的形式，不断补充完善生态风险评价体系，以适应该学科的不断发展。

　　在美国生态风险评价框架（图 7-1）中，生态风险评价主要包括 3 个阶段：问题形成、分析（暴露表征和生态效应表征）和风险表征。

　　在美国生态风险评价框架的基础上，澳大利亚与新西兰于 1992 年制定了当地适用的生态风险评价框架。在澳大利亚 1999 年颁布的《国家环境保护办法——场地污染评估》中，对该评价方法进行了完善和扩展，形成了层次化的评估框架。在评估方法的制定过程中，澳大利亚参考了美国、欧盟、荷兰、加拿大、英国、德国和新西兰的已有方法。

　　在参考了美国、澳大利亚和加拿大所制定的生态风险评价框架之后，英国环保署于 2002 年编制了《根据土壤污染评价生态风险》的报告，提出了生态风险评价框架的构架建议。2008 年，英国环保署与食品部等多个部门机构联合，正式颁布了《针对土壤污染物的生态风险评价框架》。与 USEPA 的经典框架相比，英国生态风险评价框架更多地吸收了生态风险评价领域近期的经验，明确采用了层次性风险评价框架，使整个评价过程更科学、经济、合理。

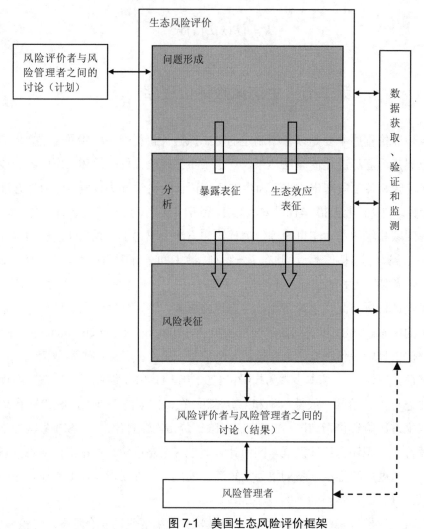

图 7-1 美国生态风险评价框架

资料来源：USEPA. Guidelines for Ecological Risk Assessment，EPA/630/R-95/002F. Risk Assessment Forum，Washington，DC，1998。

　　我国在国家及行业层面尚缺乏开展生态风险评价工作的总体指导方法，目前仅有水利部基于我国环境影响评价的相关要求，参考美国生态风险评估框架，于 2009 年发布了《生态风险评价导则》（SL/Z 467—2009）。目前我国生态风险评价的发展主要包括 3 个方面：对生态风险评价方法的探讨；区域生态风险评价指标的建立；对生物生态风险和人类活动聚居区生态风险的关注。在研究方向上，主要集中在水环境化学生态风险评价、区域和景观生态风险评价以及农药化学品生态风险评价。但总体来讲，我国的生态风险评价研究仍处于探索阶段，目前还没有全国性的导则、规范等技术性文件，没有形成自有的生态风险评价框架体系。

按照生态风险评价的一般流程，结合不同国家的生态风险评价程序可知，不同国家生态风险评价的程序在本质上一致。

一、问题形成

生态风险评价的目的是支持生态管理决策，在评价策划阶段风险评价者、风险管理者和其他利益相关方需要充分沟通，因此，在风险评价之前，还有一个阶段是计划。在计划中，风险管理者与风险评价者，还有利益相关者进行协商，提出评价想要达到的目的及可用的资源等。内容包括：管理目的——评价者必须知道希望达到的环境状态；管理选项——评价者必须清楚进行评价和比较的措施；风险评价的范围和复杂性——评价受限于决策（国家或者地方）的性质、时间、完成评价的资源，以及风险管理者希望达到的完整性、准确度和详细度。

问题形成是将风险管理者赋予风险评价者的职责转化为评价计划的阶段。在问题形成阶段，需要解决的问题包括整合可用信息、确定评价终点、建立概念模型并制订分析计划。

1. 整合可用信息

收集和概述关于释放源、污染物或其他要素、效应和环境的信息。评价的开始，就必须对动因以及相应的释放源进行全面而详尽的描述。环境描述通常包含的信息有地理位置和界限、重要的气候和水文特征、生态系统（动、植物的生境）的类型、需要特别注意的物种、优势物种、观察到的生态效应、特征在空间上的分布等。暴露情景除了描述暴露即将发生的区域之外，还必须描述暴露发生的条件。如果某个动因的作用非常短暂，或者它的作用在时间上具有很大的变化性，或者它能够在将来以其他形式发挥作用，那么描述其暴露可能发生的条件就尤其重要。

2. 确定评价终点

评价终点是指我们要保护的对象以及生态风险评价的目标或焦点。选择评价终点的过程，就是通过对实体某些特征的描述来代表或者阐明风险管理者想要达到的目标，同时还要求这些实体的特征能够通过测量或者模拟而进行评估。终点可界定在生物个体、种群、群落或者生态系统的结构或功能属性上。评价终点的样本包括濒危物种的保护（如大熊猫、白鳍豚）、有经济价值资源的保护（各类渔场），或水质（特别是饮用水水源）的保护等。生态风险评价选择评价终点的标准有以下几条：①政策目标和社会价值；②生态学关联；③易感性；④操作的可定义性；⑤合适的尺度；⑥实用性。

3. 建立概念模型

形成释放源与终点受体之间相关性的描述。概念模型是阐述有毒动因或有害行为如何对终点实体产生影响的一系列操作假定。包括对来源、受纳环境以及受体直接暴露于污染物或者通过已受污染物影响的其他因素间接暴露于污染物的过程等内容的描述。风险评价中概念模型的基本作用就是将被评价的动因或者行为导致效应这一过程概念化。概念模型能够帮助筛选去除一些不可能发生或存在的损害。概念模型由图表和相应的阐述内容组成。大多数概念模型的图表都采用流程图的形式。图表模型采用表示实体（源、介质和有机体）的图画以及表示相互关系的箭头来展现整个系统的组成。

4. 制订分析计划

为获得所需数据和进行评价而形成计划。这个计划应该包含需要采集何种数据、应用何种模型或者数学、逻辑分析以及需要以何种形式展现结果等内容。同时，也应该描述产生数据以及模型建立的方法和途径。还应该界定评价分为几个阶段及各阶段所需时间，付出何种程度的努力以及相应的成本。而且也应该提供质量保证计划，从而详细说明减少不确定性的方法以及结果的不确定性水平。对于常规性评价，如新化学动因的评价，其分析计划可以按照标准方法执行。但是，对于新的和针对现场的评价，就需要重新制订计划。

二、暴露表征

暴露是指污染物或其他动因与生物受体（通常是生物体，也可以使器官、种群或群落）的相互接触或共同存在。暴露表征是生态风险评价的中间分析阶段，其分析结果应该引入到下一步的风险表征中，而不是止于大量的文字、表格或者数字。暴露表征的内容主要包括以下 3 个方面。

1. 暴露度量

在某要素可能与受体联系的位点处，可表明其特性、分布和数量的测量结果。暴露度量首先要对污染源进行源的识别和表征。当污染介质引起重大风险时，应当查明污染源。源识别往往开始于寻找可能的来源。根据不同的污染物和环境，有关资料可以来自排污许可证、土地利用地图和航空拍摄照片、对当地居民的采访、历史记录和区域调查等。找到污染源后，通过采样和分析测定环境介质的背景浓度和相关性质，如 pH、硬度和温度等，用于后续的暴露分析。具体的样品采集技术，样品制备、处理和分析技术可以在环境化学的教科书、USEPA 指南、其他政府机构和标准组织如美国材料与试验协会和美国公共卫生协会找到。

一般来说，当一个生态系统遭受化学源污染时，且化学物质和排放率是已知的，合适的模型对预测浓度或核对监测浓度是有用的。建模相比生态实地调查和化学监测活动来讲，相对快速和廉价。对于常规调查手段来说，作为一种工具的模型具有相当大的价值。化学物质归趋和迁移模型构建者的最初目的是收集可用的化学物质的性质数据、环境条件、排放的速率或数量，然后将这些数据整合成一个化学物质归趋的综合报告，常用作质量守恒计算。这个报告能使模型构建者估计存在于环境中的化学物质的总浓度、化学物质降解和从一个地方迁移到另一个地方的速率以及化学物质在环境中存在的时间。理想状况下，这些物质浓度应当与可用的监测数据比较来为模型提供有效的保证。计算、估计或预测化学物质在环境各部分中可能的浓度需要知道物质的物理-化学性质，特别是在环境介质间的分配系数和反应速率常数或半衰期形式的化学反应性参数。

2. 暴露分析

暴露分析是指对终点群体中的受体受到的暴露强度以及暴露在空间和时间的分布进行分析预测。对暴露分布的评价可以通过两种方式进行，一种是测定介质中的污染物，另一种是通过建模来分析物质的迁移转化等环境行为。对新化学物质、技术、生物或其他动因的排放所引起的污染物暴露进行预测和评价时，必须基于它们的排放量。对污染区域进行暴露评估，应该包括目前存在的暴露以及该区域将来可能发生的污染物暴露两个方面。暴露建模的界限因环境背景的改变而变化。迁移转化模型包括生物体对化学物质的吸收和富集作用，但通常所进行的暴露预测都只停留在对非生物环境介质中化学物质的分析。

暴露分析是通过对暴露-反应模型中的变量进行参数化来合理地进行风险定性。这就要求暴露评估与效应评价一样具有相同的污染物形态或组分，并且采用一致的量度。在任何情况下，暴露分析都应该对暴露强度、暴露时间和空间大小做出合理的定义。化学物质的暴露强度通常用介质中的物质浓度来表示，也可以采用剂量和剂量率来表示。对非化学因素暴露，必须采用相同的强度尺度表示。暴露时间通常是指与污染物的接触时间，与时间相关的其他方面（如季节性）也会影响暴露。暴露空间大小通常是指暴露发生的区域，或者暴露发生流域的直线距离。如果污染呈间断性，那么污染的空间分布类型很重要。因此暴露必须定义为空间和时间上的暴露强度。暴露分析要进行到哪一步以及分析的保守程度取决于评价等级。

3. 暴露概述

暴露概述是指暴露分析结果的摘要，应该涵盖全部终点受体的所有暴露途径，以确保概念模型对所有途径都已经进行了分析。风险评价者应当了解，实际暴露总是要比概念模型中的暴露过程复杂。暴露概述需要对每一条暴露途径的暴露过程都给予评价，对评价结果进行汇总，并指出相关的不确定性。如果风险界定过程中，对同一个评价重点进行了多个证据链的描述，那么每一个证据链中对暴露的度量都需要一一说明。通常情况下，表格形式比较适合暴露表征的汇总。对每一条证据链和终点，都需要对它的暴露介质、暴露途径、暴露强度进行表述，同时还需要包含时间、空间上的分布，以及相关的不确定性，例如，采样的变化、分析的精密度以及模型的不确定性等。

三、生态效应表征

在生态效应表征中，评价者将化学物质或者其他物质所产生效应的性质和数量的变化作为暴露结果。暴露结果一般是由毒理学研究获得的，其中常用的方法有以单物种测试为基础的外推法和以多物种测试为基础的微宇宙和中宇宙法。近年来生态风险评价模型发展很快，它的出现使生态风险评价由单纯依靠生态毒理学实验工具向毒理学和模型模拟相结合转化。

1. 效应度量

指示由暴露变化引起的评估终点反应的测量或观察结果。效应可以通过试验、野外观察以及数学模拟进行估计。在效应分析中，必须对效应数据进行评估以确定哪些数据与评价终点有关，然后再进行分析和总结，以适用于风险的界定。

2. 生态反应分析

对效应数据的定量分析。效应分析必须考虑以下两个问题：第一，在现有的效应测定方法中，哪种形式最接近评价终点？第二，效应数据的表达与暴露表达是否相一致？暴露水平的空间和时间模式一旦确定，暴露和效应就共同决定了效应的性质和程度。因此，在效应表达中，需要定义和使用相关的空间和时间维度。例如，当暴露于某一物质（如无铅汽油）时，如果仅在土壤中短时间内持续受到毒害作用，那么，这段时间内诱导产生的效应应该从效应数据中提取出来，并将这些数据用于分析目标化学品，同时野外实验获取的数据应该集中用于分析那些迅速发生的短期生物效应（如群体死亡），而不是长期效应。

3. 胁迫-反应概述

专门用于确定暴露量级与持续时间和终点效应相关性的生态反应分析。效应分析的详细程度和保守性取决于评价的等级。通常根据被称为"毒作用阈值的浓度或者剂量"这样一个基准值，筛选性评价能给出暴露-反应关系的典型定义。同时，确定性评价也能给出暴露-反应关系的合适定义，一般情况下这需要进行试验（如采用相关受体的可控暴露试验）或者进行暴露和效应的现场研究。由于试验通常不会包括所有相关的物种和生命周期，因此就需要用外推模型来估计个体水平、种群水平或生态系统水平上的效应。对个体水平，由于几乎所有的试验都是确定在此水平上的反应，因此可采用简单的假定或者统计模型外推出它的反应终点；而对于种群或者生态系统水平，就要采用包括数学模拟的跨分类水平的外推方法，才能外推出它们相应水平的效应。

在暴露表征和生态效应表征的评价工作中，都必须紧密联系评价终点、概念模型，并仔细评价相关科学数据的真实有效性。暴露表征过程所关注的是各项胁迫要素的来源、在环境中的分布以及使生态风险受体受到胁迫的可能性。生态效应表征研究胁迫-效应关系，或用证据证实对胁迫的暴露会造成生态上的损害。在分析阶段，评价者需要评价生态系统对生态胁迫的暴露水平，以及建立生态效应与胁迫水平的关系。

四、风险表征

风险表征是生态风险评价的一部分，它是通过整合暴露与暴露-反应关系，来估计不良生态效应发生的概率，并根据这些结果得出有用结论。

1. 风险评估

将暴露分析结果参数化并用于暴露-反应模型和估计风险，以及分析相关不确定性的过程。目前有两类完全不同的风险表征，第一类是筛选评价，它的目的是把风险快速分为两部分：需要引起重视的风险和可以忽略的风险。第二类是确定性评价，它的目的是为风险管理人员提供所有评价终点的风险评价的一个决策过程。风险评估是基于一系列标准假设、情景、模型输入信息并使用标准程序进行计算的过程。风险评估的推理会根据现有数据和评价类型的不同而采用不同的形式，关键在于如何利用现有的证据得出结论。证据链就是对暴露与暴露-反应关系的估计。

2. 风险描述

与风险管理者沟通，为其描述和说明风险评估结果的过程。在风险表征阶段，评价者将暴露水平与胁迫-效应关系进行综合分析，通过逐条证据讨论、描述生态风险，确定生态负面效应，并编制报告。一个成功的风险表征工作应清晰地对结果进行表述，准确陈述所运用的假设及涉及的不确定性，全面论证可能存在的各种合理解释，并将科学结论与政策决定加以严格区分，以确保准确表达风险评价者与管理者的共识。风险管理者在风险评价结论的基础上，综合考虑经济、法律等因素，可以形成相应的风险管理对策，并与利益相关方和大众进行交流沟通。

风险管理是一个考虑到调整、修复或恢复的需要及行动特性和内容的决策过程。在生态风险评价工作完成后，风险管理者应决定是否应采取相应的行动，以降低生态风险。在制订风险控制计划时，也应考虑相应的监测计划，确定监测指标，以考察风险控制行动是否切实降低了生态风险，或者使生态系统得到了恢复。必要时风险管理者可以决定是否应进行补充评价，以提供更充分的信息，支撑管理上的决策。由于生态风险评价涉及多方面的背景知识，因此无论是评价者还是风险管理者，都需要与环境、生态、生物等多学科的专家进行交流与合作，以保证评价的全面性与科学性。

第三节 生态风险评价方法

生态风险评价方法主要包括暴露-效应评估方法和风险表征方法两部分。

一、暴露-效应评估方法

生态风险评价是量化有毒污染物生态危害的重要手段，最终目的是得出一个浓度阈值或风险值，为环境决策或与其相关的标准或基准的制定提供参考依据。在生态风险评价中，比较常用的指标是预测环境浓度（PEC）和预测无效应浓度（PNEC）。围绕着无效应浓度的评估，暴露-效应评估方法主要有以下 3 种：以单物种测试为基础的外推法、以多物种测试为基础的微宇宙和中宇宙法以及以种群或生态系统为基础的生态风险模型法。

（一）以单物种测试为基础的评价方法

在以单物种测试为基础的生态风险评价中，由实验室产生的单物种毒性测试结果可以用来推测化合物的效应浓度，为了保护一个区域的种群，通常使用外推法来得到合适的化合物浓度水平，最常用的两种方法是评估因子法和物种敏感度分布曲线法。

1. 评估因子法

评估因子法（AF）就是由某个物种的急性毒性数据或慢性毒性数据除以某个因子来得到合适的化合物浓度水平（PNEC）。该方法主要是在可获得的毒性数据较少时，用于 PNEC 的计算。其因子的确定主要是依赖对于最敏感的生物体来说可获得毒性数据的数量和质量，例如，物种数目、测试终点、测试时间等，AF 的取值范围通常是 10～1 000。评估因子法较为简单，但在因子选择上存在很大的不确定性。

2. 物种敏感度分布曲线法

物种敏感度分布曲线法（SSD）是假定在生态系统中不同物种可接受的效应水平跟随一个概率函数称为种群敏感度分布，并假定有限的生物种是从整个生态系统中随机取样的，因此评估有限物种的可接受效应水平可认为是适合整个生态系统的。该方法主要是在可获得的毒性数据较多时，用于 PNEC 的计算。物种敏感度分布曲线的斜率和置信区间揭示了风险估计的确定性。一般用作最大环境许可浓度阈值（HC_x，通常取值 HC_5），HC_5 表示该浓度下受到影响物种不超过总物种数的 5%，或达到 95%物种保护水平时的浓度。虽然选择保护水平是任意的，但它反映了统计考虑（HC_x 太小，风险预测不可靠）和环境保护需求（HC_x 应尽可能地小）的折中。

基于单物种测试的外推方法虽然在评估环境污染物的效应时起到了很好的预测作用，

并且通过一定的假设能应用到对整个生态系统的风险评估。但外推法存在很多不符合实际情况的假设。例如，外推法中没有考虑物种通过竞争和食物链相互作用而产生的间接效应。如果敏感的物种是关键的捕食者或是一个食物链的关键元素，那么这种间接作用的影响会非常显著，并且有可能导致基于单物种测试外推方法得到的风险水平与根据生态系统物种依存关系获得的生态风险评估结果之间存在较大偏差，甚至有些学者认为着重强调单物种测试在考虑一个生态系统水平意义上的评估是不可靠的。

（二）以多物种测试为基础的评价方法

生态系统一般需要从 3 个方面来表征：第一是数量，主要是通过生物数量和生产力来描述；第二是质量，主要是物种的组成和丰度；第三是系统稳定性，主要包括时间上的恒定性、对环境变化的抵抗能力以及受干扰后的恢复能力。因此较严格的生态风险评估应该从生态系统的角度来描述物种的存在、丰度、生态系统的结构或功能、污染水平和有害效应，最终为生态风险管理提供时空响应的基础数据。

微宇宙（microcosm）和中宇宙（mesocosm）生态模拟系统可被用来表征污染物对种群水平或生态系统的影响。它是指应用小型或中型生态系统或实验室模拟生态系统进行试验的技术，能对生态系统的生物多样性及代表物种的整个生命循环进行模拟，并能表征应激因子作用下物种间通过竞争和食物链相互作用而产生的间接效应，探讨物种多样性与生态系统生产力及其可靠度的关系，也能在研究化学污染物质的迁移、转化及归宿的同时预测其对生态系统的整体效应。通过构建一个相对较小的生态系统研究某个局部大环境乃至整个生态系统的风险，可以在减少财力、物力、人力的前提下，达到区域生态风险评价的目的。中宇宙实验中通常以生长抑制、繁殖能力等慢性指标或物种丰度来表征生态系统的健康状况，通过定义一个可接受的效应水平终点（HC_5 或 EC_{20}）可以实现一个区域生态系统水平上的生态风险评价。近年来，该技术在国外的生态环境风险管理中的应用表现出了一个上升的发展趋势。

微宇宙或中宇宙模拟生态系统虽然能观察到环境污染物的间接作用及物种间的相互关联。但是进行微宇宙或中宇宙测试来评估环境污染物对生态系统的效应要包括复杂的技术和高昂的费用。此外微宇宙或中宇宙生态模拟系统所用的物种多是易于饲养的生物，对于水生生物来说这种生物大约只有 100 种，而实际的生态系统通常涵盖很宽范围敏感度不同的物种。在一定意义上，中宇宙实验中采用的生物种也不符合生态系统随机采样的原则。因此在评估环境污染物的生态效应时，在考虑真实生态系统的基础上，人们需要寻求一种经济和可靠的方法。

（三）以种群或生态系统为基础的生态风险模型法

在生态系统层次上开展生态风险评价是一种理想状态，在实际工作中很难找到应激因子与生态系统改变之间关系的直接证据。生态风险模型的出现使生态风险评价由单纯依靠生态毒理学实验工具向毒理学和模型模拟相结合转化。近年来生态风险评价模型发展很快，包括提出问题的概念模型，用于获得 PEC 的暴露评估模型及用于获得 PNEC 的生态风险分析模型。目前应用较成功的这类模型有 AQUATOX、CASM 等。生态风险模型的优点在于能把暴露和生态效应之间的过程关系用数学公式进行量化，因此它的应用很灵活，可以用一个简单的公式来表征一个简单的过程反应，也可以用一个复杂的公式来表征一个复杂的生态效应，人们甚至能把生态系统中各种效应和生态过程用数学公式来描述，构建一个庞大的区域生态模型或流域景观生态模型。因此种群或生态系统风险模型的应用为生态风险评价提供了广阔的发展空间。

生态风险分析模型主要是根据生态系统中各物种的生物量变化来表征风险。任何一种生态风险评价方法都需要定义一个可接受的效应水平，而不是绝对的无效应终点。例如，在以单物种测试为基础的外推法和以多物种测试为基础的微宇宙法中定义的可接受的效应终点是 HC_5 或 EC_{20} 而不是 NOEC。这有两个原因，首先 HC_5 或 EC_{20} 比 NOEC 更可信赖，更具有统计学意义；其次 HC_5 或是 EC_{20} 被认为是可以忍受的最大抑制值，而且许多学者已报道 NOEC 值与 5%～30%抑制在统计学上并没有显著差别。在生态风险模型中定义的效应通常采用的是生物量变化。一般认为生态系统中的某个物种或种群在有毒物质与无毒物质存在下相比，其生物量从−20%～+20%均是正常的，超过这个范围则认为偏离了正常值。生态风险分析模型已经有了一些应用案例。例如，Naito 等利用综合水生态系统模型（CASM-SUMA）评价了日本湖区污染物的生态风险，该模型对于确定水生生态系统中污染物生态防护水平提供了很好的基础，为水生生态系统中污染物风险管理的决策过程提供了重要的信息。AQUATOX 模型目前被广泛用于北美地区水体中有机氯农药、多环芳烃、多氯联苯及酚类化合物的生态风险评估。在中国，这一模型已经用来评价松花江硝基苯污染事件的生态风险。

二、风险表征方法

风险表征是对暴露于各种应激下的有害生态效应的综合判断和表达，其表达方式有定性和定量两种。当数据、信息资料充足时，人们通常对生态风险实行定量评价。定量风险评价有很多优点：允许对可变性进行适当的、可能性的表达；能迅速地确定什么是未知的，分析者能将复杂的系统分解成若干个功能组分，从数据中获取更加准确的推断；并且评价结果具有重现性，所以适合于反复的评价，目前定量风险表征方法主要有以下几种。

（一）商值法

商值法（RQ）是将实际监测或由模型估算出的环境暴露浓度（EEC 或 PEC）与表征该物质危害程度的毒性数据（PNEC）相比较，从而计算得到风险商值的方法。由于其应用较为简单，当前大多数定量或半定量的生态风险评价是根据商值法来进行，适应于单个化合物的毒理效应评估。比值大于 1 说明有风险，比值越大风险越大；比值小于 1 则安全，此时各种化学物的参考剂量和基准毒理值被广泛应用。

商值法通常在测定暴露量和选择毒性参考值时都是比较保守的，它仅仅是对风险的粗略估计，其计算存在很多的不确定性，例如，化学参数测定的是总的化学品含量，假定总浓度是可被生物利用的，但事实也并非完全如此。而且，商值法没有考虑种群内各个个体的暴露差异、受暴露物种的慢性效应的不同、生态系统中物种的敏感性范围以及单个物种的生态功能。并且商值法的计算结果是个确定的值，不是一个风险概率的统计值，因而不能用风险术语来解释，商值法只能用于低水平的风险评价。

（二）概率风险评价法

概率风险评价法是将每一个暴露浓度和毒性数据都作为独立的观测值，在此基础上考虑其概率统计意义。概率风险评价是传统生态风险评价的外延，目前正被广泛应用，它把可能发生的风险依靠统计模型以概率的方式表达出来，这样更接近客观的实际情况。在概率生态风险评价中，暴露评价和效应评价是两个重要的评价内容。暴露评价试图通过概率技术来测量和预测研究的某种化学品的环境浓度或暴露浓度，效应评价是针对暴露在同样污染物中的物种，用物种敏感度分布来估计一定比例的物种受影响时的化学浓度，即 $x\%$ 的危害浓度（HC_x）。暴露浓度和物种敏感度都被认作来自概率分布的随机变量，二者结合产生了风险概率。运用概率风险分析方法，考虑了环境暴露浓度和毒性值的不确定性和可变性，体现了一种更直观、合理和非保守的估计风险的方法。概率风险评价法包括安全阈值法和概率曲线分布法。

1. 安全阈值法

商值法表征的风险是一个确定的值，不足以说明某种毒物的存在对生物群落或整个生态系统水平的危害程度及其风险大小。因此，需要选择代表食物链关系的不同物种来表示群落水平的生物效应，从而对污染物的生态安全进行评价。为保护生态系统内生物免受污染物的不利影响，通常利用外推法来预测污染物对于生物群落的安全阈值。通过比较污染物暴露浓度和生物群落的安全阈值，即可表征污染物的生态风险大小。

安全阈值是物种敏感度或毒性数据累积分布曲线上 10%处的浓度与环境暴露浓度累

积分布曲线上 90%处浓度之间的比值，其表征量化暴露分布和毒性分布的重叠程度。比值小于 1 揭示对水生生物群落有潜在风险，大于 1 表明两分布无重叠、无风险，通过比较暴露分布曲线和物种敏感度分布曲线可以直观地估计某一化合物影响某一特定百分数水生生物的概率。

2. 概率曲线分布法

概率曲线分布法是通过分析暴露浓度与毒性数据的概率分布曲线，考察污染物对生物的毒害程度，从而确定污染物对于生态系统的风险。以毒性数据的累积函数和污染物暴露浓度的反累积函数作图，可以确定污染物的联合概率分布曲线。该曲线反映了各损害水平下暴露浓度超过相应临界浓度值的概率，体现了暴露状况和暴露风险之间的关系。概率曲线法是从物种子集得到的危害浓度来预测对生态系统的风险。一般用作最大环境许可浓度的值是 HC_5 或 EC_{20}。这种将风险评价的结论以连续分布曲线的形式得出，不仅使风险管理者可以根据受影响的物种比例来确实保护水平，而且也充分考虑了环境暴露浓度和毒性值的不确定性和可变性。

（三）多层次的风险评价法

随着生态风险评价的发展，逐渐形成了一种多层次的评价方法，即连续应用低层次的筛选到高层次的风险评价。它是把商值法和概率风险评价法进行综合，充分利用各种方法和手段进行从简单到复杂的风险评价。多层次评价过程的特征是以一个保守的假设开始，逐步过渡到更接近现实的估计。低层次的筛选水平评价可以快速地为以后的工作排出优先次序，其评价结果通常比较保守，预测的浓度往往高于实际环境中的浓度水平。如果筛选水平的评价结果显示有不可接受的高风险，那么就进入更高层次的评价。更高层次的评价需要更多的数据与资料信息，使用更复杂的评价方法或手段，目的是力图接近实际的环境条件，从而进一步确认筛选评价过程所预测的风险是否仍然存在以及风险大小。它一般包括初步筛选风险、进一步确认风险、精确估计风险及其不确定性、进一步对风险进行有效性研究 4 个层次。目前已有学者对此进行尝试性研究，如 Weeks 和 Comber 提出的有关土壤污染物的生态风险"层叠式"评价框架，并为大多数环境学家所认同和接受。Critto 等基于层叠式生态风险评价框架，发展了环境污染生态风险评价决策支持专家系统。

三、生态风险评价方法发展趋势

生态风险评价的关键是确定生态系统及其组分的风险源，定量预测风险出现的概率及其可能的负面效应，并据此提出响应的措施。根据目前生态风险评价的发展情况可预期生态风险评价方法有以下几种发展趋势。

1. 生态风险评价方法趋向于多元化、复杂化

随着生态风险评价范围的不断扩大和评价内容的复杂性不断增强，现存的生态风险评价方法已不能满足需要，人们需要不断地开发新的评价方法，目前正在起步的多层次评价系统将会进一步得到发展。

2. 生态风险模型将在区域或流域生态风险评价中发挥重要作用

以单物种测试和以多物种生态系统模拟为基础的生态风险评价方法正逐步暴露其弱点，生态风险模型以其独特的优势将在生态风险评价中得到长足的发展。尤其是正被人们关注的区域生态或景观生态风险评价的发展，生态风险模型将扮演着重要的角色。并且基于建模的复杂性及生态系统的复杂性，对现存模型的联合运用也会是生态风险模型在生态风险评价中的一个重要发展方向。

3. 在毒理学测试中溶入生态学的观点

以毒理学测试为手段的生态风险评价能否继续占有重要的地位，就要看它对生态学的融入情况。一般认为生态系统需要从数量、质量和稳定性 3 个方面进行表征，这为毒性测试提供了参考。目前的生态毒性测试主要只考虑数量这一方面，对生态系统的质量和稳定性却较少表征。怎样在毒理学测试中融入更多的生态学观点，这将是对毒理学者和生态风险研究者的一个挑战，这也体现了增强生态风险评价的科学性和实用性越来越需要多学科的交叉与结合。

4. 用游离态浓度代替总浓度

目前的生态风险评价中化学参数测定的是化学品的总含量，假定总浓度是可被生物利用的，但事实上总浓度中只有游离态的浓度才能被生物利用产生效应，因此在生态风险评估中用游离态浓度代替总浓度将更接近实际情况，尤其是目前对游离态浓度的研究已经取得了重要的进展，这就使得用化学品的游离态浓度代替总浓度进行生态风险评价在技术上更具有可行性。

第四节　转基因生物引起的生态风险及其评价方法

随着生物工程技术的迅速发展，各种转基因生物（GMOs）已在全球许多国家养殖或种植，以它们为原料而生产的食品已投放市场，进入消费领域，与人类关系比较密切的主要有用转基因大豆和油菜等生产的食用油、各种蔬菜、各种畜禽产品、水产品等。来自国际农业生物技术应用服务组织（ISAAA）的数据显示，1996 年，转基因技术开始推广时，全球只有 170 万 hm^2 的转基因作物。2015 年，全球转基因作物的种植面积比 1996 年累积扩展了 100 多倍，达到 1.79 亿 hm^2。由于尚难看出这些转基因食品潜在的风险，欧盟国家拒绝美国生产的转基因牛肉进入欧盟市场，并由此引发贸易纠纷。尽管 WTO 裁决美国胜诉，但人们对转基因食品的潜在风险仍忧心忡忡。

一、GMOs 引起的生态风险

1．GMOs 对人类健康的影响

GMOs 及其产品作为食品进入市场，可能对人体产生某些毒副作用和过敏反应。转基因食品的风险问题自问世以来备受争议与关注，特别是 2012 年的"黄金大米事件"再度引发了公众对转基因食品的风险担忧。例如，转入的生长激素类基因可能对人体生长发育产生重大影响。GMOs 中使用的抗生素标记基因，如果进入人体可能使人体对很多抗生素产生抗性，将会给人类健康带来难以估量的不良影响。

2．伦理道德问题

迄今为止，至少已经有 24 种人类基因转移并插入到各种生物体内。国际社会提出一系列问题：人类是否有权任意把任何数量的人类基因转移到其他生物中去？消费者是否愿意食用带有人类基因的食品？用人类基因做转基因工作有没有一个法定限度？

3．对环境的影响

抗虫和抗病类 GMOs，除对害虫和病菌致毒外，对环境中的许多有益生物也将产生直接或间接的影响和危害。基因的转移或改变，整合到植物基因组内的病毒外壳蛋白基因可以转移，并可能与其他病毒发生重组而产生"超病毒"的潜在风险，这类病毒如果侵入其他重要作物可能造成更大的危害。

一些转基因抗虫、抗病、抗除草剂或抗环境胁迫的转基因植物本身具有杂草的某些特征，由于外源基因的引入，使其在环境中的适合度发生了变化，从而导致自身变为杂草；另外，在自然环境中转基因作物与其近缘杂草进行杂交，使杂草获得了某些优势性状，变为更加难清除的超级杂草。例如，加拿大种植转基因油菜后，由于自然杂交的结果，已在农田中发现了拥有耐 3 种除草剂的油菜逸生苗。

4．对生物多样性的影响

由于可以使动物、植物、微生物甚至人的基因进行相互转移，GMOs 已经突破了传统的界、门的概念，具有普通物种不具备的优势特征，若释放到环境，会改变物种间的竞争关系，破坏原有的自然生态平衡，导致生物多样性的丧失。GMOs 通过基因漂移，会破坏野生和野生近缘种的遗传多样性。此外，种植耐除草剂转基因作物，必将大幅度提高除草剂的使用量，从而提高农业生产成本，加重环境污染的程度，导致农田生物多样性的丧失。

5．产生新病毒

抗病毒转基因植物中的转基因病毒序列有可能与侵染该植物的其他病毒进行重组，从而提高了产生新病毒的可能性。在乌干达木薯中已发现非洲木薯花叶病毒和东非木薯花叶病毒在植物体内发生重组，形成新的杂种病毒，这种杂种病毒正在毁灭整个乌干达的木薯。

二、GMOs 生态风险评价方法

GMOs，特别是转基因植物和农作物已经大量投入生产，而且许多产品已经与我们的日常生活密不可分，但 GMOs 有可能产生生态风险的观点已为多数学者所重视。客观、公正、科学地对 GMOs 存在的生态风险进行评价，不仅对于促进 GMOs 产业的发展、最大限度地利用转基因技术给我们生活带来的益处，而且对于消除人们对 GMOs 的各种疑虑，将 GMOs 的生态风险降低到最小，将 GMOs 的生态风险控制在合理的范围内，均具有重要的科学意义和实际意义。鉴于目前对 GMOs 生态风险的认识和研究水平的局限性，要对其给出定量的生态风险评价还有一定难度。

（一）问题形成

问题形成就是在生态风险评价前，要尽可能查清 GMOs 所有的主要危险特征，这对于生态风险评价结论的可靠性和科学性非常重要。对于 GMOs 来说，这些危险特征主要包括：GMOs 在环境中的存活、定居、传播和竞争能力；GMOs 基因逃逸的潜在危险，并可能产生超级杂草或超级害虫的风险；GMOs 表型和基因型的稳定性；GMOs 在环境中对其他生物体的致病性和毒性；GMOs 释放后对天敌以及生态系统食物链和食物网稳定性的影响；GMOs 对濒危动、植物的影响；GMOs 在环境中可能产生的其他潜在影响。

（二）暴露表征

GMOs 生态风险的发生不仅与 GMOs 本身的特性有关，而且也与其所处的释放环境和预定用途密切相关。因此，对于可能产生生态风险的 GMOs，要推断其相关危险在释放环境中发生的可能性，就必须在释放前对有关生态因素进行调查，分析它们对 GMOs 各种风险发生的影响。一般情况下，调查内容主要包括：GMOs 环境释放的数量、方法、频次和持续时间；GMOs 环境释放点的数量及其规模；GMOs 环境释放点的生态因素，包括地理因素（海拔、地貌、坡度）、气候指标（降水、温度、风向、风速、积温、无霜期等）、土壤（类型、结构）；GMOs 环境释放点离居民点、生物群落，特别是濒危动、植物群落的距离；GMOs 环境释放点的扰动情况；GMOs 环境释放后有关风险的管理方法与对策。

（三）效应表征

由于 GMOs 所产生的危害程度目前尚难以定量计算，所以在通常情况下，将 GMOs 在释放环境中所产生的危害程度分为下列 4 个等级。

1. 严重危害

严重危害是指 GMOs 在环境释放过程中，导致一种或多种生物有机体的种群数量发生显著变化，特别要注意濒危物种种群数量的减少、下降，甚至灭绝或消失。动、植物种群数量的变化，可能导致当地生态系统结构和功能的改变，特别是生态系统生产力的下降，物质循环和能量流动发生紊乱，使对生态系统的稳定性产生不可逆的不利影响。

2. 中度危害

中度危害是指 GMOs 在环境释放过程中，导致其他生物种群密度发生变化，但该变化并不会导致某个物种的完全消失或濒危物种种群产生明显的不利影响。GMOs 对生态系统功能所产生的不利影响不会导致生态系统结构和功能的失调。

3. 低度危害

低度危害是指 GMOs 在环境释放过程中，仅仅会对某些生物种群密度和分布产生影响，但不会导致物种的灭绝，并且对生态系统的结构和功能不会产生明显影响。

4. 可忽略的危害

可忽略的危害是指 GMOs 在环境释放过程中，不会导致 GMOs 所在环境的其他生物种群密度和分布发生变化，对生态系统的功能和结构基本没有影响。

上述 4 个等级可以通过专家评分的办法，给出它们相应的分值，如严重危害为 10 分，中度危害为 6 分，低度危害为 2 分，可忽略的危害为 0 分。

通常将 GMOs 的每种危险可能发生的概率定性地分为下列 4 个水平：

高度危险（P_1）：是指 GMOs 的危险在释放环境中发生的概率很高（$P \geqslant 80\%$）。

中度危险（P_2）：是指 GMOs 的危险在释放环境中发生的概率较高（$50\% \leqslant P < 80\%$）。

低度危险（P_3）：是指 GMOs 的危险在释放环境中发生的概率较低（$5\% \leqslant P < 50\%$）。

最低危险（P_4）：是指 GMOs 的危险在释放环境中发生的可能性极低（$P < 5\%$）。

在实际估计中同样可以通过专家评分的方法，得出每种危险发生的概率。

（四）风险表征

按照转基因植物可能产生的潜在危险程度，将转基因植物环境释放可能产生的风险分为下列 4 个水平：

零风险水平 I：GMOs 环境释放对生物多样性、人群健康和环境尚不存在危险；

低风险水平 II：GMOs 环境释放对生物多样性、人群健康和环境具有低度危险；

中等风险水平 III：GMOs 环境释放对生物多样性、人群健康和环境具有中度危险；

高风险水平 IV：GMOs 环境释放对生物多样性、人群健康和环境具有高度危险。

可以将 GMOs 风险水平的估计简单地表达为

$$风险水平=潜在危害程度 \times 危险发生的概率$$

GMOs 危险发生的概率、潜在危害程度和风险水平三者之间的关系见表 7-1。

表 7-1　GMOs 危险发生的概率、潜在危害程度和风险水平的相互关系

发生概率	危害程度			
	严重危害	中度危害	低度危害	可忽略的危害
高度危险（P_1）	IV	IV	III	I
中度危险（P_2）	IV	III	II	I
低度危险（P_3）	III	III	II	I
最低危险（P_4）	I	I	I	I

资料来源：王长永. 转基因植物生态风险与国际生物安全议定书。

思考题

1. 名词解释

生态风险、生态风险评价、风险表征、景观生态风险、物种敏感度分布曲线法、中宇宙生态模拟系统

2. 生态风险有哪些特点？为什么要进行生态风险评价？

3. 生态风险评价程序的主要内容有哪些？

4. 暴露-效应评估方法主要有哪几种？

5. 转基因生物可能存在哪些生态风险？如何对转基因生物的生态风险进行评价？

淡水生态风险评价模型及应用　　　　　　　教案及参考文献

第二篇

分支学科

第二篇为生态毒理学主要分支学科，由第八章～第十章组成，主要论述陆地与农业生态系统生态毒理学、淡水生态系统生态毒理学和海洋生态系统生态毒理学的基本概念、基本理论、科研前沿、主要应用及基本研究方法与技术。

第八章 陆地与农业生态系统生态毒理学

地球上的生物圈是由无数大小不等的各类生态系统所组成，主要分为三大生态系统，即陆地生态系统（terrestrial ecosystem）、淡水生态系统（freshwater ecosystem）和海洋生态系统（marine ecosystem）。其中陆地生态系统的面积约占全球陆地总面积 $1.5 \times 10^8\,km^2$ 的 1/3，是地球上最重要的生态系统类型，它为人类提供了居住环境以及食物和衣着的主体部分。陆地生态系统生态毒理学（ecotoxicology of terrestrial ecosystem）是研究环境污染物特别是环境化学污染物对陆地生态系统危害的规律及其防护的科学。也就是说，它主要研究环境化学污染物对陆地生态系统生物和非生物因素的影响及对生态系统物质流、能量流和信息流的毒性作用。在无特指的情况下，以下"环境化学污染物"简称"环境污染物"（详见第一章）。

陆地生态系统的种类很多，农业生态系统仅为其中之一，但是由于农业生态系统为人类生产生活提供了大量的物质资源，具有非常特殊而重要的地位，加之对农业生态系统生态毒理学的研究较为广泛和深入，所以为了适应对这一领域的教学和科研需要，在本章特列一节对其进行论述。

第一节 陆地生态系统概述

陆地生态系统主要以大气和土壤为介质，生态环境极为复杂。从炎热的赤道到严寒的两极，从湿润的近海到干旱的内陆，形成各种各样的陆地生态系统。与水域生态系统相比，陆地生态系统无水的浮力，温度变化大，多数营养物质通过土壤溶液进入生物体。由于其生态环境变化大，生物群落种类多，生物与环境相互结合又形成了多种多样的生态子系统，包括森林、草原、农业、荒漠等类型。

一、陆地生态系统的分类

按陆地生态系统的生境特点、植物群落的生长类型和人为干扰作用的强度，陆地生态系统可分为自然陆地生态系统和人工陆地生态系统；在自然陆地生态系统中，按其结构和功能特点，又可分为森林生态系统，草原生态系统（包括草甸草原生态系统、典型草原生态系统、荒漠草原生态系统等），荒漠、冻原极地生态系统等。而人工陆地生态系统则可分为城市生态系统、农业生态系统、模拟人工生态系统等。

二、陆地生态系统的功能

组成陆地生态系统的多个子系统中，面积大、与人类关系密切、与生态环境安全密切相关的子系统主要有森林生态系统、草原生态系统及农业生态系统等。

1. 森林生态系统及其功能

森林是以树木和其他木本植物为主体的一种生态群落，森林生态系统（forest ecosystem）是森林群落和其外界环境共同构成的一个生态功能单位。世界森林面积约 $3.3 \times 10^7 \, km^2$，约占陆地面积的22%。森林生态系统主要分布在湿润和半湿润气候地区。按地带性的气候特点和相适应的森林类型，可分为热带雨林、亚热带常绿阔叶林、温带落叶阔叶林和北方针叶林生态系统等。森林生态系统的初级生产者包括乔木、灌木、草本、蕨类和苔藓，其中树木占优势地位，是森林生态系统重要的物质和能量基础。森林生态系统中的初级消费者，主要是食叶和蛀食性昆虫、植食性和杂食性鸟类以及植食性哺乳类动物。次级消费者有食虫动物（如食虫节肢动物、两栖动物、爬行类、食虫鸟和哺乳类中的食虫目），中小型食肉类和猛禽类，各种寄生性昆虫和大型食肉兽类等。

森林的枯枝落叶层和土壤上层生活着大量的生物，据不完全统计，$1 \, m^2$森林表土里可包含数百万细菌、真菌和几十万只线虫、螨虫和跳虫等，它们是森林生态系统中有机物的主要分解者。

森林生态系统是可再生资源，不仅具有重要的经济价值，而且在维持生态平衡和生物圈的正常功能上具有重要作用，主要表现在：

（1）森林生态系统是陆地生态系统最大的碳储库，具有保护环境、净化空气、缓解温室效应、供氧、调节氧气和二氧化碳的平衡作用。

（2）森林生态系统具有阻挡风沙，降低风速，减弱风力，防治土地沙漠化，降低年均温度，缩小年温差和日温差，减缓温度变化的剧烈程度，增加降雨量，调节气候等功能。

（3）森林生态系统是陆地生态系统的蓄水库，具有涵养水源、保持水土的作用。林冠可以截流10%～30%的降水，减少了地表的冲刷；每公顷森林植被含水总量可达200～400 t，每公顷森林地比无森林地每年可多蓄水300 m^3以上，降水通过林冠截流和林地的渗透储存，减少地表径流强度，达到了保持水土的目的。

（4）具有生物遗传资源库的功能。森林中多种多样的生境与气候条件，为动物提供了良好的栖息场所。

总之，森林生态系统结构功能特点是：物种繁多，结构复杂，生态系统类型多样，系统稳定性高，物质循环的封闭度高，生产效率高，对环境影响大。

2. 草原生态系统及其功能

草原生态系统是以各种草本植物为主体的生物群落与其环境构成的功能统一体。草原是内陆干旱到半湿润气候条件的产物，以旱生多年生禾草占绝对优势，多年生杂类草及半灌木也或多或少起到显著作用。世界草原的总面积为 $3.2 \times 10^7 \, km^2$，约占陆地面积的21%。草原生态系统的初级生产者主体为草本植物，消费者主要是奔跑的大型食草动物，还有许多洞穴生活的啮齿类动物。草原生态系统的功能主要有三个方面：

（1）草原是重要的畜牧业生产基地。草原植被具有生物固氮功能，草原植被每年产生的大量有机物残体，经微生物分解，可增加土壤有机质和腐殖质的积累，能改良草原土壤，有利于天然杂草和人工牧草的生长。

（2）草原植被同森林植被一样，具有涵养水源、保持水土、调节气候、净化空气和美化环境的生态功能，是重要的地理屏障和生态屏障。

（3）草原植被对防风固沙也起着举足轻重的作用。所以草原生态系统是自然生态系统的重要组成部分，对维系生态平衡、地区经济和人文历史具有重要地理价值。

3. 土壤生态系统及其功能

土壤生态系统（soil ecosystem）是自然环境的重要系统之一，是地球陆地表面具有肥力并能生长植物的疏松表层，是生物、气候、母质、地形、时间和人为因素综合作用下的产物，具有独特的组成、结构与功能，是十分复杂的系统。土壤是大气、水域和生物之间的过渡地带，是联系陆地生态系统中有机界和无机界的中心环节，不仅在本系统内进行着能量和物质的循环，而且与水域、大气和生物之间也不断进行物质交换，一旦发生污染，互相之间就会有污染物质的迁移转化。许多种类的生物依靠土壤作为过渡而实现了从水生向陆生的进化过程。作物从土壤中吸收和积累的环境污染物常通过食物链传递而影响人体健康。土壤生态系统有两个重要的功能：

（1）从农业生产的角度看，土壤系统的本质属性是具有肥力，即土壤不但能对植物生长提供机械支撑能力，并能同时不断地供应和协调植物生长发育所需要的水、肥、气、热等肥力因素。所以土壤是农业生产的物质基础，是人类生活的宝贵自然资源。

（2）从环境科学的角度看，土壤生态系统是环境污染物的最大受体，也是污染发生危害的起点和终点。土壤生态系统具有同化和代谢外界进入土壤环境物质的能力，即土壤能使输入的物质，经过迁移转化，变为土壤的组成部分或再向外界环境输出。土壤作为一种宝贵的自然资源，一旦遭受污染和破坏是很难恢复的，由于长期不合理的开发利用和废物排放，已使我国有相当面积的土壤遭到了污染和破坏。

4. 农业生态系统及其功能

农业生态系统（agricultural ecosystem）是人类根据自身的需求，在自然生态系统的基础上建立的一种人工陆地生态系统。即在一定的农业地域内，由生物和非生物因素相互作用，并在人类生产活动干预下形成具有自然、社会和经济功能的一种人工生态系统。主要由农业环境因素、生产者、消费者和分解者四大基本要素构成。系统生物要素中的优势种群是经人类驯化培养的农业生物，其中的生产者、消费者和分解者都与自然生态系统有很大差异。非生物环境也受到人的改造和调控。该系统的主要特点是系统功能的自我调节机制较弱，主要依靠人类投入的大量能量、先进的技术和管理措施对系统实行调控，保持系统的相对稳定。在人工调控下，农业生态系统的净生产力通常比相同条件下自然生态系统高，而且随着人类社会的发展不断提高。所以其功能主要是获得丰富的农产品。

三、陆地生态系统环境污染物的类型

根据污染物的性质，可将进入陆地生态系统中的污染物分为以下三种类型：

（1）物理性污染物，包括非溶解性污染物、热污染及放射性污染物等。

（2）化学性污染物，包括有机污染物，主要有酚类化合物、苯类化合物、卤烃类化合物、油类、多环芳烃（polycyclic aromatic hydrocarbons，PAHs）和有机化学农药（包括杀虫剂、杀菌剂和除草剂）等，以及无机污染物主要有砷、铜、铅、镉、汞、锡、铬等。

（3）生物性污染物，包括致病细菌、病毒及寄生虫等。对农田施用垃圾、污泥、粪便和生活污水时，如不进行适当的消毒灭菌处理，则土壤易遭受生物污染，并成为某些病原菌的疫源地。此外，外来生物入侵对于入侵地的生态系统来说也是一种严重的生物污染。

根据污染物来源，可将陆地生态系统污染分为以下几种类型：

（1）水体污染型：利用工业废水或城市污水进行灌溉时，污染物随水进入陆地生态系统。我国农田采用污水灌溉已有 40 多年的历史，尤其在干旱缺水的北方地区污水灌溉有着重要的意义。污水灌溉解决了农用供水不足的问题，起着保证农作物产量的作用，同时也带来了土壤污染及地下水污染等问题。通过对我国污水灌区普查发现，污水灌溉以镉、汞、铅等重金属污染最为突出，在西安、太原、保定、成都、沈阳等郊区，污水灌溉区均已出现重金属污染。

（2）大气污染型：一些厂矿排放的粉尘经大气传播沉降到地面，引起陆地生态系统污染。其特点是以大气污染源为中心，呈椭圆状或条带状分布。空气中各种颗粒沉降物（如富含镉、铅、砷等的粉尘），沉降到林木、作物及地面而进入陆地生态系统。大气中的气态污染物，如硫和氮的氧化物及氟化氢等废气，分别以硫酸、硝酸、氢氟酸等酸类形式随降水进入陆地生态系统。

（3）固体废物污染型：主要由垃圾、矿渣、粉煤灰等物质进入陆地生态系统，而使其

生态环境遭到污染。另外，塑料地膜等塑料制品的普遍应用，所造成的陆地生态系统的"白色污染"也属于固体废物污染型。

第二节　环境污染物在陆地生态系统中的迁移转化

一、环境污染物进入陆地生态系统的途径

陆地生态系统污染物的主要来源是污染物的直接使用和生产过程中的污染物排放，也可通过降水将大气中的污染物带入陆地环境，或通过地表径流、地表水循环而将污染物转运到不同地区。

污染物进入陆地生态环境的人为途径有三方面：一是生产、加工企业污染物的排放、泄漏等；二是为防治农林作物有害生物喷洒于农田林区的各类农药，落入土壤表面或水面；三是污染物随大气沉降、灌溉水和动、植物残体而进入陆地生态系统中。污染物进入陆地生态系统的自然途径有：火山爆发、森林火灾、细菌、病毒、植物花粉的传播等。

二、环境污染物在陆地生态系统中的迁移

（一）重金属

进入陆地生态环境中的重金属，可在生态系统中发生迁移、富集与化学转化。重金属主要是以溶解或悬浮液的形态进入土壤，通过水的运动在生态系统中迁移转运（液相迁移）；也可以通过复杂的食物链（网），使重金属在生物间迁移转运，并出现逐级放大的作用。一般来说，进入土壤的重金属主要停留在土壤的上层，然后通过植物根系的吸收并迁移到植物体内，也可以随水流等向土壤下层移动。几种主要有害重金属元素在土壤中的迁移与分布如下：

1. 镉（Cd）

由于表层土壤对镉的吸附和化学固定，镉一般在土壤表层 $0\sim15$ cm 处积累。土壤中的镉可分为两类：一是水溶性的镉，二是难溶性的镉。水溶性的镉，包括离子态和络合态，易为作物吸收，对作物危害大。难溶性镉，包括硫化镉（CdS）、碳酸镉（$CdCO_3$）、磷酸镉[$Cd_3(PO_4)_2$]等，不易迁移，也不易被作物吸收。大多数土壤对镉的吸附率为 $80\%\sim95\%$，不同土壤吸附顺序为：腐殖质土＞重壤质土＞壤质土＞砂质冲积土。因此镉的吸附与土壤胶体的性质有关。

2．汞（Hg）

土壤中汞的平均含量约为 0.03 mg/kg，由于土壤的黏土矿物和有机质对汞有强烈的吸附作用，汞进入土壤后，95%以上能被土壤迅速吸附或固定（与汞形成螯合物），因此汞容易在表层积累。但当地下水位较高或在积水土壤中，汞化合物可向下层迁移。土壤中的汞可分为无机汞和有机汞。按其存在形态又分为离子吸附汞和共价吸附汞，可溶性的汞有氯化汞（$HgCl_2$）等，难溶性的汞有磷酸汞 [$Hg_3(PO_4)_2$]、碳酸汞（$HgCO_3$）和硫化汞（HgS）等。

3．铅（Pb）

土壤中的铅，主要以 $Pb(OH)_2$、$PbCO_3$ 和 $PbSO_4$ 的形式存在。大部分铅的有机、无机化合物或复合物易被土壤黏粒和胶体吸附，尤其是腐殖质与铅的结合比腐殖质与其他重金属结合的能力更强。铅与胡敏酸和富里酸可形成稳定的复合物，这种复合物的稳定性随 pH 的增高而增强，所以土壤 pH 增加，铅的可溶性和移动性降低，影响植物对铅的吸收。因此，铅大部分积累在土壤表层。

4．铬（Cr）

铬在土壤中主要以两种价态存在，即三价铬和六价铬。它们以 Cr^{3+}、$Cr_2O_7^{2-}$、CrO_4^{2-} 的形式存在，其中以三价化合物如 $Cr(OH)_3$ 为最稳定。土壤中六价铬易于迁移转化，因此毒性比三价铬大。土壤胶体对铬的强吸附作用，是使土壤铬的迁移能力和生物可利用性降低的原因之一。铬主要是分布在 0～20 cm 的土壤表层内，40 cm 以下的土层土壤几乎不受铬的影响。

5．砷（As）

砷是一种毒性很强的类金属元素，但不同形态的砷毒性可以有很大的差异。砷在土壤中的存在价态主要有三价砷、五价砷和甲基砷化合物，而以三价砷毒性最强，五价砷次之，甲基砷化合物再次之，大致呈现砷化合物甲基数递增毒性递减的规律。土壤对砷的吸附主要是黏土矿物中的铁铝氢氧化合物起作用，其次为有机胶体。我国土壤对砷吸附能力的强弱顺序为：红壤＞砖红壤＞黄棕壤＞黑土＞碱土＞黄土。土壤中砷的可溶性受 pH 影响较大，在土壤 pH 低于 3 或高于 9 的情况下，砷的溶解度增高；在 pH 接近中性的情况下，砷的溶解度较低。

（二）农药

进入陆地生态系统中的农药，主要在土壤生态系统中迁移和转化。农药随水迁移有两种方式，一是水溶性大的农药直接溶于水中；二是被吸附在水中悬浮颗粒表面的农药随水流迁移。土壤表层中的农药可随灌溉水和水土流失向四周迁移扩散，造成水体污染。农药在土壤中的移动性是预测其对水资源，特别是对地下水的污染影响的重要指标。

（三）塑料

塑料给环境带来的污染称为"白色污染"。塑料是从石油或煤炭中提取的化学石油产品，一旦生产出来很难自然降解。塑料进入陆地生态系统途径主要有：农业地膜覆盖、果树套袋、生活垃圾填埋，还有废弃塑料在焚烧或再加工时产生的有害气体，后者可通过颗粒物和降水的沉降而进入陆地生态系统。塑料结构稳定，不易被微生物降解。大量的塑料废弃物进入土地，会破坏土壤的通透性，使土壤板结，影响植物的生长。如果家畜误食了混入饲料或残留在野外的塑料，也会造成消化道梗阻致死。因此，塑料垃圾如不加以回收，将对环境造成极大危害。

三、陆地生物对环境污染物的吸收与富集

陆地生物对某种元素或难降解环境污染物的吸收作用，主要包括：①植物根系对污染物的吸收可使污染物从土壤下层向上层富集，待植物地上部分死亡、腐败、分解后就会将污染物转移至土壤上层，这种过程可称为土壤上层生物富集过程，如铜、铅、锌等重金属都有这种现象产生；②土壤微生物对污染物的吸收与富集；③蚯蚓和其他土居生物可通过摄入土壤的途径将污染物吸收与富集。

（一）植物的吸收与富集

土壤污染物主要是通过植物根系吸收作用而积累于植物的根、茎、叶和果实部分。进入植物体的污染物可沿着食物链生物富集和生物放大，进而危害动物或人类的健康。植物对进入陆地生态系统的环境污染物具有普遍的吸收特性，可溶性的污染物可通过植物根系吸收，挥发性的污染物可通过植物的呼吸作用进入植物体内，即使难溶于水和难挥发的污染物在陆地生态系统环境中植物也可以有一定的吸收。植物对污染物的吸收是一个复杂的过程，一方面，受环境因子，如气温、土壤水分、pH、土壤质地、有机质含量等的影响。例如，一些农药的植物毒性随着大气温度和土壤水分含量升高而增大，但随着土壤有机质含量的增大而降低。另一方面，污染物本身的性质也会对植物的吸收产生很大的影响，如重金属的种类、价态、存在形式等。例如，作物从土壤中吸收铅主要是吸收在土壤溶液中的铅离子（Pb^{2+}），土壤中的"可给态"铅，约占土壤总铅量的 1/4。作物吸收的铅，绝大部分积累于根部，转移到茎叶中的很少。难溶性的镉 [如 CdS、$CdCO_3$、$Cd_3(PO_4)_2$ 等] 不易迁移，也不易被作物吸收，当 pH 降低时，植物吸收镉量增加；当 pH 升高时，植物吸收镉量降低。通过测定施砷和不施砷土壤蔬菜和牧草的含砷量，发现土壤含砷量相差 20～30 倍时，作物茎叶中的含砷量仅差 1.3～3.0 倍，根则相差 4～15 倍。污染物半衰期也直接

影响植物对污染物的吸收，半衰期低于 10 d 的污染物植物吸收的可能性较低，随着半衰期的延长，植物对污染物的吸收能力也增大。此外，植物的不同生长时期和生长期的长短也对污染物的吸收有很重要的影响。不同植物在不同的生长期对污染物的吸收能力极不相同，一般来说苗期吸收较弱，而生长期长的植物积累的污染物较生长期短的植物要多得多。不同植物种类对污染物的吸收差异很大，如豆类和黄瓜易受砷的危害，而谷类和牧草则有较强的耐砷能力。

（二）陆地食物链与生物富集

在陆地生态系统中，由于高营养级生物以低营养级生物为食物，某种污染物在生物机体中的浓度随营养级的提高而逐步增大的现象称为生物放大（biomagnification），其结果使陆地食物链高营养级生物机体内污染物的浓度显著超过其环境浓度。例如，高效杀虫剂二氯二苯三氯乙烷（Dichloro Diphenyl Trichloroethane，DDT）难溶于水，易溶于脂肪，可以在各种动、植物体内高度富集。随着营养级的提高，DDT 在不同营养级的富集程度可达百倍、千倍、万倍甚至百万倍。例如，在美国某地曾用大量 DDT 防治树木害虫榆小蠹甲，结果发现当地的蚯蚓吃了落叶及污染的土壤，把环境中的 DDT 含量浓缩了 10 倍，知更雀吃蚯蚓又浓缩了 10 倍。最后，捕鱼鸟组织中的 DDT 含量可比周围水体中的 DDT 含量高 100 万倍。在加拿大某地，为防治子子连续 12 年使用 DDT 喷洒，土壤表面接受量为 0.2 kg/hm^2，但该地的许多融雪洼地，其土壤、底泥及各种动物显示对 DDT 有生物富集现象（表 8-1）。

表 8-1　加拿大某地连续施用 DDT 12 年后土壤及动物的 DDT 残留量　　单位：mg/kg

名称	含量
池洼中底泥	0.4
水生无脊椎动物	0.3～0.5
鱼类	0.7～3.6
雷鸟	3～4
麻雀	11～17
土壤	0.09
陆地植物	0.2～0.11
旅鼠及松鼠	0.5～0.7
鸭、睢鸠（吃无脊椎动物）	20～52
鸥及燕鸥（吃鱼）	56～64

四、环境污染物在陆地生态系统中的降解

农药在陆地生态环境中的降解，是了解农药在陆地生态环境中的行为、作用机理与生态安全性评价的重要组成部分。

（一）非生物降解

1. 化学水解作用

农药的水解作用有生物水解和化学水解两类。生物水解是农药在生物体内通过水解酶作用产生的反应；而化学水解则是农药在生态环境中，由于酸碱的影响所引起的化学反应。化学水解属非生物降解中最普遍的反应之一，对不同农药在生态环境中的稳定性及生物活性会产生不同程度的影响。

2. 光化学降解

农药分子在光诱导或光催化的作用下发生的化学反应过程，按光化学反应的过程可分为直接光解和间接光解。直接光解是农药分子吸收光能呈激发态后发生的光化学反应；间接光解则是由于生态环境中存在的某些物质吸收光能呈激发态，再激发农药分子的光化学反应。

（二）生物降解

生物降解是通过生物的作用将农药分子分解成小分子化合物的过程。生物类型包括微生物、高等植物和动物，其中微生物降解是最普遍也是最重要的。土壤微生物对农药的降解作用是农药在土壤中消失的最重要途径。凡是影响土壤微生物活动的因素，都能影响微生物对农药的降解作用，农药本身的性质也对其降解有很大影响。微生物对农药降解代谢的途径一般包括氧化、还原、水解及合成反应。

高等植物与动物相比在生化过程和酶系统方面有很大差异，如葡萄糖醛酸或硫酸结合反应广泛存在于动物体内，在植物体内却很少；而葡萄糖的轭合物在植物体内发生很普遍，在动物体内却很少。高等植物中农药的主要代谢形式有氧化、脱氯和水解。氧化反应在植物体内的农药生物转化代谢中起着重要作用。高等植物有与动物体内相同的氧化酶系，担负着农药的氧化代谢。农药氧化代谢的酶系主要有：过氧化物酶和多功能氧化酶。脱氯反应，如 DDT 在植物体内首先被脱氯化氢酶缩合，脱去氯化氢产生稳定的代谢产物 DDE。水解反应，如植物体中存在水解农药的一些酶系（如芳基酰胺酶），植物性酯酶可以催化多种农药的水解。例如，小麦与高粱籽粒中的酯酶可很快将乐果水解为单甲基乐果、O,O-二甲基硫代磷酸和单-O-甲基-S-羧甲基二硫代磷酸酯。

第三节 环境污染物的陆地生态毒理学效应

环境污染物进入陆地生态环境之后，其最终结果将会对陆地生物产生不同程度的生态毒理学危害。了解不同污染物对陆地生物毒性作用的表现形式、作用机理和对陆地生态系统的危害，对污染源识别、风险评估及污染治理具有重要意义。对陆地生物和陆地生态系统具有生态毒性作用的环境污染物很多，其中重金属、农药及酸沉降等对陆地生态系统的污染最普遍、危害最大。此外，外来入侵生物对陆地生态系统的危害也日益受到关注。

一、重金属的陆地生态毒理学效应

重金属对陆地生态系统的影响主要表现如下：

（一）对土壤生态系统的生态毒理学效应

1. 对土壤生态系统的危害

土壤是生态系统中物质与能量交换的枢纽，有毒重金属通过大气和水体进入土壤，在土壤中积累，超过了土壤重金属元素的背景值，导致土壤污染，使土壤动物种类和数量减少，生态环境恶化。特别是土壤受重金属污染具有潜伏性、不可逆性和长期性以及影响后果严重等特点，最终将直接影响到土壤中生物体重金属离子的含量，进而影响土壤生态系统的平衡。日本发生骨痛病地区的土壤含镉量多在 50 mg/kg 以上。大型土壤动物重金属含量的分析结果表明，重金属富集量随污染程度的增加而增加。例如，镉是土壤生态系统主要有毒元素，某些巨蚓科种类对镉表现为高富集，富集系数达 11.96。

据 2014 年环境保护部和国土资源部发布的《全国土壤污染状况调查公报》，实际调查面积 630 万 km^2，总超标率为 16.1%，其中轻微、轻度、中度和重度污染点位比例分别为 11.2%、2.3%、1.5% 和 1.1%。污染类型以无机型为主，有机型次之，复合污染型比例较小。无机污染占全部污染点位的 82.8%。南方土壤污染重于北方。长江三角洲、珠江三角洲、东北老工业基地等部分区域土壤污染问题比较突出。镉、汞、砷、铅四种无机污染物含量发布呈现从西北到东南和从东北到西南方向逐渐升高的趋势。总之，全国土壤环境状况总体不容乐观，耕地土壤环境状况堪忧，工矿业废弃地土壤问题突出。工矿业、农业等人为活动以及土壤环境背景值高是造成土壤污染或超标的主要原因。

2. 对土壤生化过程的影响

重金属对土壤生化过程的影响主要表现在以下几个方面：①对土壤有机残落物降解作用的影响。土壤有机残落物的降解主要是通过土壤有机质矿化、氨化、硝化与反硝化等作用过程完成的。多种重金属均能抑制土壤有机残落物的降解。②对土壤呼吸代谢的影响。土壤呼吸作用的强弱与土壤微生物的数量有关,也与土壤有机质水平、氮和磷的转化强度、pH 和中间代谢物等有关。灰钙土加入镉、铜、铅和砷的盆栽试验发现,重金属元素都对土壤呼吸强度有一定的抑制作用,其中,砷对土壤呼吸强度的抑制作用最强。不同重金属对土壤呼吸的抑制程度依次为:As>Hg>Zn>Sn>Sb> Tl>Ni>Pb>Cu>Co>Cd>Bi。③对土壤氨化和硝化作用的影响。例如,镉浓度越高,土壤氨化和硝化作用越低。

3. 对土壤微生物的毒性作用

重金属进入陆地生态系统后,首先影响土壤中细菌、真菌、放线菌等微生物的生长,其次还会对固氮菌、解磷细菌、纤维分解菌、枯草杆菌和木霉等其他菌类起抑制作用。不同重金属对土壤微生物的影响存在极大的差异,同一种金属对不同微生物的临界浓度和抑制率也存在差异,即使同一种金属和同一微生物在不同条件下其临界浓度和抑制率也有很大差异。

重金属对微生物的毒性主要表现为使微生物体内带巯基(—SH)的酶失活。许多金属还对其他生物配位体,如核酸、嘧啶也有很强的亲和能力,也可以和细胞膜紧密结合。重金属元素中,汞的毒性最强,除了与酶蛋白中的巯基有极强的亲和力外,还会损害微生物的三羧酸循环和呼吸链。汞、铅、砷等无机毒物在一定条件下,可在土壤中被烷基化,生成烷基金属盐,有些烷基金属盐的生物毒性比其无机金属盐更大,脂溶性更高,可通过食物链放大,危害高营养级生物的健康。

4. 对土壤酶活性的影响

重金属可以使土壤酶的活性基团、空间结构受到破坏从而降低其活性;同时重金属也能抑制土壤微生物的生长繁殖,减少微生物体内酶的合成和分泌量,最终导致土壤酶活性降低。不同土壤酶类对同一重金属的敏感性有明显差异,而同一种酶对不同重金属的敏感性也不同。重金属对土壤酶的作用机理可分为三种类型:①酶作为蛋白质,需要一定量的重金属离子作为辅基,此时重金属的加入能促进酶活性中心与底物间的配位结合,使酶分子及其活性中心保持一定的结构,维持酶催化反应的性质和酶蛋白的表面电荷,从而可增强酶活性,即有激活作用;②重金属占据了酶的活性中心,或与酶分子的巯基、胺基和羧基结合,导致酶活性降低,即有抑制作用;③与土壤酶没有专一性对应关系,酶活性没有受到重金属的影响。

5. 重金属对土居动物——蚯蚓的毒性作用

蚯蚓是土壤中的主要动物类群,在农田生态系统中具有重要的作用。当土壤被化学物质污染后,将会对蚯蚓的生长和繁殖产生不利影响甚至导致死亡,所以,根据化学物质对蚯蚓的毒性大小来评价其对环境的危害程度已被作为土壤污染生态毒理诊断的一项重要指标。蚯蚓体内重金属富集量与土壤重金属含量具有明显的正相关关系,在一定程度上指示蚯蚓栖息土壤的污染程度。土壤中重金属 Cd、Pb、Zn、Cu 复合污染对蚯蚓的急性毒性作用有极强的协同效应。蚯蚓对重金属吸收顺序为 Cd>Hg>As>Zn>Cu>Pb，其中 Cd 的富集系数大于 1，表现为强烈富集作用。因此，分析蚯蚓体内重金属的含量可作为评价土壤污染的重要指标。

（二）对陆生植物的生态毒理学效应

重金属对陆生植物的影响主要表现在以下几个方面：①对植物吸收的影响：重金属能影响植物根系对土壤营养元素的吸收。首先，重金属能影响和改变土壤微生物的活性和酶的活性，从而影响土壤中某些元素的释放和生物可利用率。其次，重金属能抑制植物的呼吸作用，减少细胞 ATP 的生成，从而影响根系的吸收能力。②对植物细胞超微结构的影响：植物在受到重金属的影响而尚未出现可见症状之前，在组织和细胞中已发现生理生化和亚细胞结构（如细胞核、线粒体、叶绿体）等微观方面的变化。③对植物种子生活力、发芽和植物生长有抑制效应。④重金属对植物生理代谢的影响是植物受害的重要机制。例如，镉污染将影响植物的酶活性、光合作用、呼吸作用、蒸腾作用、营养吸收以及水分代谢等，然后再从植物的外观（即根、茎、叶）的形态解剖表现出来。

二、农药的陆地生态毒理学效应

（一）对陆地生物种群的生态毒理学效应

1．农药对植物多样性的影响

农药可渗透于植物组织内而造成药害，碱性药剂（松脂合剂、石灰过量式波尔多液等）还可侵蚀植物叶面表皮细胞而造成药害。有的农药可堵塞植物的气孔对植物造成药害。严重的药害可以引起植株死亡，甚至导致植物的群落结构发生改变。

农药只有在合理使用时，才能控制有害生物，促进农作物的生长。滥用农药可对植物多样性造成不利影响。长期使用除草剂的农田，植物多样性明显减少，而且附近（5 m 左右）草地和林地的植物多样性也受到影响。除草剂的长期单一使用，使杂草群落结构发生变化，导致杂草防治的难度进一步增大。在美国东南部的松林中，由于除草剂的使用，松林下方低于 1.4 m 高的木本和草本植被丰富度大大减少。

2．农药对动物种群的影响

农药的化学毒性在防治害虫方面发挥了巨大作用，但也给非靶昆虫、鱼、兽和人类带来危害，导致一系列生态毒理学问题。据估计全世界每年有 2 万～5 万人的死亡是由杀虫剂直接引起的。除莠剂的使用是为了铲除杂草，但有的也对动物有毒害作用。例如，杀草快（diquat）和百草枯（paraquat）等对兽类的毒性很强。此外，对害虫高毒的杀虫剂，同时杀灭了其大多数天敌。由于害虫的数量一般较天敌恢复快，在天敌缺乏的情况下，害虫可能再次猖獗，其数量甚至比用药前更多。另外，杀虫剂把主要害虫抑制后，有时会引起次要害虫爆发而成为主要害虫。据统计，在 DDT 等杀虫剂出现后的 10 年内，世界上已有 13 科 50 多种害虫因应用农药而异常增多。

3. 农药对土壤微生物区系的影响

农药对土壤微生物的影响，主要表现在农药对土壤微生物区系的影响，对土壤微生物活性的影响如硝化作用、氨化作用、呼吸作用、根际微生物及对根瘤菌的影响等。不同农药对微生物群落的影响不同，同一种农药对不同微生物类群影响也不同。在推荐用量下，一些有机氯农药和有机磷农药对土壤中细菌、放线菌和真菌的总数及微生物的呼吸作用影响较小。对土壤微生物影响较大的农药是杀菌剂，这类农药能杀灭和抑制一些有益微生物，如硝化细菌和氨化细菌。杀虫剂和除草剂如果过量使用，也能杀死一些土壤微生物或抑制其活动。除草剂在高浓度下能够抑制固氮菌，杀菌剂特别是杀真菌剂对固氮过程的影响更大，如福美双、克菌丹、灭菌丹等都可显著抑制固氮作用。

4. 农药对有益昆虫的生态毒性作用

农药对蜜蜂、家蚕、害虫的天敌昆虫等有益生物的毒性作用很大，这不仅对农业生产有严重影响，而且对当地生态系统的稳定也会造成危害，对此详见第十三章昆虫生态毒理学的论述。

（二）对陆地生态系统的生态毒理学效应

农药对陆地生态系统生态毒理学作用的研究一直受到关注，取得了丰富的成果，在此以有机氯农药和有机磷农药为例，介绍如下。

1. DDT 的生态系统生态毒理学效应

早期对 DDT 生态毒理学作用的研究主要是观察可比生境下喷药和不喷药地区野生动物的物种变化。起初，低估了 DDT 的害处，错误地认为森林中使用较多的 DDT（5.6 kg/km²）虽然可影响野生动物，但不足以造成严重后果。后来的研究发现 DDT 的使用显著增加了野生动物的死亡率，具有严重的生态毒理学效应，导致各国先后停止生产和使用 DDT。DDT 毒理学研究主要获得以下结论：

（1）动物与特定化学物质的接触频率和持续时间比接触的剂量更重要。有的化学物的 LD_{50} 的数值很大，从急性毒性作用上看属于低毒类毒物，所使用的杀虫剂浓度对非靶动物不能引起急性毒性作用，所以在一定剂量范围内未能发现剂量依赖性的急性毒性效应。但是，这类化学物进入环境后往往是一类难降解的有机化学物，可在环境中长期存在，使野生动物长期接触，慢性摄入，在脂肪中积累，转移到不同组织器官引起慢性中毒，甚至引起生殖毒性，导致物种繁衍障碍，产生生态毒理学效应。DDT 和其他有机氯化合物是一类环境难降解的有机化合物，长期污染环境，动物慢性摄入，在脂肪中贮藏和积累，当其转移到脑中可引起亚致死甚至致死性毒性。DDT 和六氯化苯（六六六）的长期暴露可引起啮齿类动物发生肝脏肿瘤。

（2）农药的代谢转化产物可能比其母体化合物具有更高的毒性或者在动物组织中有更长的持续性。DDT 可在肝脏转化为毒性比 DDT 低、但可长期储存在动物体内的 2,2-双-（对氯苯基）-1-二氯乙烯（DDE），导致体内主要以 DDT 和 DDE 形式储存，其中 DDE 占 60%。

（3）对成年动物毒性较低的一些化学物可能通过影响生殖而抑制其种群发展。野外观察发现，对 DDT 亚致死剂量接触可导致生殖能力的衰退，DDT 对鸟类可引起所产蛋的蛋壳强度变小并提出这可能是其生殖能力减退的一种机理。饲料中添加 DDT 可减小蛋壳厚度和强度，从而减小鸟类的生殖成功率。有机氯使鸟类蛋壳变薄的机理主要是：血钙进入输卵管需要消耗 ATP，输卵管内壳腺释放的 CO_2 与水形成碳酸的反应需要碳酸酐酶的催化，碳酸与钙反应形成碳酸钙而沉积在卵壳上。DDT 的代谢产物 DDE 可抑制 ATP 酶和碳酸酐酶的活性，从而抑制碳酸钙的生成和在卵壳的沉积。DDT 及其他有机氯农药还可通过诱导作用改变雌、雄激素的代谢，从而对动物产生生殖毒性作用。

有机氯农药还可以通过食物链的富集和放大，对水鸟的繁殖产生严重影响。例如，在美国某湖施用 DDT 控制蚊蚋，对湖水造成污染，导致鱼体 DDT 水平增加，使以小鱼为生的鸟类鸥鹬体内含 DDT 达 1 600 mg/kg，卵中达 69.2～100.7 mg/kg，孵化率和成活率都很低，从而影响该鸟种群发展。

（4）不同种间对 DDT 的毒性反应相差很大，即使是亲缘关系很近的种，在对特定农药的敏感程度上也可能种间相差很大。

2. 有机磷农药的生态系统生态毒理学效应

正常生理条件下，当胆碱能神经受到刺激时，其末梢部位即释放出乙酰胆碱，将神经冲动向所支配的效应器官传递。同时，乙酰胆碱被效应器官中的乙酰胆碱酯酶迅速分解，以保证神经生理功能的平衡与协调。有机磷农药和氨基甲酸酯类农药均可抑制胆碱酯酶的活性，导致乙酰胆碱蓄积，从而过度刺激胆碱能神经系统及其效应器官，引起组织器官功能改变，产生一系列中毒症状。

（1）急性和亚急性毒性：初期对有机磷农药的研究，主要集中在通过急性和亚急性毒性试验，观察对鸟类等野生动物的危害。由于有机磷化合物是胆碱酯酶的抑制剂，所以可以通过测定动物脑中胆碱酯酶活性的方法来确定动物中毒是否与有机磷相关。

根据动物对化学物质的敏感程度，将有机磷农药的急性和亚急性毒性进行了分级。大部分有机磷农药的亚急性毒性都比急性毒性低，甚至一些急性有毒的化合物在以亚急性方式给药时，基本上无毒，这是因为鸟类对这类化学物质有忌避作用而不去吃它们。因此，单纯的敏感度（如 LD_{50}）并不是可靠的风险指标，一些高毒的化学物质与野生动物的灭绝并无关系，另一些并不是很毒的化学物质却会引起野生动物的死亡。这可能与野生动物的行为、饮食习性及生理状态有关；同时，如果该化学物质的气味使动物不悦，动物忌避而不摄食，那么该化学物质的毒性虽然很大，也不能对动物发挥毒性作用；相反，如果化学物质的气味不使动物厌而避之，甚至对动物有诱惑作用，那么即使该化合物毒性很低，但由于动物摄入时间长、摄入数量多、长期暴露的结果也会导致动物慢性中毒甚至死亡。

（2）对生殖与发育无影响或影响轻微：有机磷农药喷洒区的八哥幼鸟的发育仅受到轻微和短暂的影响。给人工饲养的鹌鹑饲料中加入不同浓度的有机磷农药二嗪农，观察到繁殖率降低。给饲养的美洲黑鸭幼鸭饲喂磷胺，对发育只有轻微的影响。给野鸭饲喂有机磷农药（双硫磷，temephos），只有在高剂量和低温时才对幼鸭的存活有影响。这是因为低温可增加胆碱酯酶抑制剂的毒性，并延长毒性作用时间。在亚致死剂量下，动物耐低温能力减弱。

（3）食物链效应：农药中毒的鸟类和接触过农药的两栖类动物，可引起以它们为食的动物死亡。野外观察显示，鸥及其幼雏可能因吃了毒死的昆虫而致死，鹊及其他捕食者会由于啄食了用杀螨剂处理过的牛身上的毛或螨而中毒。

（4）种间差异（interspecific differentia）：理想的农药是对害虫有很强的选择毒性，而对非靶（标）生物，特别是对人类相对无毒的种类。有机磷农药具有一定的选择性，故从一种动物得到的毒理学信息去推断对另一种动物的毒性作用可能是不可靠的。家鼠、水禽、鸡类以及两栖动物、爬行动物、鸣禽、猛禽、苍鹭、田鼠等不同动物之间对毒物的反应不同。例如，两栖类动物对大部分胆碱酯酶抑制剂有很高的抗性，这可能是对淡水池塘生活的一种适应。因为有毒淡水藻类可以产生胆碱酯酶抑制剂类毒素。

三、酸沉降的陆地生态毒理学效应

酸沉降对陆地生态系统的危害是多方面的，它可导致生物多样性丧失、复杂性降低，最典型的是引起森林生态系统建群种或群落物种的消亡或更替，甚至发生逆向演替。加拿大北部针叶林在 SO_2 污染的作用下，大面积地退化为草甸草原；北欧大面积针阔混交林在 SO_2 污染的作用下，退化为灌木草丛。生态系统复杂性降低主要表现为酸沉降使生态系统的结构和功能趋于简单化。

（一）酸沉降对土壤化学的影响

酸雨渗入土壤中，导致土壤酸度增大、土壤矿物质的风化加速，使氮、磷、镁、钾、钠、钙等植物重要营养盐类流失，土壤生产力下降。由于大部分氢离子与存在于土壤颗粒中的碱性阳离子交换，使其他阳离子溶解到土壤溶液中而流失。碱性阳离子的流失会导致土壤 pH 急剧下降。酸雨对土壤的影响程度取决于土壤类型和理化性质，如土壤有机质和黏土矿物提供的总缓冲能力或阳离子交换量的数量、土壤盐基饱和度、土壤剖面中碳酸盐以及土壤耕作制度、施肥、施石灰等。

（二）酸沉降对土壤动物和土壤微生物的影响

土壤动物与土壤微生物的一个共同作用是使土壤有机物无机化，这是植物与土壤进行物质循环的重要环节。酸沉降可直接伤害土壤动物，甚至引起死亡。土壤动物摄取酸性沉降物会使其生长缓慢、繁殖受阻、种群数量减少、群落结构变化，尤其是线虫、蚯蚓类等特别易受影响。一般来说，酸雨对动物幼体的影响较大。土壤动物与土壤微生物的衰退，会导致土壤有机物无机化过程减缓，使土壤表面枯枝落叶等有机物堆积层增加，生成更多有机酸，促使土壤酸化更为严重。

土壤酸化会影响土壤微生物群落结构和种群数量，并严重影响土壤微生物的活动和营养元素在土壤-植物体系中的循环。酸雨能使土壤中细菌、放线菌和真菌的比例发生变化，土壤微生物总数降低，并对脱氢酶、过氧化氢酶、脲酶和蛋白酶的活性有明显的抑制作用。

土壤酸化还能抑制土壤硝化和氨化作用，随土壤酸度增加，硝化和氨化过程减慢。在酸雨影响下，适于在中性环境中活动的固氮菌，如根瘤菌、放线菌等活性降低，甚至完全抑制。

（三）酸沉降对昆虫种群的影响

酸沉降及其相关气体污染物 SO_2 和 NO_x 对昆虫种群往往造成不良影响，但由于生活方式和食性等的不同，不同昆虫对酸沉降（包括对 SO_2 和 NO_x 气体）的响应不同，即使同一昆虫也会因污染物及其严重程度的不同而呈现差异。一般来说，酸雨的直接暴露，可使昆虫发育速度、个体大小、存活率、产卵量及飞翔能力等低下，对此详见第十三章昆虫生态毒理学的论述。

（四）酸沉降对植物的影响

酸沉降可直接伤害植物叶片表层结构（如角质层和气孔等）和细胞膜结构，影响细胞对物质的选择性吸收，干扰植物正常的代谢过程（如光合、呼吸和水分吸收），影响繁殖过程（如花粉的萌发和花粉管的形成，种子的形成和萌发），引发植被衰退。

酸雨可引起野外植物叶片萎缩变形，叶绿素含量降低，光合作用受阻；然而，在模拟酸雨短时间实验条件下，有时可以获得与野外调查完全相反的结果。例如，采用硫酸根和硝酸根摩尔比为 8：1 的模拟酸雨对杉木、马尾松、水杉、檫木、火力楠、青冈和油茶的喷洒,结果表明,随酸雨 pH 的下降,上述 7 种树木的叶绿素含量增加。模拟酸雨对菜豆净光合速率与呼吸速率的影响研究表明,随着酸雨酸度的增加,光合作用和呼吸速率都相应增加,呈现一种"小剂量刺激效应"(酸沉降对植物生态系统或种群的影响详见第六章第二节)。

四、外来生物入侵的陆地生态毒理学效应

外来生物入侵简称外来种入侵,是指原本不属于某一生态区域或地理区域的物种,通过不同的途径有意或无意地传播到新的区域,并在新的栖息地定殖、建群、扩展和蔓延,同时给传入地的经济和生态系统带来一定的负面影响,这个过程就叫作生物入侵。因此,外来生物入侵是一种环境的生物污染。农业农村部最新统计显示,中国已成为遭受外来生物入侵最严重的国家之一,入侵的领域从森林到水域、从湿地到草地、从乡村到城市,几乎无处不在。据 2017 年报道,中国外来入侵物种已达 620 余种,在世界自然保护联盟公布的全球 100 种最具威胁的外来物种中,中国就有 51 种。其中给我国农业生态系统带来严重危害的入侵植物有紫茎泽兰、豚草、水葫芦、喜旱莲子草、刺花莲子草、飞机草、大米草、薇甘菊、毒麦等;入侵害虫有美国白蛾、松材线虫、美洲斑潜蝇、红火蚁、B 型烟粉虱、松突圆蚧、湿地松粉蚧、稻水象甲、蔗扁蛾、苹果棉蚜、马铃薯甲虫、西花蓟马;入侵动物有福寿螺、非洲大蜗牛等;入侵病原微生物造成的病害有马铃薯癌肿病、甘薯黑斑病、大豆疫病、棉花黄萎病、柑橘黄龙病、松材线虫病等。这些外来生物的入侵给我国生态环境、生物多样性和社会经济造成了巨大危害,据估计,仅对农林业造成的直接经济损失每年就高达 574 亿元。

外来生物入侵对生态系统的危害表现在多个方面。第一,外来入侵物种会造成生态系统不可逆转的破坏和生物污染。大部分外来物种成功入侵后,破坏了原来生态系统的结构和功能,个别物种超常生长,难以控制,对生态系统造成不可逆转的破坏;更可怕的是许多入侵物种,在新的环境中可能出现基因突变,造成严重的生物污染。第二,外来入侵物种通过压制或排挤本地物种,形成单优势种群,最终导致生态系统多样性、物种多样性、生物遗传资源多样性的丧失和破坏。第三,生物入侵会导致生态灾害频繁爆发,对农林业造成严重损害,威胁人类的健康和安全。下面介绍几种主要的外来入侵生物对陆生生态系统多样性的影响。

(一)外来入侵植物

1. 外来入侵植物的概念

玉米、甘薯、马铃薯、西红柿、辣椒等都是我们非常熟悉的,与我们日常生活密不可

分的外来植物，但是它们并不是外来入侵植物。所谓外来入侵植物（alien invasive plant）是指非原生态系统进化出来的、由于自然或人为的因素被引入新生态环境的、并会对新生态环境或其中的物种构成一定威胁的植物；其繁殖力、适应性和抗逆性极强，竞争力也极强或本身拥有化感特性或特殊器官，同时又耐贫瘠、耐污染，并且在入侵地还缺乏有力的竞争生物和天敌。这些植物一旦由原生地进入入侵地后会形成单优势种群，影响生物多样性，破坏生态系统，严重影响农、林、牧、渔生产和环境安全。例如，凤眼莲（*Eichhornia crassipes*）、紫茎泽兰（*Eupatorium adenophorum*）、豚草（*Ambrosia artemisiifolia*）、大米草（*Spartina anglica*）等是典型的入侵植物，对生态系统有很强的破坏性。

2. 外来入侵植物的成灾机制

（1）繁殖力、适应力极强：外来入侵植物的繁殖力、适应力极强。例如，紫茎泽兰以种子繁殖为主，根与茎都能生长不定根，可无性繁殖。大米草具有发达的地下茎，靠地下茎及种子繁殖，单株大米草一年内可繁殖成几十株，甚至几百株。水葫芦是典型的水生维管束植物，兼有无性和有性繁殖功能，主要以匍匐枝无性繁殖，一匍匐枝可在 5 d 内形成一新的植株，发生区域往往形成单一优势种群，覆盖度往往达 100%。

（2）竞争力强，形成优势种群：例如，紫茎泽兰耐阴，苗期可以在荫蔽的林间生长，耐贫瘠，可在路边、墙角等处生长，并将本地物种压制下去。紫茎泽兰对许多害虫有忌避作用或毒杀作用，且可通过地上部分化感物质的挥发和地上部分和凋落物中的水溶性化感物质的淋溶等途径抑制邻近植物的生长，在竞争生长中，处于优势地位，形成优势种群。大米草由于叶片布满发达的盐腺，耐盐碱，根系深扎，盘根错节，植株高大，与本地植物竞争生长空间，致使海滩上大片红树林消失。水葫芦主要通过匍匐枝迅速繁衍，呈指数级数生长，在富营养化的水体中，往往引起疯长，对其他水生植物的竞争抑制极强，最终形成优势种群。

（3）牲畜和害虫忌避：紫茎泽兰等入侵植物的枝叶有毒，可以引起动物中毒甚至致死，牲畜和害虫均对其有忌避作用，避免了食草动物对它们的危害。

3. 典型入侵植物对生态系统的危害

（1）大米草入侵：大米草（*Spartina anglica*）原产英国南海岸，是欧洲海岸米草和美洲互花米草的自然杂交种，是一种多年生禾本科植物，它具有耐盐、耐淹、耐瘠和繁殖力强等特点，主要分布在欧、美、亚、澳四洲温带和亚热带地区的海涂。据说我国 20 世纪 60—80 年代分别从英美等国引进大米草用于保护滩涂。30 多年来，大米草逐渐分布在 80 多个县（市）的沿海海滩上，破坏了近海生物栖息环境，使沿海养殖贝类、蟹类、藻类、鱼类等多种生物窒息死亡，经济损失惊人。同时导致水质下降，并诱发赤潮，致使海滩上大片红树林消失，威胁本地生物多样性。

（2）紫茎泽兰入侵：紫茎泽兰（*Eupatorium adenophorum*）原产于中美洲墨西哥，属菊科、假藿香蓟属，20 世纪 40 年代从中缅、中越边境自然入侵我国云南南部，现已广泛分布于云南、广西、贵州、四川的很多地区，仅云南目前生长面积即达 2 470 万 hm^2，是一种世界性恶性杂草。由于其具有生长快、繁殖力强等入侵特性，能很快在入侵地建立单一优势种群，本地物种很难生长，从而严重改变当地植被。而地表植被的改变势必影响土壤动物群落特征，紫茎泽兰入侵使土壤动物群落多样性和均匀度也显著下降。紫茎泽兰入侵后不同地带土壤动物类群总数显著减少，其中针叶林减少 41.3%，阔叶林减少 29.0%，草地减少 36.7%；土壤动物群落个体总数下降，其中针叶林减少 63.5%，阔叶林减少 20.4%，草地减少 43.2%。其危害还在于不断竞争、取代本地植物资源，破坏生物多样性，使当地农业、林业、畜牧业和社会经济发展受到影响。当地牛、羊因无可食饲料而使种群数量锐减。紫茎泽兰含有的生物毒素可引起动物中毒，特别是马匹中毒，表现为"马哮喘病"，导致马匹发病、死亡，使个别县市成为"无马县"。

（二）外来入侵动物

外来入侵动物对入侵地的生态系统危害极大，举例论述如下：

1. 松材线虫入侵

松材线虫（*Bursaphelenchus xylophilus*）原产地为北美洲，是随进口货物的木质包装箱及携带的媒介天牛而无意引入亚洲的。20 世纪 20 年代传入日本，70 年代在日本全面爆发成灾。国内 1982 年在南京首次发现。松材线虫主要危害松属植物，在植物体内寄生，取食薄壁组织，其引起的松材线虫病被称为松树上的癌症，常导致成片松林死亡。受害严重地区的马尾松、黑松和赤松几乎全部被毁。其发生特点是：传播途径多、发病部位隐蔽、发病速度快、潜伏时间长、治理难度大。对生态环境危害很大。

2. 美国白蛾入侵

美国白蛾（*Hyphantria cunea*）又叫秋幕毛虫，原产地为北美洲。美国白蛾入侵到欧洲和亚洲后，由于生态环境的改变，天敌的缺乏，在入侵地爆发成灾，危害严重，对这些国家造成了很大的经济损失。目前，除北欧 4 个国家以外，美国白蛾已遍布欧洲几乎所有的国家，亚洲已由日本扩散到朝鲜、韩国及中国。1979 年传入我国辽宁丹东一带，现已在我国山东、陕西、河北、上海、安徽、北京等多地发现，目前危害范围仍在扩大。此虫属典型的多食性害虫，可危害 200 多种林木、果树、农作物和野生植物，嗜食的植物有桑、胡桃、苹果、梧桐、李、樱桃、柿、榆和柳等。幼虫取食树叶，有暴食和群集危害的习性。幼虫常群集于叶上吐丝作网巢，在网巢内取食危害，发生严重时可将全株树叶食光，造成部分枝条甚至整株死亡。网巢有时可长达 1 m 或更大，稀松不规则，把小枝和叶片包进网内，形如天幕。被害树木长势衰弱，易遭其他病虫害的侵袭，并降低抗寒抗逆能力。果树被危害，常年减产显著，甚至造成当年和次年不结果。此虫繁殖能力很强，每一个卵块平均有 800~900 粒卵，最高可达 1 800 粒。其扩散速度很快，虽然美国白蛾自身的扩散能力并不是很强，成虫每次飞翔距离在 100 m 以内，但成虫和幼虫都可借风扩散，因此每年通过自然扩散的速度可达 35~50 km。而且，最主要的扩散途径是借助于交通工具进行远距离传播。

第四节　农业生态系统生态毒理学

一、农业生态系统的组成与特点

农业生态系统是指在一定时间和地域内，人类从事农业生产，利用农业生物与非生物环境之间以及生物种群之间的相互关系，建立起来的各种形式和不同发展水平的农业生产体系，是一个人类调控下的自然-社会-经济组合而成的复合生态系统。作为被人类驯化了的半自然生态系统，农业生态系统介于自然生态系统与人工生态系统之间。其结构和功能不仅受自然环境的制约，还受人类活动的影响；不仅受自然生态规律的支配，而且受社会经济规律的调节。农业生态系统中的"农业"指包括农、林、牧、副、渔、菌、虫及微生物的大农业。

（一）农业生态系统的组成

与自然生态系统类似，农业生态系统的基本组分也包括生物组分和非生物的环境组分，但二者的组成却存在明显的差异。

1. 生物组分

农业生态系统的生物组分与自然生态系统一样，同样由绿色植物为主的生产者、动物为主的消费者和微生物为主的分解者组成。但农业生态系统中的生物主要是经过人工驯化的农业生物，如农作物、家禽、有益微生物等，以及与这些农业生物关系密切的生物类群，如作物致病菌、家畜寄生虫、根瘤菌、杂草等。此外，农业生态系统相比于自然生态系统还增加了一个最为重要的大型消费者即人，但其他生物种类和数量一般少于同一区域的自然生态系统。

2. 非生物的环境组分

农业生态系统中非生物的环境组分即指农业生物赖以生存、发育、繁殖的环境，包括自然环境和人工环境。自然环境组分源于自然生态系统，包括农田土壤、农业用水、空气、日光和温度等，但都或多或少受到人类不同程度的调节和影响。例如，为了满足日益增长的粮食需求，人类要对耕作土壤进行多种生产活动，如耕作、施肥、灌溉、改良等，极大地改变了土壤的固有理化性质；作物的种植方式也包括单作、间作和套作等多种形式，这些均会影响作物群体内的温度和湿度。

人工环境组分包括农业生产过程所需的各种生产、加工、储存设备和设施，如禽舍、温室、仓库、厂房、住房、防护林、水库等。设施中的环境与自然环境相比，温、湿、光、养分等条件都受到较大的改变，而且具有独特的特点。

（二）农业生态系统的特点

与自然生态系统相比，农业生态系统具有如下特点：

（1）目标明确，开放性较大。农业生态系统的目标是满足人类日益增长的需要，其目的就是获得最大的"收成"，也正因为如此，人类向系统内施用大量的肥料、农药和灌溉水等。特别是现代化农业，集约化生产更加突出，其耗能密度比多数自然生态系统高出数十倍，在提高产量的同时，带来土壤退化、环境污染等一系列生态问题。而自然生态系统遵从自然演替和进化原理，没有人为干预，最终目标是生态系统更加稳定，从而获得更大的"保护"，对群体本身有利，但不一定满足人类的需要，而且生产者的有机物全部留在系统内，许多化学元素基本上可以在系统内部循环平衡，是一个接近于"自给自足"的系统。

（2）结构简单脆弱，抵抗外界能力差，缺乏自我调节能力。农业生态系统内的生物种群基本上是人类按高产、优质和多抗为目标反复培育和筛选出来的优良品种，通常具有较高的经济价值和较弱的抗逆性，需要更多的人为调控。而自然生态系统生物种类多，食物链复杂，主要通过自我调控机制来维持生物多样性，对不良环境条件具有更强的抗逆性，因此与自然生态系统相比，农业生态系统稳定性更差。

（3）人类活动作为主控因素，高投入、高产出，生产效率高。农业生态系统中的优势物种以人工驯化培育的农业生物为主，加上各种人为的技术措施作用，强化系统中优势种群的可食部分或可用部分进一步发展，使物质和能量的转化利用率及利用效率得到不断提高，因而农业生态系统的净生产率显著比自然生态系统的高。

（4）受自然规律和社会经济规律双重约束。农业生态系统的发展服从于人类社会，经济和生态环境等多方面的要求，农业生产过程既是一种自然再生产过程，又是一种社会经济的再生产过程，在系统的组成上，既有自然组分又有人类社会经济组分。因此，农业生态系统的存在和发展，受到自然规律和社会经济规律的双重制约。例如，在确定一个农业生态系统的优势生物种群组成时，首先要服从自然演替进化过程中的生物与环境相适应原理，选择适宜当地自然条件的生物种群进行养殖或种植，但同时也要考虑其经济价值，根据投资效益变化规律分析所定生物种群形成的产品市场需求情况、生产的经济效益和社会效益等问题。而自然生态系统受人类的干扰很少，因此其存在和发展主要是受自然规律的支配。

二、农业环境污染物及其生态毒理学效应

（一）农业环境污染物及其来源

1．农业环境污染物

进入农业生态系统的环境污染物，按照性质大致可分为以下三类：

（1）物理性污染物。指来自农业生产、工厂、矿山的固体废物，如塑料薄膜、农药包装瓶等农业废物和尾矿、废石、粉煤灰等工矿垃圾等。此类污染物含有一些较难溶解和分解的物质，进入农业生态系统后，尤其是进入土壤后会严重影响土壤的透水性，对植物根系生长和营养传输都会产生较大影响。而且，经过长时间掩埋，物理污染物还可能会逐渐分解，进而向土壤中释放化学物质，从而进一步改变土壤的组成和结构。因此，物理污染物持续时间长，破坏性较大。

（2）化学性污染物。包括无机污染物和有机污染物。根据原环境保护部和国土资源部公布的《全国土壤污染状况调查公报》，我国土壤污染以无机型为主，主要污染物为镉、镍、铜、砷、汞、铅、滴滴涕和多环芳烃。

（3）生物性污染物。主要指农业生态环境中存在的一定量的病原体，如肠道致病菌、肠道寄生虫、钩端螺旋体、破伤风杆菌、霉菌和病毒等。土壤中存活的植物病原体能严重影响植物生长，造成农业减产。例如，某些植物致病细菌污染土壤后能引起番茄、茄子、辣椒、马铃薯等百余种植物的青枯病，而且这类污染物通常可以在适应的环境中迅速扩散，破坏性非常大。此外，土壤的生物污染还会危害人体健康。

2．主要污染源

进入农业生态系统的环境污染物主要源于农业生产和工矿排放等，主要包括以下几方面来源：农用化学品、污水灌溉、污泥农用、矿山开采和冶炼、大气沉降、垃圾堆放等。

（二）环境污染物的农业生态毒理学效应

环境污染物进入农田生态系统后，经过一系列的环境过程，生物有效部分会对农田生态系统中的生物，主要包括土壤动物、农作物和微生物，产生生态毒理效应，其毒性作用的性质和机理与其对其他陆地生态系统的动物、植物和微生物的毒性作用是一致的（详见本章第二节、第三节）。在此仅对农业生态系统比较独特的生态毒理学效应进行论述。与其他生态系统不同，农田生态系统与人类关系最为密切，农作物和家畜、家禽是人类食物的主要来源，环境污染物在农田生态系统中表现出的毒理效应或在食物链中的富集放大效应将直接影响人类的健康及其生产生活活动。

1. 重金属污染物

重金属进入农业生态系统后，农作物会通过叶片、根系单独或同时吸收重金属。许多重金属元素（如 Cu、Zn 等）是植物必需的微量元素，对植物的生长发育起着不可替代的作用，而一些重金属不是植物必需的元素（如 Cd、Hg 等）但对植物具有很强的毒性，进入植物体内后会严重影响植物的生长发育。然而，无论是必需元素还是非必需元素，当其在环境中的含量超过某一临界值时，都会对农作物产生一定的毒害作用。其中，重金属对农作物产品品质的影响远比对野生植物品质的影响受到更大的关注。

一些重金属可以影响细胞质膜的透性，从而影响农作物对营养元素的吸收和积累，导致植株和籽粒中营养元素和成分的改变。高浓度重金属可能会破坏蛋白质的合成系统从而降低作物籽粒的蛋白质含量。此外，农作物从土壤中吸收重金属并在其体内累积，重金属不能被生物降解，因此能通过食物链的传递而进入人体，因为农作物是人类食物的重要来源。例如，农田土壤中的镉、砷等在水稻中的吸收和富集，不但会对水稻植株当代和子代产生分子水平乃至个体水平的生态毒理效应，而且对长期食用其籽粒的人的健康也会产生不利影响。这也是农业生态系统生态毒理学的研究内容有别于其他陆地生态毒理学的原因之一。

2. 有机污染物

当土壤中有机污染物的浓度达到一定值后，会对植物造成胁迫伤害。例如，2,4-D 能以多种方式影响植物细胞分裂，低浓度时能够强烈促进细胞生长，当浓度超过一定限度之后其促进作用下降，并转而强烈抑制细胞生长。除草剂能抑制农作物种子的萌发和根、茎的伸长，其原因是除草剂对种子萌发相关重要酶的活性可产生不利影响，对种子萌发时根尖细胞有丝分裂速率也有不利作用。此外，除草剂还能破坏植物的根系，使其吸收功能破坏，以及对不同元素的吸收表现出选择性。采用含有高浓度的莠去津和乙草胺的水灌溉稻田，可引起水稻幼苗的根由白变黑，不生新根，接着腐烂的毒害现象。环境污染物的这些生态毒理作用最终有可能导致农作物的产量减少、品质下降。此外，一些辛醇-水分配系数（K_{OW}）在 $10^2 \sim 10^5$ 的疏水性有机物，如果不能在生物体内及时代谢或排出，其在陆地食物链中往往具有明显的生物放大作用，对于高营养级生物包括人会造成一定的生态和健康风险。

农业生态系统除了其与人类的密切关系为其特点之外，它本身也有自己的特点。例如，一种新烟碱类杀虫剂噻虫嗪可在土壤食物链（杀虫剂处理的大豆种子—蛞蝓—甲虫）间传递，噻虫嗪在软体动物蛞蝓体内逐渐累积，并通过捕食关系被传递到蛞蝓的捕食者甲虫体内。由于蛞蝓并不是噻虫嗪的靶向生物，因此受到杀虫剂的影响很轻微，但该食物链的传递却造成了甲虫损伤或死亡（>60%），导致一些害虫（甲虫的食物）猖獗，破坏了农业生态系统中的生态平衡并最终导致了大豆产量的下降。由此可知，研究农业生态系统生态毒理学不但具有理论意义，而且具有重要的应用价值。

3. 肥料

虽然肥料的施用能为农业带来丰收的喜悦，然而长期过量地施用却为生态系统特别是农田生态系统带来严重危害。有机肥料和化学肥料的长期施用不当，可导致大气中 NO_x 等能够消耗臭氧层臭氧的气体增加、CO_2 等温室气体水平升高、水体富营养化发生等生态环境的恶化，从而间接对动物、植物及微生物产生生态毒理作用。此外，肥料特别是化学肥料（化肥），往往混杂有重金属、农药、苯类、酚类、偶氮类、抗生素等多种无机和有机污染物，它们随施肥而进入土壤以后，可直接对植物、土居动物和微生物造成严重生态危害。

化肥的不科学施用还可导致植物对氮、磷、钾的吸收失之平衡，如氮肥过多，可导致植物疯长、开花滞后、抗病能力下降、易倒伏、产量低、品质差等问题。微量元素肥料施用不当，往往会导致一种微量元素过多而影响农作物对另一种微量元素的吸收或代谢问题，从而对植物的生长造成不利影响。

三、农业生态系统对环境污染的防治和修复作用

农业生态系统对环境污染的防治和修复作用主要表现有两种方式：一是农业生态系统的自修复，也就是通常所说的自净能力；二是农业生态系统的强化修复。

农业生态系统的自净能力是指在不改变结构与功能的前提下，通过自身机制而消纳和降解环境污染物，保持或恢复该系统原有稳定状态的特性与能力。农业生态系统的自净能力主要表现在两个层面：一是农业生态系统要素层面，主要包括农作物、动物等土壤生物、土壤和环境等要素；二是农业生态系统整体层面，主要表现在土壤生物与环境的相互作用下，通过农业生态系统自身的运转而实现环境污染物的降解和去除。例如，土壤中的有机污染物可以通过农作物对有机污染物的吸收代谢而去除，农作物可以将吸收到体内的有机污染物转化为非植物毒性的代谢物积累于植物组织中；另外，农作物可以通过根系向土壤释放促进有机污染物降解的生物化学反应酶类，从而促进根际对环境污染物的降解；此外，土壤中的有机污染物也可以通过农作物根际微生物的降解作用而削减。近年来，许多研究发现豆科植物（如紫花苜蓿、羽扇豆、鹰嘴豆等）因生长速度快、耐受性强，是修复有机污染物的理想植物。尽管农业生态系统对环境污染物具有修复作用，但这种消纳与自净能力是有一定限度的。

土壤对环境污染物具有一定的缓冲能力，通过内部的缓冲机制能够降解和固定有害物质，减轻化学物对环境的毒害作用，但一旦环境污染物的数量超过了临界值，农业生物和农业生态系统两方面均会受到严重影响，甚至使农业生态系统遭到破坏，难以恢复。此外，

农业生态系统由于受人类活动影响较多，农业生物的种类相对于自然生态系统较少，系统结构也相对较脆弱，因此农业生态系统对环境污染物的自净能力也通常低于自然生态系统。因此，在污染较重的农田生态系统中，既要充分发挥农业生态系统的自净能力，但也不能过分依赖该系统的这种能力，而应该着眼于构建修复作用更强的农业生态系统，并加强管理，采取一定的农艺措施调控，从而更加快速地去除系统中的环境污染物，维持农业生态系统的稳定与持续性。

农业生态系统的强化修复即利用修复作用更强的生物为主体构建新的农业生态系统，通过该系统内植物、动物和微生物吸收、降解、转化土壤和水体中的污染物，使污染物的浓度降低到可接受的水平，或将有毒有害的污染物转化为无害的物质，也包括将污染物稳定化，以减少其向周边环境的扩散。根据农业生态系统中的修复主体，通常包括植物修复、动物修复和微生物修复三种类型。其中植物修复、微生物修复以及植物-微生物联合修复技术已经在污染土壤修复领域得到了广泛应用和认可。例如，对于重金属污染土壤，植物提取修复技术被认为是目前最有应用前景的一种修复技术。利用重金属富集植物或超富集植物将土壤中的重金属转运到植物的地上部分，再通过收获植物将重金属移走，以降低土壤中的重金属含量。从第一种超积累植物布氏香芥（*Alyssum bertolonii*）被发现到现在，人们已发现了 400～500 余种超积累植物，其中镍超积累植物最多，有 300 多种，约占超积累植物总数的 70%左右。这些超积累植物涵盖了 50 多个科，其中以十字花科（Brassicaceae）植物居多。但目前发现的超富集植物一般生物量较小、生长缓慢，难以机械收割，而且很多超富集植物具有很强的地域性，多为野生品种，缺乏相关的人工栽培技术，很难大规模推广应用；而那些生长快速、生物量大、有较强重金属耐性的植物，在自然条件下对重金属的吸收富集很难达到实际修复要求。上述这些因素导致了单纯使用植物提取修复技术效率通常很低，因此有必要辅以一些农艺调控的强化措施，例如，通过施肥、添加络合剂等一系列土壤调控措施，改良土壤的理化性状，提高土壤肥力，缓解重金属污染对植物的毒害，同时提高土壤重金属的生物有效性，使其易于被植物吸收富集。

此外，通过向污染土壤添加降解性功能微生物以促进污染土壤生物修复的生物添加技术或通过调整土壤环境条件增强微生物对有机污染物降解去除的生物强化技术也是修复有机污染土壤的较有应用前景的微生物修复技术。例如，向多氯联苯（PCBs）污染土壤中添加营养盐，刺激土壤中 PCBs 降解菌的增殖，增强对 PCBs 的降解活性。

第五节　陆地与农业生态毒理学研究方法

环境污染物在陆地生态系统中的生态过程与毒理效应的研究具有重要的实践意义。首先，陆地生态毒理学研究是准确识别污染物生态环境危害性和进行生态风险评价的基础。

其次，可以有效监测陆地生态系统有害污染物的状态，确定最大容许浓度或临界含量，为控制有害物质进入陆地生态系统提供量化指标，为环境质量标准制定、修订及为环境管理提供科学依据。本节主要介绍以陆地植物、土壤无脊椎动物、昆虫、蜘蛛、螨、鸟类和陆生哺乳动物为研究对象的陆地生态毒理学研究方法。此外，对于农业生态毒理学的室内和田间试验研究方法也进行了简要介绍。有关陆地生态毒理学现代分子水平的试验研究方法可参见第四章。

一、陆地植物毒性试验

陆地植物生态毒性测试方法是以高等植物为研究对象，利用植物对污染的生态反应和生理生化反应"信号"，对土壤污染毒性进行生态毒理诊断。

1. 植物种子发芽和根尖伸长急性毒性试验

种子发芽和根尖伸长急性毒性试验（root elongate acute toxicity test）是最广泛使用的急性植物毒性实验。该方法一方面可用于测定受试物对陆生植物种子和根部伸长的抑制作用，以评定受试物对陆生植物胚胎发育的影响；另一方面也可以通过种子直接暴露于土壤基质中，根据发芽率和根尖伸长情况用来检测土壤化学物质的污染。实验土壤中污染物的EC_{50}就是使种子发芽率减少50%时的浓度。常用物种一般选择4～5种不同植物。根据生态学的观点，种子发芽率对于野生的一年生植物比多年生植物更为重要。根系生长试验（通常用土壤浸洗液测定）属于间接的毒理学测试。根系暴露于受试物中，在控制温度和湿度的容器中培育一定时间后，通过测定根系的长度，计算EC_{50}，即当实验样品的根系长度为对照样品根系长度一半时的土壤污染物浓度。

2. 植物生长急性毒性试验

植物生长急性毒性试验（plant growth acute toxicity test）用于评估环境污染物对植物的亚致死效应。其方法是植物幼苗生长在一定浓度的受试物环境中，时间以14 d为宜，用生长指标、中毒症状与对照的相应参数进行比较。

此外，陆地植物生态毒性测试方法中还包括有关的植物生理生化试验方法，如光合作用的测定等。

二、土壤无脊椎动物毒性试验

土壤无脊椎动物（soil invertebrate）是土壤生态系统的重要组成部分，它们通常个体小，与土壤颗粒和孔隙水直接接触，所以土壤污染对它们的损害要比其他动物更为严重。因此，土壤生态毒理测试通常首选它们作为实验动物。

目前研究的土壤无脊椎动物主要包括蚯蚓［其中以赤子爱胜蚓（*Eisenia foetida*）研究最多］、跳虫（*Folsomia candida*）、蜗牛（*Helicidae*）、线虫（*Caenorhabditis elegans* 或 *C. elegans*）等。但在实际的风险评估中还需要根据评估终点来选择敏感性物种。蚯蚓是一类广布性的土壤动物，是土壤动物区系的代表类群。蚯蚓在土壤有机物质的分解转化上具有重要作用，其活动可以改善土壤的结构，增强土壤的透气和排水、保水功能。从生态学上来看，蚯蚓处于陆地生态食物链的底部，对大部分杀虫剂和重金属都具有富集作用。蚯蚓体型较大，分布广泛，易于养殖，十分便于研究和监测工作的进行。因此选择蚯蚓进行宏观动物试验有非常重要的生态毒理学意义。近年来模式生物 *C. elegans* 也被广泛用于对水体（水溶液）、淤泥沉积物和土壤中重金属、有机污染物的生态毒理效应和分子生态毒理学效应的研究。线虫可通过加入不同介质中如水、沉积物、泥土中的环境毒物进行染毒，并对其作用效果进行评估。早期研究多以致死率作为测试终点，随后逐渐增加了最长寿命与半数致死天数、细胞凋亡、个体发育、生殖能力（包括世代时间、后代数目和子宫内卵的数目）、运动行为、学习行为、记忆行为、进食抑制、乙酰胆碱酯酶活性、热休克蛋白、金属硫蛋白、基因表达模式等。近来又发展了一系列亚致死终点（如基于生长、繁殖、捕食和运动等）的评估指标。所以，*C. elegans* 是毒理学研究中对体内哺乳动物模型和体外细胞培养系统的一个有力补充。

经济合作与发展组织（Organization for Economic Cooperation and Development，OECD）规定，一种新的化学药品登记时必须具有针对一种蚯蚓的生态毒理学资料。根据 OECD 的方法，赤子爱胜蚓和它的同属 *E.andrei* 两种生物易于用牛、马粪介质在实验室条件下培养，所以推荐使用这两种蚯蚓种类。从蚯蚓的生态学功能上来讲，至少应该从土壤的表层种、浅层种和深层种三种生态类型中各选出一种代表性物种来进行毒理试验，以便更实际地反映污染物对土壤动物区系的影响，从而客观地评价污染物的生态毒性。现在利用蚯蚓进行的污染土壤生态毒性研究方法有急性毒性试验和亚致死毒性试验等。

（1）急性毒性试验（acute toxicity test）。目前广为采用的有以下 4 种方法：

①滤纸接触法（contact filter paper test）。这种方法是通过成体赤子爱胜蚓与含有供试化学药品的标准化滤纸接触，避光 20℃下培养，24 h 和 48 h 后，测定其半致死浓度（LC_{50}）。

②人工土壤试验法（artificial soil test）。人工土壤（干重）用 10%苔藓泥炭细土、20%高岭黏土和 70%石英砂混合。用碳酸钙调至 pH 6.0～6.5，含水量在 55%左右，于 20℃低光亮度（400～800 lx）下培养。主要操作是：将成熟的赤子爱胜蚓置于含有不同浓度供试化学品的人工土壤中培养 14 d，观察其行为和存活状况，计算半数致死剂量（LD_{50}）。

③人造土壤试验法（art soil test）。这是一种在上述方法上进行改进，以一种无定形水合性的二氧化硅粉，并在其中加入直径 1.5～2 cm 的玻璃球以代替人工土壤的试验方法。这种方法的优点是使用的基质相同，便于操作，其结果也更具有可比性。从试验的结果来

看，与人工土壤试验一样也能较好反映污染物的真正影响。两种方法对比研究的结果表明，其相关性系数在 0.9 以上。因此，尽管人工土壤试验已经被 EEC 确定为化学品登记时的蚯蚓毒性试验方法，但是人造土壤试验方法更为简便易行，更易于标准化。

④自然土壤试验法（natural soil test）。即采用天然土壤作为蚯蚓生活基质，其他与人工土壤相同的实验方法。这种方法对特定地区的环境安全评价具有重要意义，但各地区试验结果可比性差。

（2）亚致死毒性试验（sublethal toxicity test）。与急性毒性试验采用的人工土壤、蠕虫种类、培养温度和光照条件相同，测试化学物质对蚯蚓的繁殖和存活影响。方法是将成熟的赤子爱胜蚓置于含有不同浓度供试化学品的人工土壤中培养 3 周后，用蠕虫成虫的生长和茧的繁殖量计算药剂的影响。5 周后测定土壤中的茧的数量，计算茧的孵化率和蠕虫产生的后代总数目。

三、昆虫、蜘蛛和螨毒性试验

昆虫、蜘蛛和螨在生活方式、生长周期及其分类上都具有极大的多样性。并且，它们占据几乎所有可利用的陆地栖息地。由于分布普遍，导致它们可能接触到所有地表化学污染物。许多物种都有水生、地下生活、寄生在植物上或悬浮在空气中的生长阶段，使它们对有毒化学污染物摄取机会大大增加。目前，昆虫、蜘蛛和螨越来越受到生态毒理学家的重视，也将它们作为监测和试验对象。

四、鸟类毒性试验

鸟类的血液、羽毛、粪便、反刍的小球以及鸟卵，都可以在野外研究时采集到，以此对环境污染物及其代谢产物所造成的毒性作用和生理生化影响进行研究。环境污染物对鸟类的影响无论在陆地、海洋还是淡水生境中都比较明显，因此鸟类是最合适的指示物种，它们代表了陆地、淡水和海洋生境下的情况，对鸟类野外研究所得的毒性数据和资料可将某个污染物与其引起的整个生态系统生态毒理学效应联系起来。

在陆地环境中，很多研究大都集中在农药所造成的生态影响上，尤其是有机氯污染物对猎食者的毒害作用，如燕鸥、鸬鹚、海雀等食鱼鸟类常常会发生死亡，检测表明，它们体内含有高浓度的有机氯化合物，含量足以致其死亡。通过大鼠和小鼠得到的毒性试验资料和数据并不能类推到鸟类上，因此从鸟类本身获得毒性数据和资料至关重要。许多氨基甲酸类农药和一些有机磷农药，对鸟类的毒性作用要明显大于哺乳动物，但对于某些合成除虫菊酯农药来说，情况正好相反。

1．致死效应测试

对环境污染物致死效应的测试有多种，应用最广泛的是半数致死剂量（LD_{50}）和半数致死浓度（LC_{50}）的测定。

为了测量污染物对鸟类的 LD_{50}，将试验鸟（如鹌鹑）随机分为对照组和分别接触 5 个不同等级水平的污染物处理组（每组 10 只）。鸟类应健康，且 72 h 内对照组死亡率不超过 5% 时，试验才是有效的。鸟一般以连续 5 d 为周期来服药［经济合作与发展组织（OECD）和美国国家环保局（Environmental Protection Agency，USEPA）推荐］，服药停止后，鸟在接下来的一段时间（3 d，OECP 和 EPA 推荐）内，用没有处理过的食物正常喂养，在整个过程中（8 d）一般要进行如下指标的观察：

（1）中毒迹象：第一天 2 次，以后每天 1 次。

（2）死亡率：第一天 2 次，以后每天 1 次。

（3）鸟的体重测量：第 0 天、第 5 天、第 8 天（如果超过 8 d，就在试验结束时称量）。

（4）食物消耗：第 0～5 天、第 5～8 天、第 8 天至试验结束。

对中毒鸟和试验后杀死的鸟的组织进行病理学检查、生化试验以及残留物分析。LD_{50} 可以通过概率分析，或其他合适的统计学方法或图示法求出来。对气体毒物、高挥发性液体、某些烟雾剂及粉剂来说，有必要研究吸入毒性，测定其 LC_{50}。

2．亚致死效应测试

（1）对胆碱酯酶的抑制效应。此类分析广泛用于测量有机磷以及氨基甲酸酯类杀虫剂对鸟类及哺乳动物的影响。在调查田地里鸟类死亡时，脑内胆碱酯酶的抑制性水平与对照组相比要是高出 80% 的话，就可以认为是此类中毒的良好证据。

（2）对羧酸酯酶的抑制效应。鸟类血液里含有相当多的羧酸酯酶，无论在数量上还是化学结构上，都存在许多种间差异。和乙酰胆碱酯酶一样，羧酸酯酶活性同样可被有机磷农药强烈抑制，且抑制后几乎不恢复活性或恢复很慢。

3．病理学检查

进行病理学检查，一定要记录器官的大小和外形，必须获得适宜的组织样本以便对处理组和对照组病理差异进行微观检查和正确判断，对血液也要检查其成分的变化。

4．对繁殖力影响的测定

许多环境污染物能造成鸟卵壳的厚度或结构发生变化，进而对繁殖力产生影响。例如，DDT 代谢物 DDE 在机体内的积累和放大使某些猎禽如雀鹰、猎鹰、苍鹭和塘鹅的卵壳变薄。测试方法是直接测量卵壳的厚度。具体步骤是先对卵进行截面，然后对圆球的截面直径测量 10 次，求其均值。对繁殖力影响的测定最理想的方法是，对受试鸟类长期染毒以研究污染物对其繁殖力的影响，观察产卵的大小、卵的孵育能力、小鸟的成活率等。

5. 野外试验（field test）

野外试验的研究内容主要为：第一，对鸟类的普查计数、鸟巢调查、对研究区域内鸟的行为进行观察，鸟巢箱也可以用来确定喂养种群。第二，通过监测孵化卵的大小、卵的孵化率及幼鸟的成活率来表示生育水平。第三，还可以通过捕获（网捕）的方法获得鸟的血样，进行化学或生物化学分析。也可以对鸟卵进行抽样分析。对已死亡的或被射杀的鸟的尸体也可以用来进行化学和生物化学分析。

五、陆生哺乳动物毒性试验

研究环境污染物对陆生哺乳动物（terraneous mammal）个体及种群的影响作用，研究对象多采用啮齿类动物，一般选用实验大鼠和小鼠进行试验。虽然对哺乳动物的实验室毒性研究较多，但关于生态毒性知之甚少。然而，实验室毒性试验是生态环境危害评价的第一个阶段，实验室毒性试验的主要类型有：急性毒性试验、亚慢性及慢性毒性试验。

对陆生哺乳动物生态毒性的测量中，以繁殖力毒性测定具有更为重要的生态意义。因为野生种群繁殖力的变化，在短期内会影响种群和群落的大小，而长期则会影响种群的生活力，甚至与种群的灭绝有关。必须把更多的注意力集中到环境污染物对种群、群落及生态系统的不良影响上来。事实上，在研究哺乳动物种群和群落的动态变化方面，还存在许多实质性的问题尚未解决。为此，应当重视创建动物生态毒性研究更简便易行的新方法，并积极应用于实际工作中。

生态监测是动物生态毒性研究应用最为广泛的方法。通过生态监测可以了解环境污染物的暴露水平及其引发的生态效应。进行生态监测的一般步骤是：①材料的收集（收集尸体或诱捕活体）。②正确抽样与检验（力求最大的精确度和最小的偏差）。③相关生物材料的科学保存与分析。

测量小型哺乳动物体内重金属的含量，是最经常使用的生态监测的方法之一。一般来说，重金属对小型哺乳动物造成的直接毒性很小或没有。大型哺乳动物除了一些特殊的如鹿之类的被狩猎的动物物种之外，大都很难监测。对野生动物体内农药的监测，可以分为以下两种类型：①偶然事件引起鸟类及哺乳动物的死亡分析；②野生种群的变化。一般来说，目前生态监测获得的鸟类种群发展趋势的资料要比哺乳动物更全更好。

六、农业生态毒理学实验室试验与田间试验

与传统的毒理学研究方法一样，农业生态系统毒理学研究常用的方法也包括实验室试验法和田间试验法。这两种方法可以从微观到宏观，从分子水平、细胞、组织到种群、群

落等不同层次上研究环境污染物在农业生态系统中的毒理学效应。

实验室的室内试验通常要求在相对稳定的环境条件下进行，可对受试化学物质的生态毒性做出初步判断。室内生物试验采用的受试物种通常为分布广泛、易于获得的物种，采用"水培""土培""盆栽"等方式评估环境污染物对特定生物的影响。目前大多数的室内试验都有相应的标准规范，土壤大多采用人工土土代替天然土，因为天然土壤理化性质各异，可能会导致环境污染物在其中的生物有效性不同，因而可能会影响试验结果的重现性。除了单一物种以外，近年来采用多物种来研究环境污染物在食物链或食物网中的迁移也逐渐增多，相关研究也越来越接近自然生态系统的实际情况。

尽管室内试验更为可控，但采用室内试验的结果来推测环境污染物对农田生态系统生态效应的可靠性往往受到质疑。田间试验由于直接在现实的土壤环境中进行，因而其结果更能直接地反映被测物质对环境的实际影响。相比于室内试验，田间试验法具有如下优点：①试验在自然气候和环境条件下进行，而室内试验很难准确模拟野外的环境条件，如温度、湿度、光照等的昼夜和季节性变化。②田间试验通常考虑土壤生物生长发育的大部分阶段，甚至全生命周期，环境污染物的影响是基于各种群的自然死亡率和捕食作用等之上的，而室内试验只是在土壤生物的某一个生长阶段进行，而且通常使用最健康的土壤生物。③室内试验中通常使用单一的物种，而田间试验常常针对不同生态类型的不同种类。④室内试验难以准确测量环境污染物的诸多效应，如间接毒性、二次毒性、趋避效应等；而田间试验不仅可以分析毒性的直接影响，还可以同时评估毒性的间接影响。⑤室内试验难以观测到被暴露系统的恢复情况，而田间试验综合了各方面的因素，能准确反映其对农田生态系统的毒性效应。尽管田间试验相对于室内试验有诸多优点，能够较为真实地反映环境污染物的生态风险，但通常存在花费昂贵、试验周期长、可控程度低、结果重现性差等缺点。鉴于此，科学家又设计出一系列相当于中间环节的试验系统，即"半田间试验"系统。根据所占空间大小，半田间试验系统可进一步被划分为"微宇宙"（microcosm）、"中宇宙"（mesocosm）及"大宇宙"（macrocosm），其共同特点是可在一定程度上保留生态系统的结构和功能，又允许人们对系统进行一定程度上的操控。

思考题

1. 名词解释

液相迁移、光化学降解、生物降解、土壤呼吸作用、土壤酶、酸沉降、外来生物入侵、外来入侵植物

2. 简述陆地生态系统的类型、功能及其常见污染物。

3. 举例说明陆地生物对污染物的吸收、富集与降解。

4. 重金属对陆地生态系统的生态毒理学效应有哪些？

5. 农药对陆地生态系统的生态毒理学效应有哪些？

6. 酸雨对陆地生态系统的生态毒理学效应有哪些？

7. 举例说明外来生物入侵对陆地生态系统的危害。

8. 农业生态系统的主要特点是什么？

9. 农业生态系统有哪些主要环境污染物？它们的农业生态毒理学效应如何？

10. 农业生态系统对环境污染的防治和修复有什么作用？

11. 简述以陆生植物、蚯蚓、鸟类及哺乳类动物为对象的陆地生态毒理学研究方法的原理与应用价值。

12. 实验室试验法和田间试验法各有什么优缺点？

教案及参考文献

第九章　淡水生态系统生态毒理学

淡水生态系统（freshwater ecosystem）是人类赖以生存的重要生态系统之一，具有重要的生态功能和生态服务功能，影响着人类的生存与环境安全。淡水生态系统生态毒理学（ecotoxicology of freshwater ecosystems）是研究环境污染物对淡水生态系统危害的规律及其防护的科学。它主要研究不同环境污染物，特别是环境化学污染物对生态系统损害的定量化规律与防护对策，揭示环境污染物在淡水生态系统水平上的毒性作用及其机制，筛选对生态系统安全有预警作用的生态标志物，为环境损害的监测、水体污染的治理以及生态工程的实施提供科学依据和措施，同时也为环境标准和法规的制定提供科学依据。此外，在具体的环境执法和环境核算过程中，淡水生态系统生态毒理学实测数据，常常可为合法处理环境纠纷提供有效证据。因此，淡水生态系统生态毒理学研究不仅对生态毒理学的发展有重要的理论意义，而且对淡水生态系统的保护有重要的实践价值。

第一节　淡水生态系统概述

淡水生态学的研究对象为河流、湖泊、水库、溪流、湿地等内陆淡水水体，淡水生态系统与海洋生态系统共同组成水域生态系统。本节仅就淡水生态系统的结构、特点、类型及污染物概况进行简要介绍。

一、淡水生态系统的结构

淡水生态系统的基本组成可概括为非生物和生物两大部分，生物成分又分为生产者、消费者和分解者。

1. 非生物成分

非生物成分主要包括能源和各种非生命因子，如太阳辐射、无机物质和有机物质。非生物成分为生物提供生存的场所和空间，具备生物生存所必需的物质条件，是生态系统的生命支持系统。

2. 生物成分

生物成分是指在生态系统中所有活的有机体，它们是生态系统的主体。淡水生态系统可以分为两类：一类是流水生态系统（lotic ecosystem），即河流生态系统，主要指江河、溪流等生态系统，其中植物以及附生的水苔、绿藻为主，动物以虾、鱼为主；另一类是静水生态系统（Lentic ecosystem），主要指池塘、湖泊等生态系统。池塘边常有大型植物，池中动物有蚌、螺、虾、蟹、鱼等。

按照营养关系来分，淡水生态系统的生物成分包括生产者、消费者和分解者。其中生产者主要包括水生高等植物和浮游植物。通常浮游植物的生产量在淡水生态系统的总初级生产量中占绝对优势。浮游植物的特征是体型微小但数量惊人，其代谢率高、繁殖速度快，种群更新周期短，能量的大部分用于新个体的繁殖，因此其生产力远比陆地植物高。淡水生态系统的初级消费者主要是个体很小的浮游动物，其种类组成和数量分布通常随浮游植物而变。在大型淡水水域中，浮游植物合成的物质几乎全部被浮游动物所消费。大型消费者，除了草食性浮游动物之外，还包括底栖动物、鱼类等。这些水生动物处于食物链（网）的不同环节，分布在水体的各个层次，其中不少种类是杂食性的，并且有很大的活动范围。同时，很多草食性或杂食性的水生动物，还以天然水域中大量存在的有机碎屑作为部分食物。淡水生态系统中的分解者分布范围很广，通常以水底沉积物表面的数量为最多，因为这里积累了大量有机物质。

二、淡水生态系统的特点

淡水生态系统主要以水作为其环境介质，而陆地生态系统主要以空气、陆地或土壤为其环境介质，正是由于这些环境介质理化特征的不同，水、陆两类生态系统在系统的结构和功能上存在许多明显的差异。淡水生态系统的特点如下：

1. 环境特点

淡水生态系统最大的环境特点在于以淡水为其环境介质。与空气相比，水的密度大、浮力大，许多小型生物（如浮游生物）可以悬浮在水中，借助水的浮力度过它们的一生。水的密度大还决定了水生生物（aquatic organism）在构造上的许多特点。水的比热较大、导热率低，因此水温的升降变化比较缓慢，温度相对稳定，通常不会出现陆地那样强烈的温度变化。

2. 营养结构特点

淡水生物都适于淡水生活，在水中有明显的分层分布。水生植物的分层分布如湖泊中有生活在水中的沉水植物（submerged macrophytes），也有浮在水面的浮水植物，还有根长在水底，叶片伸展在水面上的挺水植物（emergent plant），可见植物明显的分层分布。动物也有分层分布的特点，如鲢鱼、鳙鱼分布在水的上层，以浮游植物或浮游动物为食；草鱼分布在中下层，以水草为食；青鱼常生活在水的底层，以螺蛳、蚬等软体动物为食。河流、池塘生态系统也有类似的特征。消费者层次的组成状况在淡水和海洋两类生态系统中的差别较大。在淡水水域，消费者一般是体型较小、生物学分类地位较低的变温动物，新陈代谢过程中所需热量比恒温动物少，热能代谢受外界环境变化的影响较大。

3. 光能利用率较低

与陆生生态系统相比，淡水生态系统初级生产者对光能的利用率比较低。据奥德姆对佛罗里达中部某银泉的能流研究，初级生产者实际用于总生产力的有效太阳能仅为1.22%，除去生产者自身呼吸消耗的0.7%，初级生产者净生产力所利用的光能只有0.52%。

三、淡水生态系统的类型

根据生态系统生态学的基本观点淡水生态系统可以分为流水生态系统和静水生态系统。

流水生态系统包括江河、溪流和水渠等，在河流的上游，水的流速较快，下游流速较慢。急流中的生产者大多是由藻类构成的附石植物群，消费者大多是具有特殊器官的昆虫和体型较小的鱼类。缓流与急流相比，含氧量较少，但是营养物质丰富，因此，缓流中的动、植物种类也较多。缓流中的生产者主要是浮游植物及岸边的高等植物。此外，从陆地上随雨水等进入河中的叶片碎屑等，也是水生生物的重要营养来源。缓流中的消费者有穴居昆虫和各种鱼类，此外，虾、蟹、贝类等动物也较多。

静水生态系统包括湖泊、池塘和水库等，其中植物一般都分布在浅水区和水的上层，包括挺水植物如芦苇、香蒲和荷花等，浮水植物如睡莲等及沉水植物。在水体的上层，有大量的浮游植物，其中单细胞的藻类最多，这些藻类在春季大量繁殖，能使湖水呈现绿色或形成"水华"。湖泊中的动物分布在不同的水层。浮游动物在水体的上层吃浮游植物。以浮游植物或浮游动物为食的鱼通常栖息在水体的上层，如鲢鱼、鳙鱼等。以水草为食的鱼通常栖息在水体的中下层，如草鱼等。螺蛳、蚬等软体动物栖息在水的底层，以这些软体动物为食的鱼通常也在水体的底层生活，如青鱼等。

四、淡水环境污染物的分类

进入水体的环境污染物分为物理性、化学性和生物性三类。物理性环境污染物，包括非溶解性环境污染物、热污染、放射性污染；化学性环境污染物，包括有机污染物如酚类化合物、苯类化合物、卤烃类化合物、油类、苯并[a]芘、丙烯酰胺等，无机污染物如砷、铜、铅、镉、汞、锡、银等金属及其化合物等，生物性污染物如致病细菌、致病病毒、寄生虫和入侵生物等。

第二节　环境污染物在水中的迁移、转化与生物富集

环境污染物在水中经过一系列的物理、化学和生物变化过程,对环境产生重要的影响。这些变化过程主要包括迁移、转化和生物富集等过程。

一、环境污染物进入水体的途径

(1)通过大气沉降进入地表水环境:空气中的污染物可以通过湿沉降和干沉降(吸附在颗粒物表面)进入地表水体引起水环境污染。

(2)通过下渗进入地下水环境:粪池、垃圾填埋场、地下输油管、灌溉污水、农药等可通过淋溶、渗透等方式渗入地下水。

(3)通过地表径流或直接排放进入地表水环境:①在化学品生产、排放、流通和使用过程中,有毒化学物质或直接随废水排入水体,或通过地表径流进入地表水如大规模使用的农药、杀虫剂等;②由于突发事故造成大量有毒化学品外泄进入水体。

二、环境污染物在水体中的分布和迁移

在水环境中污染物的分布和迁移主要与水的流动性有关,污染物可以随着河水的流动而远距离迁移。风力也有一定作用,在等温条件下,风力可使水体下面的沉淀物重新悬浮。随着夏天的来临,湖水中的浮游植物在浅水层大量繁殖,浮游动物剧增,从而使湖水中的污染物类别改变。水中污染物还可与较大的颗粒物结合而沉降到达深水层。一些水体中的污染物能被水底的沉淀物所吸附,并与之结合,从而不均匀地分布在河流或湖水的沉积物中。

水环境污染物的分布和迁移还与其环境化学反应有关。环境污染物进入水体后要发生各种反应,它们在水环境中的迁移转化主要取决于其本身的性质以及水体的环境条件。环境有机污染物一般通过吸附作用、挥发作用、水解作用、光解作用、生物富集和生物降解作用等过程进行迁移转化。重金属在水体中的迁移主要与重金属的沉淀、络合、螯合、吸附和氧化还原等作用有关。

为表征污染物的行为特征,有必要在不同环境介质中(如沉积物、水和生物系统)测定该物质,了解该物质在这些介质内和介质间的迁移和运输,并追踪该物质在每一介质内被代谢、降解、储存或浓缩的过程。化学转移既发生在环境介质之内,也发生在环境介质之间。对于释放进入环境的化学物质,可能发生的是它先被释放进入某一环境介质,继而分配到各个环境介质,在各个环境介质内部迁移和反应,在各个环境介质及存在于该介质

中的生物部分之间分配，最终到达某个生物器官的活性部分，以足够高的浓度和足够长的时间引起某种效应。例如，多环芳烃通常通过有机质燃烧、干湿沉降、废水排放、石油污染以及路面径流进入大气圈、水圈、土壤圈，一旦进入水生生态系统，其疏水性能使大多数附着在悬浮颗粒物上，进而沉入水底并且在沉积物中积累形成长期的潜在污染源。

三、水生生物对环境污染物的吸收与富集

（一）吸收

水生动物对污染物的吸收主要有三条途径：经鳃吸收、经消化道吸收及经体表吸收。低等水生动物可通过其体表吸收水中的污染物，以这种形式吸收的污染物主要是脂溶性的，如有机汞、四乙基铅等有机金属化合物。鱼类、甲壳类的呼吸器官——鳃是污染物进入体内的主要途径。有学者运用同位素示踪技术发现镧主要是经草鱼鳃吸收进入体中，还有人对水中各种形态的铅、铜等在金鱼鳃中的吸收积累做了一系列的研究，证明鳃是吸收不同形态重金属的主要途径。鳃吸收外源化学物质的主要方式是被动扩散，吸收速率与以下四个因素有关：①换气速度（水流过鳃的速度）；②污染物透过鳃瓣的扩散速度；③血液流过鳃的速度；④水体中污水层的厚度与鳃的形状等。

水生植物中挺水植物主要通过根吸收污染物。浮水和沉水植物与水接触面积较大，通过植物根茎叶的表面吸收污染物。植物的细胞壁是污染物进入植物体内的第一道屏障，植物细胞壁中的果胶成分为结合污染物提供了大量的交换位点。研究表明，当铅的浓度较低时，铅被细胞壁全部吸附而不能进入细胞内；当外界铅浓度相当大时，有部分细颗粒铅通过细胞壁，穿过质膜进入细胞质。

（二）生物富集

水生生物可以从周围环境吸收并富集某种元素或难分解的有机化合物。例如，水生植物体内镉的浓度可比水相高 1 620 倍，这比陆生植物富集能力高数倍。

影响生物富集的因素很多。生物的特性、污染物的性质、浓度与作用时间以及环境条件均是生物富集的影响因子。由于有机污染物主要在脂肪中积累，生物体内的脂肪含量与其对有机物的累积能力具有密切关系。一般降解性小、脂溶性高、水溶性低的物质，生物富集系数高；反之，则低。多氯联苯在鱼类肝脏中的浓度最大，其次是鳃、鱼体、心脏、脑和肌肉。生物体内分解污染物的酶的活性也与生物对污染物的富集能力有关，分解酶的活性越强，污染物就越容易降解，越不容易积累。

生物富集的程度随不同的器官、不同生育期和不同的生物种而不同。以鲢鱼为例，不

同器官富集重金属铅的量从大到小的顺序为：鳃＞鳞＞内脏＞骨骼＞头部＞肌肉。对鱼的鳞片、卵的分析表明，鳞片的含铅量相当高。这是因鳞片能大量吸附铅，同时鱼在铅的刺激下皮肤分泌大量黏液，易于大量吸附铅。卵的含铅量虽低，但积累时间很短，以单位时间计，含铅量还是很高的。

受铅污染后，芦苇幼苗各器官铅含量大小顺序为：根＞地下茎＞茎＞叶片，细胞不同部分铅含量的大小顺序为：细胞间隙＞细胞壁＞液泡＞细胞质。水稻铅污染模拟试验的结果表明，各器官铅的富集量差别很大。各器官含铅量的大小次序为：根＞叶＞茎＞谷壳＞米。水生维管束植物各器官富集污染物的一般规律与陆生植物相似，但器官之间的差异没有陆生植物明显。

影响污染物生物累积的环境条件主要包括水温、盐度、硬度、pH、溶解氧含量和光照状况等。环境条件影响污染物在水中的分解、转化，同时也影响水生生物本身的生命活动过程，从而影响水生生物对污染物的生物富集能力。

1. 温度

温度主要改变变温生物的生理过程，对生物的代谢活动和生物积累有一定的影响。温度对水中污染物的生物转化作用、酶的诱导、残留停滞和毒性均有很大影响。

例如，水温增高，食蚊鱼（*Gambusia affinis*）耗氧量增加，对 DDT 的吸收量也增加，水温升高 15℃，DDT 的吸收量增加约 3 倍。食蚊鱼对水中汞的浓缩系数随着温度的上升而增大，10℃时为 2 500，26℃时为 4 300；从水和食物中同时积累，10℃时为 3 000，26℃时为 27 000；但温度高同时也会降低汞在鱼体中的残留，在温度为 10℃时，上述染汞鱼排毒 30 d 后鱼肉中汞残留 83%，18℃时残留 40%，26℃时仅残留 11%。

2. 酸碱度

重金属和酸性水体二者对鱼的毒害作用具有协同效应，尤其在低钙条件下该协同效应更为明显。对于多种鱼类，若水中不含高浓度的毒性金属，pH 为 5.0 左右的水质不会引起成鱼的急性死亡。只有两种条件同时存在，才可对鱼类产生严重的生态毒性效应。此外，水体酸化还可提高一些金属盐类的水溶性，从而使这些金属的生物可利用率增加。

3. 光照

太阳光可以诱发光化学变化直接参与很多环境有机污染物的分解或转化反应。光解作用是有机污染物真正的分解过程，因为它不可逆地改变了污染物分子的结构，对水环境中某些污染物的归趋影响很大。然而，一些有毒化合物的光化学分解的产物可能还是有毒的。例如，辐照 DDT 反应产生的 DDE 在环境中滞留时间比 DDT 还长。环境污染物的光解速率依赖于许多的化学和环境因素。研究硝基芳烃类污染物的光解结果表明，不同光源、光强、溶解氧、pH 和水中杂质等生态环境因子中，光强对污染物的光解影响最大，此外，硝酸根及腐殖质对污染物光解作用的影响也很大。

4．流速和流量

当水流急的时候，水体挟入物质；水流缓的时候，水体产生沉淀。化学物质进入环境后，与水混合，并逐渐被稀释，使环境中的浓度大大降低，以致可达到对水生生物无损害的程度。水体的混合稀释能力因流速、流量、河床形状的不同而异。流速大、流量大、河床弯曲不平，其混合稀释能力较强。某些化学污染物进入水体后，可与水体中的颗粒或络合物结合，由于重力作用而逐渐沉降到水底，也可使这些化学污染物在水体中的浓度降低。湖泊由于水交换缓慢，更容易积累污染物质。例如，海河流域的蓟运河，1976 年为枯水年，水量和流速减小，水体污染严重，河中无任何底栖生物；1979 年雨量充沛，水污染有所改善，底栖动物种类明显增多，还出现了一些清水生物如浮游稚虫、蜻蜓稚虫和日本沼虾，秋季还发现了蟹、鲚和银鱼等。

（三）生物有效性或生物可利用性

在环境中出现的所有化学物质中，只有一部分对生物体的摄取具有潜在有效性，这个概念被称为化学物质的生物有效性或生物可利用性（bioavailability）。在许多环境介质中化合物的生物有效性最终决定了毒性，因此，在特定位点基础上特征性的暴露十分重要。例如，在水相沉积物中的总汞浓度并不一定与摇蚊属（*Chironomus*）的摇蚊幼虫体内的汞浓度相关。在这一例子中，重要的是应考虑汞的形态（如氧化状态，是有机的还是无机的）以及沉积底物的物理和化学特性［如酸性挥发硫化物（acid volatile sulfide，AVS）浓度、pH、pE（pE=$-\log \alpha_e$，是氧化还原平衡体系电子活度的负对数，其中 α_e 是水溶液中电子的活度）］。大多数情况下，汞不会以单质存在，但会以多种稳定的形式分布。因此，总的汞含量的单一分析结果并不足以描述沉积物中金属存在的危害。

在水体中，污染物的行为和生物有效性表现出与其水溶性直接相关。当水中有某些组分存在时，可能会影响毒物的表观水溶。在沉积物中外源性物质的行为和生物有效性是一个复杂的现象，对于许多水生污染物沉降到沉积物的了解已促进了对金属和有机物的研究，以描述它们在复杂的沉积相中的结局和分布。趋向是物理的、化学的和生物的诸多过程的结合，可能最终改变外源化合物的形态。由于被非生物或生物结合到沉积物中，许多金属减少了。典型的例子是，汞在沉积物中通过微生物反应被甲基化。甲基汞比无机汞更具生物有效性，毒性更强。

对于在沉积物中控制金属生物有效性诸过程的描述将有利于建立预测不同沉积物中金属毒性阈值浓度的模型。对沉积物中金属的研究着重于厌氧环境中的二价阳离子。在这种环境条件下，酸性挥发硫化物（AVS）优先与二价阳离子结合。有关 AVS 的最初研究集中在镉上，它能与固相 AVS 反应，取代铁生成硫化镉沉淀：

$$Cd^{2+} + FeS（s）\longrightarrow CdS（s）+Fe^{2+}$$

假如沉积物中 AVS 的量超过加入镉的量，在间隙水中镉浓度就不能检出，而且镉也不具生物有效性，因此，它是没有毒性的。这个过程可被拓展到其他阳离子，包括镍、锌、铅、铜、汞，也许还有铬、砷和银。此外，有热力学证据表明一个二价阳离子的存在，如铜，可能取代原先以比较弱的键结合的二价阳离子，如镉。这导致了在与硫化物结合的铜的生物有效性较低时，具有生物有效性的镉的浓度较大。因此，沉积物中的金属生物有效部分可用测量 AVS 和同步提取的金属（simultaneously extracted metal，SEM，在 AVS 提取时产生的）进行预测。如果 SEM 与 AVS 的摩尔比<1，可认为低毒或无毒；如果摩尔比>1，可认为能致敏感物种死亡。对于这个方法，并非没有争论。尽管许多科学家相信，在厌氧沉积物中的二价阳离子的生物有效性方面，AVS 扮演着重要的角色，但大多数人同意仅用 AVS 不能预测金属的生物有效性。其他的沉积物因素，包括氧化物和氢氧化物层无疑在金属的生物有效性上也有作用。另外，在沉积物中栖息的生物对周围环境的氧化能力可使金属硫化物的结合键断裂。

残留在沉积相中的有机化合物经历了一系列的非生物和生物转化。预测沉积物中有机物在介质间的运动极为困难，一般来说，对控制这种运动的各个过程，我们知之甚少。但是，对于非离子的、非代谢的、非极性的有机物，平衡分配理论已被作为建立沉积物环境质量标准的基础。这个理论认为，在沉积相中，某些化合物在间隙水和固态的有机碳部分之间分配。在平衡时，这种分配能够用实验室测算导出的标化分配系数（K_{OC}，即以有机碳为基础表示的分配系数）进行预测。所产生的间隙水浓度将导致与在单一水相中相同的暴露。因此，在间隙水中的化合物的毒性可以用在水体中对化合物的生物评估结果来预测。这个理论的一个假定是，对于这些化合物，栖息在沉积物中的生物仅仅是通过间隙水接受暴露，而且分配在固相上的化合物没有生物有效性。

第三节 环境污染物对淡水生态系统的生态毒理学效应

人类的生产和生活活动使大量污染物进入水体，导致水环境公害事件不断发生，同时对水域生态系统也产生了严重的危害。就淡水生态系统而言，淡水污染产生的生态毒理学后果主要表现为河流水质下降、湖泊富营养化、生物多样性锐减以及淡水生态破坏事故经常发生。与其他生态系统相比，淡水生态系统的物种密度最大，是地球上最脆弱的生态系统之一。在过去 100 年间，世界有一半的湿地遭到破坏。在世界淡水鱼类中，有 20% 的种类受到威胁，濒临灭绝。研究发现，在北美的淡水水生动物是面临灭绝危险最大的野生动物群体，其灭绝速度是陆地动物种类的 5 倍。

环境污染物对淡水生态系统的生态毒理学效应可在以下几个层次上进行分析：分子水平、细胞水平、组织器官、个体、种群和群落水平。不同层次的研究对于探索水域生态系统风险预警和生态恢复具有重要价值。

一、分子水平

分子生物学理论和技术的快速发展使从分子水平探索环境污染物对生态系统产生毒性作用的机制成为可能。分子水平的研究使人们能够尽快确定环境污染物的早期检测终点（endpoint）并进行早期预警（early warning）。例如，美国伊利湖中的一种底栖动物（*Perch fercaflavescens*）因接触环境污染物而对其他不利环境因素（如低温、高盐等）的适应性显著降低，利用分子生物学技术研究发现，这种降低源于该类生物种群的遗传变异性水平的降低。

从生物化学变化的角度来看，由于某些酶的活性可以反映出淡水生态系统污染程度的大小，现已将此类酶作为特定污染物的生物标记物。例如，鱼脑中的乙酰胆碱酯酶（AChE）的活性下降可以反映出水中有机磷、氨基甲酸酯的污染程度。鱼血清中谷氨酸草酰乙酸转氨酶（S-GOT）升高，指示水体中有机氯杀虫剂和汞污染严重，鱼体内肝脏受损。

环境污染物对淡水生态系统中的各种生物均可产生多种分子生物学效应，如引起细胞DNA损伤、基因转录水平的变化、蛋白质结构及功能的改变及酶活性的变化等。重金属如铅、镉、铜、锌等一方面对水生生物具有遗传毒性，可导致水生生物（如鲫鱼）染色体和DNA分子的变异；另一方面也可引起非遗传性毒性效应，如诱导鱼类金属硫蛋白（MT）转录水平升高；同时重金属还可导致体内产生大量的活性氧自由基，这些自由基可引起细胞DNA断裂、脂质过氧化、酶蛋白失活等，从而使暴露生物遭受多种损害。

近年来，随着组学技术的发展，一种或多种组学技术（包括基因组学、转录组学、蛋白质组学、代谢组学及表观遗传组学等）被引入淡水生态系统生态毒理学研究中。DNA微阵列（DNA microarray）又称DNA阵列或DNA芯片，是一块在数平方厘米面积上安装数千或数万个核酸探针涂层的特殊玻璃片。经由一次测验，即可提供大量基因序列相关信息，是基因组学和遗传学研究的重要工具。目前，已有多个物种的商业化芯片用于水生毒理学研究。利用cDNA芯片，将大型蚤野外样本的基因表达谱与室内暴露研究进行比较，发现室内鉴定为铜生物标志物的基因表达谱与野外研究是一致的，从而证明基因组的表达分析可以用来预测特定的环境污染物。应用转录组学分析技术可以揭示水华发生时浮游动物耐受藻毒素毒害的分子机制。单一或复合重金属（三价砷、五价砷和镉）污染对大型蚤蛋白组学的研究，鉴定出了多种发生变化的蛋白，可用于作为水生系统重金属污染的蛋白标志物。对环境污染物引起水蚤代谢组学变化的研究，对于淡水生态系统代谢生物标志物

水蚤生态毒理组学

的筛选具有重要价值。表观遗传组学研究发现，在环境毒物的暴露下，水蚤的体长、产卵量和性别分化等受到影响，而相应的水蚤生长和繁殖相关基因的 DNA 甲基化也发生异常改变。

总之，探讨淡水生态系统中环境污染物对生物组分的分子毒理效应，对于研究淡水生态系统生物标志物和探讨淡水生态系统生态毒性作用的机理是非常重要的。

二、细胞、亚细胞及器官水平

淡水生态系统中的生物组分受到环境污染物的胁迫时，在尚未出现可见症状之前，就已在细胞和组织水平出现生理生化与显微形态结构等微观方面的变化。了解这些变化对探讨和确定水域生态系统风险预警生物标志物有重要价值。

1. 对植物细胞及细胞器的效应

水生植物细胞及其细胞器对重金属等环境污染物的毒性作用非常敏感，且有明确的剂量效应关系。例如，经 15 mg/L Cd^{2+} 处理的水花生的根细胞，细胞核受害较轻，核膜轻微破损，核质出现凝聚；当浓度达到 20 mg/L 时，在分裂期的根尖细胞核膜凹凸不平，部分受损，染色体凝聚；当浓度高达 40 mg/L 时，根细胞核核质进一步浓缩，核周腔普遍膨大，核周腔的多数部位核膜破裂消失，核结构解体，细胞中其他结构多数遭破坏，细胞趋于死亡。又如，用 1 mg/L 的 Cd^{2+} 处理菹草叶细胞时，细胞核没有任何变化，当浓度达到 10 mg/L 时，核仁分散成数小核仁，双层核膜保持完整，当浓度高达 50 mg/L 时，细胞核大部分消失，空泡化现象明显，且核膜还有断裂。

植物的叶绿体、线粒体等细胞器对环境胁迫因子也很敏感。例如，在盐湖水除了氯化钠还含有多种元素化合物，在其中生长的芦苇叶肉细胞，部分叶绿体由正常的椭圆形变为圆形，在叶绿体周围出现靠得紧密、数目较多的线粒体；叶绿体的类囊体膨大明显，其排列紊乱、扭曲、松散；类囊体膜局部被破坏，部分类囊体膜解体，空泡化，甚至消失，一些溶解了的类囊体流进细胞质中。

2. 对动物细胞及器官的效应

水域环境污染物对动物内脏的破坏作用非常明显，可造成淡水动物骨骼发育畸形，引起肝、肾等组织器官及血液发生病理性变化。例如，用含镉（0.01 mg/L 和 0.05 mg/L）水分别饲养鲤鱼 50 d 和 30 d 后，鲤鱼的脊椎发生弯曲，用 X 射线透视发现变形鱼脊椎骨有空洞现象。鲫鱼经 Cu^{2+} 处理后白细胞数大为增加，红细胞数和血红蛋白量也发生了较大变化。底鳉鱼在 PAHs 污染条件下肝胞囊发生肿瘤。农药氯丹可使虹鳟鱼肝脏退化；浓度为 3.2×10^{-4} mg/L 的 DDT 可使虹鳟鱼鱼苗肝出现空泡。

三、个体水平

1. 对淡水生物形态结构的影响

生物形态结构的变化是水生生物受到污染物严重损害的基本指标。用浓度为 6.5 mg/L 的萘处理，可使水花生幼嫩叶片失绿、萎蔫甚至腐烂；当浓度为 16.1 mg/L 时，成熟叶片出现由绿变紫红的现象。

水污染还可引起鱼类的鳍和骨骼变形，甚至发生肿瘤。当铅浓度为 1 mg/L 时，鱼的形态开始出现弯曲变形现象（图 9-1），鱼肝瘤和其他肝病变也多有发生。实验研究还发现，TBT（三丁基锡）可以引起软体动物畸形发生。

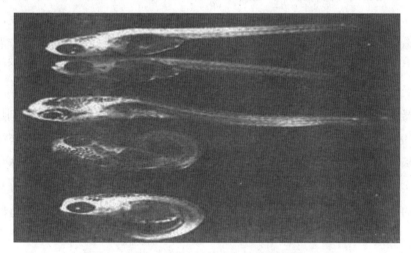

图 9-1　正常水体和受铅污染水体中鱼的形态对比

注：前三只鱼是在不含铅水中鱼的形态，后两只是暴露于 10 mg/L 铅的鱼的形态。

2. 引起淡水生物生长抑制与死亡

毒性较大的环境污染物可对淡水生物产生直接毒害作用，其中对淡水生物毒害最强烈的有氰化物、硫化物、铜盐、铅盐、汞盐等，其次为甲酚、酚、环烷酸等。这些物质轻者影响水生生物的生长和发育，污染严重时，藻类、浮游动物、鱼类和底栖生物的生长繁殖可受到抑制甚至死亡。鲫鱼在镉浓度为 0.01 mg/L 的水体中 8～18 h 就出现死亡。水中悬浮物还可以伤害鱼鳃，浓度很大时甚至使鱼死亡。悬浮物沉淀时，由于覆盖水底而引起底生生物死亡。

污水中所含的溶解和悬浮的有机污染物进入水体后，在微生物作用下进行强烈的氧化分解反应，大量消耗水中的氧气。由于急剧降低水中的溶解氧和放出有毒气体（H_2S、NH_3、

CO_2 等），水生生物大量死亡。例如，中国四川盆地的母亲河——沱江，全长 550 km，先后发生过 16 次阵发性死鱼事件，最严重的一次，至少有 10 万 kg 鱼浮于水面。

3．对水生植物光合作用和呼吸作用的影响

污染物还可影响水生植物的光合作用及呼吸作用。例如，当 Cd^{2+} 在 1 mg/L、2 mg/L 浓度下，荇菜的光合和呼吸作用都有明显升高的现象，而当浓度为 5 mg/L 时，其光合、呼吸作用短暂升高后，又呈明显回落状态，处理时间越长，毒害作用越明显。此外，水中悬浮污染物可遮挡光线，阻碍水生植物的光合作用。

4．对淡水生物行为的影响

水环境污染会对淡水生物行为（behavior of freshwater organisms）产生严重影响。若水环境温度、光照、污染、辐射等因素使水生动物行为改变超过正常变化的范围，就产生了行为毒性。鱼类所有的行为都易受到环境污染物的影响。淡水环境中的污染物所造成的鱼类回避和社会行为的毒性作用可使水环境中鱼类的组成、区系分布发生改变，从而影响原有的生态平衡。例如，在含有一定浓度的 DDT 水中生长的鲑鱼，对低温非常敏感，它被迫改变产卵区，把卵产在温度偏高的、鱼苗不能成活的水中，导致该鱼群密度下降。

鱼类受到外来侵袭时，其皮肤上皮细胞会释放一种示警物质作为化学信号，其他鱼群通过嗅觉器官接收这一信号之后，便会本能地回避这一危险的环境。用亚致死剂量锌 5 μg/L 处理雌鱼 9 d，因锌能破坏嗅觉和味觉上皮组织，导致行为异常，从而影响繁殖能力。研究发现，暴露于含镉水体中 7 d，鱼群对示警物质正常的回避行为消失；鱼体荧光放射性自显影证实，嗅觉器官镉的蓄积比其他器官高，且抑制了血浆皮质醇浓度的升高。显然，水环境中的锌、镉等破坏了鱼群对示警物质的正常行为和生理反应，改变了鱼群的回避策略。此外，鳟鱼鱼群暴露于含镉水体中 24 h，可导致其与非暴露鱼群的对抗能力下降，转移至清洁水中净化 5 d 后，对抗能力基本恢复正常。

5．对水生动物繁殖的影响

某些淡水中的污染物对动物繁殖（animal reproduction）有影响。有机氯农药对鱼类、水鸟、哺乳动物的繁殖有严重影响。鳟鱼卵 DDT 大于 0.4 mg/kg 时，幼鱼死亡率为 30%～90%；0.02～0.05 mg/kg 的 γ-六六六可使阔尾鳟鱼卵母细胞萎缩，抑制卵黄形成，抑制黄体生成素对排卵的诱导作用，卵中胚胎发育受阻。有机氯农药还能使许多鸟类蛋壳变薄。例如，DDT 污染使加拿大安大略湖等地区的鸬鹚蛋壳厚度降低了 2.3%，21% 的鸬鹚的嘴也发生了畸变。狄氏剂、多氯联苯、毒杀酚等具有雌激素的作用，能干扰内分泌系统，甚至可使雄性动物雌性化。例如，用剂量为 5 mg/kg 的 PCBs 喂水貂，可使繁殖全部停止。

四、种群、群落水平

1. 种群效应

环境污染物对淡水生态系统的生物种群所产生的效应主要体现在种群密度、年龄组成、性别比例、出生率和死亡率的改变上。

较高浓度环境污染物可以引起水生生物种群在短时间内发生种群数量减少，甚至趋于灭亡，而较低浓度下长期接触环境污染物的生物种群可能对毒物产生耐性和抗性。不同种群对水污染的敏感性和耐性不同。生物的瞬时耐性可能来源于如金属硫蛋白合成和混合功能氧化酶激活这种短期生理适应。敏感性和耐性也可产生于遗传适应，污染环境对暴露生物个体的选择作用可导致具抗性基因型个体的增加。当这些生物体再放回清洁水中时，遗传耐性依然存在，且能传给下一代。

例如，蓝藻中的螺旋藻属（*Spirulina*）和小颤藻（*Oscillatoria tenuis*）可在污染严重的水体中生存，而硅藻中的等片藻（*Diatoma*）和绿藻中的凹顶鼓藻属（*Euastrum*）则喜欢在清洁的水体中生活。因此，可以用不同种群作为监测生物来评价水体的污染状况。

就某一种群而言，以硝基芳烃类有机污染物对斜生栅列藻（*Scenedesmus obliquus*）种群的毒性作用研究为例，当对-硝基甲苯浓度为 2×10^{-4} mol/L 时，藻类生长抑制率为 23.67%，此时，细胞的生长和繁殖受阻；浓度为 2.26×10^{-4} mol/L 时，藻类生长抑制率为 57.14%，此时的细胞核和细胞器解体；浓度为 3.16×10^{-4} mol/L 时，藻类生长抑制率为 73.97%，此时，细胞的原生质解体。

2. 群落效应

正常水体具有协调的群落结构和功能。水体受到污染时，敏感种类消失，耐污种类数量增加，物种多样性下降，群落结构改变或破坏，功能失调。对群落变化的研究多以大型底栖生物为对象，因为它们具有种类多、数量多、生活场所相对固定和易于采集的特点。一般而言，在严重污染之后，可观察到底栖群落的变化。一些种类已不复存在，一些种类的种群明显减小，而另一些种类密度加大。例如，长江河口南岸底栖生物共 30 种，主要由环节动物和软体动物组成，平均生物量为 80.93 g/m^2，平均密度为 4 098 个/m^2，由于直接受上海市工业废水和生活污水的污染，不耐污的种类逐渐消失，耐污种却大量滋生，结果导致底栖生物群落遭到严重破坏。一般来说，在发生原油泄漏之类的灾难性事件后，某些幸存种类的种群会不同程度地突然增加。

在同一群落中，不同种群对污染物的敏感性有一定的差异。以单甲脒农药对群落的影响为例。不同浓度单甲脒处理 2 周后，藻类种类减少 50%～75%，多样性指数明显下降。藻类群落结构也发生变化，绿藻比例增加，最多达 98.89%，硅藻、蓝藻、裸藻仅占 1.11%，隐藻、金藻、甲藻和黄藻全部消失。单甲脒农药对大型水生植物生长的影响也非常明显，经过高浓度单甲脒农药处理 2 周后，挺水植物受到严重伤害，全部下沉水底，不能正常挺立水层。在浓度较高的处理组，挺水植物也逐步表现出受害症状，如叶片脱落，色素变黄等，但浓度较低的处理组挺水植物未见明显变化。可见大型水生植物对单甲脒农药的抗性比藻类强。高浓度单甲脒农药处理下，秀体蚤和低额蚤等浮游甲壳动物很快死亡，耐性最强的盘肠蚤类也在 2 周内全部被杀灭；底栖动物除少量耐污的颤蚓外，大部分也于 2 周内被杀灭。在单甲脒农药处理组，浮游动物种类及多样性指数也有不同程度地下降。比较各类生物群落的变化可见，藻类群落对单甲脒农药的反应最为敏感，浮游动物和大型水生植物其次，底栖动物较强，好氧异养菌耐性最强。

五、生态系统水平

在水环境中，当污染物在一定的时空范围内持续作用于水生生态系统时，生态系统物质流动和能量流动受阻，生态系统的健康受到影响，逐步走向衰退。长期环境污染对水生生态系统的生态毒理学效应主要包括生物多样性的丧失（如遗传多样性的丧失、物种多样性的丧失和生态系统多样性的丧失）、生态系统复杂性降低及自我调控能力下降。

1. 农药污染

农药污染对水生生态系统的危害很大。例如，在 12.5～50.0 mg/L 高浓度单甲脒农药作用下，藻类和水生植物严重受损甚至死亡，光合作用十分微弱甚至完全停止，导致水体生物产氧量急剧下降，生态系统的功能明显衰退，呼吸量大于产氧量，pH 和溶解氧量也明显降低。在这种营养物质和氧气缺乏的水体中，鱼类等消费者的死亡率增加，生态系统受到严重损害，随着时间的延长，生态系统结构与功能受损越来越严重，到一定严重程度将不可恢复。

2. 酸雨

酸雨（acid rain）对水生生态系统的影响非常严重。酸雨可引起湖泊水体酸化，使鱼卵不能成功孵化、鱼类失去繁殖能力甚至死亡。酸雨也可使土壤矿物质中的有害重金属转化为可溶形式而渗入水体，使多种水生生物生长减慢甚至死亡。通常鱼类生长的最适 pH 为 5～9；pH 在 5.5 以下时鱼类生长受阻，产量下降；pH 在 5 以下时鱼类生殖功能失调，繁殖停止。由于酸雨的影响，鱼类在许多湖泊中消失。鱼胚和鱼苗阶段是鱼类生活周期中对低 pH 最为敏感而且最易死亡的阶段。比较 96 h 半数致死水平，鱼的胚胎比仔鱼对低 pH 敏感 10 多倍；不影响鱼苗存活的 pH 的下限为 5.5，而不影响鱼胚存活的 pH 的下限为 6.0；当水体 pH 为 4.0 时，鱼卵根本不能孵化；而 pH 在 4.0 以下时，鳃组织严重损伤，气体交换受阻，鱼窒息死亡。此外，酸雨还可使水体中的微生物活动受到抑制，影响水体有机物的分解、营养成分的释放及物质与能量的循环。

水体酸化对其他水生生物的影响也很严重,例如,可使多种藻类和浮游动物种类减少、种群密度降低,间接影响高一营养级生物的生存,使生态系统中食物链的物质与能量循环受阻。(关于酸雨的生态毒理学效应详见第六章)

3. 淡水富营养化

在多数富营养水体中,蓝藻数量多且为优势种,但也有部分湖泊中绿藻为优势种;随着水体富营养化(eutrophication)程度加重,原生动物数量增多,而轮虫和棱角类、棱足类动物减少或消失。这样,淡水富营养化(eutrophication in freshwater)引起某些种类的水生生物特别是藻类生长过旺,大量消耗水生生态系统中的氧和营养物质,使多种好氧水生生物(包括好氧的"分解者")由于缺氧而死亡,残留的尸体分解缓慢,水质极度恶化,对淡水水生生态系统造成严重破坏。淡水富营养化导致的"水华"现象,在我国频繁出现,面积逐年扩散,持续时间逐年延长。"水华"是一种普遍发生的淡水污染现象,是由于淡水富营养化引起水中某些种类的藻类,如蓝藻(严格意义上应称为蓝细菌)、绿藻、硅藻等疯长所形成的。"水华"发生时,水体呈蓝色或绿色。形成"水华"的这些藻类可产生大量藻毒素使水源污染,藻毒素可以引起多种生物特别是鱼类死亡,并可通过食物链影响人体的健康。蓝藻"水华"能损害肝脏,具有促癌效应,直接威胁人体的健康。澳大利亚以铜绿微囊藻污染严重的水库作为水源的居民,其肝脏受损,从而导致血清中某些肝脏酶含量增多。对中国泰兴肝癌高发区不同饮水类型的人群进行比较研究后发现,长期饮用微囊藻毒素(microcystins,MCs)污染的水,导致乙型肝炎病毒(HBV)感染标志物及血清丙氨酸氨基转移酶(ALT)、碱性磷酸酶(ALP)和γ-谷氨酰转移酶(γ-GT)等肝损伤指标显著高于对照组。

4. 外来水生生物种入侵

外来水生生物种入侵对水生生态系统的危害非常严重。例如,水葫芦(*Eichhornia crassipes*)在一些湖泊中疯狂生长,侵占湖泊水面,使水中生物锐减。云南滇池水面曾一度被水葫芦大面积侵占,使湖中68种土著鱼种竟有38种面临灭绝,16种植物难觅踪影。有统计资料指出,水葫芦入侵每年造成的经济损失高达80亿~100亿元。云南大理洱海原产鱼类17种,由于人们无意中引入13个外来鱼种,原有的17种土著鱼种中的5种濒临灭绝,而它们恰是有重要经济价值的洱海特产。

食蚊鱼(*Gambusia affinis*)入侵是外来水生动物入侵破坏水域生态系统的典型事例。食蚊鱼又叫大肚鱼或胎鳉。原产地为美国南部和墨西哥北部。最初是作为蚊子的生物防治天敌有意引进的。因认为其嗜食孑孓,可预防疟疾而被广泛引进到世界各地。1911年引入台湾,1927年从菲律宾引入上海。能随船舶做长距离传播。由于可生活于咸水、淡水,食蚊鱼更可沿海岸线扩散到沿海江河中。现已散布于长江以南的各种低地水体中(如湖泊、池塘、水沟等），分布区域有香港、台湾、广东、海南、上海、江苏和福建等。事实上，已有很多实验证明，食蚊鱼并不特别喜欢食孑孓，捕食孑孓的能力也并不比食性相近的当地鱼类强。食蚊鱼适应环境能力强，能生活于不同环境的水体中，且对温差、低氧及污染物的耐受性强。卵胎生，生长速度快，繁殖能力强。由于竞争力强，对生态位相似的当地鱼类造成相当大的压力，而且还会袭击体形比自己大 1 倍的鱼类。目前，食蚊鱼在华南已取代了当地中青鳉和弓背青鳉，成为当地低地水体的优势种，威胁到这些青鳉的生存，甚至影响当地蛙类、蝾螈等两栖动物的生存。

如上所述，污染事件的发生常常导致大量有毒有害化学物排入水体，使水体中的污染物浓度在短时间内急剧升高，引起水生生态系统严重破坏，大量水生生物特别是鱼类死亡。在这种情况下，虽然对水体水质的破坏可能是短时间的，但对水环境生态系统的破坏往往是严重的和长久的，如果要使其恢复到原来状态需要很长时间。例如，1986 年 11 月 1 日发生在瑞士的莱茵河化学污染事件，由于瑞士巴富尔市桑多斯化学公司仓库起火，大量剧毒农药和灭火剂排入莱茵河，殃及该河流流经的瑞士、德国、法国及荷兰四国河段共 835 km，使该河流下游的水生生态系统甚至莱茵河下游的河流景观受到严重损害。

第四节 淡水生态毒理学研究方法

淡水生态毒理学研究方法是淡水生态毒理学的重要组成部分，根据研究目的和对象的不同，研究方法也各异。淡水生态系统中的生物测试是利用生物的反应测定化学污染物对水生生物的毒性、毒性程度及对水生生物的允许浓度，并为制定水环境标准提供毒理学依据。

本节介绍的淡水生态毒理学研究方法主要包括微生物试验、淡水初级生产者试验、无脊椎动物试验、淡水鱼试验、沉积物试验和多物种试验等。

一、微生物毒性试验

微生物是生态系统中众多环节的重要组成部分，特别是在营养物质的循环、生产者、生物降解及生物转化过程中都起着重要的作用；微生物易于培养，繁殖迅速，可依据实验所需条件大批量培养；在生态系统中微生物所处的营养级较低，它们可以作为"早期预警"来指示污染物潜在的生态效应等。所以，在淡水生态毒理学研究中微生物被选择进行多种类型的生物测试。

（一）通过微生物的生长速率或细胞存活率检测污染物的毒性

经药物处理后微生物生长速率的改变可通过浊度仪、比重计、分光光度计、细胞计数系统、生化测试等方法来检测。其优点是测量迅速、易于分析、重复性好，只要实验设计合理、严格培养条件就可保证实验的精确度。当某种化学物质的浓度达到 EC_{50} 水平时，生长率（μ）将下降 50%。生长率 μ 的计算公式如下：

$$dB / dt = \mu B \tag{9-1}$$

式中：B——细菌生物量；

$\quad$ t——时间；

$\quad$ μ——生活周期指数和对数阶段的瞬时生长速率常数。

g（世代时间）的计算公式：

$$g = t / 3.3(\log B_t - \log B_0) \tag{9-2}$$

式中：B_t—— t 时刻细菌的数目；

$\quad$ B_0—— 初始时刻细菌的数目。

微生物毒性试验中必须注意：为了试验的准确性和与其他实验室的研究结果有可比性，试验应采用完全标准化的菌种，且必须保证菌种的纯度。

（二）利用微生物的生物化学特性检测污染物的毒性

1. 酶活性的测定

在体内及体外试验中进行酶活性的测定可用于评价毒物对该酶的影响。该生物化学指标也经常用于检测在土壤、沉积物和水体中微生物的数量及活性。

（1）ATP 浓度与活性测定

三磷酸腺苷（adenosine triphosphate，ATP），是生物能量的主要载体，它存在于所有生物的活细胞内。ATP 的量和细胞的活性、种类和数量呈一定的比例关系。荧光素酶法是典型的 ATP 测定方法。ATP 可以和荧光素酶相互作用而发出生物光，光的强度和微生物的数量呈一定的比例关系。通过检测生物光的强度来反映微生物的数量。除了直接测定 ATP 的浓度，Riedel 和 Christensen 提出以 ATP 为底物测定 ATP 酶活性作为微生物测试的另一种方法。

（2）脱氢酶的活性

四唑盐被广泛用于活细胞的还原反应。毒性试验中应用最普遍的四唑盐类是氯化 2, 3, 5-三苯基四氮唑（TTC）、氯化吲哚硝基四氮唑（INT）、氮蓝四唑（NBT）、四甲基偶氮唑盐（MTT）。TTC、INT、NBT 和 MTT 被还原后的颜色分别是红色、橘红色、蓝色和蓝紫色。吸收峰分别是 485 nm、490 nm、572 nm 和 550 nm。目前，TTC 毒性试验已普遍用于活性污泥系统微生物数量的测定中。

2. 发光菌检测法

发光菌（*Photobacterium phosphoreum*）检测法是以一种非致病的明亮发光杆菌作指示生物，以其发光强度的变化为指标，测定环境中有毒有害物质毒性的一种方法，该方法具有重复性好、灵敏度高和精确度高的特点，已被广泛用于水体环境污染的监测。发光细菌易培养、增殖快、发光量易受环境因素影响。细菌的发光过程是菌体内的一种生理过程，即光呼吸过程，它属于呼吸链上的一个侧支。菌体活细胞内具有 ATP、荧光素（FMN）和荧光素酶，它们之间在光呼吸过程中发生的生物化学反应导致生物光的产生。这个生物化学反应过程可以表示为

荧光素酶

$$FMNH_2 + O_2 + RCHO \longrightarrow FMN + RCOOH + H_2O + h\nu$$

该光波长在 490 nm 左右。凡是干扰或损害发光菌呼吸或生理过程的任何因素都能使该细菌发光强度发生变化。随着毒物浓度的增加而发光减弱。这种发光强度的变化，可用测光仪定量地测定。

（三）分子生物学技术的应用

微生物多样性测序方法的广泛使用，使人类了解微生物在环境胁迫下的种群和群落时空变化成为可能。以聚合酶链式反应（PCR）技术为主的分子生物学技术为从分子水平揭示微生物多样性提供了新的方法。DNA 提取后通过 PCR 扩增及分子指纹技术，可快速地对微生物群落结构进行比较和监测。常见的方法有变性梯度凝胶电泳（DGGE）、温度梯度凝胶电泳（TGGE）、实时荧光定量 PCR 技术（Q-PCR）、限制性片段长度多态性（RFLP）分析、末端标记限制性片段长度多态性分析（T-RFLP）、单链构象多态性分析（SSCP）和随机扩增多态性（RAPD）分析等。PCR-DGGE 技术自 1993 年被引入微生物生态学领域以来，已成为研究微生物多样性和种群差异的重要工具，是目前最普遍、最常用的微生物多样性分析手段。该技术可检出存在单碱基差异的突变个体；仅需很少的进样量即达到清晰的电泳分离效果；可同时检测多个样品，并对不同样品进行比较，有利于细菌菌群多样性的动态观察。

高通量测序技术又称下一代测序技术（Next Generation Sequencing，NGS），已逐渐成为微生物生态学研究中最先进的测序手段。目前用于微生物群落多样性研究的高通量测序平台主要有来自罗氏公司的 454 法、Illumina 公司的 Solexa 法和 ABI 的 SOLiD 法。近年来，微生物多样性测序方法被广泛应用于生态环境监测和水生态系统安全预警。

二、淡水初级生产者毒性试验

多年来，淡水藻类和维管植物（大型植物）多被用于监测污染物对池塘、河流和湖泊水体的影响。以前，多认为水生植物对化学物质的敏感性不如水生动物。所以，水生植物作为实验室实验物种的应用不如动物物种（如水蚤和鱼类）普遍。但目前研究表明，水生植物对多种毒物比无脊椎动物更加敏感。譬如，浮萍对于重金属和废水，藻类对于阳离子表面活性剂、杀虫剂、合成染料等都表现得比无脊椎动物更加敏感。

（一）淡水藻类毒性试验

藻类毒性试验开始于 19 世纪初，到 20 世纪 60 年代中期建立了标准方法。藻类增长潜力试验作为一种比较常用的淡水藻类试验，除了用于研究藻类的生长及淡水中富营养化问题，也可用于测定化学物质和废水的毒性。

1．测定生物量

淡水藻类在旋转或振荡的器皿中培养 3～4 d，达到快速生长期就可以进行这项试验。试验常在恒光条件下进行，测定毒物暴露对藻类生长与繁殖的影响。分析剂量-效应曲线可以得知该毒物对藻类是刺激作用或是抑制作用。藻类毒性试验通常用于检测一种化学物质的毒性，但也可用于废水的毒性试验。实验一般持续 3～4 d，但依据实验目的的不同，有的实验只进行 5 min 或持续 2～3 周，在实验过程中应根据不同的藻类控制适当的光、温度及pH。根据检测目的的不同，需要每天或在试验结束时测定藻类生物量。通常使用间接法测量生物量，如采用显微技术进行细胞计数。用伊文思蓝染色后可鉴别出活藻和死藻。电子计数器和光电子计数器因为测量快速而精确，在藻类计数上使用较多。常用的藻类有绿藻中的 *S. capricornutum* 或 *Selenastrum subspicatus*，硅藻中的 *Cyclotella*、*Nitzschia* 和 *Synedra*，蓝绿藻中的 *Anabaena*、*flos-aquae* 和 *Microcystis aeruginos*。

2．测定光合作用

与大多传统试验相比，测定光合作用所需时间较短，可缩短至 5 min。测量光合作用典型的方法是计算生成的氧气和 ^{14}C 吸收法。一些化学物质对藻类光合作用具有抑制作用，如除草剂、表面活性物质、一些石油产品等。也有一些化学物质则对藻类光合作用具有刺激作用，如油页岩副产物等。比较光合作用测定与传统的种群生长研究发现，多数情况下光合作用不如生长指标敏感。

（二）淡水维管植物的毒性试验

维管植物（或大型植物）在淡水生态系统中发挥着重要作用，许多可作为野生动物食物的来源，并可为许多水生动物提供栖息地。一些有根的物种对于稳定湿地（wetlands）中的沉积物有着重要的作用。维管植物常被用作废水处理过程中的生物修复物及水体污染的生物指示物，在毒性试验中的应用相对要少。一些浮水植物（floating plant）及有根植物均可用于环境安全试验。

　　浮萍（浮萍科）是一种浮水维管植物，在世界范围内广泛分布，常见于池塘、湖泊、稻田等。它们具有体积较小、结构简单、易于培养的特点，是一种应用前景非常好的实验物种。另外，它们的繁殖速度较快，在实验室中培养的一些物种倍增时间仅为 0.35～2.8 d。因此有人认为用浮萍作毒性试验，尤其是废水的毒性试验，比用其他藻类更经济、更高效、也更易进行。用浮萍进行毒性试验，所用的试验容器可有培养皿、试管、锥形瓶、烧杯等。同藻类试验一样，浮萍通常也是培养在液体培养基中，所用培养基中一般不含乙二胺四乙酸（EDTA）。毒性效应最常用的观察指标是叶状体的数目、叶状体的直径、根的长度及叶绿素 a 等。

三、无脊椎动物毒性试验

　　无脊椎动物在水生生态系统中起着关键的作用，甲壳类、轮虫类及一些昆虫幼虫通常是食物链中的初级消费者，因此基于无脊椎动物的各种测试方法均是从这些水生生物发展而来。大型蚤作为国际公认的标准试验生物，其毒理试验被许多国家定为毒性测定必测项目。

　　水蚤在淡水中分布广泛，是水生食物链的一个重要环节，它们以初级生产者为食，一些鱼类又以它们为食，它们的生命周期相对较短，易于在实验室培养，对大多数水环境污染物都很敏感。它们的体积较小，在测试时只要少量的水及较小的容积即可。水蚤毒性试验用途十分广泛，可用于工业排放物急性致死性试验及评价新产品潜在风险的慢性试验。大型蚤（*Daphnia magna*）和蚤状蚤（*Daphnia pulex*）在标准急性和慢性无脊椎动物毒性试验中最为常用。在急性试验中大型蚤或蚤状蚤与毒物或废水接触 24 h 或 48 h 后计数死亡或存活的动物，以计算 LC_{50} 或 EC_{50}，试验期间不换水、不喂食。

　　现在人们广泛采用的标准慢性毒性试验是网纹蚤 7 d 生存和繁殖试验及水蚤 21 d 繁殖试验。网纹蚤 7 d 生存和繁殖试验的第一天，将每只幼蚤放入一个盛有 15 mL 试液的容器中，每组设十个重复。每天给网纹蚤喂食，并计数存活的成蚤及新生的幼蚤。第 7 天试验结束时统计新幼蚤和存活网纹蚤的数目，计算繁殖率、存活率及 LOEC 和 NOEC 等指标。由于网纹蚤易于培养，实验周期短，所需技术要求不高，而且对环境污染物敏感性较高，7 d 网纹蚤慢性试验是一种相对高效的毒性试验。

除上述标准试验外，原生动物特别是纤毛虫也被广泛用作测试外源化学物的实验物种。

四、淡水鱼类毒性试验

早在生态毒理学成为一个独立的学科之前，就有了各种物理化学因素对鱼类影响的研究。在生态毒理学研究中淡水鱼类的试验一般是为了确定化学物质的急性致死毒性、建立水质标准及水质监测等。

1. 野外研究

野外研究对于确定污染源位置和环境污染物的特性有重要价值。采集污染地区及其周围区域的水样，并检测可能引起污染的环境污染物类型。受污染区域及其周围未污染区域的鱼都应进行采样，并进行生物积累和组织学检查，以便了解污染物的种类、受污染的程度及范围。

采集受污染区域及周围区域有明显变化的水样进行卡特瓶实验（Carter bottle test）。方法是将一些小鱼放在密封容器中，将鱼放入待检测的水中，以干净水做对照。一段时间后鱼类会因为缺少溶解氧而死亡。对照组鱼会比生活在含有环境污染物的水体中的鱼死得晚。在一条河上进行连续取样，如果某个样品残留溶解氧浓度突然改变，表明此采样点离污染源很近。

野外研究除了研究环境污染物对鱼类的急性毒性效应外，还包括对鱼类生长、繁殖或行为变化的研究。

2. 实验室内研究

实验室所用的鱼一般是自行培养或从渔场、水族馆中购买。无论是野生的还是人工养殖的鱼，在实验前必须对它们隔离足够长的时间来观察是否有疾病。养鱼的容器必须体积足够、形状合理，且水的流动、温度及硬度/碱度应适宜。理想条件下水的循环应既可以带来充足的氧气又可以将鱼类所产生的废弃物带走。

在静态系统中试验体积在研究中不会改变。如果待测物的量有限，可采用静态系统，但必须保证能在整个研究进程中溶液的浓度不变。静态试验的优点是成本低、仪器装置简单。缺点是试验过程中鱼类所产生的废弃物，如氨气和动物黏液都会积累在测试容器内。还有一种方法是增加水的体积，从而减少负荷率。负荷率的公式为

$$Y = \frac{M}{V} \tag{9-3}$$

式中：Y——负荷率，g/L；

M——测试容器中鱼的总质量，g；

V —— 试验液的体积，L。

总之，只有当受试物的挥发、生物降解及鱼类的吸收均保持在一个相当低的水平，且负荷率也很低，不会因此而影响实验结果时，才能使用静态系统。一般在静态试验中推荐的 M/V 最大单位值为 1 g/L。

如果达不到上述要求就必须使用半静态试验或动态试验。半静态试验中，每隔 24 h 更换一次溶液。在静态试验和半静态试验中，无论是旧水还是新换的水，都应监测其中的溶解氧、温度、受试物、pH 等。动态试验要更复杂一些，又称流水式试验。

五、沉积物的测试

许多环境污染物相对难溶于水，却可吸附在有机悬浮颗粒上，最终到达沉积底层，从而导致沉积物中的环境污染物含量（大多为金属和有机物）比上层的水体高得多。沉积物并非环境污染物的来源，而是环境污染物最终沉积的地方。一个全面的沉积物处理方案应包括四步：鉴定、评估、修复及监测，每一步都应进行严格的生态毒理学测试。这些测试可以在实验室或野外进行。

在实验室进行的试验包括沉积物的生物鉴定及污染物的毒性测试。这种方法的优点是有标准化方法可用、可对沉积物分级、便于对比不同营养级的生物种群、可提供沉积物是产生毒性原因的直接证据及可以使用最敏感的物种等。缺点是不能检测其在野外条件下的情况，仅能应用于被测试物种。采用的实验生物有细菌、原生动物 [如纤毛虫（*Ciliophora*）、弯豆形虫（*Colpidium campylum*）]、浮游植物（如藻类）、浮游动物 [如大型蚤（*Daphnia magna*）和网纹蚤（*Ceriodaphnia*）] 及底栖无脊椎动物 [如端足类（*Amphipoda*）、环节类（*Annelida*）等]。

野外测试可判断淡水生态系统最终的完整性，能为生态损害提供明确的证据。作为野外测试，用水生无脊椎动物进行水生生物群落结构和功能的原位检测研究有很多优点：无脊椎动物的分类比微生物相对简单，而且生命周期较长，可以确保种群与沉积物之间的统一。野外观测与物理化学分析联合进行，能够确定是哪些环境污染物造成的毒性。不足之处是，野外测试不能将单个影响因素分隔开来，因为生物会对其栖息地环境的所有因素做出反应。因此，野外测试应与实验室试验联合进行。

六、淡水多物种检测系统毒性试验

单种生物毒性测试与现场实际情况存在较大差异，因此 20 世纪 70—80 年代以后，生态毒理学家大多开始对多物种检测系统毒性试验感兴趣，应用模型生态系统来研究和了解环境污染物在生态系统中的迁移、转化及整体生态效应。

多物种试验的复杂程度不同，简单的多物种试验只有两个组分：捕食者和猎物；复杂的多物种试验可采用微宇宙（microcosm）和中宇宙（mesocosm）实验。

1. 微宇宙

试验容器体积小于 1 m³ 的称为微宇宙，试验容器常采用水族箱或玻璃钢水槽制成，试验条件控制比较严格。微宇宙是封闭的且与自然系统相隔绝。

2. 中宇宙

试验容器体积在 1~1 000 m³ 的称为中宇宙，一般用塑料薄膜围成实验场地，用于研究水域污染物的生态学过程和群落效应，一般不做细致的机理分析。中宇宙比较复杂，较接近于自然，在区域周围建立边界并且引入试验污染物并进行监测。中宇宙是实验室试验和野外研究之间的桥梁。已有报道采用人工河流系统测量铜、铬、铅、p-甲酚、汞、镉、芳香族化合物等的生态毒性作用；也有人用塑料板把湖泊分成几个部分进行中宇宙试验，用来检测湍流、除草剂和石油的影响。

七、人工生物膜群落法

生物膜普遍存在于各种基质的表面上，代表了一种稳定微生物细胞组成的复杂混合物的微生态系统，可以反映各种污染物的效应，并对污染进行早期预警，不同基质会对生物膜的群落结构、功能产生显著的影响。湖泊和河流中天然基质上的生物膜由于藻类和微生物结构差异巨大而难以用于量化研究，而人工生物膜具有很好的可重复性，更适用于生物监测。经过对玻璃、有机玻璃、玻璃纤维和活性炭纤维四种人工基质的比较筛选表明，人工基质活性炭纤维经过 15 d 左右的培养即可获得与天然基质附着生物膜较为相似的结构和功能属性，是理想的群落和生态系统水平水生态监测的方法。

思考题

1. 名词解释

淡水生态系统、湿地、微宇宙、中宇宙、生物有效性

2. 不同类型水生生物是如何从周围环境吸收并富集环境污染物的？

3. 论述环境污染物对淡水生物的复合生态效应及其影响因素。

4. 举例说明淡水生态系统生态毒理学主要研究方法的原理和应用。

湖泊和湿地生态系统生态毒理学

藻类生化和分子生态毒理学研究进展

教案及参考文献

第十章　海洋生态系统生态毒理学

海洋作为地球生命的起源，是地球最大的生态系统，其表面积约为 $3.62 \times 10^8 \text{ km}^2$，约占地球总表面积的 71%。海洋可接收和蓄积太阳能，并与大气进行物质和能量交换，是全球气候的重要调节者。海洋物产资源丰富，拥有庞大的生物体系。据统计，我国海洋生物有 2 万多种，约占全世界海洋生物总数的 10%。

海洋对人类的生存与可持续发展有着极为重要的意义，然而随着全球工业化发展，沿海人类活动频繁，浅海、滩涂水产养殖膨胀，港口、码头海运活跃，以及海上石油的开发，城市化速度达到前所未有的发展速度，大量工业废水和生活污水排放入海，部分海域遭到不同程度的污染，对海洋生物、沿海居民生活环境、海水质量以及人们的健康都有一定影响。海洋生态毒理学（marine ecotoxicology）是研究环境污染物特别是环境化学污染物对海洋生态系统危害的规律及其防护的科学。也就是说，它主要研究环境污染物对海洋生态系统生物和非生物因素的影响，及对生态系统物质流、能量流和信息流的毒性作用，并综合性评估其生态风险，为制定海洋环境保护相关政策和污染防治措施提供科学依据。

第一节　海洋环境污染概述

海洋处于地球上的最低处来自陆地、海洋自身以及通过大气传输的污染物，最终都可能进入海洋环境。虽然海洋可以通过洋流运动进行物质交换和循环，对排入其中的污染物也有一定的稀释、扩散、氧化、还原和自净的能力，然而人类的频繁性活动导致污染物的持续性输入已超过海洋的自净能力。

海洋环境污染的 80% 来自陆地，其中很大一部分来自非点源污染，例如，农业和城镇居民过量使用的肥料、除草剂和杀虫剂、个人护理品以及农牧业养殖产生的排泄物和废弃物、工矿业废水等。其污染种类和含量除受人类生产活动影响外，还与土壤、植被、降雨以及地表径流等自然条件密切相关。海洋环境的点源污染主要包括沿岸工矿企业和海底钻探开发的排污，以及海上船舶运输和突发的海上事故等，其污染物和倾泻物可直接进入水体。此外，大气也是许多天然物质和污染物从陆地输送到海洋环境的重要途径。营养盐（如氮和磷）、重金属、矿物质和持久性有机污染物等均可随着大气的干、湿沉降过程进入海洋环境。

海洋环境中的污染物有多种分类方法，从毒理学角度，把进入海洋环境中的污染物分为化学性污染物、物理性污染物和生物性污染物三大类。

一、化学性污染物

1. 生活污水及有机废弃物

主要是从沿海城市排放的生活污水和印染、食品、酿造、造纸等轻工企业排放的含有色素颜料、糖类、脂类、酒渣、纤维素、木质素等的废液，以及沿岸鱼类、虾类等养殖场排放的饵料残渣、生物残骸、代谢排泄物等有机废弃物和营养盐。营养盐含量的增加，会引起局部水域富营养化，常常导致赤潮的发生。

2. 石油及石油产品

主要包括原油和从原油中分馏出来的溶剂油、汽油、煤油、柴油、润滑油、石蜡、沥青等，以及经过裂解、催化等生成的各种产品。目前全球每年排入海洋的石油污染物约 1 000 万 t，其主要来源包括：船舶和海上石油平台排放含油废水；油轮漏油及压舱水、洗舱水的排放；海底油田开采溢漏，油井、油轮事故；石油的自然泄漏及石油烃的大气沉降等。

3. 重金属

海洋环境中的重金属主要来自工业废水、矿山废水、污泥和大气中的颗粒物质等，包括铅、铜、锌、汞、镉、银、铬、镍、砷等。它们是海湾、河口以及近岸水域环境中的主要污染物。海水中含有多种能与重金属生成络合物的配位体，包括无机的（如 Cl^-、CO_3^{2-}、S^{2-}、PO_4^{3-}、NH_4^+等）和有机的（如氨基酸、多肽、络合剂、腐殖酸等）配位体。它们决定了海水中重金属的存在形态，并进而影响其对生物体的毒性效应。

4. 农药

主要源自森林、农田等农药施用而随水流迁移入海，或逸散入大气后经扩散而沉降入海。农药种类繁多，主要包括含汞、砷、铅、铜等的重金属农药、有机磷农药，百草枯、蔬草灭等除草剂，滴滴涕、六六六、狄氏剂、艾氏剂等有机氯农药。有机氯农药性质稳定，能在海水中长期残留，对海洋的污染较为严重，并由于其疏水性易在生物体内富集，通过食物链进入人体，对海洋生物和人类危害较大。

5. 有机锡化合物

有机锡化合物是一种由锡和碳元素结合形成的金属有机化合物，分为烷基锡化合物和芳香基锡化合物两大类。在海洋环境中，有机锡化合物曾被广泛地应用于防止海洋附着生物如海藻、软体动物、海绵等对船体、码头和钻井平台的侵蚀，是迄今为止由人类活动大量引入海洋环境中最毒的物质之一，其在水体和沉积物中低浓度时就可以对水生生物产生高毒性，导致海洋腹足类生物的性畸变，并影响生物的生殖及繁衍。目前该类化合物的使用已被欧盟进行严格的管控和限制，国际海事组织（IMO）也对所有类型的船舶禁用含有三丁基锡的防护漆，然而作为一类相对持久性的有机污染物，有机锡化合物对海洋环境的生态影响仍不容小觑。

6. 个人护理品和药品

个人护理品和药品（PPCPs）涵盖了人类和动物使用的药物、香料、防晒品、化妆品和家庭日用品等。海洋环境中 PPCPs 主要通过污水处理厂和下水道、化粪池、水产养殖、农业以及垃圾填埋厂渗滤液、地表径流等排放进入水体环境中。目前不同种类的 PPCPs 在中国河口以及沿海海域被广泛检出。以抗生素为例，中国是其生产和使用的大国之一。抗生素被广泛添加在饲料和养殖水体中，应用于防治细菌感染、促进动、植物生长和改善繁殖性能等医学和畜牧养殖业等领域。抗生素的滥用可导致人类和动物体内抗性基因的产生，海水养殖作为海洋环境中一个重要的抗生素污染源，抗性基因在海洋中的传播、迁移以及对生态系统的潜在危害已引起广泛的关注。

二、物理性污染物

物理性污染一般分为悬浮物质污染、热污染和放射性污染。

1. 悬浮物质污染

悬浮物质污染是指海水中含有的不溶性物质，包括固体物质和泡沫塑料等，主要是由生活污水、垃圾、采矿、采石、建筑、食品加工、造纸等产生的废弃物通过河流进入海洋环境，尤其是河口区的污染比较严重。悬浮物质会影响水体外观、妨碍水中植物的光合作用、干扰水生生物的正常生理功能。

塑料是一类由石油或天然气提取并合成的有机聚合物，化学组成主要包括聚乙烯、聚苯烯、聚苯乙烯、聚氨酯、聚酰胺等。其性质稳定，不易分解，可长期存在于海洋环境中。海洋塑料垃圾主要来源于陆源输入，即人类生活塑料废弃品、工业原料中的塑料碎片以及污水处理过程中的塑料颗粒等。塑料垃圾根据其粒径主要分为：①大型塑料（macroplastic），包括渔网、聚苯乙烯泡沫等塑料碎片；②直径小于 5 mm 的微型塑料（microplastic），其主要来源包括生产和使用过程中的塑料纤维和颗粒，以及大型塑料的碎片化和降解；③纳米塑料（nanoplastic），指直径小于 1 μm 或小于 100 nm 的塑料微粒。

塑料垃圾对海洋生物的影响，主要包括由塑料缠绕和误食等引起的海洋鸟类、哺乳类动物和鱼类等毒性损伤和死亡；非本地海洋物种随漂浮的海洋塑料碎片运输到新的栖息地；塑料碎片沉降等对海洋底栖生物的摄食等。此外，微型塑料作为一类比表面积较大的塑料颗粒，可吸附不同种类的有毒污染物，并通过生物富集和放大等进入食物链，增加其海洋生态风险。

2. 热污染

热污染主要来源于各种工业冷却水的排放，若不采取措施，直接排放将导致周围海水温度升高，溶解氧含量下降，水中存在的某些污染物的毒性增加等现象，从而危及海洋鱼类等生物的生长等。

3. 放射性污染

放射性污染主要来源于核试验、核舰艇以及核工业排污等，海洋环境中检测到的核素主要有 ^{137}Cs、^{90}Sr、^{239}Pu 等。放射性物质可以被海洋生物富集并危害海洋生态乃至人类健康。Pu（钚）同位素（^{238}Pu、^{239}Pu、^{240}Pu、^{241}Pu、^{242}Pu）等是人类利用原子能的产物，其半衰期很长，目前被认为是海洋中重要的放射性污染物之一。

三、生物性污染物

人类生活及生产活动所排放的生活污水和工业废水将一些致病细菌、致病病毒及寄生虫等带入海洋环境，导致海洋生物污染。例如，原来存在于人畜肠道中的伤寒、副伤寒、霍乱细菌等病原菌都可以通过人畜粪便的污染而进入水体。副溶血性弧菌是海洋环境中的常见菌，也是海洋水产动物体内的一种条件致病菌，当环境条件恶化时便会表现出特有的致病力，研究发现其致病力主要有侵袭力、溶血毒素和尿素酶。一些病毒如肝炎病毒等已在污染海水的贝类等水生生物体内检测到。另外，工业废水和生活污水的排放及河流汇入，将大量有机物携带入海水中，使附近海水富营养化，藻类和细菌大量繁殖，随之也会带来海洋固有病毒的大量繁殖甚至大爆发，致使许多海洋生物被细菌和病毒感染而死亡。海水水温升高也为细菌和病毒的繁殖创造了有利条件。

第二节 海洋环境污染物的生态毒理学效应

海洋生态毒理学基本遵循毒理学的研究思路和方法，即基于剂量-效应关系探索和预测污染物对生物体的影响。不同的是，海洋生态系统的高盐环境、海陆交汇地带以及水深等对污染物在不同环境介质的归趋和生物毒性效应的影响更为复杂，此外，海洋环境中食物链所包含的营养级关系比淡水生态系统更为多样化。海洋生态毒理学作为水生生态毒理学一个重要分支，本节将从污染物在海洋生物的吸收富集、生物转化以及产生的毒性学效应几个方面进行介绍。

一、海洋环境污染物的生物富集、代谢和食物链传递

海洋污染物对生物的毒性作用取决于生物对其的吸收利用（bioavailability）和积累（bioaccumulation）程度以及自身代谢（metabolism），并受污染物的理化性质、环境因素（盐度、温度、pH 等）、生物种类的影响。在海洋环境中，由于污染物进入生物体及生态系统的途径复杂多样，对污染物在生物体内吸收和富集的研究，旨在识别所有的吸收路径，包括食物和水传播的暴露源，确定生物群体对污染物的生物可利用性，并模拟野外环境浓度下，预测不同物种之间的生物累积信息，为相关的毒性测试提供依据。

（一）海洋生物对污染物的吸收途径

海洋环境中许多低等生物的体表黏膜，例如海洋微生物、浮游藻类、底栖藻类和某些浮游动物以及一些大型生物的皮肤，头足类、鱼类、哺乳类及一些底栖无脊椎动物等，是抵御外源污染物的天然屏障。不同海洋动物的皮肤结构不同，屏障作用差异较大。此外，一些低等的腔肠动物、环节动物等，它们的表皮细胞防止外源环境污染物侵袭的能力较低，海洋污染物渗透体表后可以直接进入体液或组织细胞。对于具有消化道或者具有类似消化道结构与功能的海洋生物，消化道摄入是海洋污染物的主要接触暴露途径。例如，虾蟹类、鱼类、哺乳类、海鸟类等动物均可通过消化道摄入大量污染物。此外，呼吸道也是一种重要的污染物吸收途径。例如，海洋鱼类依靠进入血流量丰富的鱼鳃部位的水流进行氧气交换，同时也可将海水中的有毒污染物吸入体内。

（二）生物富集

污染物的化学形态与结构，以及在海水环境下其性质的变化是决定其生物富集能力的重要参数。衡量非极性有机化合物生物富集的一个重要参考是辛醇/水分配系数（$\log K_{ow}$），即以有机物在正辛醇相和水相分配的浓度比值，来评估其在生物体的富集能力。例如，多环芳烃在海洋双壳类软体动物和鱼类的生物富集因子（BCF）与 $\log K_{ow}$ 呈明显的正相关关系，即疏水性越高的多环芳烃越倾向于在富含脂质的生物体内富集，而且鱼类的富集潜力要高于双壳类软体动物，呈现明显的物种差异。

对于极性化合物，海水的酸碱环境以及盐度决定了其不同的非离子和离子形态。在非离子化状态下，其生物富集规律与极性化合物相似。在离子状态下，例如，五氯酚，主要通过细胞膜内外离子浓度梯度差进行跨膜运输，其被细胞吸收的能力要低于非离子状态。

对于重金属，其生物富集机理更为复杂，涉及了金属的化学形态以及与生物体内部分生物化学反应的相互作用。金属及其水溶性配体是以带电物质的脂质渗透、金属-配体络合

物的渗透、载体介导的运输、水合离子的离子通道扩散、离子交换泵、底栖生物的内吞作用等方式，穿过生物体的鳃、肠上皮细胞和其他可渗透身体表面的细胞膜。通过简单的被动扩散，大多数金属离子沿着浓度梯度分布于生物体的不同器官中。此外，作为海洋生物环境重要的组成成分，许多微量重金属是生物活性蛋白质的组分或辅酶因子。已有研究发现，海洋生物对某些重金属具有相当高的富集作用，例如，牡蛎可通过滤食来吸收海水以及悬浮颗粒物中的铜离子，被认为是海洋生物中铜的超级累积者。在福建省九龙江口香港巨牡蛎（*Crassostrea hongkongensis*）和葡萄牙牡蛎（*Crassostrea angulata*）中，重金属铜和锌浓度已达到其干重比例的 2.4%，肌肉组织整体呈蓝绿色。与此同时，海洋环境中重金属易与有机质结合，例如甲基汞，相比于汞的离子形态，甲基汞更容易穿过生物膜，具有更高的生物累积潜力。

（三）生物放大

海洋生物吸收和累积的污染物可通过食物链或食物网的传递转移到更高营养级别的生物组织中。污染物的生物放大需要具备两个条件：①污染物具有高的生物富集效应；②污染物的代谢以及排出率要低于其积累率，即生物放大作用仅针对具有较高生物累积潜力的污染物。

对于非极性化合物，由于其较高的疏水性，更容易被储存在高脂肪含量的组织中。海洋环境中常见的持久性有机污染物包括多环芳烃、多氯联苯、有机氯农药，以及新型的有机污染物如全氟和多氟类烷基化合物、溴化阻燃剂和氯化石蜡等，具有高的亲脂性和生物代谢惰性，极易在生物体脂肪组织中累积并沿食物链传递。海洋哺乳类动物如海豚、海豹、鲸类等，是持久性有机污染物通过生物放大在体内富集的主要靶向生物，其体内浓度可反映周围海域的污染程度。有机污染物的 $\log K_{ow}$ 是衡量其在哺乳动物生物放大潜力的重要因素之一，该潜力同时受污染物的分子量、化学结构、卤化程度以及周围环境因素等影响。

（四）生物转化

外源污染物进入生物体内将发生一系列的化学变化，会产生毒性较小而水溶性较大的代谢产物。但部分污染物经过生物代谢可产生毒性更大的中间产物或者末端产物，对水生生物体产生毒性作用。以多溴联苯醚（PBDEs）为例，其在生物体内可部分代谢为羟基多溴联苯醚（OH-PBDEs）和甲氧基多溴联苯醚（MeO-PBDEs），在北极熊（*Ursus maritimus*）和白鲸（*Delphinapterus leucas*）等海洋哺乳动物体内检测发现 OH-PBDEs，推测该代谢过程可能伴随脱溴反应的发生。OH-PBDEs 对海洋生物的毒性比其母体化合物更大，会产生一定的内分泌干扰和神经毒性作用。

二、海洋环境污染物的生态毒理学效应与机理

污染物对海洋生物的毒理效应及作用机理是多层次、多方面的。了解海洋环境污染物在生物学不同层次上的毒理效应及机理，对污染物的毒性分析、生物标志物筛选、海洋环境监测与评价以及海洋污染防治等，都具有十分重要的意义。本节主要从分子、细胞、组织器官、个体、群落及生态系统等不同层次上污染物对海洋生物的生态毒理学效应进行论述。

（一）分子水平

分子毒理学作为一门研究外源污染物与生物体中各种分子相互作用的学科，主要通过从分子水平上研究污染物对生物体的毒性效应，阐明其毒性-构效关系，并探讨污染物对生物体的分子作用机制。此外，在毒理学研究中，分子生物标记物因其特异性、预警性和普适性等特点，已被广泛地应用于客观检测和评价污染物对生物体的毒性作用方式和效应，为海洋环境监测提供早期毒性预警。

外源污染物对生物体的分子毒理效应主要包括癌基因的激活和抑癌基因的失活、基因不稳定（genomic instability）、影响基因表达及调控以及与生物大分子的结构、功能和生物合成等相关分子事件。目前，对海洋污染物的生物毒性分子机制的研究主要包括以下几个方面。

1. 对 DNA 结构和生物学功能的影响

DNA 结构和生物学功能的完整性是保证生物体正常生命活动的基础，外源污染物进入生物体内，可通过不同的化学反应途径包括氧化、烷基化、胺化、配位作用等引起 DNA 损伤，以及点突变、插入、缺失、倒位及双链断裂等影响其复制过程，并进而产生一系列的毒性效应。例如，外源污染物在生物代谢过程中可产生活性自由基攻击细胞核和线粒体DNA，导致 DNA 氧化损伤；此外，某些海洋污染物及其代谢产物具有亲电子活性，容易与遗传物质 DNA 上的亲核基团共价结合，产生 DNA 加合物，致使 DNA 分子的结构改变、功能异常；还可使染色体畸变或形成微核，造成生殖细胞遗传物质的改变而影响下一代健康，或者是改变体细胞功能从而导致畸变或癌变。以多环芳烃（PAHs）为例，其在体内经细胞色素 P450 酶代谢活化可产生具有毒性的活性中间代谢产物并诱导活性氧（ROS）的产生，其代谢产物也可与 DNA 分子中的脱氧腺嘌呤及脱氧鸟嘌呤外环上的氨基共价结合形成 PAH-DNA 加合物，导致 DNA 结构和功能改变，从而影响生物的遗传特性。例如，在典型 PAHs 致癌物苯并[a]芘（BaP）暴露下，鱼体肠道中 BaP-DNA 加合物随暴露浓度显著增加；对发生原油泄漏的海湾贝类生物取样发现，石油烃污染可诱导相应的 DNA 损伤

并进而导致遗传毒性效应；此外，在低浓度石油烃的长期暴露下，相应的 PAH-DNA 加合物在比目鱼（*Limanda limanda*）和大西洋鳕鱼（*Gadus morhua*）的肝脏中均有检出，并可作为接触性生物标志物评估其生态环境风险。

ROS 作为一类细胞有氧呼吸和能量代谢产生的活性氧分子，其在体内过多的积累可破坏机体氧化和抗氧化系统之间的平衡，并引起 DNA 链断裂和位点突变等，产生氧化损伤。其中，8-羟基脱氧鸟苷（8-OHdG）作为最常见的 DNA 碱基修饰产物，可诱导 G-T 转变和碱基脱落等 DNA 突变，具有遗传毒性并稳定存在于生物体内，且易检出，已被广泛用作评价 PAHs 等海洋污染物暴露对多种海洋模式生物产生 DNA 氧化性损伤的生物标志物。

此外，环境内分泌干扰物（EEDs）如人工合成雌激素、农药以及化工副产品等，可通过影响 DNA 甲基化等表观遗传过程产生毒性效应。DNA 甲基化是由 DNA 甲基转移酶介导的 DNA 修饰过程，该过程广泛地存在于原核和真核生物中，并参与生物机体的各种生命活动，发挥着重要的生物学功能。目前研究发现，持久性有机污染物如 PAHs、多氯联苯（PCBs），其在海龟体内的浓度与 DNA 甲基化水平呈现明显的正相关关系；在低浓度的全氟辛烷磺酸（PFOS）暴露下，成年海胆（*Glyptocidaris crenularis*）性腺的 DNA 甲基化多态性、甲基化率以及去甲基化率均随着暴露时间的延长而增加，而在净化期逐渐下降。重金属在 1 μg/L 浓度的暴露下，其可通过改变软体动物体内 DNA 甲基化水平并引起同源基因的表达损伤，产生胚胎毒性，并具有显著的遗传毒性效应。

2．对基因表达的影响

基因表达（gene expression）是细胞在生命过程中将 DNA 的遗传信息经转录（mRNA 加工修饰、mRNA 运输）和翻译（肽链的加工修饰、蛋白质的分拣和转运）转变成有生物活性的蛋白质分子。基因表达水平通常用基因转录信使 RNA（mRNA）的表达量来衡量。污染物对基因表达的调控主要通过调节 miRNA 合成，影响其表达水平以及相关的调控通路来反映以及适应外源环境刺激，并通过生理生化指标的响应来体现生物毒性的过程。其中，外源污染物与细胞中相应受体结合，会对受控靶基因进行差异性调控。以芳香烃受体（AhR）为例，在外源环境刺激下，AhR 可调控细胞色素 P450 酶系（CYPs）的基因表达。诱导剂如 PAHs 和二噁英等化合物可与 AhR 结合，从而引发受体构象变化，受体活化入核，与 AhR 受体核内转运蛋白（aryl hydrocarbon receptor nuclear translocator，Arnt）形成异二聚体复合物，然后结合于调控序列而诱导基因转录，使 CYPs 的 mRNA 表达及酶活性提高。有研究发现，BaP 可诱导真鲷（*Pagrus major*）胚胎的细胞色素 P450 酶系 CYP1A（P4501A）的 mRNA 表达，进而影响中脑区域血液循环减弱和细胞程序化死亡。P4501A 的诱导被认为是鱼类暴露于 PAHs、PCBs、二噁英以及相关化合物的早期预警信号及高度敏感的生物毒性反应。鱼类胚胎中 CYP1A 对污染物的暴露也同样非常敏感，暴露于 PAHs 污染地区的太平洋鲱鱼（*Clupea pallasii*）胚胎的 CYP1A 基因表达要显著高于来自干净海域的胚胎，并与其体内富集的 PAHs 呈现一定的剂量-效应关系，进而影响其胚胎的存活率。

此外，雌激素受体（ER）、雄激素受体（AR）、甲状腺激素受体、过氧化物酶相关受体（PPARs）、维 A 酸受体（RARs）以及视黄醇 A 受体（RXRs）等也可介导调控基因表达，并产生相关毒性效应。雌激素和雄激素受体属于固醇类激素受体，其功能是受配体激活后作为转录因子调控雌激素和雄激素效应，参与调节组织细胞分化与个体发育等。天然雌激素、人工合成雌激素类药物和 EECs 等均可通过该类受体干扰生物体内源激素分泌和代谢，如雌二醇可通过雌激素依赖性受体显著上调牡蛎体内卵黄蛋白原（Vtg）mRNA 表达，影响相关雌激素信号传导通路，进而影响发育和生殖功能，对相应的器官产生毒害作用。其他海洋污染物如有机锡化合物可诱导雌性疣荔枝螺（*Thais clavigera*）产生不正常的雄性特征，使其生殖能力丧失。性畸变严重时可导致种群衰退和局域性灭绝。对其的毒理研究发现，雌性个体阴茎增长与阴茎形成区 RXRs 的表达增强显著相关，有机锡化合物可以通过激活 RXRs 和 PPARs 的转录表达，引发螺类性畸变。

3. 对蛋白结构和生物学功能的影响

蛋白质是生命活动的物质基础，并参与生物体内的物质转运、代谢过程、免疫作用和信息传递等生命活动。蛋白质种类繁多，能与许多内源性和外源性小分子物质结合形成复杂的分子复合物。蛋白质分子中氨基、羟基和巯基等功能基团是酶的催化部位或对维持蛋白质构型具有重要的作用。外源污染物或其代谢产物常与这些活性基团共价结合，进而影响蛋白的生物结构和功能，产生毒性效应。例如，汞、铅、镉、砷等重金属会高度特异性地使动物机体内血液和肝脏中血红素代谢酶活性改变，进一步造成功能损伤。大多数重金属原子核外电子层都有未充满的 d 电子轨道，是良好的电子接受体，与许多蛋白酶和活性基团有很强的亲和力，重金属能与生物体内酶的催化活性部分中的巯基结合成难溶解的硫醇盐，抑制酶的活性，从而妨碍机体的代谢作用。有机磷农药和氨基甲酸盐杀虫剂的分子结构与生物体胆碱酯酶的催化底物乙酰胆碱相似，能够与酶酯基的活性中心发生不可逆的结合从而抑制该酶活性，因此胆碱酯酶活性常常被用于评价有机体对于杀虫剂和毒害神经的污染物质（如重金属）的暴露程度。

此外，由蛋白质组成的多种生物酶系直接参与外源污染物的代谢转化，并影响其在体内的代谢水平。其中，细胞色素 P450 酶系作为 I 相代谢酶参与大量外源性物质（药物、毒物等）和内源性物质（类固醇激素、维生素 D、胆酸等）的代谢。抗氧化酶系包括超氧化歧化酶（SOD）、谷胱甘肽过氧化物酶（GSH-Px）和过氧化氢酶（CAT）等在海洋生物（如藻类、浮游动物、贝类以及鱼类）中均检测到由污染物介导的显著差异性表达效应。该类酶也可作为一类生物标志物，被广泛应用于不同生物的毒性研究和生态环境的预警。与此同时，对于某些污染物，毒理研究可通过特定的蛋白表达来反映其毒性影响。例如，金属硫蛋白（metallothionein，MT）是生物体对周围环境中过量金属暴露的一种防御机制，能够减缓有毒物质及其代谢产物对有机体的影响。作为一类特异性金属生物标志物，对MT 的分析可以将胞内具有显著毒理效应的生物可结合态金属与不可利用的络合态金属区分出来。目前常用贻贝消化腺上皮细胞中溶酶体膜的稳定性以及金属硫蛋白含量的测定作为水体环境重金属污染的评价指标之一。

（二）细胞及亚细胞水平

目前已有许多细胞学方法用于检测海洋生物的病理变化。海洋生态毒理研究表明，污染物可以导致海洋生物溶酶体膜稳定性下降、溶酶体体积增大、脂褐体累积等。溶酶体也可以累积 PAHs 和含氮杂环类化合物。贻贝消化管中的消化细胞是许多污染物的主要影响部位，因此它被认为是海洋环境污染评价的敏感指标。重金属在贻贝体中的累积就发生在这些消化细胞的溶酶体液泡中。鱼类离体卵巢组织在浓度为 10 mg/L 氯化汞海水溶液中培养 48 h 后，经电子显微镜观察，发现卵巢细胞的细胞器遭到破坏并出现大小不一的液泡。一些重金属可引起细胞膜化学成分的改变，DDT 改变膜脂的流动性，进而引起细胞整体功能的损伤，导致细胞受伤甚至死亡。另外，海洋污染物还可以改变细胞之间的信息传递功能，造成蛋白质表达异常，导致细胞活动失控。有些海洋污染物可破坏细胞线粒体的结构和功能，干扰细胞能量的产生，使细胞不能产生 ATP，ATP 的缺乏使细胞的生命活动缺少能量供应，从而导致细胞功能丧失甚至死亡。海洋生物不同类型的细胞有不同的形态、结构和功能，对污染物的敏感性也不同。例如，海洋单细胞生物，在污染胁迫下，有的形成防御性孢子沉入海底，有的则迅速中毒而死亡。

（三）组织及器官水平

海洋污染物可以对海洋维管植物的根、茎、叶、花以及果实产生毒害作用，从而出现病斑，并造成茎叶腐烂、脱落等；还可以造成海洋动物生殖腺异常、骨骼发育畸形、肝、肾功能指标异常等病理学结构变化。过量的铜会破坏鱼类的鳃，如出现黏液、肥大和增生，使鱼窒息，另外，还可造成鱼体消化道的损害。铅是蓄积性毒物，铅对海洋生物的最低有害作用浓度为 0.01 mg/L，可导致红细胞溶血，还能引起肝、肾、雄性性腺、神经系统和血管等组织器官的损害。

（四）个体水平

海洋生物种类繁多，千差万别，从原始的原核生物到高等的哺乳动物，几乎包含了"进化阶梯"各个阶层的生物种类，海洋污染物对它们造成的损伤取决于不同的毒性作用方式以及其作用剂量和作用时间。例如，高浓度或剧毒性污染物的存在，可引起海洋生物急性中毒，生命活动代谢异常，严重时会在极短时间内造成生物个体的大量死亡。例如，赤潮爆发期产生的藻毒素可以导致鱼、虾等多种海洋生物在短期内中毒致死。

　　绝大多数情况下，海洋污染物对生物体的暴露是一种长时间和低剂量的暴露方式。虽然生物体不会立即死亡，但会导致生长发育不良，健康状况低下，生物行为异常，繁殖率和子代成活率下降，甚至出现突变、畸变等。例如，长期生活在石油泄漏环境中的幼鱼表现出行为异常，导致鱼体畸形扭曲且生活力弱。镉是高毒和蓄积性物质，可产生致畸、致癌、致突变作用，牡蛎能富集生存水域中低浓度的镉。砷是剧毒物质，有较强的致癌作用，对海洋生物的最小有害作用浓度为 0.01 mg/L。六价铬对无脊椎动物的毒性比鱼类大得多，其中牡蛎对铬最敏感。海洋生物慢性中毒后的潜在危害更值得关注。

　　1．对海洋生物体形态结构的影响

　　生物体形态结构的变化程度是生态毒理学的重要指标。当污染物作用于海洋鱼类时，可使鳍、骨骼等组织器官变形，还可以形成肝肿瘤等疾病。例如，船舶外体防腐剂 TBT，可引起疣荔枝螺等软体动物的性畸变，雌性个体出现雄性特征；在游艇经常停泊的港口水域中，TBT 污染还导致牡蛎个体的畸形，出现贝壳加厚，壳内空间变小等现象。

　　2．对海洋动物行为的影响

　　污染物的存在可以改变海洋动物的正常行为，造成行为毒性。研究较多的是回避行为、捕食行为和警惕行为。回避行为是指海洋游泳动物（鱼、虾、蟹等）主动避开被污染的水域，转而游向清洁水域的行为。有研究发现，导致梭鱼出现 50%回避率的铜、锌浓度分别为 4.3 mg/L 和 7.2 mg/L，而镉浓度需高于 10 mg/L。但梭鱼对铬的回避反应很迟钝，当剂量达 100 mg/L 也未出现回避反应。回避行为会使种群的组成、区系分布随之改变，打破原有的生态系统平衡，还会使一些经济鱼类失去索饵场和产卵场，到达不适合产卵的水域产卵，孵化出来的鱼苗也不易成活。

　　捕食行为是指大型海洋动物的捕食能力和捕食活动。它取决于多种因素，其中最主要的是食欲、搜索猎物的策略和感觉系统。污染物可以影响动物的食欲，最终导致捕食的停止；污染物还可以影响搜索猎物的策略和感觉系统，降低捕食能力，影响对猎物的选择，降低捕捉猎物的效率。捕食行为的破坏，可导致生物机体获得食物资源减少，最终引起生产量下降或生长发育及繁殖受阻。

　　海洋动物因具有警惕行为才会有逃避被捕食的能力，而警惕行为受污染物的毒作用影响被破坏，就容易被捕食，增加死亡率，导致种群数量下降。例如，低浓度的甲基汞能抑制浮游植物的光合作用，还能使鱼体神经系统受损从而引起平衡失调等。此外，石油及分散剂能影响双壳软体动物的呼吸速率及龙虾的摄食习性。

　　3．对发育和繁殖的影响

　　海洋污染物的存在直接或间接地影响生物的生长、发育和繁殖，特别是海洋污染物中的环境激素类，可以影响海洋动物的性激素分泌和功能，使其生殖腺结构和功能异常，导致不育或繁殖率降低。再如，TBT 等有机锡化合物能导致海洋腹足类性畸变，并可降低海洋鱼类胚胎的孵化率，引起明显的形态异常。鱼和虾对油类的敏感浓度为 0.05 mg/L，石油可以降低鱼类的繁殖力，在受油类污染的水体中，鱼卵难以孵化，孵出鱼苗多呈畸形，死亡率高。锌作为微量元素在生物代谢中有重要作用，但浓度较高时能降低鱼类的繁殖力，如 0.18 mg/L 的锌能使雌性鱼产卵次数明显减少。

（五）种群水平

海洋污染物的毒性作用，严重时可在种群水平上表现出来，主要体现在种群基本特征的改变。

1. 种群的密度和数量的改变

通常污染物可以使种群中的个体因中毒而死亡，减少个体数量，降低种群密度，同时污染物也能导致耐污生物种类的个体数量猛增，使种群密度增加，而对污染敏感的种类个体数会大量减少甚至消失。例如，美国加利福尼亚近海曾因油轮失事，泄漏出的柴油杀死了大量植食性动物海胆和鲍，致使某些海藻大量增殖，改变了生物群落原有的数量和密度。再如，在富含营养盐的大气中，如果遇到局部降雨，那这种湿沉降使表层海水中叶绿素和浮游植物的生物量在短期内迅速增加，有可能导致表层海水的暂时富营养化和有害赤潮发生。

2. 种群结构的改变

海洋中的环境激素类污染物，不仅影响种群的繁殖，还可以影响生物的性别发育，造成性别逆转，改变种群的性别比例结构。由于生物生长发育阶段中的幼体期比成体期对污染物敏感，幼体死亡率增高，加之卵的孵化率下降，这种长期污染导致种群年轻个体减少，老年个体增加，改变了种群原来的年龄结构，使之趋于老化。

（六）群落与生态系统水平

1. 改变群落结构类型和物种多样性

在海洋污染物的长期作用下，群落中对污染物敏感的生物种类转变为稀有种，甚至完全消失，造成耐污生物种类的个体数量增多，从而导致物种多样性下降，结构单一化，影响了生态系统的物质循环、能量流动和信息交流过程，降低生态系统的自我调节等各种功能，严重时将导致整个生态系统的崩溃。海洋藻类急性毒性试验表明，苯并[a]蒽和荧蒽两种 PAHs 可显著降低海藻的生物量，且藻细胞粒径越小的海藻如金藻（*Isochrysis galbana*）、绿藻（*Nannochloris* sp.）等敏感度越高。在有机污染严重的水域，小头虫（*Capitella capitata*）数量明显增多，可占群落总生物量的 80%～90%，从而降低群落的生物多样性，使生态平衡失调。通过控制生态系统试验，发现低浓度的铜、汞、镉和 PCBs 能改变初级生产者的种类组成，进而改变食物链的类型。许多海洋生物对重金属、有机氯农药和放射性物质具有很强的富集能力，它们可以通过直接吸收和食物链（网）的积累、转移，参与生态系统物质循环，干扰或破坏生态系统的结构和功能，甚至危及人体健康。人类的过度捕捞活动虽然没有把污染物带入海洋，但对海洋生态系统的生态平衡危害极大。过度捕捞使产出超过了生态系统的承载能力，致使捕捞对象个体小型化，重要经济类物种种群数量锐减甚至消失，食物链简单化，生态系统结构发生重大改变。此外，海水养殖业使滨海湿地生境改变或丧失，造成群落组成类型的改变。厄尔尼诺现象曾经引发了热带太平洋地区表层水温的改变进而引起了大洋食物网的崩溃。

2. 对群落演替的影响

生态系统是生物群落与生境相互作用的统一体，这种相互作用的结果导致整个生态系统的定向变化，即群落的生态演替。按照控制演替的主导因素不同，将群落的生态演替划分为自源演替（自发演替）和异源演替（被动演替）。

自源演替（autogenic succession）是由群落内部生物学过程所引发的演替。其显著特点是由于群落中某种群的活动而改变其环境，这种被改造的环境对其本身不利，而对其他种群有利，从而被另外的物种所取代。这是群落演替的最基本和最普遍的原因。

异源演替（allogenic succession）是由外部环境因素的作用引起的演替。气候变动、地形变化、人类生产以及污染物作用等原因引起的群落演替都属于异源演替。如果一个海区（如河口湾等）由于严重污染而引起的异源演替过程超过了自源演替过程，那么群落的发展趋势就可能与自源演替方向相反，生态系统就难以保持相对稳定，甚至有可能导致原有生态系统的崩溃。

第三节　海洋典型污染事例及其生态毒理学效应

一、赤潮

赤潮（red tide）是在特定的环境条件下，海洋浮游植物爆发性增殖或高度聚集而引起海水变色的一种有害生态现象。赤潮会因赤潮物种和数量的不同而使水体呈现出红色、砖红色、绿色、黄色、棕色等不同颜色。目前，赤潮已经成为一种世界性的公害，美国、日本、中国、加拿大、法国、瑞典、菲律宾、马来西亚、韩国等 30 多个国家的赤潮发生都很频繁。我国大面积赤潮主要集中于东海、渤海和黄海海域。赤潮频繁发生的海域多为受无机氮和磷酸盐污染较重的海域。

赤潮的发生已经给人们带来灾害性的后果。它对渔业资源的危害和海洋生态环境的破坏十分严重，主要表现在以下几个方面：首先，赤潮破坏了海洋的正常生态结构，因此也破坏了海洋中的正常生产过程，从而威胁海洋生物的生存。其次，有些赤潮生物会分泌出黏液，黏附在鱼、虾、贝等生物的鳃上，妨碍呼吸，导致其窒息死亡。最后，大量赤潮生物死亡后，在尸骸分解过程中，消耗海水中大量的溶解氧，导致赤潮海域形成缺氧环境，从而引起鱼、虾、贝类的大量死亡。赤潮生物一般密集于海水表层几十厘米以内，使阳光难以透过表层，水下其他生物因得不到充足的阳光而影响其生存和繁殖，严重时可造成底层海洋生物死亡。此外，赤潮生物能够分泌藻毒素，例如，麻痹性贝毒毒素和腹泻性贝毒毒素，可引起鱼、贝类等养殖动物病变和死亡，甚至危害人类健康和海洋生态安全。

目前对赤潮的治理仍是一个难度很大的课题，至今还鲜有在大面积海域治理成功的技术和方法，因此更应该突出"预防为主"、科学做好赤潮的预防工作。对赤潮的预防主要体现在以下几个方面：

（1）严控富营养化物质入海量。造成海水富营养化是赤潮形成的物质基础，预防应该从污染源头上严格控制工业废水、城市生活污水、农业、畜牧业的废水超标排放入海。例如，建立污水处理装置，对入海的废水和污水进行处理。另外，应该统筹规划，采取污水排放水量和浓度控制相结合的方法分期、分批排放，以减少海水瞬时负荷量。

（2）严控海区自体污染，科学开发利用海洋。首先，开展海洋功能区划工作，因地制宜。其次，采取和推广科学养殖技术，建立鱼、虾、贝等合理搭配的科学混养方式，即生态养殖的方式进行生产，进一步减轻养殖海区自体污染程度。

（3）加强赤潮预测预报，建立海洋环境监视网络。对赤潮进行预测预报是赤潮预防工作的重要环节。诱发赤潮的因素众多且复杂，一般可从以下几个方面进行预测：一是根据海水中一切与赤潮发生有关的化学物质含量以及水体的 pH 和溶解氧的含量变化，作为预测指标。例如，当海水中氮、磷、铁、锰、硒等含量比正常值高出许多倍且差异很显著时，或者当 pH 超过 8.25，溶解氧的饱和度超过 110%～120%时，则有可能发生赤潮。二是根据海洋生物特别是赤潮生物的生长量、增殖速度、藻类细胞中叶绿素 a 的含量变化及其光合活性等生物学特征的异常变化进行预测。三是根据海水的水温、盐度以及气压、风速、光照强度等气象条件进行预测。

二、海洋石油污染

海洋石油污染的来源主要包括人类活动如船运、海上石油开采、油轮泄漏及自然渗漏。据估计，目前全世界每年流入海洋的石油及其产品超过 1 000 万 t，其中由船舶事故和石油开采中发生的井楼、井喷等事件产生的溢油超过 300 万 t。以 2010 年美国墨西哥湾原油泄漏事件为例，其流失原油 45.36 万 t，10 mm 厚的原油覆盖了 1.9 万 km^2 的海面。

　　海洋石油污染对生物的危害主要体现在以下方面。原油溢入海面后会立即在大气和海流等作用下扩散形成范围很大的油膜，从而阻断了大气和海水之间的物质和能量交换，减弱了太阳辐射透入海水的能量，影响海洋植物的光合作用。油膜可玷污海兽的皮毛和海鸟的羽毛，溶解其中的油脂，使它们失去保温、游泳或飞行的能力。石油污染还会干扰生物的摄食、繁殖、生长行为和生物的趋化性等能力。受石油污染严重的海域还会导致个别生物丰度和分布发生变化，从而改变群落的种类组成。例如，高浓度的石油会降低微型藻类的固氮能力，导致其死亡；沉降于潮间带和浅水海底的石油可使一些动物幼虫、海藻孢子失去适宜的固着基质或使成体降低固着能力。此外，石油组分的各类烃化合物如 PAHs，可积累在海洋动物体富含脂肪的组织中。对于一些分子量较高、毒性较大的 PAHs，一旦被转移或结合进入某些脂类的特殊"隔离舱"，就很难被释放和代谢，并沿着食物链向更高营养级的生物传递，产生"三致"效应。

　　对海洋溢油突发事故的应急管理主要包括：①客观获取灾情的基础资料；②对溢油灾害成因研究；③制定应急抗灾措施，例如控制源头、人工捕捞以及喷洒石油分散剂等。然而，目前对溢油的处理方法和技术手段仍不完善，因此对溢油的源头控制应得到重视。

三、气候变暖与海洋酸化

　　受人类活动（化石燃料燃烧以及森林砍伐等）的影响，大气中二氧化碳浓度不断升高并导致全球变暖和气候异常。海洋作为地球表面最大的碳库，其对二氧化碳的吸收极大地减缓了大气中二氧化碳浓度上升的趋势，与此同时海水的二氧化碳-碳酸盐体系被改变，使得海水中氢离子的浓度增加，碱性下降，引起海洋酸化。据统计，自工业革命以来，海洋水体 pH 下降了 0.1。根据 IPCC 预测模型（A1F1）推测，至 2100 年表层海洋水体 pH 将会下降 0.3~0.4，氢离子浓度则增加 100%~150%。

　　海洋酸化正在逐渐改变海水的理化性质、海洋生物的生理机能和海洋生物群落，并进而威胁到海洋生态平衡。最近研究表明，人为气候变化的影响从根本上改变了海洋生态系统，包括海洋生产力下降，食物网动态变化，栖息地物种丰度减少以及物种分布变化等。以珊瑚礁为例，海洋酸化会导致珊瑚钙化率总体下降，受到阳光紫外线辐射的损害增强，威胁其生存。此外海水温度升高也会导致珊瑚白化和体内光合色素的消失。据估计，由于海洋酸化，全球范围内的珊瑚礁可能已从净堆积状态转变为净溶解状态。

　　目前联合国通过制定的《联合国气候变化框架公约》及《京都议定书》对全球二氧化碳的排放进行了一定的管控，但并不能完全解决海洋酸化问题。因此，加强海洋酸化的国际性的环境危害研究，以一种全面和综合性的方式促进海洋环境的国际治理显得尤为重要。

四、环境污染对红树林的生态危害

红树林（mangrove）是生长在热带、亚热带海岸潮间带的一种特殊的植物群落，主要由红树科树种组成。它主要分布在江河入海口及沿海岸线的海湾内，是全球四大湿地生态系统中最具特色之一。红树林具有自身不同寻常的外貌结构和生理生态特征，如郁闭致密的林冠、发达的气生根和支柱根、超强的渗透吸水和透气能力，以及独特的胎生现象等，使得红树林能很好地适应海岸潮间带特殊的生境和剧烈的物质和能量波动，而使其成为海洋与陆地间的一条缓冲带，起到抗风消浪，减轻海啸等海洋危害，造陆护堤以及维持海岸带生态系统结构和功能稳定的作用。

此外，红树林作为一道天然的生态屏障，可通过物理作用、化学作用及生物作用对各种污染物进行吸收、积累起到净化作用。有研究表明红树林植物可吸收污水中的营养物质氮和磷及其有害元素如重金属、石油、人工合成有机污染物等，净化水质并减少赤潮的产生。然而，这些环境污染物的生物富集，能对红树林同时产生不良的深远影响。例如，浮游植物的初级生产力受到严重削弱；磷元素的超富集使藻类与细菌物种组成发生变化，一些机会物种排斥其他物种成为优势种；重金属离子对红树林植物内在的生理影响（叶片褪色、枯萎等）以及碳氢化合物（石油、杀虫剂、除草剂等）对红树林根系和幼苗及对软体动物等可产生生态毒性效应。除此之外，人类对红树林的砍伐开垦以及水产养殖等使其生境遭到破坏，资源丧失严重。据估计，中华人民共和国成立初期我国红树林资源总量超过5 万 hm^2，目前已减少至 1.5 万 hm^2，其中砍伐和开垦是首要原因。红树林具有重要的生态、社会与经济价值，其结构和功能的破坏将会对当地的环境、区域经济以及人类的生活造成不良的后果。

红树林生态系统的修复是一个长期的系统工程，需清楚地了解各物种的分布、丰度、彼此之间（包括动物与植物、植物与植物、动物与动物）的关系，以及它们在生态系统的能量流动和物质循环当中扮演的角色。根据其受损情况，需因地制宜、量情施措，制定相关的法规和政策，并加强红树林对不同干扰类型反应机制的研究。

五、海水养殖对生态环境的影响

我国海洋面积广阔，大陆架占世界大陆架面积的 27.3%，并有十几条河流入海，沿岸营养物质丰富，水质肥沃，加以我国处于温带、亚热带及热带，温度适宜。因此，我国沿海是海水养殖的良好场所。据统计，我国海水养殖产量可达 3 000 万 t，约占世界总产量的 70%，养殖品种主要包括鱼类、甲壳类、贝类以及藻类植物等，养殖方式主要为池塘、普通/深水网箱、筏式、吊笼、底播和一些工业化养殖方式等。在我国海水养殖业发展迅速的背景下，由此带来的生态环境问题不容小觑。一方面由于城乡发展，内陆水面和浅海滩涂可养水面积大幅减少，养殖空间受到严重挤压，养殖密度加大，造成养殖生态系统物质循环和能量流动紊乱，远超过其承受能力；另一方面，近海养殖产生的大量残饵、碎屑、粪便、人工垃圾以及养殖过程中投加过量的兽药（如抗生素、消毒剂、杀虫剂等）对周围水体、沉积物及水生生物造成不可逆的影响。

根据污染物的来源和理化性质，海水养殖的污染物主要分为以下几类：

（一）饵料污染

在养殖过程中，人工合成饵料以及养殖生物的排泄物等富含各种有机质。据估计，在海水网箱养殖鲑鱼中，投喂的饲料有约 20%未被食用，而食用的饲料中，有 25%～30%未被消化成为粪便排泄物，这些未被摄食的饲料和粪便等可进入到周围水体及底层沉积物中，使底部异养生物的好氧增加，同时残饵中富含的氮、磷等营养物质可成为邻近浅海富营养化的主要来源，使其成为赤潮的高发地。

（二）化学污染

1. 营养盐污染

海水养殖中营养盐急剧增加的主要原因为高密度的养殖环境以及过量饲料的使用，其污染类型主要为硝酸盐和磷酸盐。研究发现，通过饲料输入的大部分氮、磷化合物约有 70%被直接或间接排放到水体中。硝酸盐如 NO_3^--N、NO_2^--N、NH_4^+-N 等主要分布在养殖水体中，有研究发现我国部分海域如珠江口、杭州湾、象山港和桂山湾的鱼、虾、贝、藻类养殖区的无机氮均 100%超标。氮也会在沉积物中积累，但只占总输入的 12%～20%。磷酸盐的蓄积以沉积物为主，在部分养殖区上覆水和底质沉积物中磷酸盐含量差别可达两个数量级。除氮、磷营养盐外，养殖水体中还有碳酸盐、硅酸盐等。过量长时间的碳输入容易增加水体的碳负荷，引起细菌大量繁殖，水体的溶解氧下降，造成水质恶化。

2. 化学试剂及药品污染

在海水养殖中常使用抗生素、杀虫剂、消毒剂和治疗剂等化学药品来预防和控制动物疫病。以抗生素为例，据统计，2013 年中国兽用抗生素用量可达 78 000 t。抗生素虽然半衰期较短，但由于其频繁使用并易进入水体环境中，形成"假持久性现象"。此外，抗生素伴随的抗性基因的产生和传播对水生生态环境可造成不可逆的生态风险。有研究表明，在中国部分流域和近海海域（如渤海、珠江口等）以及中国主要的海水养殖地区，抗生素残留和抗性基因在水体和沉积物中被广泛地检出，其中海水养殖作为重要的污染来源，其水体的污染水平可达 300 ng/L 以上。抗生素可通过干扰其他非靶向水生生物如浮游动物、藻类以及其他鱼类等的正常生理功能，并产生毒性效应。

此外，其他化学药品的大量使用如其他除菌剂用来防治动物疾病，除藻剂和除草剂等控制水生植物的生长以及杀虫剂和杀螺剂等消除敌害物种，均可造成不同程度的环境残留，引起潜在的生态风险。

目前对海水养殖污染的防止措施主要为从科学规划养殖出发，确定不同养殖水体的使用功能和负载能力，并采用综合养殖模式，进行混养等模式利用养殖生物间的代谢互补性来消耗有害的代谢物，减少养殖生物对养殖水域的自身污染。在养殖用药上，进行严格管控，根据养殖需求配置，并采用增氧、清淤、紫外杀菌和换水等减少水中有害物质的产生。另外，对养殖废水进行合理的化学处理，避免其直接入海。

第四节　海洋生态毒理学主要研究方法

海洋生态毒理学研究方法主要参考生态毒理学的测试手段，其基本原理相同，均基于生物体各层次（分子、细胞、组织、器官、个体以及种群、群落、生态系统）对毒物的反应来测定一种或多种海洋污染物单独或联合暴露时，所产生的影响（测试终点）或毒害作用。毒性试验能综合反映污染物对海洋生态系统的影响，弥补了物理和化学检测的不足而被广泛采用。

根据受试生物接触的剂量和时间，可分为急性、亚急性和慢性毒性试验。

急性毒性试验常用于评估暴露剂量较大的污染物，在24～96 h内一次或多次染毒所引起毒性效应的试验。一般可用实验动物的死亡率和污染物的浓度作线性回归，求得24～96 h的半致死浓度（LC_{50}），也可以用类似的方法得出半致死时间（LT_{50}）或半效应浓度（EC_{50}）。根据试验环境中海水是否流动，可以把试验分为静态试验（培养时海水是不流动的）、半静态试验（试验期间海水被周期性更换）和流通试验（试验期间海水不断流动）。

亚急性和慢性毒性试验，是指研究试验生物在污染物较低剂量（如环境浓度）、一定时间暴露（如涵盖整个生活史）下的毒理学效应的试验。通过此种试验可以确定污染物的最大无毒作用剂量和环境最高容许浓度以及对生物生育、繁殖等的影响，试验结果可以较准确地预测野外慢性暴露对试验生物的存活、生长和繁殖的可能影响。

根据海洋生物的分类和暴露途径，毒性测试实验主要包括海洋初级生产者试验、海洋无脊椎动物试验、海洋鱼类试验、海洋沉积物毒性检测以及海洋多物种检测系统等。

一、海洋初级生产者毒性试验

海洋中的浮游单细胞藻类（微型藻类，如硅藻、甲藻等）、大型藻类（如褐藻、红藻等）及维管束植物共同组成了海洋、河口和近岸浅海水域中的初级生产者。水生藻类对外界胁迫因素极其敏感，其时代周期短，对环境变化响应迅速。有害物质进入水体后，影响藻类的生命活动，其生物量等特征也会发生改变。作为海洋生态系统能量流动和物质循环的重要环节和污染物进入海洋食物网的重要途径之一，藻类毒性试验意义重大。

1. 实验室微藻类试验

实验室微藻类实验被广泛用于评价污染物对海洋初级生产者的影响，受试物种主要包括盐生杜氏藻（*Dunaliella salina*）、绿色巴夫藻（*Pavlava viridis*）、三角褐指藻（*Phaeodactylum tricornutum*）以及其他的代表藻种，测试终点主要包含存活率、生长量、叶绿素含量和其他生理生化指标，如抗氧化酶活性等以及其他分子指标。此外，还可以通过流式细胞术（flow cytometry，FCM）研究藻种群中的活体细胞与细菌、死亡的细胞碎片以及培养液中的悬浮颗粒等，进一步探讨污染物对微藻种群的增长和种间竞争变化的影响。

2. 暴露现场微藻类试验

实验室与暴露现场的条件往往不一致，如暴露现场物种多、物理和化学条件复杂，且污染物可以被生物吸收而减少含量和浓度等，因此暴露现场微藻类毒性试验更具有现实意义，但也更不易"标准化"。

暴露现场试验常用的方法被称为"透析培养"，即将试验用微藻类放入一种由再生纤维膜或其他膜类构成的透析袋中进行培养，这种透析袋的孔径只允许分子量较小（如低于12 000 Da[①]）的分子自由渗滤，试验用的微藻因质量较大不能透过袋膜而被留在袋内。再将透析袋放入有孔盒子中并可以悬浮在岸边自然形成的贮水池中或置于船上的流动海水中一定的时间。

3. 大型藻类试验

海洋中大型藻类是一群肉眼可见，多细胞的丝状体、膜状体、管状体或叶状体植物。中国沿海常见的大型海藻主要包括海带（*Laminaria japonica*）、紫菜（*Porphyra* sp.）、石花菜（*Gelidium amansii*）、鹿角菜（*Pelvelia siliguosa*）、裙带菜（*Undaria pinnatifida*）以及石莼（*Ulva lactuca*）等。多数大型海藻具有较高的食用和药用价值，其生命周期较为复杂，但已被大量、有效地用于单一或混合污染物暴露的毒理研究中。龙须菜（*Gracilaria lemaneiformis*）被用作指示生物反映邻苯二甲酸酯在其体内的蓄积以及沿龙须菜—蓝子鱼（*Siganus oramin*）食物链的放大作用。

4. 维管束植物的毒性试验

海洋中沉水和挺水维管束植物并没有被广泛应用于毒性试验，可能这些植物对污染具有较强的抵抗力。维管植物毒理试验终点一般包括：生存、种子的发芽率、植物高度、根、

---

① Da（道尔顿）为原子质量单位，1 Da=1.66×10^{-27} kg。

茎、叶及整株生物量的增长率、植物形态结构和化学成分的改变等。用陆生植物做毒性试验，普遍的毒理试验终点是幼根的伸长度，而海洋植物根部的重量则是被推荐的有效终点。

二、海洋无脊椎动物毒性试验

目前常用于毒性试验的海洋及河口的无脊椎动物物种有：轮虫类动物（褶皱臂尾轮虫等）、甲壳类动物（糠虾等）、双壳类动物（牡蛎、贻贝）等。该类生物分布广泛、价格便宜、容易获得、培养条件简单，同时具有重要的经济和生态学意义。以蓝贻贝（*Mytilus edulis*）为例，其为原产于北大西洋的双壳类滤食性软体动物，对海洋污染物具有一定的生物富集能力，且生理功能信息较为完备，目前已被广泛用于监测和研究海洋污染物生态效应的工具。

三、海洋鱼类早期生活阶段的毒性试验

海洋（包括河口）鱼类的急性毒性试验被广泛应用于近岸海域及河口区的环境污染监测中，对控制工业废水及养殖废水的排放，保护海洋水域环境具有重要的意义。

大量毒性试验表明，幼年期或早期发育阶段的鱼体比同种成年期鱼体敏感性强，所以常用早期生活阶段的鱼体研究海洋污染物的毒性效应。一般应选择具有生态代表性、分布广泛、具有广盐性、对污染物敏感、便于在实验室条件下饲养的当地鱼种，如杂色鳉（*Cyprinodon variegatus*）、亚特兰大鲭鱼（*Scomber scombrus*）、鲈鱼（*Lateolabrax japonicus*）、鲑鱼（*Salmo salar*）、海水青鳉（*Oryzias melastigma*）等。在急性毒性试验中，主要测定污染物的 LC_{50} 和 EC_{50}，在慢性和亚慢性毒性试验中，主要观察鱼类胚胎的存活率、幼体孵化率以及发育情况。

四、海洋沉积物毒性检测

由于人类活动导致的多种有机及无机污染物沉积并富集于海洋沉积物中，当评估污染物对生态系统的影响时，沉积物中的污染物是必须考虑的。生物有机体直接或间接地受到沉积物中污染物的影响，特别是对以沉积物为食以及生活于沉积物表层或内部的生物影响更大。沉积物中的污染物还可以通过再悬浮和颗粒物转运，扩散到距离输入源很远的生态系统中。研究表明，被污染的沉积物可以引起底栖生物群落结构的变化、鱼类的组织损伤、细胞色素 P450 被诱导以及非特异性免疫反应下降等。

化学分析法是检测沉积物污染问题中应用最为广泛的手段，可以确定多种污染物的总

浓度和组成,但是单独利用化学分析法评估污染物的潜在毒性,具有很大的局限性。因此,化学分析、生态学研究和沉积物生物检测三种方法的结合是比较好的研究方案。

单物种整体生物试验是沉积物毒性检测的常用方法。受试生物被暴露于采集的海洋沉积物中,通过将沉积物以不同浓度的污染物相混合,可确定剂量-效应关系。受试生物主要采自自然的种群,也可以用室内培养的生物作为受试生物以弥补自然环境中生物种群的不足。例如,利用一些多毛类和端足类生物作为受试生物,开展相关毒理学试验,不仅使得关于生命周期的毒性检测成为可能,还能在种群水平上深刻了解污染物的毒性作用过程,检测的主要指标有残存生物量、生长量及性腺发生等。

此外,快速、高效的细菌毒性试验也常用于沉积物的毒性检测。细菌是沉积物的重要组成部分,可影响有机质的降解、参与营养物质循环以及作为多种底栖生物的食物来源。而污染物的输入可破坏细菌的代谢过程,从而干扰细菌种群在沉积物的分布和功能。其中,细菌毒性试验使用海洋常见的发光细菌费氏弧菌(*Vibrio fischeri*),将其暴露于沉积物提取液 20 min 后,测定细菌光能输出量的降低。由于测试的简单性和快速性,该方法仅可用于沉积物急性毒性测试的快速筛选和检测。

值得注意的是,近年来随着生命科学技术的发展,组学技术(基因组学、转录组学、蛋白质组学和代谢组学)越来越多地被生态毒理学研究所应用。在海洋生态毒理学的研究中,单一以及多组学测试手段常应用于分析污染物在分子水平上对海洋生物的毒性影响,揭示其关键的毒性作用机制以及定位潜在的生物标志物。例如,通过代谢组学和蛋白组学的联合方法系统性分析苯并[a]芘对珍珠贝(*Pinctada martensii*)代谢紊乱、渗透压调节以及免疫紊乱等作用机制,定位关键响应蛋白和代谢物。此外,组学技术也可应用于分析海洋污染物在食物链的传递过程、生物放大效应以及在不同生物层次的生态毒理学效应等。

思考题

1. 名词解释

海洋生态毒理学、海洋酸化、赤潮、代谢组学

2. 海洋污染物主要包括哪些类别?

3. 举例说明海洋环境污染物的生物吸收、生物富集与降解的特征。

4. 举例说明海洋环境污染物的生态毒理学效应及其机理。

5. 论述海洋溢油发生的原因、危害及其防治办法。

6. 海洋生态毒理学主要研究方法有哪些?

国家一级保护海洋珍稀动物
中华白海豚在珠江口活动

海洋污染对中华白海豚的
生态毒理学效应

教案及参考文献

第三篇

生物类群生态毒理学

　　第三篇为生物类群生态毒理学，由第十一章～第十五章组成，主要论述植物生态毒理学、非哺乳类动物（鱼类、两栖类、昆虫、鸟类）生态毒理学和微生物生态毒理学的基本概念、基本理论、科研前沿、实际应用以及基本研究方法与技术。此外，对本篇的学习还有助于学习者在野外调查和实习中对不同类群生物与环境污染交互作用现象的观察和研究。

第十一章　植物生态毒理学

植物生态毒理学是研究环境中的有毒、有害因子，特别是环境化学污染物（简称环境污染物）对植物的毒害作用及其规律的科学。植物生态毒理学的主要研究对象是环境中对植物及其生态系统有毒害作用的各种环境污染物，包括物理性、化学性及生物性污染物，其中以化学污染物为主要研究对象。其主要任务是，揭示环境污染物对植物及其生态系统的毒性作用与机理以保护植物生态系统平衡、持续和健康发展。

第一节　植物对环境污染物的吸收、转运与转化

植物与环境之间不断地进行着物质、能量和信息的交换。环境化学污染物可通过植物叶、茎、根系等器官的黏附、吸收而进入植物体内，进而转运至体内不同部位，经过代谢转化，多数污染物的毒性被降低，有的污染物会在某些组织和器官中存留和积累。

一、植物对环境污染物的黏附和吸收

（一）对大气环境污染物的黏附和吸收

大气环境污染物主要有二氧化硫（SO_2）、一氧化碳（CO）、氮氧化物（NO_x）、颗粒物质（总悬浮颗粒物、$PM_{2.5}$、PM_{10}）和臭氧（O_3）。对植物危害较大的气态污染物主要是 SO_x、NO_x 和 O_3。

大气环境污染物可通过沉降、扩散等方式到达植物体表面，被植物体黏附和吸收。植物黏附环境污染物的数量，主要取决于不同植物种类的表面积大小、粗糙程度和植物叶片的着生角度及叶的坚挺程度等。叶表面积大、表面粗糙、枝叶能分泌油脂、黏液的植物具有较强的黏附能力。此外，表面吸附与环境污染物的状态有关，同种农药使用乳剂比使用粉剂附着量大。

气孔是叶片吸收大气环境污染物的主要部位，SO_2、二氧化氮（NO_2）就是通过气孔进入叶片的。茎部的皮孔及叶片角质层也是环境污染物进入植物体的通道。叶片的角质层是多糖和角质（脂类化合物）的混合物，不易透水，但角质层有裂缝，呈微细的孔道，溶

液可以通过。例如，叶片对农药的吸收就是以气孔吸收与角质层吸收两种途径进行的。

黏附在植物表面的大气环境污染物一部分经气孔、皮孔或穿过表面进入植物体内而被吸收；另一部分经风吹、雨淋从叶片淋失，落入植物根周土壤中，可被植物根系吸收。

（二）对土壤环境污染物的吸收

土壤环境污染物主要有农药化肥残留、重金属离子、有机肥携带的抗生素与病菌等，其中农药化肥残留、重金属离子可被植物吸收。植物吸收土壤污染物的主要器官是根，根毛区是根系吸收土壤污染物的主要区域。植物对土壤中的水溶态污染物的吸收过程可分为两个阶段：一是将物质吸附在根部细胞表面，二是环境污染物进入细胞。

1. 水溶态环境污染物到达植物根表面

水溶态的环境污染物到达根表面，主要有两条途径：一条是质体流途径，即随蒸腾拉力，在植物吸收水分时与水一起到达植物根部，如水溶态有机环境污染物；另一条是扩散途径，即通过扩散而到达根表面。重金属环境污染物主要通过质体流途径到达根表面，靠近根部的重金属离子才能通过扩散作用到达根表面。

2. 水溶态环境污染物进入细胞

细胞壁是环境污染物进入植物细胞的第一道屏障，细胞壁果胶质中的多聚糖醛酸和纤维素分子的羧基、醛基等基团能够与重金属等毒物结合。重金属离子通过细胞壁时部分被细胞壁吸附截留，部分进入细胞内。

环境污染物通过植物细胞膜进入细胞的过程有两种方式：一种是被动扩散，物质顺着本身的浓度梯度或细胞膜的电化学势流动，不需要机体消耗能量，又称被动吸收；另一种是物质的主动转运过程，即通过机体消耗能量，胞外矿质离子逆浓度梯度或化学势梯度进入细胞的吸收过程，称为主动吸收。

植物细胞对重金属离子的主动吸收过程需要细胞膜上的蛋白质载体协助。金属离子跨膜转运涉及三个重要的蛋白家族：①与铁锌离子转运相关的蛋白家族（zine regulate proteins，ZIP）；②巨噬细胞蛋白家族（natural resistance associated macrophages proteins，NRAMP）；③重金属ATP酶（heavy metal ATPase，HMA）。HMA控制重金属如镉（Cd）、锌（Zn）等从根细胞膜的跨膜转运、细胞质向液泡及根向地上部分的运输。在拟南芥、遏蓝菜、油菜中发现了HMA的作用，研究证明HMA是调控重金属的关键运输体。

在细胞对离子的吸收过程中，一些有毒重金属离子可能通过电荷相同、电子构型相似、离子半径相近的必需金属离子的跨膜通道进入细胞内。对于一些能迅速形成金属有机化合物的重金属，如汞的烷基化合物甲基汞和二甲基汞，由于对细胞膜的亲和性，比二价离子更容易通过细胞膜，机体对这类化合物的选择性就更低。

重金属污染条件下，超富集植物体内存在区室化作用。在组织水平，重金属主要分布在表皮细胞、亚表皮细胞和表皮毛中。在细胞水平，重金属主要分布在质外体和液泡，但不同重金属在超富集植物体内不同部位的分布也有很大差别。根系作为植物和土壤的重要界面，是重金属与植物直接接触的首要部位。超富集植物体内的重金属浓度远比土壤中的高，但其根系仍能逆浓度梯度有选择性地吸收重金属。

（三）对水体环境污染物的吸收

水体富营养化是人们广泛关注的水环境污染。此外，重金属离子、抗生素、有机化学污染物等也是重要的水环境污染物。水生植物能吸收水体中的化学污染物，降低污染物水平，对水体具有净化作用。在富营养的水体中养殖浮萍、凤眼莲、水花生、轮藻、水葱等可吸收水中过量的氮、磷、钾等物质。

凤眼莲根部对重金属的吸附量远大于茎叶部。根的吸附作用对水环境中重金属的去除起了很大的作用。凤眼莲对汞、铬、银等金属富集能力较强，净化率较高。另外，许多水生植物对氰化物以及酚、苯胺等也有很强的吸收能力。

（四）影响植物吸收污染物的因素

到达植物表面的污染物不一定能被植物吸收，植物对污染物的吸收主要取决于污染物的种类与形态、污染的程度、植物的种类与生态学特征及外界环境条件。

1．环境污染物的种类与形态

环境污染物种类不同，植物的吸收率不同。一般来说，溶解度大的污染物往往植物吸收率高。叶片对农药的吸收包括气孔吸收和角质层吸收，药液在植物叶面的附着性能是影响药效的重要因素。表面活性剂能降低水溶液的表面张力，改善药液在植物叶面上的附着性，增加气孔对药剂的吸收。同一类农药，分子量越大，被土壤胶体吸附的能力越强。农药在水中的溶解度越小，憎水性越强，被土壤胶体吸附的量越大。就金属离子而言，即使是同一种元素，价态不同其吸收系数差异也很大。例如，植物对六价铬离子（Cr^{6+}）的吸收系数大于三价铬离子（Cr^{3+}）。另外，同一种元素与不同原子团或元素化合，其溶解度不同，吸收也有不同。

2．环境污染物浓度

环境污染物浓度较低时，随着污染物浓度的增高根部吸收的数量逐渐增多，污染物浓度与植物吸收量呈正相关。但污染物浓度达到一定阈值后，因为细胞膜上转运污染物的膜载体有限，植物体对污染物的吸收速率与污染物浓度间的剂量依赖关系丧失。环境污染物浓度超过一定限值后，可引发植物体死亡。

3．植物种类及生态型

不同植物对环境污染物存在选择性吸收，导致污染物吸收量在不同植物种间差异很大。生长在含硒（Se）土壤上的黄芪中 Se 含量高达 15 000 mg/kg，而伴生的牧草 Se 含量却小于 0.01 mg/kg，两者相差 100 多万倍。一般来说，单子叶植物比双子叶植物含镉（Cd）量少；油料作物（豆类等）对脂溶性农药（DDT 等）吸收量很大，而其他植物的吸收量较少；水生植物对环境污染物的吸收量大于陆生植物；块根类作物比茎叶类作物对污染物的吸收率高。

不同生态型之间的差异也很明显。水生植物中沉水植物比浮水、挺水植物的吸收量高，因为沉水植物整个植物体都可吸收环境污染物，其吸收面积大，相对的吸收量就高；湿生、沼生植物吸收重金属量比中生、旱生植物少，因为湿生、沼生植物生长在长期淹水的还原性环境中，重金属多与硫化物等结合沉淀，植物不易吸收；中生、旱生植物的土壤环境处于氧化状态下，重金属多呈离子态，所以易被吸收。一些长期生活在污染地区的植物往往比生长在非污染区的同种植物吸收环境污染物的量要少，因为长期生活在污染区的植物由于长期适应的结果，本身在生理生化和遗传上发生相应变化，形成与环境相适应的抗污染物的生态型。

4. pH

土壤溶液的 pH 会影响植物对重金属元素和农药的吸收。首先，组成细胞膜的蛋白质是两性电解质，在弱酸性环境中氨基酸带正电荷，易吸附环境中的阴离子（Cl^-、F^-等）；在弱碱性环境中，氨基酸带负电荷，易于吸附外界溶液中的阳离子（Ca^{2+}、Pb^{2+}等）。其次，土壤溶液的 pH 会影响土壤中污染物（主要是重金属等）的溶解度，引起土壤中污染物的溶解或沉淀。酸性 pH 会增加土壤中铝离子（Al^{3+}）的溶出，提高土壤 Al^{3+}含量。土壤 pH 还影响植物对农药的吸附。2,4-D 在 pH 为 3～4 时解离成有机阳离子，而在 pH 为 6～7 时解离为有机阴离子，前者被带负电荷的土壤胶体所吸附，后者被带正电荷的土壤胶体所吸附。

5. 离子间的相互作用

植物对某一种离子的吸收可影响对其他离子的吸收，即不同离子吸收过程存在拮抗或协同作用。例如，在 KCl 溶液中加入少量钙（Ca^{2+}），植株对钾（K^+）的吸收减慢；其他金属离子也存在拮抗作用，如钠（Na^+）、K^+可以抑制植物对 Ca^{2+}和钡（Ba^{2+}）的吸收，锌（Zn^{2+}）能拮抗凤眼莲对镉（Cd^{2+}）的吸收，同时，Cd^{2+}也能抑制植物对 Zn^{2+}的吸收，Zn^{2+}能拮抗烟草对铅（Pb^{2+}）的吸收。Ca^{2+}能拮抗多数重金属离子的吸收。拮抗现象与离子对膜载体的竞争性结合有关。质膜上离子特异性载体的数量和转运效率影响植物细胞对离子的吸收，不同离子载体数量和效率的差异导致细胞对某些离子的选择性吸收。植物对离子的吸收过程还存在两种离子吸收相互促进的现象。例如，铜和锰、铜和铁等的协同作用，铜和锰的相促作用可能是铜能刺激根的活性增强，从而利于对锰吸收。

6. 土壤状况

土壤质地不同，农作物对环境污染物的吸收率也不同。土壤水溶液中污染物溶解度越大，植物吸收的概率越大。就重金属而言，在土壤中形成难溶性络合物可减少植物的吸收，而溶解度提高后能增加根系的吸收。土壤中有机质含量提高，提供的可络合污染物的基团增多，能增强土壤对污染物的吸附，减少根系吸收污染物的量。

7. 根系分泌物

植物根系生长过程中会释放有机物到土壤中，根系分泌物中含有机酸、糖类、蛋白质、核酸以及大量其他化合物。根系分泌物（如多种有机酸）能同根际土壤中的环境污染物（如重金属离子）结合，形成络合物，使其移动性降低，减少了植物对污染物的吸收，使金属离子毒性降低。此外，植物根系、土壤微生物分泌到土壤中的酶类能将污染物降解为无毒或低毒的物质，土壤酶活性对减少植物对污染物的吸收具有重要作用。有的植物还具有改变根际氧化还原状态的机制，对变价金属的溶解度和吸收性能有很大的影响。如生长在 Mn 污染土壤上的植物能够分泌具有氧化作用的物质到根际环境，将 Mn^{2+} 氧化成 Mn^{4+} 而减轻毒性。

二、环境污染物在植物体内的转运

植物吸收的环境污染物，少部分存留在吸收部位，大部分随植物体内物质的转运被运输到其他部位。

（一）根部吸收的污染物的转运

从根表面吸收的污染物能横穿根的中柱进入导管内，随蒸腾拉力向地上部分运输。根系吸收的矿质元素可以沿着质外体途径和共质体途径径向运输到中柱，然后主要通过木质部导管向上运输，也能从木质部横向运到韧皮部。无机离子在植物体内的运输途径与水分相同，经由表皮—皮层—内皮层—中柱薄壁细胞—根导管—茎、叶导管，最后进入叶肉细胞。

（二）叶片吸收的污染物的转运

由叶片吸收的环境污染物也能转运到植物体的其他部位。用不同浓度的硝酸铅涂抹在蔬菜（白菜、萝卜、莴苣）的叶片上，通过玫瑰红酸钠染色以及化学分析都证明了叶片中的铅能向下迁移。

三、环境污染物在植物体内的分布与积累

环境污染物进入植物体后,在各个部位的分布及含量是不均匀的。研究植物体内各种污染物的分布情况,对于治理环境污染、减少人群对有害污染物的摄取具有重要意义。

(一)环境污染物在植物体内的分布规律

环境污染物经根部或地上部分(主要是叶)吸收后,在植物体内转运并分布于不同部位。经叶片吸收的污染物大多数储存在叶片内,只有少量分布在茎中,而在根部最少。污染物在不同部位的积累量取决于不同污染物对植物组织器官的亲合力大小及污染物本身的性质(如溶解度、脂溶性等)。植物从土壤中吸收的污染物,一般分布规律和残留量顺序为:根>茎>叶>穗>壳>种子,即根的含量最高,但有的植物有例外。

同一器官不同组织内污染物分布不均。水稻中,Cd^{2+}的浓度为皮层>胚>胚乳>颖壳,Cu^{2+}、Pb^{2+}则为胚>皮层>胚乳>颖壳;而在小麦中,Cd^{2+}的浓度为皮层>胚>颖壳>胚乳,Cu^{2+}则为胚>皮层>颖壳>胚乳,Pb^{2+}则为颖壳>皮层>胚>胚乳。在食用部位,胚中的三种重金属离子浓度明显高于胚乳;但胚乳的总量则明显要高于胚。在细胞及亚细胞水平的分布情况,细胞内重金属离子主要分布于液泡,以螯合的形式存在,如与碱性蛋白质、盐溶性蛋白质或者与巯基、氨基、羧基等结合,也有在细胞壁和膜性结构中定位的。

(二)影响植物积累储藏环境污染物的因素

1. 环境污染物的浓度与理化性质

植物与环境污染物接触的组织器官内首先出现污染物,随后出现在其他部位。随着环境污染物浓度增高,植物体内蓄积的环境污染物量会增加,但是植株不同组织器官和部位的污染物蓄积量会不同。

环境污染物的溶解度越高,在植物体不同部位转移和积累越容易。环境污染物价态不同,被植株吸收后,积累储藏的量不同。例如,六价铬与三价铬在水稻植株各部位的积累量不同。

2. 组织的通透性

细胞的通透性大小对植物积累储藏环境污染物的影响很大。细胞膜的通透性低会阻止或减缓植物积累储藏污染物。在植物根部的凯氏带,可以控制被根系吸收的污染物的转运。凯氏带对于阻止根内某些重金属的转运具有重要的作用。

3. 植物的种类

植物的种类不同,植物体内蓄积环境污染物的能力不同。一些植物种对某种化合物具

有较高的积累。例如，砷富集植物蜈蚣草能够萃取土壤重金属，其叶片砷含量比普通植物高 10 万倍。

不同植物体内环境污染物的积累部位存在差异。将植物种植在相同的镉污染土壤中，不同植物种的镉积累部位不同。莴苣、菠菜、萝卜和胡萝卜及菜花等根部的含镉量均比叶低，随着土壤中含镉量的增加，一般植物根部含镉量都比叶高，但萝卜和胡萝卜相反，根部含镉量明显比叶低，这说明萝卜和胡萝卜能把吸收的镉迅速转移到地上部分。

4．植物的发育时期

植物在不同发育期积累储藏环境污染物的量不同。^{14}C 标记的六六六残留量研究结果表明，孕穗期稻草中残留量为 2.40 mg/kg，稻壳为 0.40 mg/kg；抽穗期稻草为 2.60 mg/kg，稻壳为 0.81 mg/kg。重金属在水稻植株体内转移的速度和发育期有关。抽穗期是碳水化合物运输聚集的最旺盛期，也是 Cd、Zn 等金属移动最快的时期。此时，地上部分 10% 以上的 Cd 被输送到米粒中，相当于全部吸收 Cd 量的 2%～3%，重金属容易在种子中积累。

四、环境污染物在植物体内的生物转化

环境污染物进入植物体后，可被植物体代谢转化为低毒或无毒的物质。抗性植物具有使进入到体内的环境污染物变成安全、低毒的结合态的机制，使环境污染物不能达到敏感分子或器官，也不能参加机体的代谢，从而可使植物正常的新陈代谢免遭扰乱。

植物体内有多种代谢酶系统，能够将外来有毒物质转化成低毒或无毒物质，进而排出体外，生物对外来毒物的这种防御机能称为解毒作用。环境污染物在生物体内酶的作用下，通过氧化、还原、水解、脱烃、脱卤、羟基化和异构化作用，逐步代谢为毒性较低或完全无毒的物质。植物对农药等有机物的代谢转化作用是很强的，许多有机物（如酚、氰等）进入植物体后，可以被降解为无毒的化合物，甚至降解为 CO_2 和水。植物对 SO_2 的氧化作用也很典型。SO_2 进入植物体内溶于水相，转化为亚硫酸盐，随后在硫氧化酶作用下亚硫酸根被氧化为硫酸根离子，使 SO_2 的毒性降低。凤眼莲对酚、毒杀酚、灭蚊灵、氰等多种有机化学污染物都具有降解能力。例如，2,4-D 在禾本科杂草和阔叶植物种类中发生芳基的羧基化作用，形成 4-羟基-2,5-D，这是 2,4-D 代谢的主要途径。N-脱烃作用也是除草剂代谢中非常普遍的氧化作用。灭草隆的 N-脱甲基作用是在植物体内的氧化酶作用下的代谢解毒反应。

第二节 环境污染物对植物的毒性作用及机理

植物生长的环境是经常变化的，在生长发育过程中植物会面临多种环境胁迫，可能是非生物因素如干旱、高盐、环境污染物，也可能是生物因素如病菌、害虫等。植物的基因型、环境污染的严重程度和持续时间、植物在污染环境暴露的次数，多种环境污染物的附加或协同效应，以及所处土壤和气候条件等决定了植物对环境的适应和环境污染物对植物的危害。

随着环境中化学污染物的不断增加，生物体内的环境污染物积累，生物开始出现受害症状。环境污染物也能通过对土壤酶活性、土壤结构等的影响危害植物的生长发育。受害症状从形态结构、生理代谢、生化过程、遗传稳定性等多个方面表现出来，部分敏感植物甚至死亡。环境污染物的危害效应取决于环境污染物的种类、污染程度、生物种类差异和生物自身的个体差异（基因型、发育阶段）。

不同环境污染物对植物的毒效应不同，其作用方式与机制也不尽相同。本节从生物不同水平介绍了环境污染物对植物的生态毒理学作用，并对危害较大的有关农药、化肥、大气环境污染物、重金属等的生态毒理学作用做了介绍。

一、不同水平的植物生态毒理学效应

（一）分子水平

植物在受到重金属或其他环境污染物的影响而尚未出现可见症状之前，在细胞中可能已发生了某些微观方面的变化。很多环境污染物对植物体的毒害作用都可用自由基损伤理论来解释。正常情况下，生物体的自然生理过程会在体内产生一定量的自由基，而体内存在的抗氧化分子（如半胱氨酸、谷胱甘肽、花青素、类胡萝卜素、维生素 C、维生素 E 等）和抗氧化酶（如超氧化物歧化酶、过氧化氢酶等）可以及时清除体内的自由基，保护植物免于危害。当大量环境污染物进入植物体时，能引发植物体合成过量的活性氧自由基，超出机体的清除能力，使机体原有的氧化-还原平衡破坏。细胞内的活性氧自由基可攻击生物大分子，导致 DNA、蛋白质、膜脂等氧化损伤，进而危害植物体正常的生理生化过程。

1. 对蛋白质结构和功能的影响

蛋白质是构成机体组织、器官的重要组成部分，结构蛋白（如膜蛋白、染色体蛋白等）是细胞结构建成必需的，功能蛋白则执行细胞生理过程中的物质运输（载体蛋白、血红蛋白）、催化（绝大多数酶）、信息交流（糖蛋白受体）和免疫功能。环境污染物进入植物体内，可直接或间接与胞内的蛋白质分子发生作用，影响蛋白质的结构与功能，进而影响细胞和机体的正常生理。

环境污染物可通过影响植物次生代谢途径而影响植物的逆境适应性，并通过对不同代谢途径相关酶活性的影响对植物的碳水化合物代谢、氮代谢、硫代谢、能量代谢、光合作用及矿物质元素的吸收和转运等发生影响。

环境污染物可影响植物体内氧化还原系统中相关酶如超氧化物歧化酶（superoxide dismutase，SOD）、过氧化氢酶（catalase，CAT）、抗坏血酸过氧化物酶（ascorbate peroxidase，APX）和谷胱甘肽过氧化物酶（glutathione peroxidase，GPX）等的活性而使细胞氧化-还原平衡破坏。植物细胞抗氧化系统能对多种环境污染物响应，一般在胁迫初期出现酶活性的增高，抗氧化小分子如抗坏血酸、谷胱甘肽等含量升高，以消除或降低外来化学物对机体氧化还原过程的干扰，但是随着环境污染物浓度增加或作用时间延长，机体的抗氧化系统效能可能无法抵抗有害物质的作用，酶蛋白受活性氧自由基破坏，致使抗氧化酶活性下降，胞内活性氧自由基水平进一步升高，导致胞内的蛋白质和酶氧化损伤。不同环境污染物影响的酶种类可能不同，但多数环境污染物可能会通过诱导植物细胞氧化应激过程损伤酶分子结构，导致酶活性降低或丧失，进而对植物体内的生化反应产生影响，导致细胞代谢的紊乱。

酶往往需要辅助因子（如金属离子 Cu^{2+}、Zn^{2+}、Mn^{2+}等）形成活性分子结构，有些酶还需要有激活剂激活才表现活性，如酶原经过剪切变构成为活性分子。环境污染物可以通过影响酶辅助因子或酶活性中心、与酶激活剂作用、与基质竞争同种酶而抑制酶的作用、破坏酶的结构等，使酶活性降低或者丧失。

环境污染物对植物还可诱发组蛋白甲基化修饰改变以及蛋白质泛素化、磷酸化过程异常，从基因表达、蛋白质稳定性、信号转导、酶活性及细胞代谢等不同层面影响蛋白质的功能和细胞生理与结构的稳定。

2. 对遗传物质的影响

自然生理条件下，有氧生物体内存在一定的 DNA 损伤。当环境污染物引发 DNA 损伤时，机体相应的修复系统激活，对 DNA 损伤进行修复。但是，修复过程可能存在误差，或损伤效应远大于机体修复能力，则出现了机体的遗传物质 DNA 的结构异常，即 DNA 损伤。环境污染物能使植物体内活性氧种类水平增高，引发机体发生氧化损伤效应，导致细胞内遗传信息传递过程相关的多个分子如 DNA、RNA、组蛋白、核糖核蛋白体、RNA 聚合酶等氧化损伤，表现分子功能异常，影响生物的遗传过程。

环境污染物对植物引起的 DNA 损伤，包括 DNA 链断裂、碱基修饰、碱基氧化、无嘌呤位点、嘧啶类衍生物及 DNA-蛋白交联。组成 DNA 链的四种碱基可被其氧化态取代，DNA 分子中碱基的氧化损伤程度,常用 8-羟基鸟嘌呤的含量来衡量。碱基修饰主要指 DNA

分子中胞嘧啶的甲基化。研究表明，重金属胁迫会诱发小麦、水稻等作物 DNA 之间、蛋白质之间以及 DNA 和蛋白质之间发生分子内和分子间交联，可致 DNA 链断裂、重排和脱嘌呤作用以及 DNA 合成速率发生变化、DNA 甲基化异常等，改变基因表达模式。

Cd、铝（Al）及 SO_2 胁迫会改变植物 DNA 分子中碱基的甲基化修饰状态，使某些位点的胞嘧啶的甲基化水平升高或降低，进而诱发染色质重塑，使原有染色质结构改变，对应位点的基因转录活性发生相应的改变，影响植物的生理过程。一般而言，DNA 甲基化水平增高时染色质凝集、基因转录抑制，对保护遗传物质稳定性有益，DNA 低甲基化往往导致染色质疏松，可提高基因转录活性，但易受活性分子的攻击，导致遗传不稳定性增加。

（二）细胞和亚细胞水平

1. 生物膜的损伤

环境污染物可引起细胞膜结构和功能的改变，产生危害效应。多种类型的环境污染物，包括大气环境污染物 SO_2、O_3，土壤和水体重金属、农药等，在一定浓度范围内均能引发膜脂过氧化损伤，使植株组织中 MDA 含量显著升高，膜透性改变。生物膜的损伤会影响细胞膜的通透性，使膜透性增大，胞内物质外渗，胞外有毒物质进入细胞，导致细胞一系列生理生化过程的紊乱，甚至细胞死亡。

2. 细胞器的损伤

环境污染物会引起植物叶绿体、线粒体等细胞器结构发生改变，抑制光合作用与呼吸过程。例如，玉米在 Cd^{2+} 作用下可见叶绿体膨大、被膜断裂；线粒体变形，脊突排列无序。随处理浓度的增加，对叶绿体和线粒体的破坏在加重，表现为叶绿体被膜消失，部分类囊体瓦解，叶绿体解体，有的线粒体膜断裂，空泡化现象显著。

3. 细胞核的变化

环境污染物如重金属、农药、SO_2 等能破坏植物的遗传稳定性，诱发高等植物根尖细胞产生微核。一个细胞中可有 1 个或几个微核，微核在有丝分裂间期细胞中容易观察到，但也存在于有丝分裂的其他时期。例如，暴露于重金属离子或 SO_2 衍生物——亚硫酸氢钠以后，蚕豆气孔保卫细胞核形态出现不规则改变，伴随着细胞活性的下降，部分细胞呈现细胞质凝集、核崩解、核固缩、核膜解体及核消失。砷（As）、Cd、Al、Pb 的单独或复合作用均能使高等植物根尖细胞微核率显著升高，产生不可逆的遗传损伤。

4. 染色体和细胞分裂的异常

环境污染物暴露能导致植物细胞分裂周期改变，染色体行为异常。研究表明，较高浓度的 Se、Cd、Al 及 SO_2 等能影响植物根尖的细胞分裂，延长细胞周期，诱发染色体结构异常，使染色体断裂、姊妹染色单体交换频率提高。酸性条件下，铝离子对植物根尖细胞的毒性作用明显增强，导致染色体断裂、有丝分裂器破坏，有丝分裂过程中染色体行为异常，出现染色体桥和滞后染色体，还能引起细胞分裂阻滞，使间期和前期明显延长。

（三）个体水平

环境污染物对植物个体水平的毒性作用主要表现为植物生长发育过程和植物形态的改变。

1．对植物形态结构的影响

不同环境污染物会引起植物形态的不同变化，如植株大小、叶片色着与斑点、根长、株高、生物量等。例如，Cd 胁迫可使不同水稻品种的产量和每株穗数、每穗总粒数、结实率、粒重等经济性状显著下降，且下降幅度因品种而异。氟化氢（HF）污染时，植物吸收的 F^- 随蒸腾流转移到叶尖和叶缘，在那里积累至一定浓度后就会使组织坏死，出现叶片脱落。Pb、Cd 和 Al 等可抑制植物根生长，使根形态畸形。环境污染物通过影响种子的淀粉酶、蛋白酶活性，使种子萌发抑制或延迟，抑制植物的形态建成。

2．对植物生理生化过程的影响

（1）水分代谢

植物水分代谢是指植物的水分吸收、运输、利用和散失等过程。陆生植物的水分运输途径主要包括：根吸收土壤水分，由根毛进入皮层，再进入内皮层，通过木质部薄壁细胞进入茎的导管，通过叶脉导管进入叶肉细胞，再通过气孔伴随蒸腾作用进入大气中。环境污染物影响植物水分代谢主要表现在以下几个方面：①降低土壤水分的有效性，减少植物对水分的吸收。由于污染土壤中的离子浓度大于植物体内离子浓度，致使根部水分外渗，根细胞失水。②降低植物的呼吸作用，使植物水分吸收能力下降。植物对水分的吸收是需要能量的，很多环境污染物能显著抑制植物的呼吸作用，使细胞能量水平降低，植物根系不能有效吸收土壤中的水分。例如，氯化物、大多数重金属离子都能通过抑制呼吸作用而引起植物水分吸收能力的下降。③损害叶片，降低蒸腾作用。植物主要靠根压和蒸腾拉力吸水，当叶片气孔关闭，蒸腾作用减少时，蒸腾拉力较小，影响根部对水的吸收。空气中 CO_2、SO_2、CH_2O、O_3、NO_x 等含量较高时，植物的蒸腾作用减少，影响根系对水分的吸收。

（2）矿物营养

环境污染影响植物根对无机养分的吸收，主要表现在以下几个方面：①通过改变土壤环境的 pH，改变了营养元素的有效性。有些环境污染物能影响环境的 pH，特别是 SO_2、NO_2、HF 等酸性物质形成的酸雨将显著降低土壤环境的 pH。在土壤 pH 低于 4 或高于 9 的条件下，植物的正常代谢过程受到破坏，影响根系对矿质的吸收。土壤 pH 的改变会影响根表面所带电荷，使离子吸收受到影响；也会影响养分的溶解和沉淀，随之影响植物的吸收。N、P、K、S、Ca、Mg 在土壤 pH 为中性时有较大的有效性，微量元素 Mn、B、

Cu、Zn 在微酸性环境中有效性较大，Fe 在酸性环境中有较大有效性。②环境污染物改变土壤微生物活性和土壤酶的活性，影响根系对无机营养的吸收。土壤酶活性不仅受重金属和多氯联苯等环境污染物的影响，还与 pH、土壤养分等因素密切相关。土壤微生物和酶活性的变化会影响土壤中某些元素的释放态，从而影响其营养吸收。③元素之间的拮抗作用，重金属影响植物对某些元素的吸收和分布。Ca 与很多元素相拮抗，因此在防治重金属土壤污染的毒害时，很多改良剂都选择了含 Ca 制剂，通过 Ca 与重金属的拮抗作用减少重金属对植物的毒害。Zn、Ni、Co 等元素能严重妨碍植物对磷的吸收；Al 能跟土壤磷形成不溶性的铝-磷酸盐，降低植物对磷的吸收。元素之间的拮抗作用还能够影响植物体不同部位矿质元素的含量。例如，Cd 胁迫下一些营养元素在植株中的吸收、积累会发生变化，Cd 对籽粒中 8 种元素含量的影响可划分为两类：一类表现为抑制效应，即 Cd 胁迫显著降低籽粒中元素含量，包括 K、P、Mg、Mn 和 Zn 等 5 种；另一类表现为促进效应，包括 Fe、Cu 和 Ca 等 3 种。④环境污染物通过抑制植物根系呼吸作用导致营养成分主动吸收能力下降。有些营养元素的吸收是主动运输过程，其间需要的能量靠根部细胞呼吸作用获得，环境污染物抑制根系呼吸，从而影响根系的吸收能力，间接影响养分的吸收。

（3）光合作用

环境污染物可对植物光合作用产生抑制作用，例如，重金属、SO_2、除草剂等能破坏叶绿体结构；有些环境污染物可通过抑制叶绿素合成酶活性，或增加叶绿素降解酶活性，使叶绿素含量显著降低。这些毒理效应均可降低光合作用。

（4）呼吸作用

细胞内完成生命活动所需的能量都来自呼吸作用。真核细胞中，线粒体是呼吸作用最重要的细胞器。环境污染对植物呼吸作用的影响作用主要表现在下列两个方面：①在重金属作用下，植物呼吸作用受到不同程度的影响。一般低浓度表现为促进（刺激）作用，高浓度则表现为抑制作用。多种重金属离子能破坏植物细胞的线粒体结构，导致呼吸作用抑制。②苹果酸脱氢酶（malate dehydrogenase，MDH）在三羧酸循环中起关键作用。环境污染物可通过影响 MDH 活性影响植物呼吸作用和能量产生。例如，Cu、Cd、Hg 明显抑制小麦叶片和根系 MDH 的活性，但低浓度处理则对小麦幼穗 MDH 活性有显著诱导作用。

（5）激素生理

环境污染物可以通过对植物激素代谢的影响而产生个体水平上的效应。生长素（auxin，IAA）和赤霉素（gibberellin，GA）能促进植物生长和延缓衰老。例如，Cd^{2+} 抑制根部 IAA 和 GA 的合成，且浓度越高抑制效应越强；然而 Cd^{2+} 对地上部 IAA 和 GA 含量的影响则表现为低浓度下的刺激效应和高浓度下的抑制效应。这与 Cd^{2+} 对大豆幼苗地下部和地上部生长量的影响一致。脱落酸（abscisic acid，ABA）有加速植物衰老和促进气孔关闭的生理效应。逆境胁迫时，植物体内 ABA 含量会急剧上升，调节植物对环境的适应性。有些环境污染物可通过干扰脱落酸的代谢来影响植株对逆境的适应能力。

(四)种群和生态系统水平

在污染条件下,种群的敏感性个体消失,这些个体携带的特异性遗传信息随之消失,使种群的遗传多样性降低。污染引起种群规模减小,降低了种群的遗传多样性水平。由于植物固着生长,在污染条件下遗传多样性的丧失机会往往大于动物,更容易察觉。

污染对生态系统的影响具有一定的阶段性,影响程度与环境污染物的类型、污染发生的频率、污染的程度和强度等条件有关。生态系统对长期污染的响应有两个方面,即生态系统多样性的丧失和生态系统复杂性的降低。环境污染往往导致生境的单一化,使相应的生态系统多样性丧失,污染还能引起建群种或群落物种的消失或更替,使原有生态系统逆向演替。污染直接影响物种的生存和发展,从根本上影响了生态系统的结构和功能基础;污染降低了初级生产,引发生态系统结构和功能趋于简单化。

外来物种入侵属于环境生物污染,会影响原有的生态系统。外来物种可通过土壤微生物生理生态的变化、土壤结构、土壤酶活等的改变,干扰和抑制土著植物种的生存状况,引起生态结构和功能的改变。关于环境污染物对植物种群、群落及其生态系统水平的生态毒理学效应详见第六章。

二、农药、化肥及其他有机化合物对植物的危害

1. 农药

农药的使用会对大气、水体、土壤产生污染。农药被水中的藻类、浮游生物吸收,进入食物链或网,通过富集作用使农药的浓度达数百至数万倍,导致生态系统水平的生态毒性效应。此外,农药在植物体内积累较多时会影响植物体内的各种代谢活动,造成植物中毒,严重时会导致死亡,引起个体或群体生态毒理学效应。

有些农药在土壤微生物、植物及其根系分泌酶等作用下可降解为毒性较小或无毒的小分子化合物,如对硫磷和对氧磷被对硫磷水解酶分解后,产物毒性比原化合物降低 60～200 倍。但有些农药化学性质稳定、不易分解,如 DDT 在土壤中分解 95% 需要 10 年。一些持久性农药污染物对土壤中多种生物会产生毒害,影响土壤生物的繁殖、代谢等,从而抑制土壤中酶的活性,影响土壤质量,进一步引起土壤生态系统或农业生态系统生态毒理学效应。研究发现,甲胺磷对土壤脱氢酶和 3 种磷酸酶的活性均有不同程度的抑制;三氯乙醛污染的土壤对小麦种子萌发有明显的抑制作用,当浓度为 2 mg/L 时,发芽率仅为 30%。

不同农药的化学组成不同,对植物的损害程度差别较大。一般来说,无机药剂较容易产生药害,有机合成药剂除非使用对象、使用浓度和次数超出正常范围,一般不会产生药

害。但有少数植物对某种或者某类药剂特别敏感，如有机氯杀虫剂容易对瓜类产生药害，敌百虫、敌敌畏容易对高粱产生药害等。农药加工制剂或者原药中的杂质，有时也是产生药害的重要原因之一。制剂质量不良或者喷洒不均匀也可能造成植物的局部药害。

农药在植物中的残留可以引起消费者生物对该农药沿着食物链传递甚至放大，导致该食物链中的生物受到损伤。对于农产品中农药的残留还会引起人、畜的急性或慢性中毒。为此，生态毒理学工作者对农产品不同农药的残留进行了大量研究。一般而言，在农产品中，有机氯农药的残留或污染程度是：油类作物＞淀粉类作物；小麦＞稻米＞玉米＞高粱；花生＞大豆；蔬菜中，叶菜类＞根菜＞果菜；茶叶中，秋茶＞春茶、夏茶。

有机磷农药的降解速度较快。在茶叶、水果、蔬菜、稻谷、小麦、烟草等农产品中，一般不会超过其残留标准。但近年来，甲胺磷等有机磷农药在蔬菜上的残留量较高，超标现象比较严重，有的地方发生了人、畜急性中毒事件。拟除虫菊酯农药对蔬菜的污染程度一般为：叶菜类＞豆荚类＞茄果类。

除草剂浓度过高，可导致药害发生，如乙草胺会导致大豆药害，2,4-D 丁酯会导致玉米药害。对于敏感作物只要微量的除草剂就能造成药害。如 2,4-D 丁酯雾滴漂移可以影响百米以外葡萄树的生长；用施用二氯喹啉酸的稻田水浇菜田会引起蔬菜药害。有些除草剂残效期长，对下茬（季）敏感作物有影响。例如，改种的水田、菜地及新建温室中的小苗不长、烂根或死苗，多因上茬使用除草剂所致。

农药药害的产生不仅与药剂和作物有关，也与施药时的环境条件有密切的关系，主要是施药当时和施药后一段时间的环境温度、湿度等因素。一般情况下高温较易产生药害，高湿有时（如喷粉法施药时）也易导致农药对作物产生药害。一些除草剂施用是否产生药害还与土壤质地有着密切的关系。由此可见，农药的科学施用是生态毒理学研究的重要方面。

2. 化肥

化肥是提供植物生长必须营养元素或兼有改变土壤性质、提高土壤肥力等功能的物质，是提高作物产量的物质基础之一。长期过量或者不当使用化肥，导致环境污染，特别是对土壤生态系统、农业生态系统、淡水和海洋生态系统造成严重影响，在种群、群落和生态系统生态毒理学水平产生生态危害。因此，肥料的科学施用也是生态毒理学特别是农业生态毒理学研究的重要课题。

钾肥中一般含有氯（Cl），对忌氯作物，如甘薯、马铃薯、甘蔗、甜菜、柑橘、烟草、茶树和葡萄等的产量均有不良影响，而且用量越大，负效应越大。例如，茶树叶片中 Cl 含量超过 0.4%以上时就会出现危害，当幼龄茶园 KCl 一次用量达 $300\,kg/km^2$ 时，新梢内 Cl 含量迅速超过临界值而受害凋萎。

化肥施用不当（N、P、K 比例失调）或氮肥过量，能促进产生毒素的真菌繁殖、生长。

例如，施用氮肥可以增加土壤中绳状青霉的数量，硝酸态氮肥增多可诱发棉花黄萎病的发展。栽培番茄时增大培养液中氮肥的浓度不仅会促进植株生长，而且还会提高植株感染黄萎病的程度。施用单一氮肥可削弱初生根和次生根的生长，并使土壤中病原菌数目增多、活力增强。

过量施用氮肥、磷肥，农作物不能够充分利用，使其流失于河流、湖泊和河口，可导致湖泊富营养化或为海洋"赤潮生物"的迅猛增殖提供丰富的营养条件，成为湖泊"水花"或海洋赤潮的主要诱发因素。磷肥以及利用磷肥制成的一些复合肥料，往往能引起土壤的重金属污染。

3. 其他环境有机污染物

（1）氰化物

环境氰化物污染对植物的生态毒理学效应比较复杂。氰化物是一类含有氰基（CN^-）的化合物，属剧毒物质，其毒性主要来自氰基。氰化物广泛存在于自然界中，动、植物体内及土壤中都有氰化物的存在，有些植物如苦杏仁、白果、果仁、木薯、高粱等含有相当量的含氰糖苷，水解后产生氰化物。例如，苦杏仁中的氰糖苷经水解产生葡萄糖、苯甲醛和氢氰酸（HCN）。因此，许多植物对环境氰化物污染有一种先天性解毒机制。

高等植物可通过根系将土壤溶液中的氰化物吸收到体内，也可经气孔把气态氰化物吸收到体内。进入体内的氰化物可在酶作用下转化为正常细胞代谢物，使植物对氰化物有一定的耐受能力。

氰化物对植物的危害主要是由于 CN^- 抑制细胞色素氧化酶的活性，使呼吸链中断，电子传递受阻，抑制细胞内 ATP 的生成，从而使植物体受害乃至死亡。但有些植物对 CN^- 的适应能力很强，如木薯等植物体内存在着抗氰呼吸。

（2）酚类化合物

酚类化合物是重要的环境污染物，特别是含酚废水已经成为世界上主要有害废水之一。未经处理的含酚废水直接灌溉农田，可抑制植物生长，使农作物减产或枯死，特别是在播种期和幼苗期，因抵抗力弱，酚化学物常使幼苗霉烂。低浓度的含酚污水对作物不会产生危害，而且对植物生长有促进作用。

三、气体污染物对植物的毒性作用

一般来说，大气有害气体指 SO_2、CO、NO_x、碳氢化合物及其氧化物、卤素及其衍生物等。有害气体进入植物主要通过叶片的气孔，危害植物的方式主要有急性、慢性和隐性三种。隐性危害是指低浓度的有害气体在长时期内对植物生长发育的影响，在植物外部形态上无明显症状，只造成生理障碍，代谢异常，产量及作物品质下降。

1. SO_2

硫是植物生长发育及环境适应中不可缺少的营养元素之一，体内 90%的硫用于含硫氨基酸（胱氨酸、半胱氨酸及蛋氨酸）的合成。通常植物的根部从土壤中吸收离子形式的硫（如 SO_4^{2-}）作为硫营养来源。由叶片吸收大气中的 SO_2 也可作为硫营养的来源，尤其在土壤含硫不足时。低浓度 SO_2 可促进植物生长发育，但大气 SO_2 浓度较高时可抑制多数植物的生长发育，甚至引起部分敏感种死亡。

（1）SO_2 对植物的毒性作用

SO_2 对植物的伤害首先表现在叶片上，以叶片失绿、坏死斑为特征，损伤程度与 SO_2 浓度和暴露时间有关。在一定浓度范围内，暴露剂量与时间的组合决定了毒性效应的产生，高剂量短期暴露与低剂量长期暴露可能产生相同的损伤效应。

一般来说，SO_2 伤害是局部性的，叶片伤区周围的绿色组织仍保持正常的功能，坏死组织与健康组织界线较清楚。单子叶植物的伤害症状是平行脉间出现斑点状或条状的坏死区，叶尖往往最先受害，伤区白色或褐色；针叶树种的坏死区常从叶尖端开始，逐渐向下发展，变为红棕色或褐色。叶片颜色不同主要是由于 SO_2 引起的伤斑中植物色素的破坏情况不同所致。

除叶片受害外，其他器官也可出现受害症状，大麦、小麦穗子上的芒对 SO_2 特别敏感，当叶仅仅出现微弱伤害时，芒早已严重受害，前半部失绿、干枯。含有叶绿素的其他器官，如棉花的萼片、唐昌蒲的花托、玉米穗的苞叶等，在叶受害的浓度下，也可出现坏死斑。

SO_2 可引起植物生理生化过程如光合作用、呼吸速率、气孔运动、酶活性、膜透性等的改变。光合作用过程对 SO_2 十分敏感。SO_2 影响光合作用的主要原因：一是由于 SO_2 能导致植物气孔的关闭，影响光合作用中对 CO_2 的吸收；二是由于 SO_2 对光合色素的影响，SO_2 可以使叶片漂白、叶绿素去镁和色素光谱特性变化。光合作用中参与 CO_2 固定的核酮糖二磷酸羧化酶（ribulose diphosphatecarboxylase，RuBP）和磷酸烯醇丙酮酸羧化酶（PEF）活性均能受到 SO_2 抑制。SO_2 还能促进植物的呼吸作用，使植物体有机物消耗增加，积累减少，产量下降。

SO_2 对酶和活性蛋白分子的一个重要影响是切断二硫键，改变了蛋白质的空间结构。SO_2 能诱发植物细胞遗传损伤，使蚕豆、大蒜等高等植物根尖细胞产生微核与核固缩，使细胞周期延滞，有丝分裂指数下降，还能引发染色体断裂。

（2）影响 SO_2 毒性的因素

影响 SO_2 对植物毒性作用的因素主要有浓度、作用时间、植物种类、植物生长发育时期、相对湿度、光照等。SO_2 对植物的危害主要取决于它的浓度和暴露时间。

不同植物对 SO_2 的敏感性不同。一般来说，草本植物的敏感性大于木本植物，阔叶树比针叶树敏感，阔叶树中落叶树比常绿树敏感。叶片的生理条件和成熟程度也是决定植物对 SO₂ 反应的一个重要因素，生理功能旺盛的新展开叶对 SO₂ 最敏感，刚刚吐露的幼叶和生理活动衰退的老叶受害较轻。

　　SO₂ 对植物的危害与环境相对湿度有关，在环境相对湿度较低时，SO₂ 污染不产生危害或危害较轻，若处于高湿度环境中，则危害显著加重。SO₂ 与水生成的酸雨（pH 小于 5.6 的降水）或者酸雾对植物叶片有腐蚀作用。当酸性雨水或雾、露附着于叶面后，最初破坏叶表皮，进而进入栅栏组织和海绵组织，形成细小的坏死斑（直径约 0.25 mm）。叶片受害程度与 H⁺ 浓度和接触酸雨的时间有关。酸雾的 pH 有时可低至 2.0，酸雾中各种离子浓度比酸雨高 10～100 倍，雾滴的粒子直径约 20 μm，酸雾对叶片作用的时间长，对叶的上下表面均产生影响，因此，酸雾对植物的危害更大。花瓣比叶容易受酸雨、酸雾影响，如牵牛花在 pH=4.0 时即出现脱色斑，这是由于 H⁺ 容易浸湿花瓣细胞，破坏膜透性，细胞坏死，花青素等色素从细胞内溶出所致。

　　2．NOₓ 和光化学烟雾

　　NOₓ 包括 N₂O、NO、NO₂、NO₃、N₂O₃、N₂O₄ 和 N₂O₅ 共七种，其中 NO、NO₂ 与大气污染关系最大。NOₓ 对植物的危害一般较轻，但高浓度下仍可使植物受害。高浓度的 NO₂ 可使植物叶片出现不规则的坏死斑块，低浓度的 NO₂ 能抑制植物的生长。当空气中 NO₂ 浓度达 0.5 μL/L 时，暴露 1 h，即可使多种植物受害。主要受害症状是植物叶的叶脉间或叶缘出现不规则的伤斑，蓝白色、黄褐色或棕色。NO 对植物的影响远较 NO₂ 为小。当 NOₓ 与其他污染物联合作用时，可加重植物的危害。此外，NOₓ 与其他污染物在阳光的作用下可形成光化学烟雾，对植物的危害很大。

　　光化学烟雾是在一定的条件下（如强日光、低风速和低湿度等）NOₓ 和碳氢化合物发生化学转化形成，是由 O₃（占反应产物的 85%以上）、过氧乙酰基硝酸酯（peroxyacetyl nitrate，PAN，约占反应产物的 10%）、高活性自由基（OH˙、RO₂、HO₂、ROC 等）、醛类（甲醛、乙醛、丙烯醛）、酮类和有机酸类等二次污染物形成的高氧化性的混合气团，是典型的二次性污染物。光化学烟雾对植物的危害很大，对 O₃ 敏感的植物如烟草、菠菜等在 O₃ 浓度为 0.05～0.15 μL/L 的空气中暴露 0.5～8 h 就会出现伤害。主要受害症状是叶面散布细密点状斑、呈棕色或黄褐色，少数脉间出现块斑，可降低叶绿素含量，抑制植物的光合磷酸化过程，使光合作用能力下降。PAN 敏感植物如西红柿、莴苣等，在 PAN 很低浓度下，就可引起叶片背面变为银白色、棕色、古铜色或玻璃状。PAN 还影响光合反应的希尔反应和光合磷酸化过程，使光合作用受阻，使膜的选择透性改变，并使细胞分隔作用解体，引起代谢紊乱。

四、重金属对植物的毒性作用

　　重金属在环境中只存在价态的转化，而不能被生物降解，具有隐蔽性、长期性和不可逆性的特点，因此，重金属污染已成为当今社会普遍关注的重大环境问题。土壤中高浓度重金属易对植物产生毒害，影响植物的定居、生长和发育，并可能在植物体内富集，造成食用部分重金属含量超标，通过食物链进入人体，引发人体疾病。对高等植物的重金属耐性研究表明，根的生长对重金属毒性特别敏感，根伸长法是一种有效和快速测量植物对重金属耐性的方法。

（一）镉

镉是植物的非必需元素，环境镉污染会抑制植物生长发育。镉胁迫能引起植物细胞分裂障碍使细胞周期延长，破坏遗传稳定性，诱发微核、染色体畸变、黏连等。镉胁迫会抑制 DNA 酶和 RNA 酶活性，使 DNA 合成受阻、DNA 修复系统抑制，引起 DNA 损伤。

镉进入植物体后，对某些酶的活性中心巯基（—SH），有特别强的亲和力，从而抑制或破坏酶活性，影响植物的正常生长。镉在低浓度时，苹果酸脱氢酶活性升高，呼吸作用增强，超过一定浓度后，酶活性下降，呼吸强度也下降。

镉可以与叶绿素合成过程中的多种酶的巯基基团发生反应，阻碍叶绿素的生成，使叶片中叶绿素含量降低；镉进入植物叶片后，能够改变叶片中 Fe^{2+}、Zn^{2+} 比例，降低细胞中叶绿素和胡萝卜素合成速率，导致叶片失绿。镉胁迫也可造成叶绿素结构的破坏，使叶片中叶绿素 a/b 值下降，光合作用抑制。镉还能够通过抑制 CO_2 固定相关酶的活性而降低碳同化效率。此外，进入保卫细胞的 Cd^{2+} 能够模拟 Ca^{2+} 的功能，引起 K^+ 外流，导致气孔关闭，从而降低光合效率。

进入细胞的镉通过过度消耗谷胱甘肽（glutathione，GSH）、抗坏血酸（ascorbic acid，ASA）等抗氧化分子及影响 SOD、CAT、过氧化物酶（peroxidase，POD）、谷胱甘肽还原酶、抗坏血酸过氧化物酶等抗氧化酶的活性，从而引起植物细胞中自由基和活性氧分子的产生及脂质过氧化，并最终导致氧化胁迫。例如，植物在镉胁迫下，细胞内大量的 GSH 被诱导合成植物螯合肽（phytochelatins，PCs）从而导致 GSH 大量消耗，使植物抗氧化功能降低；另外，镉与其他二价阳离子竞争酶的结合位点也是其破坏某些抗氧化酶活性的重要机制。镉胁迫诱导产生的大量自由基会引起生物膜上不饱和脂肪酸的过氧化，从而影响生物膜系统的结构和功能，造成质膜的选择透性减弱、结构破坏、功能丧失，并出现线粒体、叶绿体等细胞器肿胀、细胞核解体、核仁分解、核膜破裂等损伤。

当土壤中有过多的镉存在时，不仅直接影响作物生长，还会污染农产品，对人类健康造成严重威胁。不同作物对镉污染的耐受性不同，镉的吸附量与富集的组织器官也不同。菠菜、土豆、辣椒、茄子和莴笋对镉非常敏感，当土壤含 Cd 量为 4~13 mg/kg 时，就会减产 25%；番茄、南瓜、黄瓜等敏感性较低，它们在土壤含 Cd 量高达 160~250 mg/kg 时，产量才降低 25%。

（二）铅

铅（Pb）在土壤、大气和水中均有分布。研究表明，Pb 对植物根系生长发育影响极大，可使根尖细胞有丝分裂减少、根量减少。Pb 进入叶肉组织后可导致叶片失绿、枯黄或死亡。植物早期中毒症状表现为根冠膨大变黑，严重时根系腐烂。

Pb 对植物的危害常常表现为植物叶绿素含量下降，暗呼吸上升，正常呼吸和 CO_2 同化作用受阻。Pb 可抑制叶绿素中光合成的电子传递，抑制光合作用中对 CO_2 的固定，Pb 处理可使叶绿体结构发生明显变化，破坏叶绿体的膜系统。Pb 对植物的影响受植物种及 Pb 暴露浓度和时间的影响。低浓度 Pb 胁迫可促进苦荞叶绿素合成，提高 SOD、POD 和 CAT 活性，但随 Pb 胁迫浓度的增大，各项指标均显著下降。

已经发现的 Pb 富集植物有密毛白莲蒿（*Artemisia sacrorum*）、白莲蒿（*Artemisia sacrorum*）、小鳞苔草（*Carex gentiles*），以及 Pb/Zn/Cd/多金属富集植物——圆锥南芥（*Arabis paniculata*），Pb 超富集植物——金丝草（*Pogonatherum crinitum*）。金丝草可在土壤 Pb 含量高达 17 496 mg/kg 的 Pb 锌矿区正常生长，对 Pb 有极强的耐性和富集能力。

第三节 植物对环境的影响及在环境治理中的应用

植物具有绿化美化环境的作用，一定的植被系统不仅给人带来愉悦，而且在生态修复和环境治理中发挥了重要作用。通过植物对空气、水和土壤环境污染物的黏附、吸收和代谢转化作用，可使环境中的化学污染物减少，环境得到净化。在生态工程实施中，利用不同植物抗逆性的差异，有目的地选择一些植物种，在特定的地域种植，达到生物监测、生态培育、生态修复和对环境污染进行治理的目的。

一、植物对大气污染的净化作用及在大气治理中的应用

（一）植物对大气污染的净化作用

1. 吸收 CO_2 放出 O_2

CO_2 是造成全球温室效应的最主要的环境污染物。正常大气中的 CO_2 浓度为 0.027%，当空气中 CO_2 浓度超过 0.051% 时，人的呼吸会感到不适，达到 0.20%～0.60% 时，对人体产生伤害。植物通过光合作用吸收 CO_2 放出 O_2。虽然植物呼吸时也放出 CO_2，但吸收的 CO_2 是放出 CO_2 的 20 倍。因此，增加植被在全球的覆盖度是防止全球气温升高、净化空气的重要措施。

2．黏附和吸收环境污染物

（1）吸收气态污染物

SO_2是常见的大气环境污染物，主要通过叶面气孔吸收，不同植物种对 SO_2的吸收能力不同。硫含量检测发现，植物对SO_2的吸收与大气SO_2浓度、植物生长时期、叶龄、叶面积相关，环境条件如温度、湿度等会影响植物对SO_2的吸收。生长在污染区的植物，体内含硫量显著升高。进入植物细胞的SO_2，可通过细胞内的硫氧化途径和硫还原途径进行同化，产生有机硫化合物，被植物所利用。

植物对 HF 和Cl_2等也有吸收和积累能力。正常植物含氟量在 25 mg/kg（干重）以下，但大气污染后，植物体内含氟量大大提高，可高出正常含量几倍至几十倍。不同植物吸收 HF 的能力不同，美人蕉、向日葵、泡桐等能力较强，而垂柳、榉树、女贞等较弱。很多植物具有吸氯聚氯的潜力，氯污染区植物叶片中氯的含量比非污染区高出几倍至几十倍，如木槿为 27.7 mg/g，雀舌黄杨为 24.8 mg/g，垂柳为 1.9 mg/g。可选择种植山茶花、木槿、枇杷等Cl_2吸收能力强的植物种用于减少大气中的氯污染。

氮是植物必需的营养元素，植物可将大气中的 NO_2 转化为自身的有机成分。不同植物对NO_2的吸收能力存在很大差异，通过筛选嗜NO_2植物可以高效修复大气NO_2污染。

（2）降低粉尘减少空气含菌量

植物对粉尘有明显的阻挡和吸附能力，可以降低环境中的粉尘浓度。植物降尘作用与树木降低风速使粉尘颗粒易沉降有关，还与植物茎叶表面的绒毛、分泌油脂等吸附或黏附粉尘颗粒有关。据估算，一年中每公顷森林阻留灰尘总量云杉为 32 t，松树为 3 414 t，水青冈为 68 t。

一些植物能分泌挥发性物质（杀菌素），能杀死细菌、真菌和原生动物，可减少空气中的细菌数量。例如，桉树、松树分泌的柠檬油、松脂均能够直接杀死细菌、真菌等微生物。在选择绿化植物时，要考虑选择吸收污染物能力强的树种，也要考虑滞尘杀菌能力强的植物。

3．对大气环境的其他作用

植被除了具有绿化美化环境的作用外，还兼有调节温度、减弱光辐射、防风沙、保持水土、吸烟滞尘、消除噪声等作用。

植物可以通过光合作用，将太阳能转化为化学能，因此，良好的植被可调节环境温度、减弱光辐射；通过植物根系可提高土壤的抗冲能力和涵水性能，从而发挥水土保持作用，也因此减少了空气中的灰尘，从而有效减少空气中的病原菌。茂密的林木可以减小风力，阻挡风沙。此外，树木通过其枝叶的微振作用可减弱噪声的强度。据测算，40 m 宽的林带可减低噪声 10～15 dB。

植物还能阻隔放射性物质和辐射的传播，起到过滤的作用。用不同剂量的中子-伽马射线照射树林，剂量在 1 500 拉德（rad）以下时，可被树木吸收而枝叶不受危害；超过 1 500 拉德，枝叶大量减少，但有些仍能生长。

（二）植物在大气污染防控中的应用

城市园林植被与城市空气质量密不可分，可根据各地空气状况选择适合的植物种栽培来调节大气质量。通过模拟大气污染实验、污染区实地调查以及两者相结合的方法，已经筛选出对不同污染气体具有较强抗性的乔木、灌木、草本植物种。在这些植物中，有的对单一种类大气环境污染物有净化作用，有的对多种环境污染物有净化作用。例如，在大气 SO_2 浓度较高的地域可选择种植 SO_2 耐受和高吸收植物种（如刺槐、杨柳、夹竹桃等）来降低大气中 SO_2 含量。常绿乔木以其寿命长、冠幅大等生长优势，在城市空气净化、减尘、降噪、平衡 CO_2/O_2 等方面的生态效应突出，而草地的减尘、固土作用生态效益显著。利用草坪植被控制灰尘发生，用于路边和中间隔离带的灌木丛则具有滞尘、降噪声等作用。因此，在城市绿化时可建立乔、灌、草立体绿化群，利用城市园林植被有效调控城市大气质量。

防沙植物和防沙林带在我国甘肃、内蒙古、山西北部等地已被广泛使用，在沙尘防治和空气颗粒物防控中发挥了不可替代的作用。

二、植物对土壤环境的影响及在土壤治理中的应用

（一）植物对土壤环境的影响

植物可以通过产生和释放一些分泌物来抵御生物和非生物因素的干扰。其中，根系分泌物对于土壤肥力、土壤改良和修复有重要作用。根系分泌物是指在特定环境下，活的植物通过根系的不同部位释放到根际环境中的有机物质的总称，是一种复杂的非均一体系。

1. 根系分泌物的种类

根系分泌物按种类可分为糖类、氨基酸类、有机酸、酚酸类、脂肪酸、甾醇类、蛋白质、生长因子等。可为根际土壤微生物系统提供碳源、氮源，还能介导植物对矿质元素的吸收利用和对外界环境变化的适应。有些植物在养分和环境胁迫时，根系分泌物的成分和数量会产生急剧变化，这些植物一般都具有较高的养分利用效率和利用能力，具有较强的抗逆性。

2. 根系分泌物对微生物影响的生态效应

植物根系分泌物可影响土壤微生物种群结构和生态特征，土壤微生物的活动反过来可调节植物生理和植被多样性变化。根系分泌物中含有一些生物活性分子，调节着植物与微

生物之间的根际对话。有些根际微生物能够降解转化环境污染物，如多氯联苯、除草剂等，还能吸收、富集土壤中的金属离子，降低根际环境污染物的浓度，减少污染物进入植物体内的机会。

3．根系分泌物对植物的保护效应

在金属污染物胁迫下，某些植物的根系分泌物通过螯合、络合、沉淀等作用将金属污染物滞留在根外，降低土壤中金属的生物有效性，减少植物对有害金属的吸收。例如，在铝胁迫下，一些高等植物根系可分泌大量的柠檬酸、苹果酸、酚类化合物以及黏液、蛋白质复合物等来螯合游离的 Al^{n+} 阳离子，阻止 Al 扩散到植物根系，从而降低 Al 对植物根系的毒害作用。

4．根系分泌物在土壤修复中的作用

根系分泌物与重金属相互作用的结局因植物或重金属的种类而异，即对一些重金属可以使其生物可利用率降低（如 Al），而对另一些重金属则可提高其生物可利用性。对重金属具有超积累能力的植物其根系分泌物对根系周围的重金属具有活化作用，从而促进植物对重金属的吸收和富集作用。根际分泌物大多为低分子有机酸，如柠檬酸、草酸、富马酸、琥珀酸、苹果酸及酒石酸，可以与土壤重金属发生化学反应形成较易于溶解的金属有机化合物，导致金属的生物可利用性增加。

（二）植物在土壤污染治理中的应用

1．概述

通过植物的吸收、挥发、根滤、降解、稳定等作用，可以去除土壤或水体中的环境污染物。植物修复就是指直接利用植物把受污染土地或水体中的环境污染物移除、分解或围堵的过程，可以达到净化环境的目的。植物修复的对象是重金属、有机物或放射性元素污染的土壤及水体。

目前，土壤环境污染的修复技术通常采用物理和化学方法，如排土填埋法、稀释法、淋洗法、物理分离法和稳定法及化学法等，其成本高，难以管理，易造成二次污染，且对环境扰动大。而植物修复技术属于原位修复技术，其成本低、二次污染易于控制，植被形成后具有保护表土、减少侵蚀和水土流失的功效，可大面积应用于矿山的复垦、重金属污染场地的植被与景观修复。因此，植物修复是一种很有潜力、正在发展的清除环境污染的绿色技术。

2．植物修复的方法

植物对土壤和水体污染的修复方法很多，主要有以下几个方面。

（1）植物提取作用：又称植物萃取技术，通过种植一些特殊植物，利用其根系吸收污染土壤中的有毒有害物质并运移至植物地上部，在收割地上部分时带走土壤或水体中的环

境污染物，以减少其在土壤或水环境中的残留量。植物提取作用是目前研究最多，最有发展前景的方法。该技术利用对重金属具有较强忍耐和富集能力的特殊植物来完成。要求所用植物具有生物量大、生长快和抗病虫害能力强的特点，并具备对多种重金属较强的富集能力。此方法的关键在于寻找合适的超富集植物和诱导出超级富集体。

（2）植物挥发作用：指通过植物蒸发作用将挥发性化合物或者新陈代谢产物释放到大气的过程。可通过植物使土壤中的某些重金属转化成气态而挥发出来。如有些植物的根系能够吸收环境中的有害元素 Se 和 Hg，并将其转化为挥发态的二甲基化硒和汞蒸气，这样就形成了植物挥发法治污。

（3）植物稳定化作用：利用植物根际的一些特殊物质将土壤重金属转变成无毒或毒性较低的形态，但并未从土壤中真正去除它。对于疏水性非常强的环境污染物，由于其会紧密结合在根系表面和土壤中，从而无法发生迁移，更适合采用此法。

在植物稳定中，植物主要有两种功能：一是保护污染土壤不受侵蚀，减少土壤渗漏以防止金属污染物的淋移；二是通过根部对金属的吸持和沉淀来加强对土壤中污染物的固定。应用植物稳定原理修复污染土壤应尽量防止植物吸收有害元素，以防止昆虫、草食动物及牛、羊等牲畜在这些地方觅食后可能会给食物链带来的污染。

（4）植物转化修复：也称植物降解（phytodegradation），指通过植物体内的新陈代谢作用将吸收的环境污染物分解，或者通过植物分泌出的化合物（如酶）对植物外部的污染物进行分解。植物转化技术适用于疏水性适中的污染物，如苯系物、三氯乙烯、三硝基甲苯（TNT）。

（5）根际圈促进生物降解作用：通过植物根系与土壤微生物的相互作用，形成一定的土壤生态环境，其中植物根系分泌物、微生物及土壤动物的新陈代谢活动对环境污染物产生吸收、吸附、降解等一系列作用，可降低土壤污染物的毒性效应。根际微生物在改变重金属生物有效性、重金属转移、固定、代谢及植物吸收等方面有重要作用。而植物根系为根际微生物群落结构的建立和维持提供了条件。

3. 植物修复案例

自 20 世纪 90 年代以来，植物修复成为环境污染治理研究领域的一个前沿性课题，并取得了一些可喜的成绩。例如，我国关于植物对砷污染土地的修复研究，筛选出一种砷超富集植物，建立了砷污染土地的植物修复示范工程，并先后在广西和云南等地推广应用。

关于水体污染植物修复技术（漂浮植物修复技术）的研究工作也在推行之中。除了利用天然的重金属高富集水生植物进行植物修复外，转基因植物在重金属去除中也有良好效果。但是，植物修复措施因目标生物量低、修复周期长且高富集重金属植物后续处置困难，在实际应用过程中受到了很大的限制。

近期我国各地建设了各类湿地生态系统，利用多种水生植物对环境污染物的吸附、代谢转化及沉降等作用，有效降低了水体富营养化水平，对水体中的抗生素、重金属、有机化学污染物等也有良好的消除作用，在治理污水方面取得了很好的效果。

对重金属污染的农田，可以利用不同作物的套种、控水措施等减少作物对有害金属离子的吸收。例如，将超富集植物与作物套种，通过超富集植物吸收土壤金属离子降低作物根系重金属离子浓度，有效减少了作物对重金属的吸收。又如，通过对重金属有富集作用的蜈蚣草与经济作物桑树间作，可在农业生产的同时去除农田重金属，使桑树等经济作物能够有效地规避重金属进入食物链。这样通过间作蜈蚣草保障了农产品品质达标。

此外，对特定土壤环境，通过选择适当的种植作物品种，达到农产品中重金属含量减少的目的。例如，对于南方水稻种植区可培育和种植重金属低富集和低转运水稻品种，从而减少大米中的 Cd 含量，提高粮食安全性。

三、植物对水体环境的影响及在水体治理中的应用

水生植物可吸收、利用水体中的环境污染物。植物对水环境中的化学污染物如农药残留、抗生素、重金属等具有黏附吸收、代谢转化及沉降作用，不仅能有效降低水体富营养化水平，还能降低水体中的其他有害环境污染物的浓度。在污水处理中被广泛应用的氧化塘技术就是利用水塘中的微生物、藻类及其他水生植物对工业废水和生活污水进行需氧生物处理，且处理效果很好。湿地生态系统可通过植物生态系统对地表水的过滤、沉淀和代谢转化等功能而实现对水体的净化作用。总之，植物对于水体环境污染物的净化作用很大，应用也很广泛，但是有关的研究还远不及植物对大气和土壤污染净化研究的深入，有待水生生态毒理学的进一步探讨。

四、植物在环境监测中的应用

植物监测（plant monitoring）就是指利用对大气污染反应灵敏的指示植物来测定空气中有害气体的种类和含量以了解大气环境质量状况的一类生态毒理学方法，它属于生物监测。20 世纪初，生态毒理学者最早就注意到可利用植物对大气环境污染进行监测。由于生物监测能够反映环境污染的综合效应和生物机体的整体效应，所以环境的生物监测是其他监测方法（如物理方法、化学方法）无法代替的。而在生物监测中，植物监测由于其经济、有效、简单易行、可以原位进行连续监测等特点而被广泛应用。根据环境污染物对不同植物特别是对敏感植物早期危害的特征可以监测环境污染物的水平，有的可能还可以监测环境污染物的种类。

1. 大气污染指示植物的选择

敏感植物与抗性植物对大气污染都具有监测作用。敏感植物、抗性中等的植物和抗性强的植物，在大气污染的环境中分别出现伤害症状时，即可分别表明大气污染程度为较轻、较重和严重。但是，为了准确、迅速地对大气状况进行监测，多采用敏感植物为监测植物。对敏感植物的选择，人们已经积累了丰富经验。

2. 土壤污染指示植物的选择

土壤污染与大气污染对植物的影响类似，主要表现在以下三个方面。

（1）可见的伤害症状。植物受到环境污染物的暴露之后，常在叶片上出现肉眼可见的伤害症状，而且暴露化学物种类和含量的不同，植物产生的伤害症状也不同。因此，可以通过指示生物的反应症状来分析、判断和评价污染状况。

（2）新陈代谢异常。在受污染的环境中，植物的新陈代谢作用会受到影响，使蒸腾速率降低，光合作用强度下降，呼吸作用加强，叶绿素相对含量减少，导致生长发育抑制、生长量减少、植物矮化、叶面积缩小，以及叶片早落、落花落果等。通过测定某些指标即可判断土壤污染程度和种类。例如，可以通过比较洁净区与污染区生长量的差异来反映土壤污染对植物生长的影响。

（3）植物成分的含量发生变化。正常情况下，植物的组成成分是相对稳定的。土壤受到污染后，植物吸收环境污染物，从而使植物体中环境污染物的含量发生变化，如蒲公英的叶子积聚 As、Cd、Zn、Sb、Hg 等的量与环境污染的程度相一致，这样可以通过植物含污量的程度来监测和评价土壤的环境质量。

3. 植物监测的方法和步骤

主要方法有：调查叶片受害症状，测量植物生长量、解析年轮等；根据植物受害程度，进行污染程度分级，绘出污染分布图和估计历年污染程度。利用盆栽指示植物（如唐菖蒲、金荞麦、烟草等）进行定点监测；分析植物体内环境污染物含量，如超过正常或背景含量时，表明空气已受该环境污染物的污染。还可以通过检测植物细胞、生理、生化及毒理学指标等方法来监测环境污染的程度和范围。

第四节　研究方法与技术

运用植物系统检测环境污染物的毒性作用是一种简易、快速的实验技术，具有取材方便、操作简便、经济快速等特点，更主要的是植物系统对环境毒物的反应具有重复性好、灵敏度高的优势，使得植物材料越来越多地用于环境毒性试验。环境污染物对植物的毒性效应，由于研究水平不同，研究方法与技术也不同。

一、有害气体对植物毒性作用的染毒技术

环境有害气体对植物的生态毒理学作用研究主要采用的是熏气的方法。20 世纪 70 年代以前，受熏气条件与田间自然条件的差异和浓度测试手段的限制，研究结果之间缺乏明显的可比性；到 70 年代末，国外普遍采用了田间开顶式熏气罩，使大气污染对农作物的影响在研究方法上有了重大突破。这种方法消除了培养室内的微气候效应，使作物对污染气体的反应更接近自然条件，结果更加可靠。我国从 80 年代后期陆续开始采用开顶式熏气装置研究大气环境污染物的植物生态毒理效应。目前，各种气体浓度测试装置与技术已大有改善，采用盆栽熏气试验模拟自然条件试验已经普遍使用，其结果有很好的实践意义。各种气体发生装置虽不同，但是熏气装置常用开顶式熏气罩。

二、环境污染物对植物毒性作用的形态学与解剖学研究技术

在植物生态毒理学研究中，最常规的毒性试验就是通过植物生长的形态和解剖学指标测量环境污染物对植物的毒性，即将植物培养在一定的可控制系统中，然后根据需要进行染毒，进行相关的形态学与解剖学毒性测试。

一般可以选取染毒一定时间内植物的一些生理指标（如种子发芽率、生长速率、生长量、叶色变化、器官畸形率、植株死亡率等指标）进行观测，并与对照组的相应参数比对，确定毒物对植物的损伤效应及程度。

植物组织结构的损伤效应检测可参照细胞生物学实验方法，在植物接触环境污染物一定时间后取样，经固定、包埋和制片，在光学显微镜或电子显微镜下观察。

三、环境污染物影响植物生理生化的研究技术

研究环境污染物对植物的毒性效应常检测植物的一些生理生化指标。植物光合作用特性与生物膜损伤状况是衡量环境污染物对植物的胁迫程度以及植物对环境污染物耐受性的重要指标，是植物生态毒理学研究的重要内容。

1. 光合作用性能的测定

植物叶片表观光合作用速率可在染毒后采用便携式光合作用测定系统，将叶片最宽部位夹入叶室中直接测定；叶绿素荧光性状可使用便携式叶绿素荧光仪在叶片暗适应 30 min 后测定，然后用相应的软件对数据进行处理获得结果。通过对叶绿素含量及组分的检测，对比环境污染物暴露组与对照组的差异，可以发现叶绿素含量的变化以及对光

合作用的影响。

2．植物抗污染能力的测定

当植物受到环境污染胁迫时，细胞膜可能被破坏，膜透性增大使细胞内的电解质外渗，以致植物细胞浸提液的电导率增大。生物膜损伤引发的膜渗漏以电导率大小来表示。进行膜透性实验时，主要是采用植物叶片，使用的仪器主要有电导仪等。

3．丙二醛含量的测定

植物遭遇环境污染物后，往往发生膜脂过氧化作用，丙二醛（MDA）是其产物之一，MDA 含量可用来衡量细胞膜脂过氧化程度和植物受害的程度。MDA 含量测定可以使用 MDA 测定试剂盒。

四、环境污染物对植物细胞遗传毒理学效应的研究技术

某些环境污染物可对植物细胞的遗传物质产生毒性作用，引发遗传损伤效应。可用高效液相色谱、高效液相色谱—质谱联用技术（LC-MS）分析 DNA 分子中的碱基氧化损伤产物（如 8-羟基鸟嘌呤）含量，或用彗星电泳技术，检测 DNA 链断裂、DNA-蛋白质交联。也可用传统的细胞遗传学技术，检测高等植物根尖细胞中的染色体畸变、微核（micronuclei，MN）等。例如，蚕豆根尖微核实验是世界卫生组织、联合国环境规划署、美国国家环保局采纳的环境污染物遗传毒性检测技术，在 1986 年被我国国家环保局列为水环境生物测试的规范技术。蚕豆根尖细胞染色体畸变分析技术也是植物遗传毒性检测常用的技术，通过对染色体畸变率、畸变类型等的区分，来分析毒性发生的机制。运用姊妹染色单体区分着色技术检测姊妹染色单体交换频率，能反映植物细胞在环境污染物暴露后染色体结构的稳定性，染色单体交换还会带来基因表达调控的位置效应。

五、重金属在植物中的残留量研究技术

植物组织中重金属含量的测定主要有以下几种方法：

1．原子吸收分光光度法

原子吸收分光光度法（atomic absorption spectrometry，AAS），又称原子吸收光谱法。在植物生态毒理学中，常常用于测定植物的重金属含量。样品测定前必须进行灰化。除了铬以外，几乎所有的金属均可溶在一定浓度的硝酸溶液中。因此，可用原子吸收分光光度法测定绝大多数金属元素，而用比色法测定铬元素。

2．火焰光度法

火焰光度法（flame photometry）是一种无机元素定量分析方法，对碱金属和碱土金属

最灵敏。可用于测定生物样品中 20 种以上的无机元素，特别是钙、镁、锰等。发射火焰光谱技术可广泛应用于土壤和植物组织中的金属元素分析。

3．电感耦合等离子体质谱

电感耦合等离子体质谱（inductively coupled plasma mass spectrometry，ICP-MS）法具有极高的灵敏度和很好的精密度，多元素可同时测定，已广泛应用于多种样品中痕量元素的测定。ICP-MS 的另一个优点是可以进行快速同位素比值分析，因而可利用同位素稀释分析法准确、快速地测定各种样品中的痕量元素。同位素稀释法是在样品前处理时加入待测元素的同位素稀释剂，利用同位素比率的变化来定量地测定待测元素的浓度。作为一种绝对定量方法，同位素稀释法具有灵敏、准确、无须分离、选择性好的优点。

六、农药在植物中的残留量研究技术

农药在植物中的残留量最常用的分析技术是色谱法（高效液相色谱法、气相色谱法）、质谱法、放射性元素示踪法等。其中，高效液相色谱法、液相色谱-质谱法（liquid chromatography-mass spectrometry，LC-MS）和气相色谱-质谱法，在环境污染物残留量研究中已得到广泛应用。

七、基因组和蛋白质组研究技术

基因组学（genomics）是研究生物基因组和如何利用基因的一门学问。内容涉及基因作图、测序和整个基因组功能分析。采用高通量测序平台，可以检测一定条件下植物组织、细胞中所有基因的转录状况，得到基因表达谱；利用杂交后代中群体的基因组 DNA 测序可以对亲本的抗性基因进行定位；通过对特定物种的基因组重测序，找到与性状决定相关的基因。通过生物信息学分析，可以找出与胁迫环境相关的重要基因与调控途径，如抗氧化防御应答基因、代谢调控基因等，不仅可以分析毒性作用机制，还能筛选出一些功能基因，为植物的进一步遗传改良和遗传育种提供分子基础，可以通过对功能基因的克隆与转化获得转基因植株，用于植物修复或粮食生产。

蛋白质组指由一个基因组（genome），或一个细胞、组织表达的所有蛋白质。目前蛋白质组学（proteomics）的研究手段主要依靠分离技术、质谱技术和生物信息学的发展。蛋白质组学研究广泛采用的分离技术是双向电泳技术。常用的质谱技术主要包括：基质辅助激光解吸电离飞行时间质谱（matrix-assisted laser desorption/ ionization time of flight mass spectrometry，MALDI-TOF-MS），或电喷雾-质谱（electrospray ionization mass spectrometry，ESI-MS），MALDI-TOF-MS 与 ESI-MS 的应用有一定的限制，无法鉴定多个蛋白混合，将多个高效分离手段与质谱仪器串联形成的 MS/MS 系列，具有比一般质谱更高的灵敏度、分辨率和质量准确度并具有更多的功能。

思考题

1. 名词解释

质体流途径、植物螯合肽、抗氧化防御、植物毒素、根系分泌物

2. 植物对不同环境介质中的环境污染物是如何吸收的？影响吸收的因素有哪些？

3. 环境污染物在植物体内是如何运输、分布与转化的？

4. 试用分子、细胞、个体、种群、群落和生态系统水平说明环境污染物对植物的生态毒理学效应。

5. 危害植物的环境污染物有哪些类别？它们对植物有哪些生态毒理学效应？

6. 举例说明土壤、微生物、植物间的相互关系及对环境污染物毒性作用的影响。

7. 植物细胞的遗传结构在环境污染物存在时会发生哪些改变？这些改变会对植物生理产生哪些影响？

8. 植物通过哪些机制提高对污染环境的适应性？

9. 简述植物生态毒理学的常见研究方法与技术。

空气净化植物、空气污染指示植物名录与其他污染物的毒理作用及其机理

教案及参考文献

第十二章 鱼类和两栖类动物生态毒理学

第一节 概　论

　　鱼类是水生环境中最主要的脊椎动物，与其他水生生物相比，鱼类的营养级更高，与人类关系更为密切，在环境污染物的生态毒理学效应研究及生态风险评价中占据极其重要的地位。部分鱼类如斑马鱼，是生态毒理学研究中重要的模式生物，并且与哺乳动物（包括人类）信号通路、基因组成的相似度较高，可进行多维度的生态风险评价。因此，以鱼类为实验对象的生态毒理学研究对保护生态系统和人类健康具有重要意义。

一、鱼类的种类和分布

　　鱼类是终生生活在水中，用鳃呼吸、用鳍作为运动器官的变温脊椎动物。鱼类是脊索动物门、脊椎动物亚门中最低等的一个类群，但种属数量最占优势，占整个地球上脊椎动物物种数的一半以上。Nelson（2006）在《世界鱼类》中记录的全世界现生鱼类有 27 977 种，其中无颌类约 108 种，软骨鱼类近 970 种，硬骨鱼类 26 890 余种。所有这些鱼类中，大约 57%生活在海洋中，约 43%生活在淡水中。淡水鱼类绝大部分是鲤形目的种类，故常以此类为核心来研究。鲤形目在地球上的分布分为下列 7 个区：大洋洲区、马达加斯加岛区、新热带区、非洲区、印度区、古北区和新北区。我国云贵高原东南部、南海诸岛分区和华南亚区（包括珠江、海南岛、浙闽、台湾分区）属印度区，黑龙江分区、内蒙古分区、河套分区和江河平原分区属古北区。

　　我国有辽阔的海洋和广大的内陆水域，在各种水域中生活着多种鱼类。根据《中国鱼类系统检索》（1987）统计，我国现知的鱼类有 2 831 种，其中包括圆口纲 4 种、软骨鱼纲 162 种、硬骨鱼纲 2 665 种。其中海水鱼类约占 72%，淡水鱼类约占 28%。我国淡水鱼类有 1 000 多种，最显著的特点是鲤科种属最多。据粗略估计，鲤科种属约占全国淡水鱼类的 1/2 以上，鲇科和鳅科合占 1/4 左右，其他各种淡水鱼占 13%。我国淡水鱼类以温带性鱼类为主，寒带性鱼类较少。在这些淡水鱼类中，大多数为纯淡水鱼类，如鲤形目、鲇形目鱼类；部分为次生性淡水鱼，如鳜类、虾虎鱼类等；还有一部分是洄游性鱼类如鲟科、鲑科鱼类等。我国海洋鱼类现记录 3 000 余种，主体为温带性及亚热带性种类，只在北部海区（黄海以北）有较多的冷水鱼类，南海热带性的种类较多，东海具有寒带、温带、亚热带、热带性的种类。

二、鱼类在水生态系统中的功能和作用

鱼类与水生态系统生物环境的关系主要表现为种间、种内以及与其他生物的种间关系，这三种关系是相互依存、相互制约的，并与非生物环境保持着密切的联系。鱼类种内关系主要表现为同种鱼类所组成的各种集团的形成，如群、集群、群落等，群在防御、索饵、生殖、洄游、越冬中具有重要意义。鱼类的种间关系主要表现在残食、寄生、共栖、食物竞争几种形式。

与其他生物类群相比，鱼类在水生态系统中的位置独特。作为顶级群落，鱼类对其他类群的存在和丰度有着重要作用。水生生物作为鱼类的饵料是必不可少的，主要包括各种类型的浮游生物、底栖生物及高等水生植物等。当环境中某种饵料生物严重缺乏时，将造成鱼类与环境的尖锐矛盾，导致鱼类食性的改变或者造成鱼类种群的迁移或大量死亡。在自然群落中，鱼类的单纯食物链几乎是不存在的，一般由许多食物链相互交错、构成一个复杂的食物网。在鱼类自然群落中，食物链的关系并非恒定不变，而是由于理化因素和生物因素的变化而使食物链经常处于变动之中。然而，鱼类食物链也有相对的稳定性，即保持一定的平衡。如果这种平衡被破坏，将改变群的食物关系，从而也改变群的组成和面貌。

三、水环境污染对鱼类的危害

世界上存在多种多样的鱼类，这与鱼类生活在多种多样的水体环境中有密切关系。受环境因子的影响，鱼类会产生各种变化，以适应环境；同时，鱼类本身的活动，也影响着环境条件的变化。

由于环境污染、过度捕捞和外来物种入侵等因素，我国鱼类物种多样性急剧下降，其中环境污染是首要因素。2015 年环境保护部联合中国科学院发布的评估结果显示，中国内陆鱼类有 3 种灭绝、1 种区域灭绝、295 种受威胁。云南是我国生物多样性最丰富的省份之一，其鱼类占全国淡水鱼类总数的 42%，全省约有 1/3 的种类日趋或濒临灭绝，湖泊鱼类尤为突出。辽河流域位于东北地区西南部，鱼类生物多样性下降严重，鱼类数量从 20 世纪 80 年代的 90 多种减少为现今的 10 余种，水生态系统结构退化严重，生态功能衰退明显。中国内陆鱼类受威胁的主要因素有生境退化或丧失（164 种，占受威胁物种的 55.8%）、酷渔滥捕（159 种，占受威胁物种 54%）、河流筑坝（74 种，占受威胁物种的 25.1%）、引

进外来种（49 种，占受威胁物种的 16.7%）。人类活动是目前造成中国内陆鱼类濒危的主要原因。

在鱼类的非生物性环境条件中，首先为溶解氧及其他各种溶于水中的气体，如二氧化碳、硫化氢等；其次为水中含盐量及水环境中的声、光、电等物理条件，特别是水温影响甚为明显。水温适宜，鱼就显得活跃，食欲旺盛，繁殖力强。水温欠适宜，鱼就显得不活跃，甚至停止进食。水温超过鱼的生存临界限时，鱼就会死亡。热污染的水温度过高使鱼不能耐受而回避，或鱼卵不能发育孵化。

水体污染带来的各种酸、碱离子会引起酸碱度（pH）的改变，鱼类适宜于生活在 pH 为 7~8 的弱碱性水体中。pH 过低，使鱼类血液 pH 下降，载氧能力下降，从而使鱼体耗氧下降，代谢和摄食强度低下，生长受阻；相反，pH 过高，超出鱼类适应范围也是不利的。一般来说，在 pH 为 6.0 或 9~10 水中较长期生活的鱼类，其生长就受到阻抑。如果 pH 进一步下降或升高，则会对鱼体皮肤、鳃、黏膜等造成直接损害，从而产生急性致死作用。

水体氮、磷等污染严重，可造成富营养化，导致水体缺氧，鱼类可因缺氧死亡。水体缺氧时可致病菌大量繁殖，使鱼病蔓延，鱼类生长受阻。水体严重缺氧或无氧，使厌氧菌大量繁生，产生 H_2S 和 NH_3 等有毒气体，水质发黑发臭，可导致鱼类死亡。近海赤潮对鱼类的饵料生物和鱼类本身的正常生活都会造成严重影响，因此在发生赤潮的海区，渔获量明显下降。重金属在水生态系统中呈现较为复杂的形态和相对较高的活性，浓度严重超标的重金属离子对鱼类有毒害作用。

海洋与淡水生态系统中鱼类繁殖异常与环境雌激素污染密切相关。环境雌激素诱导生物体内雌激素水平升高，使雌性动物性早熟，而雄性动物则出现雌性化现象。全球多地区河流和湖泊中均监测到野生鱼类性别比例异常，表现为雌鱼比例升高，并且雌雄同体等生殖系统异常比例升高。日本东京湾海域的许多雄性鱼发生雌性化现象，有些雄鱼血液中卵黄蛋白原（Vtg）是生活在九州等低污染海域同类的几百倍甚至几千倍。我国长江、辽河、海河、滇池等多处水体均发现雄鱼雌性化，雄鱼体内 Vtg 升高。雄鱼和幼鱼在正常情况下不合成 Vtg，但受到雌激素刺激时也可合成这种蛋白。雌鱼在卵黄生成期可生成大量 Vtg，但在雌鱼的其他生活期间，鱼体内的 Vtg 含量却很低。因此，雄鱼、幼鱼及非卵黄生成期的雌鱼体内 Vtg 水平的变化可作为环境中类雌激素存在的生物标志物。

综上，全世界范围内海洋和淡水生态系统中鱼类的种群数量和结构受到环境污染的严重危害。鱼类作为水生食物链中的高营养级生物，是水生态系统安全性的灵敏指示生物，了解污染物对于鱼类的生态毒理学效应和机理，对于预防和控制环境污染具有重要意义。此外，由于全世界科学家的长期努力，人们对鱼类模式动物的发育、生理、神经和内分泌系统等各方面已有极为丰富的研究积累。同时，新的研究技术手段，如组学、转基因技术等的应用可迅速、深入地对鱼类生态毒理学进行研究，从而有效地为各类新型污染物的生态风险评价提供理论依据。

第二节　鱼类对环境污染物的吸收、体内分布、生物转化和排泄

一、吸收

对于鱼类而言，环境污染物主要通过消化道和鳃而被吸收。此外，鱼胚胎可以直接接触并吸收水体中的污染物，因而对环境污染物非常敏感。

1. 经消化道吸收

水体和食物中的污染物主要是通过鱼类咬食、灌食和吸食的方式进入鱼体，经消化器官和消化液、消化酶的一系列物理和化学作用，分解成小分子物质再经过消化道壁进入血液和淋巴。消化系统由消化道及其所连附的各种消化腺组成，其中消化道承担摄取、输送、研磨以及将之与消化酶混合搅拌的机械消化作用，并提供渗透吸收场所；消化腺分泌消化酶，使外源化学物进行生物转化，承担化学消化作用。鱼类吸收的机理与哺乳类大致相同，主要形式是扩散和主动运输。

鱼的胃紧接在食道之后，是消化道最膨大的部分，具有碾磨压碎食物、分泌消化酶、使消化酶与食物充分搅拌的功能，兼有机械消化作用和化学消化作用，是进行消化作用的重要场所。鱼胃的外形有三种类型：直管形、"U"形和"Y"形。

肝脏是鱼类最大的消化腺，也是最重要的代谢器官，位于体腔前端，一般为呈黄褐色的分叶的实体器官。它充斥在体腔前部消化道、脾及鳔之间的空隙里，故其大小、形状、色泽及分叶情况变化较大，不仅种间相异，即使是种内个体，也有明显的个体差异。软骨鱼纲肝脏长而大，分叶明显，一般分 2～3 叶；低等硬骨鱼类肝脏也发达；真骨鱼类肝脏的形态变化很多，有的细长，有的宽短，有的宽而长，直达腹腔后端，有的分成多叶。鲤科鱼类肝脏呈弥散型，广泛分布在腹腔系膜上，与同呈弥散型分布的胰脏混杂在一起，外观上无法把二者分开，故有肝胰脏之称。

胰脏既是重要的消化腺，又是重要的内分泌腺，能分泌多种消化酶，并通过胰管向肠内输送。软骨鱼类、肺鱼类、鲟、鲇类等胰脏为坚实致密的器官，单叶或双叶，清晰可辨。但大多数硬骨鱼类的胰脏弥散地分布在系膜中，有时随着门静脉深入到肝组织中。

肠是鱼类消化吸收的重要场所。鱼类肠壁的构造比较原始，没有像哺乳动物那样发达的微绒毛，只是形成各种各样的黏膜褶，以此延长食物通过的时间，并增加吸收面积。肠道螺旋瓣是肠壁向肠道管腔内突出的螺旋形褶膜，由肠道的黏膜层和黏膜下层共同构成。

肠道在具肠道螺旋瓣的部分是直形的，具肠道螺旋瓣的种类肠道短，而无肠道螺旋瓣的种类肠道长。肠上皮的吸收功能由柱状细胞完成。

2. 经鳃吸收

鱼鳃和水体直接接触，是生物吸收的重要途径。在鱼类的呼吸过程中，表面积较大的鱼鳃直接从水相吸收各类生物有效态化学污染物，积累在鳃部的污染物通过血液循环输送到鱼体其他器官。鱼体鳃部黏液的分泌和释放以及鳃部微环境是影响污染物在鱼鳃中的生物有效性的主要因素。水体中的简单离子和包括羟基络合物在内的部分无机络合态金属能被鱼鳃吸收。此外，颗粒态重金属也可能通过特殊机制经鱼鳃吸收。表面活性剂可通过鱼鳃快速吸附而对鱼体产生毒性作用。

3. 经胚胎吸收

鱼类胚胎对各种污染物非常敏感，暴露于污染物可对其产生发育毒性，包括影响存活率、孵化率、畸形率和心率等。当胚胎接触污染物时，有毒物质通过破坏胚胎的卵膜结构进入膜内富集，使早期心脏发育受到损伤，进而表现出心率显著下降。胚胎在外界有毒物质的刺激下，幼鱼尾部自主抽动次数减少，降低卵膜破坏的程度，延迟了幼鱼的破膜时间并降低破膜率，少部分幼鱼不能够破坏卵膜，进而影响胚胎的孵化率。在环境污染物的暴露下，有些孵化的幼鱼，由于发育的延迟，摄食和平游能力下降，在进食前已经死亡；而有些幼鱼会出现脊柱发育不良、尾部延伸不全、心包水肿、脊椎弯曲、尾部畸形和头部畸形等发育畸形现象。

二、体内分布

通过鱼类血液循环系统的功能，把从外界吸收的化学物输送到体内各个组织和器官内的过程称为化学物的体内分布。同一环境污染物在鱼体内组织器官的分布是不均匀的，不同的化学物在鱼体内的分布情况也不一样，这是因为化学物在鱼体内的分布与各组织的血流量、亲和力及其他因素有关。例如，在有机磷酸酯阻燃剂（organophosphorus flameretardants，OPFRs）中，芳基 OPFRs（TPHP 和 p-TCP）趋向于富集于鳃和肠中，烷基（TPRP 和 TNBP）、烷氧基（TBOEP）和短链氯代烷基 OPFRs（TCEP）趋向于富集于卵、脑、肝和肌肉组织，而多氯代 OPFRs（TDCIPP）更趋向于累积在肌肉中。

与人类及其他高等脊椎动物相似，鱼类具有组织屏障系统，导致化学物在体内分布不均匀。鱼类的生物屏障主要有血脑屏障和皮肤表皮屏障。

1. 血脑屏障

血脑屏障（blood-brain barrier，BBB）是外源化学物从脑血管输送到脑实质细胞的主要屏障，其主要为紧密包围在脑血管周围的星状胶质细胞所组成。BBB 对外界物质具有严格的通透性限制，超过 98%的小分子化合物和几乎所有的大分子蛋白质难以进入脑内。斑马鱼的 BBB 在组织结构和功能上与啮齿类动物或人相似。

2. 皮肤表皮屏障

在斑马鱼胚胎外面有一层无细胞的蛋白质膜包裹，上有膜孔，能选择性限制聚合物或大分子化合物的通过，膜对分子量较大的外源化学物具有屏障作用，对胚胎有保护作用。在胚胎期 14 hpf（hours post-fertilization，意为受精后小时），表皮即可完全包裹胚胎，随着胚胎的发育，其角质形成细胞也逐渐增殖，可在成鱼时分化形成三层：外层、中间层及基底层。

此外，在斑马鱼体内阻止外源化学物通过的组织屏障还包括血-视网膜屏障、肠黏膜上皮屏障、肾小球滤过屏障等，以减少外源化学物对这些器官的损害。

三、生物转化和排泄

环境污染物的生物转化过程是酶促过程，需要特定的酶催化才能进行。肝脏是鱼体中重要的代谢器官，鱼类肝细胞含有大量的线粒体、粗面内质网、高尔基体、过氧化物酶体、脂肪和糖原颗粒，是鱼体内酶促反应进行的主要场所。在鱼体肝脏或脑中的重要代谢酶包括细胞色素 P450（CYP450 酶）、谷胱甘肽硫转移酶（glutathione S-transferase，GST）、羧酸酯酶（carboxylesterase，CES）、乙酰胆碱酯酶（acetyl cholinesterase，AchE）。细胞色素P450 被认为是催化外源物质 I 相氧化反应的主要酶系，在某些鱼类的肝脏组织中发现了 CYP450 酶系的一些亚型。外源物质的 II 相结合反应可受多种代谢酶的催化，如谷胱甘肽硫转移酶（GST）催化形成谷胱甘肽结合产物。

排泄是指机体将环境污染物及其代谢产物清除出体外的生理过程。鱼类组织在化学物生物转化过程中产生的代谢产物，首先透过细胞膜而至细胞外液，主要是血浆；然后，当血液流经排泄器官时，这些代谢产物便以各种不同的形式分别转运至体外。鱼类的排泄器官主要是鳃和肾脏，肾脏主要排泄水、无机盐以及氮化合物分解产物中比较难扩散的物质，如尿酸、肌酸、肌酸酐等。鳃排泄二氧化碳、水和无机盐以及易扩散的含氮物质，如氨和尿素。

鱼的肾脏由许多肾单位构成。每个肾单位可分为肾小体和肾小管两个部分；肾小体又分肾小囊和肾小球。肾脏的泌尿作用是通过肾小体的滤过作用和肾小管的吸收与分泌作用完成的。尿的形成主要分为滤过作用、重吸收作用、分泌作用这三个过程。

1. 滤过作用

滤过作用在肾小体内进行。在肾小球内血液的高压作用下，除去大分子蛋白质及血红细胞外，其他的血液成分，如水分、盐类、激素及葡萄糖、氨基酸等营养物质，均可由肾小球滤过到肾球囊内，然后渗透经过单层细胞的肾球囊壁进入肾小管，形成原尿。

2. 重吸收作用

鱼类的肝、胆系统也是排泄化学物的路径，与哺乳类动物一样，鱼类肝脏分泌到肠内的大部分胆汁盐以及其他胆汁成分能在肠内被重新吸收进入血液，然后重新返回肝脏，这一过程称为肠肝循环。在肾小管中的重吸收作用是指滤液经过时，其中的水分或各种溶质全部或部分被管壁细胞所吸收，最终返回血液的过程。肾小管中的滤液中的水、Cl^-、HCO_3^-、尿素顺着浓度差或电位差通过被动扩散，由肾小管重吸收；其中含有的葡萄糖、氨基酸、Na^+、K^+等都是肾小管逆着浓度差或电位差通过耗能的主动运输过程重吸收的。肾小管对一些离子和分子的主动吸收作用发生在一定部位，而且在不同的鱼类因其所处的水环境不同，肾小管重吸收的物质和部位也有所差异。据观察，淡水鱼类的滤液经过肾小管后，其中的 Na^+、K^+、葡萄糖、氨基酸等营养物质以及激素等全部被肾小管壁周围的血管所吸收。

3. 分泌作用

肾小管近端小管把血液中带来的一些离子和代谢产物主动分泌到滤液中。分泌物包括有机酸、Mg^{2+}、SO_4^{2-} 和 Ca^{2+}等二价离子，以及 H^+、NH_3、肌酐、尿酸。滤液最终形成排出体外的尿液，外源物及其代谢物也经肾随尿液排出体外。

此外，鱼类在鳃部进行气体交换排出 CO_2 外，还可以氨的形式排泄氮代谢产物。大部分氨是在肝脏中产生的，由血液运送到鳃而排出体外。无论是淡水鱼类还是海水鱼类，氨都是通过鳃小片上皮细胞排泄。

第三节　典型环境污染物对鱼类的生态毒理效应

一、重金属

水体中的重金属污染可以直接对鱼类及其他水生生物产生毒性危害，造成机体受损、生长迟缓、品质降低、甚至死亡的后果，给水产养殖业造成损失。同时鱼类还能对水体中的重金属进行生物富集，水产品是人体内重金属和其他多种污染物的重要来源。

重金属的毒性取决于其形态分布，不同形态金属的活性和生物有效性大不相同。水中的重金属形态取决于它的来源及其进入水体后与水中其他物质发生的相互作用，并随环境条件的变动而相互转化。重金属对鱼类的毒性与水体中金属总浓度无关，而是主要取决于游离（水合）的金属离子。此外，在实际水体中通常是多种重金属离子共存，往往产生联合毒性作用。例如，Cd 和 Pb 的联合毒性具有明显的协同作用，而 Cd 与 Zn 的联合毒性具有明显的拮抗作用。

重金属通常是以溶解态和颗粒态被鱼类摄入，一般在鱼体内的肝脏和鳃部组织的累积浓度最高。不同的鱼类物种间，重金属的浓度水平差别很大，一般与鱼类的摄食习惯及生物放大作用有关。鱼类对重金属的累积主要经过以下三个途径：一是经过鳃的呼吸作用，不断吸收水中的溶解态重金属，然后通过血液循环输送到体内各个部位，或积累在表皮细胞中；二是鱼类在摄食时，重金属通过饵料进入鱼体，被鱼体多个组织吸收；三是体表与水体的渗透交换作用也可能是水体中重金属进入鱼体内的一个途径。一般来说，水体中常见的重金属对鱼类的毒性强度依次为 Hg＞Cu＞Cd＞Zn＞Pb＞Cr，但在不同鱼种的不同生长阶段，重金属离子的毒性顺序也在不断地变化。本节主要介绍 4 种代表性重金属对鱼类的生态毒理效应和机理。

1. 镉（Cd）

Cd 属于一种蓄积性毒性元素。环境中的 Cd 主要来源于岩石和矿物中的天然成分和含 Cd 工业生产过程中的人为排放。进入机体的 Cd 能与体内的一些蛋白质结合，并在鱼体组织器官中长期累积，从而严重影响鱼类的生长发育。

Cd 对鱼类具有较强的肝脏毒性和免疫毒性，对鱼类的神经系统和生殖系统也会产生损害。Cd 对鱼类的亚急性毒性效应的研究主要集中于对鱼类的抗氧化防御系统的影响。低浓度的 Cd^{2+} 对鱼类血清、肌肉、肝脏和鳃组织内的抗氧化酶具有诱导作用，而高浓度的 Cd^{2+} 对其活性产生抑制作用。这是由于 Cd^{2+} 可诱导鱼体内产生大量的自由基，并使鱼体内形成大量的抗氧化酶进行自由基清除活动。随着 Cd^{2+} 浓度升高或时间延长，清除能力渐趋饱和，大量自由基不能即时清除，细胞受损而使酶活性降低。抗氧化酶活性降低所造成的活性氧伤害是引起幼鱼死亡的重要原因。肝组织中的抗氧化酶活性和敏感性高于鳃，这与肝脏是鱼体主要的解毒和代谢器官有关。

2. 铬（Cr）

Cr 在自然环境中的存在形式大多为 Cr 铁矿、Cr 铅矿和硫酸铅矿，水中 Cr 污染主要源自冶金、电镀、耐火材料和颜料制备行业。水体中的 Cr 具有不同的形态和化合价，其毒性大小也不同。水环境中含 Cr 量存在较大差异，海水中含 Cr 量较低，多为 0.05～0.5 mg/L；地表水中平均水平约为 9.7 mg/L。鱼类对 Cr 的毒性不太敏感，大多数鱼类的致死浓度都大于 1 mg/L；在 0.2 mg/L 时，仅发现对大麻哈鱼的幼鱼有影响。水生无脊椎动物对 Cr 的毒性比鱼类敏感。

Cr 在鱼类细胞内可以经过一系列的还原反应并产生活性氧种类（ROS），引起氧化胁迫，并影响蛋白质、DNA 结构和功能的完整性。Cr 对鱼类具有潜在的遗传毒性，且毒性在一定条件下随 Cr 浓度的增加和时间的延长而增强。水相中 Cr（Ⅵ）主要以 CrO_4^{2-} 形态存在，能和硫酸盐竞争生物体内的主要运输离子通道，因此一般情况下 Cr（Ⅵ）比 Cr（Ⅲ）更容易透过生物细胞膜，且毒性高 500～1 000 倍。Cr（Ⅲ）能腐蚀表皮细胞、造成贫血以及损害鱼肾脏等，鱼类吸收 Cr（VI）后会造成循环系统异常、内脏组织变化、使神经系统受到影响，最终导致鱼类活动失常、体表组织腐蚀、体型弯曲、影响呼吸器官的正常运行和稳态的维持，引起代谢异常，甚至死亡。

3. 铅（Pb）

水环境中的 Pb 在鱼类体内的累积率较高且具有较强的毒性。铅暴露会使鱼体中的 Na^+、K^+ 和 Cl^- 大量流失，破坏渗透压平衡造成鱼死亡。Pb 会对鱼类产生过氧化胁迫，造成氧化损伤。并且 Pb 能够与 DNA 相互作用，直接共价结合在 DNA 分子上，产生遗传毒性。

Pb 对鱼体的生理和生物化学反应过程具有不利影响。低浓度的 Pb 能影响鲫鱼肝脏抗氧化系统，导致活性氧自由基的累积和细胞膜的损伤，使血红素合成发生障碍，缩短红细胞寿命，造成机体贫血。高浓度的 Pb 可对鱼体引起神经毒理效应包括损害鱼的髓质、小脑和视顶盖，从而导致鱼类死亡。铅污染还能对鱼类生殖功能造成不良影响，可引起鱼类胚胎死亡、孵化时间延长和仔鱼身体畸形等。

4. 汞（Hg）

在常见重金属中，以 Hg 的毒性作用最强，且造成的影响更为持久。Hg 在自然界中以金属汞、无机汞和有机汞的形式存在。大部分 Hg 沉积在底泥中，在微生物的作用下转化为甲基汞。Hg 对鱼类的危害主要是通过甲基汞产生，甲基汞可通过鱼的体表、皮肤和鳃，或通过摄入含 Hg 的食物而进入体内。鱼类在受 Hg 污染水域中，体内 Hg 含量不断增加。即使在 Hg^{2+} 含量很低的情况下，鱼体 Hg 的含量也可达到一定水平。

Hg^{2+} 与蛋白质氨基及其他官能团有很高的亲和力，可以直接封闭生物大分子中的一些活性位点，从而抑制鱼体细胞内重要酶的活力及其代谢活动，引起神经系统、心血管系统及肝脏、肾脏等的损害。当鱼类暴露在中、高浓度 Hg^{2+} 的水体中时，一方面可对机体多种酶蛋白的构象直接造成损伤，另一方面可引起体内自由基积累加剧，从而对细胞结构和功能造成破坏。

二、农药

农药在农业生产活动中直接或间接排入水体，造成水环境污染，达到一定浓度时即可对鱼类产生毒害作用。农药对鱼类的急性毒性效应包括立即回避、活动减少、失去平衡、麻痹和急性致死等；慢性毒性包括生长减缓和失去种群竞争能力等。在进行农药安全性评价时，通常将半数致死浓度（LC_{50}）作为急性毒性的衡量指标。根据中华人民共和国国家标准《化学农药环境安全评价试验准则》，以重铬酸钾为参比物质，斑马鱼为实验材料，将农药毒性强度分为四级（表 12-1）。

表 12-1　农药对鱼类的毒性等级划分标准　　　　　　　　　　　　单位：mg/L

毒性等级	96 h-LC_{50}
剧毒	≤0.1
高毒	0.1＜96 h-LC_{50}≤1.0
中毒	1.0＜96 h-LC_{50}≤10
低毒	＞10

在此主要介绍三种典型农药对鱼类的生态毒理学效应和机理。

1. 有机氯农药

有机氯农药是具有持久性、高毒性和生物蓄积性的一类有机污染物，主要包括 DDT、六六六、毒杀芬、狄氏剂等几个种类，因其高效、广谱而曾被广泛应用于农牧渔业病虫害的防治。虽然目前有机氯农药在全球大部分国家和地区已被禁止生产和使用，但因其在环境中不易分解、残留期长的特性，在各种环境介质中仍能检测到不同程度的有机氯农药污染。

当有机氯农药被鱼类摄取后，可作用于神经内脂膜，从而降低神经膜对 K^+ 的通透性，改变神经元膜电位，抑制神经末梢 ATP 酶活性。其中，六六六、狄氏剂、艾氏剂和氯丹等农药可刺激突触前膜，导致乙酰胆碱的释放量增加并大量积集在突触间隙。狄氏剂和六六六还可与 γ-氨基丁酸受体结合，产生竞争拮抗作用，使正常的神经传递受阻，因而产生神经毒害作用。不同有机氯农药作用机理不同，使鱼类产生不同的中毒症状。受 DDT 的毒害，鱼类出现狂游的现象；在六六六的影响下，鱼类会出现冲撞现象；对于狄氏剂，鱼类眼底出血；而五氯酚钠的毒性作用更强，可引起鱼类急剧游动，窜游、冲撞和翻滚，腮部充血出血，兴奋期过后即麻痹不动至死亡。

此外，有机氯农药化学性稳定、难降解，可通过食物链在鱼体内富集、放大，富集倍数可达几万倍以上。有机氯农药属于脂溶性化合物，微溶于水，而在脂肪中大量蓄积，在鱼的肝、肾、心脏也可蓄积并使其受到损伤，当鱼体营养不足时，蓄积在脂肪中的有机氯农药也会释放到血液中，使鱼中毒死亡。

2. 有机磷农药

有机磷农药为有机磷酸酯类化合物，是一类高效、经济的常用杀虫杀螨剂，在世界各国广泛应用于农业生产。常见的有机磷农药有马拉硫磷、敌百虫、草甘膦、久效磷、乐果和敌敌畏等，它们的利用效率较低，只有 20% 的有效成分能够产生作用，其余 80% 则全部进入环境中。鱼类对水体中残留的有机磷农药较为敏感，引起鱼类产生多种疾病甚至死亡。当有机磷农药被摄入鱼体后，在肝脏内会转化为毒性更强的物质，如对硫磷转化为对氧磷，马拉硫磷转化为马拉氧磷。

有机磷农药的主要毒性机制是抑制乙酰胆碱酯酶，使其失去水解乙酰胆碱的能力，造成胆碱能神经末梢释放的乙酰胆碱大量蓄积，使乙酰胆碱酶的毒蕈碱受体（M 受体）和烟碱能受体（N 受体）处于兴奋状态，产生毒蕈碱样和烟碱样作用及中枢神经系统症状，进而导致鱼类患病，甚至死亡。高浓度有机磷农药中毒的鱼类开始时可能出现急躁不安，有狂游冲撞等现象，然后游泳不稳定，呼吸困难，最后痉挛麻痹、失去平衡，直至昏迷致死。此外常伴有黏液增加和体色变黑等症状。有机磷农药也可以通过神经系统的介导来影响激素的稳态，如马拉硫磷可扰乱甲状腺激素的稳态。有机磷农药也可通过影响卵巢中类固醇激素合成途径的芳构化作用，或通过影响性成熟雌鱼的胆固醇含量而直接影响性激素的合成。

有机磷农药对鱼类的肝脏组织具有很强的破坏作用。较轻的损伤表现为部分细胞膨胀、细胞核固缩，而较严重时肝细胞典型形态消失，细胞发生膜的破裂和融合，部分细胞坏死，核膜破裂溶解。此外，当鱼类暴露于有机磷农药中时，由于肾组织的损伤，会促使红细胞生成素的活性发生改变，导致红细胞数量减少，体积增大，红细胞比容降低，血红蛋白含量较低。

有机磷农药对鱼鳃细胞超显微结构的影响主要表现为鳃上皮细胞坏死和破裂以及鳃的防御反应失常。鳃的防御反应包括黏液细胞分泌大量黏液，氯细胞增殖，鳃小片上皮细胞脱离基膜并出现水肿，鳃小片血管内出现血细胞淤积，毛细血管管腔膨胀及白细胞浸出。超微结构变化包括鳃小片上皮细胞之间的紧密连接受损，与支持细胞之间的毛细血管管腔增大，氯细胞与基膜间隙增大，线粒体嵴局部溶解。在扫描电镜下可观察到黏液细胞开口增加并变大，鳃小片上皮出现许多裂隙、隆起和凹陷。

3. 菊酯类农药

菊酯类农药于 20 世纪 80 年代在农药市场上出现，凭借高效、低残留等诸多优点，在农、林、渔、副等行业广泛应用。研究表明，菊酯类农药对哺乳动物的毒性并不明显，但当其进入水体会对鱼类等水生生物造成毒害作用。

菊酯类杀虫剂通过干扰钠泵来延长神经膜动作电位的去极化期，增强脊髓中间神经元和周围神经的兴奋性。同时抑制脑突触体膜上的 ATP 酶，引起脑乙酰胆碱酶活性抑制，使突触后膜上的乙酰胆碱等神经递质大量聚集，因而是一种典型的神经毒剂。当鱼类暴露于菊酯类农药后，起初会无规律地兴奋游动，之后会渐渐失去平衡，在水中上下翻动，嘴不时开合张大，表现出呼吸困难的现象，逐渐沉至水底死亡。菊酯类杀虫剂可对鱼类引起一系列的组织病变，如腮小叶增生膨胀、上皮细胞坏死脱落和黏液分泌增多等现象，从而影响鳃的呼吸、分泌和排泄功能，对鱼体的离子代谢和渗透调节也有一定影响。此外，菊酯类农药还会与鱼体内的睾丸激素发生竞争，干扰鱼类内分泌系统的生理代谢功能。

三、药物及个人护理品

药物及个人护理品（pharmaceuticals and personal care products，PPCPs）是一大类高产量有机化学物质的总称，主要包括两大类：一类是药物，包括消炎止痛药、抗菌药、抗生素、抗癌药和咖啡因等；另一类是个人护理品，包括香料、化妆品、香皂和洗发水等。在生产和使用过程中 PPCPs 会不可避免地排放到环境中，水体是该类污染物在环境中迁移转化的重要介质，水中 PPCPs 具有较高的检出率，且生物活性复杂。PPCPs 在水体中可通过迁移、吸附、沉降等作用及食物链，对不同种类水生生物的生长、发育及生殖产生影响。

一些 PPCPs 特别是类固醇激素，能够干扰鱼类的生长、性别分化、性成熟以及配子发生等生命活动，造成生殖系统结构异常和功能缺陷，甚至影响子代的生命质量。PPCPs 的胚胎发育毒性主要表现为引起孵化率降低、幼鱼活动状态异常，以及胚胎畸形，包括出血、凝血、脊柱侧弯、尾部弯曲、心包水肿等。除了引起生殖发育毒性，PPCPs 还能干扰鱼类神经内分泌功能，以及扰动鱼类体内微生物菌群生态平衡。部分 PPCPs 可引起鱼体不同组织和器官出现氧化损伤、细胞氧化应激效应及 DNA 损伤。抗抑郁作用的药物氟西汀（Fluoxetine）在低浓度下可导致黑头呆鱼异常的捕食行为异常，抑制雄鱼求偶行为，高浓度氟西汀可导致黑头呆鱼攻击行为频繁，造成雌鱼受伤或死亡，影响产卵量。

三氯生是一种广谱抗菌剂，被广泛应用于肥皂、牙膏等日用化学品之中。环境浓度的三氯生可引起鱼体自身的氧化应激损伤，扰乱鱼类体内微生物菌群生态平衡，从而影响鱼类的正常代谢。三氯生可增加泥鳅红细胞微核率。布洛芬可诱导鲤鱼和黄颡鱼发生氧化损伤、使肝脏丙二醛含量增多。

四、纳米材料

纳米材料是指三维空间中至少有一维的直径小于 100 nm 的微小体系，其尺度已接近光的波长，广泛应用于电子、医学及日用消费产品等领域。纳米材料可经由吸收、渗透和血液循环进入鱼体内组织器官中，对鱼类产生毒性作用。

水体中的纳米颗粒进入胚胎绒毛膜，堵塞囊孔，阻碍营养物质通过绒毛膜孔的正常运输，导致胚胎发育过程中养料供应不足，影响胚胎发育。纳米颗粒导致胚胎孵化酶分泌异常和诱发组织缺氧，也会使胚胎发育畸形或死亡。同时，纳米颗粒聚集在细胞膜上，造成膜脂质过氧化和渗透功能改变，使卵膜脆性减弱，影响胚体的扭动，改变胚胎的孵化时间和孵化率。

鱼体行为是评价纳米材料毒性效应的敏感指标。金属纳米材料（纳米 Cu、Ag 和 TiO_2）

会影响鱼的反捕食行为反应及侧线系统行为。纳米材料还会对鱼体产生呼吸毒性，碳纳米管水溶液可对虹鳟鱼呼吸系统产生毒性，加快呼吸速率，1～2周持续暴露后可引起心血管系统缺陷，最终导致死亡。粒径为 80 nm 的纳米铜会导致斑马鱼发育过程中鳃部损伤。纳米银可导致斑马鱼胚胎细胞凋亡，抑制成年斑马鱼鳃部 Na^+/K^+-ATP 酶和红细胞乙酰胆碱酯酶的活性，干扰正常的离子调节和神经调节，诱导应激反应。纳米 ZnO 可造成斑马鱼肠组织结构发生变化，杯状细胞增多并伴有肿胀变形的现象，淋巴细胞增多，固有层细胞出现细胞空泡化，肠细胞凋亡，肠绒毛结构受到破坏。另外处于悬浮液状态的 ZnO 进入鱼体内，随着体内循环系统进入肝脏，破坏肝脏的氧化酶和抗氧化酶系统，可对鱼体的肝组织造成明显的过氧化损伤。

五、多溴联苯醚

多溴联苯醚（polybrominated diphenyl esters，PBDEs）是一种重要的有机卤素化合物，按所含溴原子分类，有 209 种同系物。PBDEs 作为一种阻燃剂，广泛应用于石油、纺织品、塑料制品、建筑材料、交通设备和电子产品中。PBDEs 生产过程、钢铁冶炼、垃圾焚烧以及电器设备生产使用等都在向水体中不断释放大量 PBDEs。PBDEs 具有强亲脂性（log K_{ow} 为 5.9～10）和生物累积性，鱼肠道吸收率很高，易蓄积于生物体内的脂肪和蛋白质中。

水生生物体内 PBDEs 主要以 BDE-47、BDE-99、BDE-100、BDE-153、BDE-154 为主，其中以 BDE-47 最高，一般占 PBDEs 总量 50% 以上。体内和体外鱼体暴露试验研究发现，低溴 PBDEs（如 BDE-47、BDE-99 和 BDE-153 等）通过饮食途径易被生物体吸收，而高溴 PBDEs（如 BDE-209）很难被生物体吸收和富集，因此野生鱼体中很少检测到 BDE-209。但 BDE-209 可通过长期暴露而在鱼体内富集。

PBDEs 在鱼体内经代谢转化形成低溴代联苯醚、羟基 PBDEs（OH-PBDEs）和甲氧基 PBDEs（MeO-PBDEs），其毒性比母体化合物更强。PBDEs 在鱼体内的主要代谢途径是还原性脱溴，使高溴 PBDEs 转化成低溴 PBDEs。PBDEs 经羟基化作用形成 OH-PBDEs。MeO-PBDEs 作为 PBDEs 另一种常见的代谢产物，可能是通过 OH-PBDEs 在脊椎动物肝脏或肠中经微生物甲基化作用而来，或者直接由沉积物中转化作用而来。PBDEs 母体化合物的内分泌干扰活性较小，主要是 PBDEs 代谢物产生的影响，特别是羟基化代谢物引起较严重的内分泌干扰作用。

由于 PBDEs 特别是 OH-PBDEs 的结构与甲状腺激素（triiodothyronine，T3；thyroxine，T4）非常相似，它们能够与 T3、T4 竞争性结合转甲状腺素蛋白、甲状腺素结合球蛋白、甲状腺激素转运蛋白和甲状腺激素受体，从而干扰甲状腺激素的体内平衡和功能。除啮齿类外，PBDEs 也能干扰鱼类的甲状腺激素代谢，使鱼血浆 T3、T4 水平降低。下丘脑—垂体—甲状腺轴（HPT 轴）调控甲状腺激素的合成、运输和结合等一系列过程。PBDEs 可干扰 HPT 轴上一系列基因的表达水平，进而从多个层面上干扰甲状腺激素体内稳态。

PBDEs 的发育神经毒性是其毒理学研究的关注热点。大量研究表明 PBDEs 及其衍生物能够诱导啮齿类发育神经毒性，引起大脑结构和功能的改变，最终导致行为学效应。同样，某些 PBDEs 同系物也能够影响鱼类早期中枢神经系统的发育，抑制斑马鱼幼鱼初级和次级运动神经元轴突的生长，引起大脑结构和功能改变，损伤神经管和脑室中脑髓液的流速。PBDEs 可导致幼鱼死亡、畸形、心脏毒性和行为异常等毒性效应。PBDEs 可干扰鱼类的视觉感知，导致其出现运动行为迟钝现象。BDE47、BDE-71 可影响斑马鱼的胆碱能神经信号传递和神经元发育等。

六、全氟和多氟化合物

全氟和多氟化合物（poly-and perfluorinated substances，PFASs）是一类新型有机污染物。PFASs 具有疏油疏水的特性，作为表面活性剂和表面处理剂广泛应用于服装、地毯、皮革、纸质包装、洗发香波、农药和泡沫灭火剂等消费品和工业领域。环境中存在的全氟化合物主要有全氟羧酸类、全氟磺酸类、全氟酰胺类及全氟调聚醇等，其中全氟辛烷磺酸（PFOS）和全氟辛酸（PFOA）是最典型的两种全氟化合物。

由于 C—F 共价键具有极高化学键能，因此这类化合物普遍具有很高的稳定性，难以被光解、水解和生物降解，随食物链的传递在生物机体内富集和放大。PFASs 不同于典型的疏水性有机污染物，不易于在脂肪中累积。由于 PFASs 与肝脏脂肪酸结合蛋白和血清白蛋白具有较强的亲和力，因而易于在肝脏、血清和其他血流量较大的组织器官中累积。鱼类对 PFASs 富集能力较强，因此捕食鱼类的生物体内 PFASs 浓度也较高。水产品是人体内 PFASs 的重要来源，全球范围内多个地区的流行病学调查发现鱼类摄入量与人血清 PFASs 浓度成正相关关系。

肝脏是 PFASs 的重要靶器官，引起肝脏重量增加和肝细胞肥大。PFOS 和 PFOA 可诱导鱼肝脏内产生活性氧，诱导抗氧化反应，导致氧化损伤，如脂质过氧化和 DNA 损伤等。PFOS 暴露可干扰斑马鱼肝脏的脂肪酸代谢，从而影响脂质合成、β 氧化的脂肪酸含量及低密度或高密度脂蛋白的含量。PFOA 可影响脂肪酸的代谢、类固醇合成以及脂质转运过程，严重可导致肿瘤发生。

PFASs 可通过干扰鱼类内分泌系统影响鱼类的生殖、生长和发育。PFOA 和 PFOS 暴露可致黑头呆鱼血清中雌二醇水平升高，睾酮浓度降低，芳香化酶活性降低。PFOA 暴露导致稀有鉤鲫肝脏卵黄蛋白原显著升高，并在雄鱼出现雌雄同体现象。PFOS 和 PFOA 可引起鱼胚胎原肠发育异常、心率减慢、心包膜水肿、脊柱弯曲、孵化率降低、畸形率升高等胚胎毒性。PFOS 使雄鱼出现雌性化现象，改变了正常的性别比例，对种群的繁殖产生不利影响。PFOS 影响甲状腺激素代谢相关基因的表达，干扰鱼体内甲状腺激素含量。低浓度 PFOS 引起斑马鱼幼鱼在黑暗环境中游动速度更快，高浓度 PFOS 使斑马鱼出现不规律的自发运动模式和持续性多动症。

第四节　鱼类生态毒理学研究方法

鱼类生态毒理学研究方法已被广泛应用于评估环境污染物的水生态环境安全性。鱼类生态毒性数据可为生态风险评估与风险管理提供科学依据。一些鱼种特别是小型淡水鱼类（如斑马鱼、青鳉、稀有鮈鲫等）具有易获得、易培育、生长繁殖周期短等特点，已被广泛用作模式实验动物对环境污染物的生态毒理效应及其发生机理进行试验研究，为生态毒理学特别是鱼类生态毒理学的发展起到重要作用。

一、常用鱼类模式生物

为了提高生态风险评估的可靠性，选用具有代表性的鱼种作模式生物对环境污染物的毒性进行测定和研究，以获得准确的生态毒性数据是非常必要的。对于代表性鱼种的筛选标准主要包括：①分布广泛、普遍可用及有足够背景信息的鱼类；②敏感度和行为历史已知；③首先考虑土著和有代表性的鱼类；④容易进行实验室培育和养护。目前，斑马鱼（*Danio rerio*）、黑头呆鱼（*Pimephales promelas*）、食蚊鱼（*Gambusia affinis*）、孔雀鱼（*Poecilia reticulata*）和日本青鳉（*Oryzias latipes*），是国际公认的淡水生态毒理学研究模型。与淡水鱼模型相比，海水鱼模型的研究相对滞后。

斑马鱼最常用于生态毒理学测试，是小型热带鱼类，在遗传学控制、微生物学控制、环境控制、营养学控制等方面的相关标准化工作已经取得了诸多进展，其转基因品种在环境监测方面也有应用，如用于调查水污染状况或用于特定污染物的检测等。此外，斑马鱼也可作为发育生物学研究的模式动物，对于斑马鱼的发育、生理、神经和内分泌系统等方面已有极为丰富的研究积累。日本青鳉鱼是起源于亚洲的淡水鱼类，主要见于日本、韩国和中国东部，常用于淡水生态毒理学研究；而海洋青鳉鱼（*Oryzias melastigma* 或 *Oryzias dancena*）可作为海洋毒理学研究的鱼类模型。

常用鱼类模式生物

此外，由于稀有鮈鲫性成熟时间短、繁殖季节长、产卵量较大，可常年人工繁殖，而且生物学特征研究已较为系统，作为中国本土生物在水生毒性测试中被推荐使用。首个以稀有鮈鲫为标准供试生物的国家标准《化学品稀有鮈鲫急性毒性试验》（GB/T 29763—2013）已经在我国发布实施。

二、一般毒性试验

1. 急性毒性试验

鱼类急性毒性试验主要是为了评估环境污染物对鱼类急性毒性的大小，主要检测环境污染物暴露 48 h 或 96 h 的累积死亡率，估计致受试鱼种 50%死亡的化学物暴露浓度，即半数致死浓度（LC_{50}），常根据 LC_{50} 值进行化学污染物急性毒性的分级。实验期间应观察受试鱼状况，当无肉眼可见的活动时（鳃的扇动、触碰尾柄无反应等），可判定鱼死亡。同时应观察和记录受试鱼异常行为，如鱼体侧翻、色素沉积和游泳能力减弱等。

由于动物福利法规对采用脊椎动物作为实验材料提出了越来越严格的限制，要求科学研究遵从动物实验"3R"原则 [替代（replacement）、减少（reduction）和优化（refinement）]，即尽可能地减少脊椎动物的使用，大力开发和验证可替代整体生物的试验方法（如用细胞、组织、胚胎代替）及优化试验设计以尽量减少实验生物的应用。目前首选鱼类胚胎的短期毒性效应作为鱼类急性毒性测试潜在的替代试验方法。

2. 慢性毒性试验

慢性毒性试验是将实验鱼种长期暴露于受试化学污染物中，观察鱼类在整个生命周期或生命周期重要阶段的毒理反应，确定受试化学污染物观察到的最低有害作用剂量（LOAEL）、未观察到有害作用剂量（NOAEL）以及毒作用的靶器官或敏感器官。

鱼类慢性毒性试验暴露时间为 6～12 个月甚至更长，观察鱼类从出生、生长到性成熟并产卵的整个生命周期中产卵数、孵化率、幼体成活率、生长速度、游动行为、体长、体重及污染物对后代的影响等。由于慢性毒性试验周期长，所以常采用鱼类胚胎进行此类试验。

3. 行为学研究

当水质发生变化时，鱼类在环境的胁迫作用下会发生应激反应，其活动将发生一系列变化。因此，通过观察分析鱼类行为的变化可以对水质进行监测预警。鱼类行为研究方法可以确定外来污染物对中枢神经功能、心理和行为的影响。鱼类的诸多行为，例如，归巢行为、食物定位、配偶选择以及避敌行为等，可以反映环境因素变化引起的鱼类生理习性和健康状态的异常变化。

三、致突变、致癌变、致畸变试验

环境致突变、致癌物作用于鱼类时，往往对 DNA 分子造成损伤，引起基因或细胞突变，进一步可使鱼体发生癌变或畸变。一些环境化合物作用于鱼类，可引起染色体数量或结构发生异常，如造成染色体断裂、缺失、易位、染色体断片再连接等染色体畸变。因此，鱼类生物致突变试验可以探索受试化合物是否有致突变、致癌变作用，是否能引起鱼类生殖发育异常而导致子代畸变的发生。目前常用单细胞凝胶电泳试验检测鱼肝细胞或外周血细胞 DNA 损伤，及观察染色体畸变、微核形成以及核异常率（核凸起、核透明、核偏位等）等。

彗星试验与微核图

此外，为了探讨环境污染物的发育毒性，还观察受试鱼种在生长发育过程中是否出现畸形、何种畸形、出现畸形的时间和主要器官等，确定受试化合物是否具有生殖发育毒性，并确定其最大无作用剂量和最小有作用剂量。

四、生物富集和生物放大

鱼类作为水环境的重要生物成员及人类的主要食物之一，研究鱼类对水环境污染物的生物富集和生物放大具有重要意义。可通过对水生食物链中不同营养级生物的生物富集系数（BCF）进行比较，判断化学物是否具有生物放大作用。近年来发展的稳定同位素法，对于确定食物链不同水生生物的营养级别具有很多优点，弥补了传统生态学调查分析方法的不足（详见第三章）。但是，为了准确确定鱼类营养级地位，稳定同位素法还应当与经典生态学方法结合进行，如与野外调查结合进行等。

五、生物化学与分子生态毒理学研究

鱼类受到环境污染物胁迫时，其生物大分子如 DNA、酶和蛋白质等会受到损伤或变化，这类生物化学与分子生态毒理学变化往往可以作为敏感的生态标志物。一些酶活性的变化可揭示环境污染物的非特异性毒性作用，例如，鱼血清中的谷丙转氨酶，可作为鱼类的肝脏损伤信号。同时，环境污染物胁迫下酶活性的变化，有的也可以作为一类特定污染物质的标志物，例如，有机磷农药对鱼体内乙酰胆碱酯酶具有抑制作用，因此乙酰胆碱酯酶可用作此类化学物污染水平以及对鱼类生物的损害水平的标志物。

有些环境污染物会对鱼体内的蛋白质和其他生物大分子合成产生抑制作用，例如，斑

马鱼暴露于双酚 A 时，能抑制其雄激素受体，使雄激素作用降低，导致产卵量下降。有些环境污染物能诱导鱼体内特定蛋白质的合成，如应激蛋白、金属硫蛋白等。这些敏感生化指标既可指示鱼体的健康状况，又可揭示受试化学物的环境污染程度。

随着生物学新技术的发展和渗透，在鱼类生态毒理学研究中大量分子生物学方法被采用，单克隆抗体、PCR 技术、基因表达、基因测序等研究技术已被广泛采用。近年来发展的组学技术，如基因组学、毒理组学、蛋白质组学、代谢组学等已在鱼类生态毒理学研究中得到应用，对于鱼类生态毒理学研究向微观方向的发展将起到重要作用。

六、野外调查研究

实验室环境因素单一，而自然生态系统中环境多变，影响因素颇多，因此实验室研究不能代替野外调查研究。通过野外采集的鱼类样本，监测水体污染物对水生态系统的危害作用，更切合实际而更具有环境现实意义。为了研究环境污染物在自然生态系统中的毒理学作用，水生微宇宙、中宇宙生态试验系统（见实验二十一、实验二十二）已经在鱼类生态毒理学研究中得到广泛应用。

第五节　两栖类动物生态毒理学

一、概述

两栖类是最先由水生过渡到陆生的脊椎动物，虽已具备登陆的身体结构，但是繁殖和幼体发育仍必须在淡水中进行。其幼体形态似鱼，用鳃呼吸，有侧线，依靠尾鳍游泳，发育中须经变态（metamorphosis）才能上陆生活。两栖动物与人类经济生活密不可分：绝大多数蛙蟾类生活在农田、耕地、森林和草地，捕食的对象中以严重危害作物的昆虫所占比例较高，并且常常是许多食虫鸟类在白天无法啄食到的害虫或毒蛾等，因而是害虫的重要天敌之一。

两栖类作为世界动物资源的重要组成部分，在农林牧业的生产和维护自然生态平衡中起重要作用。现存的两栖类动物有蚓螈目、蝾螈目和蛙形目等。我国两栖动物共 408 种，其中特有物种 272 种，是生物多样性的重要组成部分。但由于人类过度开发自然资源、两栖动物栖息地遭到破坏、环境污染加剧以及气候变化等诸多原因，两栖动物多样性受到严重威胁。近几十年来，全球范围内的两栖动物种群出现显著的衰退现象，并超出其自然波动的范围。据报道，全世界两栖动物种群中有 200 多个出现了种群衰退现象，其中 32 个

两栖类动物分类图

种群已经灭绝。自 20 世纪 50 年代,全世界两栖类种群数量下降约 50%;1960—1966 年,年下降幅度达 15%;1966—1997 年,年下降幅度为 2%。同时,从全球两栖动物评估组（GAA）的评估资料看,全球两栖动物种群有将近 32.3%受到威胁,共 1 856 种,与鸟类（12%）和哺乳类（23%）受到的威胁相比较,两栖类种群衰退更严重,这也将对其他生物产生重要影响。

二、对环境污染物的吸收、分布和代谢

两栖动物与外界的物质和能量交换主要借由皮肤、呼吸、消化、循环和排泄系统来完成。

两栖动物的呼吸器官较为特殊,其幼体与鱼类类似,靠鳃呼吸。经变态发育后,成体的呼吸器官是肺和皮肤,皮肤呼吸是两栖类冬眠时的主要呼吸方式,因此两栖类的皮肤需要经常保持湿润状态。

两栖动物的消化系统由消化道和消化腺组成。消化道包括口、口咽腔、食道、胃、小肠、大肠、泄殖腔和泄殖腔孔。口腔结构较为复杂,舌由舌肌和舌骨构成,蛙蟾类的舌根附着于下颌前部,舌尖游离能迅速翻出口外捕捉昆虫为食。胃壁蠕动可将食物碾碎,胃液能对食物进行初步的消化。小肠的主要功能是消化食物和吸收营养,大肠除吸收水外还能聚集不消化的食物,使之随后通入泄殖腔,并通过泄殖腔孔排出体外。两栖动物的消化腺主要包括肝脏和胰脏,肝脏分泌胆汁,胰脏分泌胰液,胰液与胆汁混合进入十二指肠进一步消化来自胃部的食物。胰脏不但是一个重要的消化腺,还是一个重要的内分泌腺。

两栖动物的循环系统包括血液循环系统和淋巴循环系统。淋巴循环系统包括淋巴管、淋巴腔和淋巴心等结构,几乎遍布皮下组织,作用是将养料运至组织细胞间,将组织中产生的废物运回静脉。两栖动物的淋巴心发达,蛙蟾类有淋巴心 2 对,蝾螈类约有 16 对,蚓螈类的淋巴心多达百余对。淋巴腔由淋巴管膨大所成,蛙类皮下淋巴腔最为发达。

两栖动物的排泄器官包括肾脏、皮肤和肺等,但肾脏最为重要,大量的尿液都是在肾内滤出。肾小球的过滤机能强,每天从血液中滤出的水分可达动物自身体重的 30%,因而对于水栖种类维持动物体的内环境恒定具有十分重要的意义。肾脏除了泌尿功能外,还有调节体内水分和维持渗透压的作用。

三、环境污染物的生态毒理学效应

　　两栖动物是水生态系统中重要的一个类群，由于其独特的生活史周期（既有水生生活阶段又有陆地生活阶段）和生理学特性，对环境变化极为敏感。两栖类一般生活在潮湿的环境中，它们的繁殖活动与变态发育都要在有水的环境中进行，变态之后也生活在近水或者潮湿的地方。同时，两栖动物的皮肤裸露富含腺体，渗透性很强，而两栖动物的脂肪体对化学污染物的累积作用明显，使其对环境污染物特别敏感，即使在极低浓度作用下也能很快表现出毒害症状。随着水生态环境的恶化和生存空间的减少，两栖类面临着巨大的生存压力，环境污染引起的两栖类动物畸形、免疫能力下降及性别紊乱等生态毒理效应常有报道。两栖动物为体外受精和体外发育，胚胎和幼体直接暴露在环境中很容易受到有毒环境污染物的损伤，因此两栖动物被公认是一类很好地反映环境污染的前哨动物。例如，美洲蟾蜍（*Bufo americanus*）、绿蛙（*Rana clamitans*）、拟蝗蛙（*Pseudacris triseriata*）和豹蛙（*R. pipiens*）对硝酸盐类的污染比较敏感；豹蛙蝌蚪对杀虫剂拟除虫菊酯比较敏感；绿蟾蜍蝌蚪对重金属离子比较敏感等。

　　水体污染对两栖动物形态的危害主要表现在：①躯体收缩，呈"S"形；②尾弯曲，尾肌萎缩；③口和鼻孔大张；④眼睛凸出；⑤皮肤表面出现许多泡状瘤，色素部分脱落或完全脱落，皮肤透明等；⑥头部膨大；⑦体重减轻等。

　　两栖动物的胚胎期几乎涉及所有器官发育过程，因此在这段时间若受到不利环境因素的干扰，就会对胚胎产生不利影响，从而危害幼体发育。两栖类发育毒性主要有四种表现：①发育中的机体死亡；②形态异常；③生长迟缓；④器官或系统的功能缺陷。1994年和1995年，美国明尼苏达州畸形蛙数量不断增加，1996年，在此州有6个种消失。美国佛蒙特州自然资源局调查得出在尚普兰湖区，290只豹蛙中平均畸形率高达13.1%，其中大部分是后肢缺失，占比57%，其次是后肢短小，占11.2%。目前的研究提示环境中的一些有毒物质或活性物质显著增加了两栖动物死亡或发育畸形事件发生的概率。

　　两栖动物的性腺分化和发育由基因型决定，在正常生态环境下不会出现两性表型。但在性别分化的早期，两栖动物的性腺发育对雌激素十分敏感，一定剂量和时间的作用能将基因雄性逆转成表型雌性，诱导出两性畸形。除性腺发育外，第二性特征喉管的发育也能受到具有性激素活性的内分泌干扰物的影响。目前已发现近30种两栖动物能被雌/雄激素诱导发生性逆转，其中包括非洲爪蟾。与鱼相似，在田间和实验室中均观察到了以睾丸卵母细胞和雌雄兼性为特征的雄性青蛙的雌性化现象。一项对博物馆标本的回顾性分析表明，雌雄兼性与有机氯化学品的使用之间存在关联。阿特拉津又称莠去津，是世界上最常用的除草剂之一，极低的环境相关浓度即可诱导两栖动物雄性青蛙的去雄性化。除了阿特拉津，在田间和实验室已观察到其他环境内分泌干扰物对几种两栖动物的性别分化也有严重影响。

环境污染物对两栖动物还表现出其他的亚致死效应，如多环芳烃暴露可导致蝾螈（*Ambystoma tigrinum*）体内芳烃羟化酶（AHH）高表达。AHH 是一种微粒体混合功能氧化酶，高 AHH 水平通常与自发性癌症的高发相关。1970 年，某受污染场地的 2 430 只蝾螈中仅有一只表现出明显的组织异常增殖；到 1971 年，大约 25%发生组织异常增殖；到 1974 年这个数字增加到 40%，并且至少有 10%的蝾螈在第二年发生癌症。其中，高侵袭性和恶性黑色素瘤的发生率每年达 1.0%。

四、两栖类动物生态毒理学研究方法

1．两栖类模式生物与标准化试验

在所有的两栖动物中，非洲爪蟾因饲养条件简单、繁殖快速和观察方便等原因，适合作为生态毒理学研究的模式动物。南非爪蟾（*Xenopus laevis*）已作为实验动物广泛应用于标准化试验，例如，非洲爪蟾胚胎致畸试验（frog embryo teratogenesis assay‐*Xenopus*，FETAX）。FETAX 是一种对化学品发育毒性的快速检测方法，主要检测指标包括：半数致死浓度（LC_{50}）、半数效应浓度（EC_{50}）、致畸因子（TI）和最小抑制生长浓度（MCIG）等。非洲爪蟾还可被用于对化学品甲状腺干扰效应的测试（xenopus metamorphosis assay，XEMA），检测指标包括体长、后肢发育、甲状腺组织等的形态学变化及甲状腺激素和促甲状腺激素等激素水平变化、甲状腺相关基因表达的变化等。

2．两栖类生态毒理学研究特点

实验动物的死亡率和生长是常用的毒性测试终点，对两栖动物而言，更具特异性的终点包括幼虫期持续时间、变态发育期幼虫的大小以及暴露于环境污染物后的表现和行为，如游泳速度、躲避捕食者的能力、一般活动水平和喂食时间等。在实验室进行的两栖动物毒性测试分为胚胎（embryo）和幼虫（larval）阶段、变态发育（metamorphs）阶段、幼体（juveniles）阶段和性成熟成体（sexually mature adults）阶段。在上述各阶段中，胚胎和幼虫最常用于评估环境污染物的影响，因为早期生命阶段更具有敏感性。

3．两栖类动物生物标志物及其研究

两栖类生态毒理学研究除了由于它的变态发育、水陆两栖等特点而在试验设计和观察终点有其特殊性之外，在试验操作方面多为常见毒理学方法。但是，由于两栖类动物对环境污染的高度敏感性，所以对其生物标志物的研究较多，主要在以下几个方面：

（1）混合功能氧化酶（mixed function oxidases，MFOs）

MFOs 对几乎所有的外源化学物均有反应，例如，多环芳烃（PAHs）可以显著地诱导

细胞色素 P450（Cyt P450）的亚型-CYP1A，通常来讲 CYP1A 活性的诱导与致突变的代谢产物的增加、DNA 损伤有关。芳香酶同样属于 Cyt P450 家族，它参与雄激素前体向雌激素的转化。一些内分泌干扰物如除草剂阿特拉津，是通过诱导芳香酶而作为青蛙幼虫的雌性化剂。

（2）内分泌干扰

芳香酶活性、睾酮水平和雌激素受体调节的卵黄蛋白原是常用的雌激素干扰的生物标志物，并且已经开发了用于生态毒理学研究的两栖动物（非洲爪蟾）卵黄蛋白原测定的特异性抗体。两栖动物卵黄蛋白原和性类固醇受体蛋白作为内分泌干扰的生物标志物，在野外研究中也具有很好的相关性。尽管如此，其他对两栖动物变态发育至关重要的激素系，如甲状腺和类固醇皮质激素，可否作为评估内分泌干扰物的潜在生物标志物，尚需进一步研究。

（3）酯酶的抑制与恢复

乙酰胆碱酯酶（AChE）是有机磷农药和氨基甲酸酯类农药的主要靶标，其他外源化学污染物（如有机氯农药）和一些重金属也可能影响这种酶。其他酯酶［如丁酰胆碱酯酶（BChE）和羧基酯酶（CE）］也是有机磷农药和氨基甲酸酯的公认的生物标志物。在早期胚胎发育过程中，AChE 和 BChE 对脑发育具有一定的作用，抑制 AChE 会引起胚胎畸形。CE 可通过催化对酯类杀虫剂的水解反应而起到解毒作用。与 AChE 一起，CE 被认为是评估两栖动物暴露和恢复的良好生物标志物。

（4）还原型谷胱甘肽（GSH）和抗氧化酶

GSH 是氧化应激的敏感生物标志物，作为辅助因子和几种酶的底物参与清除活性氧种类（ROS）维持氧化还原状态。ROS 产生和氧化应激是许多外源化学物代谢过程中引起的常见效应。也可将抗氧化酶和 GSH 与 AChE 作为生物标志物联合使用来评估环境污染物对两栖动物和其他水生生物的暴露。

（5）金属硫蛋白与金属相关反应

蛙蟾类暴露于重金属后可诱导金属硫蛋白的产生，并且其水平与暴露浓度和暴露持续时间成比例，在某些情况下可高达对照值的 600 倍。因此，这些低分子量蛋白质是重金属暴露的灵敏的生物标志物。

思考题

1. 试论水环境污染对鱼类的危害与防护对策。
2. 举例说明水体重金属和有机污染物对鱼类的生态毒理学作用。
3. 目前常用的鱼类模式生物有哪些？为什么要选择这些鱼种作为模式生物？

4. 鱼类分子生态毒理学研究的前景如何？

5. 为什么两栖类动物对环境污染物的暴露很敏感？

6. 两栖类动物生物标志物研究现状与前景如何？

7. 讨论运用微宇宙、中宇宙方法对鱼类生态毒理学进行研究的路线与方法。

蚯蚓的形态结构及生态毒理学研究

教案及参考文献

第十三章　昆虫生态毒理学

昆虫生态毒理学（insect ecotoxicology）是研究有毒有害因素，特别是环境化学污染物对昆虫的毒性作用及其机理的科学，它是生态毒理学的重要组成部分。昆虫是自然界最大的动物类群，昆虫的存在和活动对人类和生态环境有重要意义。大多数昆虫对人类和生态环境是有益的，它们对生态平衡和人类的发展具有重要作用，然而也有一些昆虫包括农作物害虫和医学媒介害虫，可对生态环境和人类健康产生严重影响。学习昆虫生态毒理学有助于保护有益昆虫，科学地控制害虫，维持自然界昆虫生物多样性，为保护生态系统健康、稳定的发展提供科学依据和措施。

第一节　概　论

一、昆虫的生态学地位

昆虫在分类学上属于动物界、节肢动物门、六足总纲、昆虫纲生物类群，在长期的演化过程中形成了种类多、数量大、繁殖力强和分布广的特点。昆虫具有庞大的种类和种群数量，是组成全球生物多样性的主要类群。据估计，昆虫多达 1 000 万种，约占世界动物种类的 80%，占全球生物多样性的 1/2，是地球上最大的生物资源库。目前已命名的昆虫达 100 万种左右，占动物界已知种类的 2/3。按目前通用的分类系统，昆虫纲分为 29 个目，其中包括不完全变态昆虫（如蜻蜓、蝗虫、蚜虫等）、完全变态昆虫（如蝴蝶、蜜蜂、家蝇等）。昆虫的分布非常广泛，凡有生命存在的地方便有其生存踪迹。化石资料显示，有翅昆虫的存在历史至少长达 4 亿年，在漫长的进化历程中适应了各种自然环境。昆虫不仅种类多样，而且种群数量庞大。例如，非洲沙漠蝗（*Schistocerca gregaria*）有的一个蝗群中的个体数就可达 7 亿～20 亿只，在一个蚂蚁种群中的个体数目有的可达 50 万只。

不同种类的昆虫在生态系统中往往处于不同的营养级，在其生态位中发挥着多种作用。我国昆虫种类约占世界昆虫资源的 1/10，根据昆虫对自然界和人类生产生活的作用将昆虫分为益虫和害虫。有些昆虫在采集食物过程中可以为植物授粉，间接为生态系统和农业服务，如蜂类和蝶类。有些昆虫在取食过程中对草地森林中的其他动物排泄物进行分解，如甲虫和白蚁在加速地表有机物质分解、促进物质和能量循环、净化地表环境、增加土壤肥力等方面发挥着重要作用。有些昆虫能够通过寄生或捕食其他有害生物，在农林牧区控制着害虫的发生和蔓延，称为天敌昆虫，如蜻蜓、螳螂、赤眼蜂、步甲、瓢虫、寄生蜂和寄生蝇等。

天敌昆虫是生态系统中食物链的重要组成部分，可有效控制害虫种群数量，抑制害虫的泛滥和肆虐，保持生态系统平衡和多样性。天敌昆虫在自然界数量巨大，根据食性和生活方式的不同，可分为寄生性和捕食性天敌。天敌昆虫在自然生态环境中有着独特作用和地位，如赤眼蜂对玉米螟（*Ostrinia furnacalis*）、松毛虫（*Dendrolimus houi*）以及平腹小蜂（*Anastatus japonicus*）对荔枝蝽象（*Tessaratoma papillosa*）等害虫的防治，经济、高效。一般来说，在农田生态系统中天敌对害虫的控制作用在50%以上。目前具有产业开发价值的天敌昆虫约有近200种，赤眼蜂、平腹小蜂和瓢虫等昆虫是农田最常见的天敌昆虫。在自然界，天敌昆虫凭借嗅觉感受器对寄主植物或昆虫的特异性气味进行识别，从而找到适宜的寄主。例如，蚜虫的分泌物以及被蚜虫危害的植物释放的次级代谢物均能够吸引瓢虫。

随着对昆虫生态学和昆虫生态毒理学研究的深入，人们可以利用昆虫对生态系统作用的规律，发挥其对生态环境有利的方面，从而维护生物圈的平衡和发展。

二、昆虫对人类的影响

人类的生产生活离不开昆虫的存在与活动，有益昆虫为人类提供工业和药品原料，也对农作物授粉有巨大贡献。为此，人类将可提供资源的昆虫称为资源昆虫，对能捕获和消灭害虫的昆虫称为天敌昆虫，而对供人类赏玩的昆虫称为观赏昆虫等。同时，昆虫的活动也会给人类健康带来一些有害影响，甚至传播严重的传染病。

（一）药物、食品和工业原料

在自然界，很多昆虫本身或代谢物是重要的食品和工业原料，如蜜蜂生产的蜂产品，家蚕生产的绢丝，紫胶虫产生的单宁等。药用昆虫是传统药物宝库的重要组成部分，目前入药昆虫有300余种。这些昆虫药物可以为人类提供氨基酸、多肽、多糖、脂肪族、生物碱、甾类、萜类、维生素以及矿物质等多种化合物。食用昆虫分布广，生物量大，食物转化率高，繁殖快、周期较短，产品多具有高蛋白、低脂肪等特点，从而为人类或经济动物提供了具有丰富营养价值的食物。据统计，全世界有5 000余种昆虫可被食用，常见的有蝗虫、金龟子、螳螂、黄粉虫、白蚁、蜂蛹、蚕蛹、蝉、蚂蚁和龙虱等，可见昆虫是一类重要的食品和蛋白质饲料资源。

1983年，Smith等创建了昆虫杆状病毒表达载体系统，使昆虫虫体或昆虫细胞成为表达系统的理想生物反应器。近年来，家蚕也已成为新的生物反应器，用来生产生物药品和生物疫苗等对人类有用的生物活性物质。

（二）昆虫与科学文化

昆虫与人类的文化、审美、宗教和民俗等精神生活息息相关。例如，蝴蝶、蝗虫、蟋蟀、萤火虫和蜻蜓等昆虫，一直是文学家、画家和摄影家进行艺术创作的主要题材，因此赋予了特殊的美学价值和寓意。

昆虫躯体结构以及行为特征成为人类开发仿生的重要素材，广泛应用于建筑设计、检测仪器、国防航天和医疗材料等多个领域。例如，利用昆虫飞行原理，研制出微型飞行器；利用昆虫形态与功能开发出六足机器人。

此外，昆虫作为模式动物，常作为医学（如法医学）、遗传学、进化生物学和物种形成等领域的研究材料，很多生物学研究成果首先是从昆虫研究中获得的。1928 年，摩尔根通过果蝇杂交试验证实了染色体是基因的载体，对遗传学的发展起到了重要作用，从而获得了生理医学诺贝尔奖。作为科学研究中模式动物的昆虫还有伊蚊、家蚕、蝗虫、蜜蜂等，这些昆虫为研究遗传、变异、细胞分化和发育等提供了重要的生物模型，对人类更深入地了解高等动物以及人类本身的生命活动规律提供了重要的借鉴。

（三）昆虫对人类健康的影响

虽然自然界大多数昆虫对人类的经济发展和科学文化有不可替代的重要作用，但是有少数昆虫对人类的健康和生态环境可造成严重的危害，这类昆虫被称为害虫。一些昆虫会直接叮咬、刺蜇、攻击人类，如蚊子，苍蝇、蚂蚁、胡蜂等，引起人的皮肤疼痛、红肿、过敏甚至中毒等症状。昆虫对人类健康的危害主要表现在：一些昆虫是某些致病微生物（如病毒、病菌）的宿主，它们与人类接触的同时就可把病菌传染给人体，使人发病；也有一些昆虫在叮咬病人或带菌者之后再去叮咬健康人使疾病在人群中传播，甚至导致疾病的大流行。这些昆虫在医学上被称为传播病菌的媒介昆虫，它们传播的疾病种类很多，例如，蚊虫、跳蚤和蝇类传播的疾病多达 80 多种，如鼠疫、伤寒、疟疾、登革热、脑炎等严重的流行病。有些昆虫还会携带和传播植物病毒、病原体、真菌等，如蚜虫可以携带传播的病菌达 270 余种，它们对人体健康的危害还有待研究。关于一些昆虫对生态环境的不利影响将在下述昆虫与生态环境的论述中介绍。

三、昆虫与生态环境

(一)昆虫对生态环境的有益影响

昆虫是地球上最为繁盛的动物，与生态环境中的其他生物存在相互依存的关系。昆虫活动对生态环境有多方面的影响，其中虫媒植物授粉更为突出。

地球上大约85%的植物属于虫媒植物，访花昆虫是虫媒植物授粉的必要媒介。如果没有昆虫传粉，4万种植物将会因无法授粉繁殖而濒临灭绝。昆虫授粉对维护生物群落多样性和遗传稳定性具有重要的生态意义，在植被恢复、维持生态系统稳定性和保持生物多样性等方面具有重要作用，由此带来的生态价值是无法估量的。常见的授粉昆虫达20万种，主要为膜翅目、双翅目、鳞翅目和鞘翅目等昆虫。有学者对395种植物花朵上采集到的838种授粉昆虫进行分析，发现所占比例由大到小依次为膜翅目、双翅目和鞘翅目，分别占总数的43.7%、28.4%和14.1%，其他昆虫所占比例较小。膜翅目昆虫绝大多数是有益的传粉昆虫、寄生性或捕食性天敌昆虫，只有少数昆虫为植食性的农林作物害虫。膜翅目昆虫中蜜蜂总科昆虫占55.7%，可见蜂类是植物授粉的主要类群，也是对农业生产起重要作用的益虫。

在我国，授粉蜂类主要有意大利蜜蜂（*Apis mellifera*）、中华蜜蜂（*Apis cerana*）、切叶蜂和各种野生熊蜂（*Bombus* spp.），近年来有部分人工驯化的熊蜂成为设施农业的主要授粉昆虫。人类的食物有1/3是直接或间接来源于昆虫授粉的植物，以蜜蜂为代表的授粉昆虫为作物授粉可改善果实品质和产量，利用蜜蜂传粉可使植物增产12%～60%。实际上，昆虫授粉可促进包括农作物在内的所有植物增产的经济价值和生态价值远比蜂产品的直接价值要大得多。

(二)昆虫对生态环境的不利影响

有些昆虫在一定环境条件下过度繁殖导致生态平衡严重破坏，在这种情况下这类昆虫就能够直接或间接地对生态环境造成危害。例如，几乎所有的植物特别是农作物都会受到某种昆虫的取食危害，不同发育阶段的昆虫可以危害农作物的不同组织和发育期，轻则影响农作物的生长，重则影响农产品的产量和质量，如玉米不同发育阶段及其果实上的害虫有玉米螟、蚜虫、红蜘蛛等多达200多种。又如蝗虫的大量繁殖可形成蝗灾，凡是蝗群飞过的农田，农作物被采食一空，对农业生态系统造成严重危害。有些昆虫对森林生态系统有严重危害，我国常见的森林害虫约有400种，其中松毛虫、天牛、白蚁等严重危害森林树木。

例如，昆虫纲膜翅目的蚂蚁觅食能力强，包括玉米、黄豆、辣椒、豆角、红薯藤、杏树苗、石榴树苗等农作物和果树的叶和嫩根，过度繁殖可给农业带来严重危害。据报道，2003年湖南省石门县周家岭村农田蚂蚁成灾，有800亩农作物受损减产或绝收。有些种类的蚂蚁不仅是动物害虫、植物害虫，而且也是医学害虫。例如，红火蚁（*Solenopsis invicta* Buren）是杂食性动物，其食物包括 149 种野生花草的种子、57 种农作物、多种植物，此外还包括其他节肢动物、无脊椎动物、脊椎动物和腐肉等，可对人、畜造成叮咬损伤甚至产生过敏性休克死亡。

（三）环境污染对经济昆虫的危害

人类的生产生活活动造成的环境污染，特别是化学污染破坏了昆虫的生态环境，对昆虫种群的生存和发展，特别是对多种资源昆虫造成了严重危害，举例如下。

1. 蜜蜂与农药污染

长期以来，由于化学农药的滥用，导致农药对环境的污染严重，使蜜蜂的生存遭到严重威胁。农田施用农药导致蜜蜂中毒的事件时有发生，蜜蜂取食农药污染的花蜜和花粉后会出现多种中毒症状。我国农业部[①]农药检定所用摄入法测定了 300 种常用农药制剂对蜜蜂的急性经口毒性，结果表明，在所研究的农药制剂中，表现为剧毒、高毒、中毒和低毒的农药制剂分别占 14%、35%、10.7%和 39%，对蜜蜂高毒和剧毒的农药制剂达 50%以上。

环境污染物除了直接污染蜜源和粉源以至于危害蜜蜂的健康外，某些挥发性有害物质还会干扰蜜蜂对蜜粉源、水源以及巢房的定位。例如，新烟碱类杀虫剂"益达胺"是一种缓效性神经毒素，一般不会使蜜蜂中毒死亡，但会导致蜜蜂的神经系统信号紊乱，会使蜜蜂变"笨"，失去辨向能力和对肢体的控制能力。工蜂吸食 0.05 mg/kg 的益达胺糖水溶液后可丧失归巢的能力。

2. 家蚕与农药污染

家蚕（*Bombyx mori*）是以桑叶为食料的鳞翅目泌丝经济昆虫，它的主要产物是蚕茧和蚕丝。由于桑园及周围农田化学农药施用不当，残留在桑叶上的拟除虫菊酯类、有机磷类、氨基甲酸酯类、新烟碱类以及苯基吡唑类杀虫剂会对家蚕产生毒性作用，引起家蚕中毒，成为威胁桑蚕业发展的重要因素。浙江省农科院对农业常用的 21 种杀菌剂采用食下毒叶法对家蚕的毒性进行了测定，发现苯醚甲环唑、氟硅唑、腈菌唑等 7 种药剂对家蚕有高危险，丙环唑、烯唑醇、醚菌酯等 10 种为中等危险。除农药外，桑田施用除草剂也给桑叶及家蚕带来潜在的危害，急性毒性测试显示，除草剂啶嘧磺隆对家蚕为高毒，草甘膦和莠灭净为中等毒性。可见保护桑田环境避免桑树污染，才能有效维护家蚕食物安全。

第二节　昆虫对环境污染物的吸收、排泄及生物转化

昆虫的机体结构与其他动物有很大不同，因此本节首先介绍昆虫的解剖结构及各个器

---

① 2018 年，组建为农业农村部。

官和系统的生理功能，继而论述昆虫对环境化学污染物（以下简称环境污染物）的吸收、分布、代谢转化和排泄。

一、昆虫机体的结构与功能

（一）昆虫的体段构造与功能

昆虫在成虫期身体躯干分为头、胸、腹 3 个体段（图 13-1）。每个体段着生特定的组织或器官，具有相应的生理功能。昆虫的头部为感知和取食中心。头部着生有触角、单眼、复眼和口器（图 13-2），触角上分布有丰富的感受器，在昆虫觅食、聚集、求偶以及生殖等活动中起到嗅觉、触角和听觉作用。

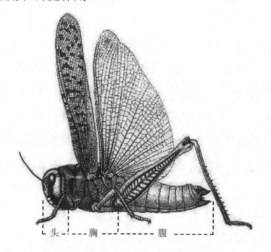

头 —— 胸 —— 腹

图 13-1 飞蝗成虫躯体体段模式图

资料来源：彩万志，等. 普通昆虫学. 北京：中国农业大学出版社，2011：4。

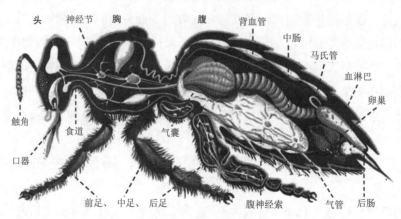

图 13-2 蜜蜂纵剖模式图

　　昆虫的胸部是体躯的第 2 体段，为昆虫支撑和运动中心。胸部由前胸、中胸和后胸 3 个体节组成，每个体节着生有 1 对足，中胸和后胸各着生 1 对翅，胸部体壁内着生肌肉。昆虫有 3 对足，是胸部的运动附肢，也是其身体的主要支撑，同时具有行走、跳跃、捕捉、攀援、挖掘、携粉等多种功能（图 13-2）。

　　昆虫的腹部是体躯的第 3 体段，纵向一般由若干腹节组成，上下分为背板和腹板。腹部背板的下缘有气孔，向内连接气管和气囊，气管系统逐渐细化为微气管分布于各组织表面，为昆虫的呼吸系统。腹腔内有主要的内脏器官和生殖系统等，为物质代谢和生殖中心，腹部的末端有产卵期器和交配器，是生殖系统的外延部分（图 13-2）。

（二）昆虫体壁结构与功能

　　如图 13-3 所示，昆虫的表皮由外向内可分为表皮层、真皮层和底膜三部分，表皮层包括上表皮、外表皮和内表皮三个层次。内表皮是由真皮细胞分泌而来的平行排列的片层，其中有纵向孔道可进行物质运输。昆虫的表皮具有高等动物皮肤和骨骼的双重功能，既为机体提供了严密的保护层，也为整个身体提供了坚实的骨架支撑，并为肌肉、神经组织以及器官系统提供了着生点。昆虫表皮是昆虫免疫的第一道防线，既可以阻挡外界有害物质进入机体，也可避免体内水分以及体液的散失。然而昆虫表皮坚硬致密的结构特点限制了虫体的生长，因此，在激素的调控下昆虫通过周期性的蜕皮使身体发育伸长。

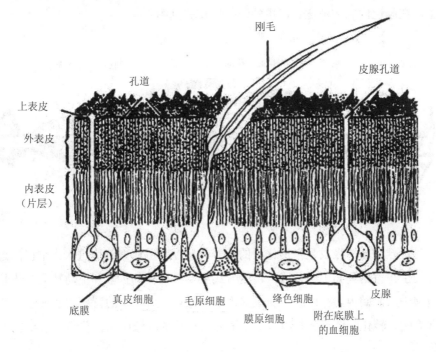

图 13-3　昆虫体壁层次的模式结构

（三）昆虫腹部各个系统与功能

昆虫腹腔由背膈和腹膈分为 3 个腔体，中间较大的体腔为血腔，内部充满由血浆和血细胞组成的血淋巴，所有组织和器官浸浴在血淋巴中，血淋巴中含有血细胞以及一些游离的蛋白、酶等大分子物质，血淋巴的循环为开放式循环，构成昆虫的循环系统和免疫系统。昆虫腹腔的背壁下方有一条纵向的管状器官，其中有一段连续膨大的部分为心脏。昆虫的心脏一般由数个纵向排列的心室组成，心室收缩时迫使血淋巴向前流动，心室舒张时血淋巴进入心室，心室由后向前依次收缩，促使血淋巴在背血管内由后向前流动。

一条链状神经索位于身体腹面，从脑向后纵贯全身。在内脏器官周围有起储存和转化作用的脂肪体，消化道侧面有精巢或卵巢、附腺等生殖系统。开放式循环和气管呼吸是昆虫纲生物的重要特征。

昆虫的消化系统及其消化过程：昆虫的消化道贯穿于血腔中，主要分为前肠（咽、食道、嗉囊、前胃等）、中肠（胃盲囊、中肠）、后肠（小肠和直肠）。昆虫的消化过程分为肠外消化和肠内消化，其过程是在各种消化酶的作用下将大分子降解为可利用的小分子。肠外消化是昆虫在取食前，将唾液和中肠消化液排出体外注入寄主或者猎物体内，再将酶解后的消化产物吸收进肠内的过程，如蚜狮取食时，捕吸式口器刺入猎物体内，将唾液和消化液注入对方体内，然后将消化后的液体物质吸入消化道；而肠内消化则是食物经口摄入消化道，在肠道内完成消化。昆虫的消化道模式见图 13-4。

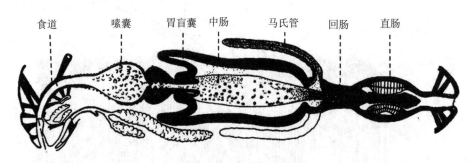

图 13-4　昆虫的消化道模式图

昆虫对营养物质的吸收是指消化后的营养物质经中肠肠壁细胞进入血淋巴的过程，该过程主要发生在胃盲囊和中肠前段，转运方式主要包括被动扩散和主动转运。营养物质通过肠壁细胞进入血腔内，在血腔中随血淋巴涌动循环。血腔中的营养物质被浸浴其中的组织和器官吸收、转化、储藏和利用。消化道内消化后的残渣顺着消化道下行至后肠形成粪便排出体外。

昆虫马氏管和后肠的主要功能是排出体内代谢废物，此外脂肪体、体壁等也参与排泄作用。在中肠和后肠交界处着生一至多条细长具盲端的管为马氏管（图 13-2），游离于昆虫血腔中，马氏管具有很大的表面积，从血腔中吸收代谢废物进入管腔内形成原尿，再运输到基部进入后肠随粪便排出体外。

昆虫的脂肪体是体内重要的代谢和储存器官，一般呈松散状黏附于体壁肌肉和器官表面或分散于血腔中，由含菌细胞、尿盐细胞组成，主要功能是储存营养物质和进行物质代谢，包括对有害化学物进行代谢、转化及解毒，可以吸收并储存脂溶性杀虫剂并对其解毒。

昆虫的呼吸系统也称气管系统，位于昆虫腹部开口于气门，经过气管（气囊）逐渐细化形成微气管，微气管黏附于体内组织或器官表面并进行气体交换。昆虫可以通过生理调节气门开放或闭合来控制呼吸过程，将氧气输送到体内组织或细胞，同时将代谢产生的二氧化碳排出体外，因此气门和气孔成为有害化学物质侵入体内的重要入口和通道。

昆虫的神经系统主要由脑和腹部神经索组成，是昆虫体内信息处理和传导中心，调控昆虫生理来应对环境，通过神经内分泌调节昆虫的生长发育。

昆虫神经的传导分为轴突传导（同一个神经元内）和突触传递（相邻神经元之间或神经元与肌肉或腺体之间）。轴突传导也称为电传导，以膜电位的变化来传递信息；突触传递是借助神经递质来传递信息，称为化学传递，乙酰胆碱（acetylcholine，Ach）是神经元之间的主要神经递质，谷氨酸盐是神经与肌肉连接点的主要神经递质。

二、吸收

环境污染物可经昆虫的表皮、呼吸道、消化道等不同途径进入体内，而后被吸收进入血淋巴。根据化学污染物吸收进入体内的途径不同，分别论述如下。

（一）经表皮和卵壳吸收——接触剂（触杀剂和杀卵剂）

1. 经表皮吸收

对昆虫具有触杀作用的化学物称为触杀剂，这类有害化学污染物与昆虫体表接触后穿透表皮进入体内，再与昆虫神经系统发生作用，或进入血淋巴后产生毒性，这种作用方式为触杀作用，如有机磷和氨基甲酸酯类杀虫剂等。昆虫表皮也是阻止触杀剂进入体内的主要屏障，组成昆虫表皮的主要成分是疏水性的蜡质或类脂，所以水溶性的化学污染物对昆虫的危害较低。而脂溶性的化学污染物容易在昆虫体表展布并溶解蜡质层后穿透表皮，使有害物质得以进入昆虫体内，这类化学污染物可对昆虫产生很强的毒性。

首先昆虫的头部和足部表皮更容易被有害污染物穿透，其次为昆虫腹节之间的节间膜。这是因为昆虫头胸部因着生嗅觉和触觉器官而使表皮细胞结构疏松或分布较多的薄膜，足部跗节的表皮极薄且带有化学感官神经，腹部节间膜薄而柔软且硬化程度低，有害化学物容易穿透。例如，除虫菊酯接触家蝇足部后，家蝇立即昏迷；DDT 接触家蝇足部后，家蝇 2 s 内昏迷。这类有害物质穿透体表后常作用于多个器官系统，如神经系统、免疫系统和循环系统等。

影响有害物质穿透表皮的因素：①一般碱性化学物质对昆虫表皮都具有一定的穿透性，水和酸性物质不容易透过；②昆虫表皮的着生物可影响化学物质与表皮的接触，因此减少了有害化学物质的渗入量；③昆虫表皮蜡质层的厚度影响有害物质的穿透；④昆虫表皮的几丁质排列和组成影响有害物质的穿透；⑤表皮的皮腺孔道和气孔等构造有利于有害物质穿透。

2. 经卵壳吸收

昆虫在卵期也会遇到多种有害物质的危害，有些化学物质可杀灭虫卵，称为杀卵剂。昆虫的卵壳外层是蛋白质和脂肪组成的保护层，卵壳内层是蛋白质组成的膜结构，内层有卵黄膜包裹着胚胎。有害化学物质可穿透卵外壳、内壳以及卵黄膜等保护层进入卵内对胚胎产生毒性。有害化学物质可能会使昆虫卵壳硬化，导致胚胎发育完成后难以破壳而死亡，如石硫合剂，脂溶性物质包裹在卵壳外表面组织，导致胚胎窒息死亡。有害物质还可能穿透虫卵壳直接作用于胚胎，导致虫卵死于胚胎期。

（二）经消化道吸收——胃毒剂

环境污染物随食物经昆虫口器摄入后进入昆虫消化道，再穿透消化道进入血淋巴，经血淋巴周身循环而产生毒害作用，这种作用方式叫作胃毒作用，这类杀虫剂称为胃毒剂，如敌百虫和菊酯类杀虫剂等。有些杀虫剂被植物吸收后在植物体内转化为毒性更强的物质，咀嚼式口器昆虫取食植物叶片后导致中毒，而蚜虫和烟粉虱（*Bemisia tabaci*）等刺吸式昆虫吸食植物汁液后会发生中毒现象。

进入消化道的有害物质可在昆虫中肠消化酶的作用下进行初步代谢，部分有毒物质通过不同方式穿过肠壁细胞膜进入血淋巴，最后循环至全身多个器官和组织。一些水溶性的小分子化合物可以穿过昆虫中肠上皮细胞层，在此过程中，肠道内 pH 对有害物质的代谢和转运有很大的影响，这类杀虫剂穿透肠上皮细胞膜后常作用于消化系统、免疫系统和循环系统等。

（三）经呼吸道吸收——熏蒸剂

陆栖昆虫的呼吸系统由气门和气管系统组成。环境污染物可通过位于昆虫腹部两侧的气门吸入体内气管，逐渐扩散至包裹于体内各器官表面的微气管，这类杀虫剂被称为熏蒸剂。昆虫呼吸过程中有害气体经由气门进入气管、支气管和微气管，最终扩散进入血淋巴或体内各组织，这种作用方式叫作熏蒸作用。这类有害物质多为气体或雾状液体的有机溶剂。昆虫的气管和微气管遍布全身，有害物质可通过气管系统穿透微气管管壁进入体内，导致昆虫窒息死亡。例如，氯化苦、磷化氢和溴甲烷等物质气化产生的有毒气体使昆虫中毒死亡，这类有害物质穿透呼吸系统后多作用于循环系统和神经系统。

（四）神经毒剂的吸收

这类化学物质能够很快穿透昆虫体壁、血脑屏障、神经膜等，并阻断或干扰神经传递过程，使机体发生中毒反应。例如，有机磷杀虫剂、氨基甲酸酯类杀虫剂、拟除虫菊酯类杀虫剂等为神经毒剂。

每一种杀虫剂接触昆虫后可能同时具有多种途径而被穿透和吸收，且同一种杀虫剂经不同途径吸收后的毒性差别很大。例如，DDT 既可作为接触剂和神经毒剂，也可作为胃毒剂和熏蒸剂，但经体表进入时的毒性大于胃毒的毒性，而胃毒的毒性又大于熏蒸的毒性，这是因为其对昆虫表皮的几丁质具有极高的亲和力，很容易穿透表皮而进入体内作用于神经系统。又如除虫菊酯经口进入消化道，容易被昆虫消化道代谢分解为低毒或无毒的化合物，从而降低对昆虫的毒性。

环境污染物的穿透方式主要取决于该物质的化学和物理性质，如脂溶性差且不易挥发的有害物质，只有作为胃毒剂经口摄入后才可对昆虫产生毒性；在常温下易挥发的化学物质容易作为熏蒸剂经气管进入昆虫体内产生毒性。不同种的昆虫其体壁结构、肠壁结构、气管结构的差异较大，甚至同一种昆虫的不同虫态或龄期其不同部位的膜系统特性有明显差异，因而同一种有害物质对昆虫的毒性效应也不尽相同。

三、分布

环境污染物进入昆虫体内以后，将进一步在体内分布，同一种化学物在不同组织和器官最终浓度的差异，主要取决于化学物的性质和组织、器官对化学物的亲和力。通过表皮进入体内的神经毒剂可以很快作用于神经系统，部分可穿过背膈或腹膈进入血腔；经口器随食物摄入的有害物质在中肠经过初步代谢，部分代谢产物可穿过肠壁细胞层进入血腔；由于昆虫具有独特的气管呼吸系统，经气门进入气管的有害物质逐渐扩散到微气管，作用于神经末梢及各个组织器官，最终可扩散进入血腔。通过不同途径进入血腔的有害物质在循环系统的作用下分布全身，从而对昆虫产生全身毒害效应。环境污染物进入血淋巴后被游离的清蛋白和血细胞吸附结合并输送至全身，或在血细胞（浆血细胞和粒血细胞）吞噬和包囊作用下暂时储存并转运到特定的组织器官内（如脂肪体、马氏管），在此过程中血细胞内的解毒酶对环境污染物进行代谢，起到部分缓释作用。

除导致昆虫急性死亡外，环境污染物无论通过以哪种方式进入体内，经体内分布后几乎可以遍布昆虫全身各个器官和组织，但在各部位的蓄积量有差异。但是，有害物质一般不易穿透生殖系统和血脑屏障，这是由于昆虫生殖系统特殊的组成结构（精巢和卵巢表层的致密结构）能够对有害物质进行最大限度地屏蔽和阻隔，从而有效保护昆虫繁殖后代的生理机制。

四、排泄

环境污染物穿透昆虫机体各种屏障进入血淋巴以后，再转运到脂肪体进行代谢转化，而后转移至排泄器官。马氏管可将血淋巴中的环境污染物及其代谢物吸收到管腔内，再运输到基部汇入后肠随粪便排出体外。例如，中华稻蝗（*Oxya chinensis*）马氏管可吸收血淋巴中过量钙离子，在管腔内与草酸根离子结合形成草酸钙晶体，经后肠排出体外。

五、生物转化

环境污染物进入昆虫体内以后，大多数要进行代谢转化生成新的代谢物，对机体产生毒性作用或排出体外。与哺乳类动物相似，外源性化学物在昆虫体内的代谢转化主要经历第Ⅰ相反应（包括氧化反应、还原反应、水解反应）和第Ⅱ相反应（即结合反应），由于这些代谢反应的机理在第二章已有详细论述，故此仅对与昆虫关系密切的环境污染物代谢转化作一简单介绍，详细的机理可参见第二章。

（一）氧化反应

环境污染物在昆虫体内的氧化反应主要在微粒体混合功能氧化酶（MFO）的催化作用下进行，这些酶分布在昆虫体内各个组织和器官组成细胞内的光面内质网延伸膜结构上。

1. 脂肪族和芳香族的羟化反应

脂肪族化合物链上的第一或第二个碳原子被氧化及芳香族化合物羟化为酚类，在棉铃虫、飞蝗、家蝇（*Musca domestica*）以及摇蚊体内普遍存在，如八角磷或克百威的呋喃环被羟化后，毒性增强。

2. 环氧化

烯烃类化学物在双键上加氧生成环氧化物，如有机氯杀虫剂艾氏剂可通过环氧化反应生成狄氏剂。

3. 氧化性脱烷基反应

包括 O-脱烷基化、N-脱烷基化和 S-脱烷基化等，如甲萘威末端的两个 N-甲基逐步氧化生成 N-羟基体和 N-脱甲基体，又如甲基对硫磷经 O-脱烷基反应生成一甲基对硫磷使毒性降低。

4．脱硫反应

例如，对硫磷杀虫剂经此反应生成对氧磷，使毒性增加。

（二）还原反应

少数环境污染物在昆虫体内可被还原，在某些含氮的有机磷化合物的代谢中多见，如对硫磷和苯硫磷等。在蜚蠊和家蝇的脂肪体、马氏管等组织中发现存在硝基苯还原酶；在蝗虫脂肪体内可通过硝基还原来降低毒性。

（三）水解反应

酯、酰胺及硫酸酯等含有酯键的化合物可进行水解反应。昆虫可在体内酯酶、酰胺酶和糖苷酶的催化作用下，对磷酸三酯、酰胺和芳香族酯等化合物加水分解，如在玉米螟体内具有羧酸酯结构的马拉硫磷等就是通过水解反应进行代谢转化的。

（四）结合反应

结合反应又称第Ⅱ相反应，常见的有葡萄糖结合、硫酸结合、乙酰辅酶结合、甘氨酸结合和谷胱甘肽结合等。在蝗虫和家蚕体内，脂肪酸和芳香族胺可以被乙酰化，间位硝基苯在家蝇体内可生成硫酸结合体而排出体外。

综上所述，昆虫体内多种酶系参与有害化学物质的代谢。多数有害物质在昆虫体内低浓度时会被分解或转化为低毒或者无毒的物质，有效减轻或避免对昆虫的损伤和危害；有些化学物质在昆虫体内经过代谢后毒性增强，转化为毒性更强的物质，对昆虫损伤更大，甚至引起昆虫慢性或急性死亡。例如，甲基对硫磷在昆虫体内微粒体多功能氧化酶系（MFO）的催化下可转化为毒力更强的对氧磷；有机磷农药敌百虫在鳞翅目昆虫幼虫中肠内酶的作用下脱去一分子（—HCl），生成毒性增强 10 倍的敌敌畏。

第三节　环境污染物对昆虫的生态毒理学效应

一、概述

对昆虫有害的环境化学污染物主要有农业污染物、工业污染物和植物次生代谢物等。其中农药污染对农业生态系统的危害最为严重，对昆虫的生存和活动的影响也最为突出，一直受到广泛关注。人们往往根据不同昆虫对人类的生产和生活活动的利弊，人为地把昆虫分为"益虫"和"害虫"。千百年来，人类为了自身的健康和经济利益，采用各种杀虫剂对害虫进行防治，尤其是"二战"结束以来，大量人工合成的化学农药或杀虫剂被广泛使用，虽然对害虫起到了一定的控制作用，但同时对生态环境造成了严重污染，对益虫及其他非靶生物也造成了严重危害。因此，从 20 世纪中叶以来，如何科学地使用农药，使之既控制了有害昆虫，又不污染环境和伤及非靶生物，就成为生态毒理学研究的热门领域。

然而，虽然昆虫是动物界最庞大的生物类群，环境污染对各种生物的危害也越来越严重，但是很多环境污染物，特别是新型的持久性有机污染物，对昆虫生态毒理学作用的研究还很不够，尚需进一步加强。在此仅对环境污染物引起昆虫毒性效应的基本规律和特点简介如下。

（一）环境污染物可作用于昆虫的全生命周期

环境有害化学物质种类繁多，对昆虫的危害途径多样，昆虫类群生命周期的各个阶段，包括卵的越冬、孵化、幼虫和蛹期的发育、蜕皮以及成虫的取食、求偶、交配、产卵等生命活动无一不受到环境中有害物质的影响。

（二）昆虫抗药性的产生

昆虫长期在环境因子和生物因子的胁迫下，或长期在非致死浓度的农药作用下，逐渐产生了一些对自身有利的突变，如某些代谢酶基因突变、相关基因的转录水平上调，导致对有毒物质的解毒能力和抗性增强。据统计，已有超过 500 多种害虫对农药产生了抗药性，如棉蚜（*Aphis gossypii*）对菊酯类杀虫剂的抗性高达 2 300 倍。害虫对杀虫剂的抗性使得杀虫剂的使用量和浓度增加，农业生态系统残留污染增加，农药的大面积施用使得天敌昆虫遭到致命性威胁，最终导致农作物害虫控制和农药污染的恶性循环。

昆虫体内涉及代谢抗性的解毒酶系主要有细胞色素 P450 单加氧酶系（CYP450s）、非专一性酯酶系（ESTs）和谷胱甘肽 S-转移酶（GSTs）等，这些分子的突变直接导致昆虫抗药性增强。例如，在桃蚜和尖音库蚊中发现酯酶基因表达上调可导致虫体对杀虫剂产生抗性。目前，随着基因克隆技术的快速发展，已在飞蝗、家蝇、果蝇、棉铃虫、烟草天蛾（*Manduca sexta*）等昆虫中克隆到 200 多个细胞色素 P450 家族基因，与杀虫剂抗性有关的基因主要集中于 CYP4、CYP6 和 CYP9 家族，已陆续在分子水平找到与抗性或解毒相关的直接证据和解释。由于抗性基因的存在使害虫对杀虫剂敏感性下降或解毒能力增强，导致化学防治害虫的困难很大和严重的生态风险，所以分子生态毒理学是未来研究昆虫杀虫剂和抗药性的必由之路。

（三）低剂量兴奋效应

杀虫剂在田间施用过量而产生残留，使其成为主要的环境污染物，除对昆虫产生毒性导致急性死亡外，在一定条件下还存在低剂量兴奋效应。在农田不同昆虫个体接触杀虫剂药量的差异以及作用时间的不同，可引起部分个体产生接触刺激或代谢促进作用。如低剂量甲胺磷处理黑腹果蝇幼虫后，激活幼虫和成虫体内乙酰胆碱酯酶（AChE）活性，引起成虫抗药性上升，寿命延长。

（四）天敌昆虫及其他非靶生物受到危害

在施用杀虫剂对害虫控制或杀灭的同时，多种天敌昆虫、资源昆虫及其他非靶生物也会受到杀虫剂的危害。例如，农药的不当施用和污染破坏了天敌昆虫的生境，一些挥发性环境污染物质可对天敌昆虫寻找寄主时的定向和定位功能产生干扰。螟卵啮小蜂（*Tetrastichus schoenobii*）是三化螟（*Scirpophaga incertulas*）卵期的重要寄生蜂，而稻田的农药残留可影响螟卵啮小蜂对三化螟卵的定位和识别，使螟卵啮小蜂不能找到三化螟寄主而大量死亡。又如，在棉田施用久效磷对棉蚜（*Aphis gossypii*）进行杀灭的同时，也对其捕食性天敌-异色瓢虫（*Harmonia axyridis*）产生毒性作用，使其体内超氧化物歧化酶（superoxide dismutase，SOD）、过氧化氢酶（catalase，CAT）和过氧化物酶（peroxidase，POD）酶活性受到抑制。此外，农业生产中施用除草剂使生态系统中植被单一化，从而影响天敌昆虫的生存。因此，研究生态系统中害虫与天敌昆虫的生态毒理学特性，保护和培育天敌昆虫，对于农林生态系统中害虫的防治和生态平衡的维护具有重要意义。

（五）在不同水平的毒性作用

环境污染物对昆虫的毒性作用，可在分子水平、细胞水平、组织器官水平、个体水平、种群水平和生态系统水平等各种生物层次发生。

1. 分子水平

有些环境污染物（如农药或杀虫剂）可攻击昆虫细胞中的 DNA、RNA、酶和蛋白质等生物大分子，引起基因突变、酶活性改变、脂质过氧化损伤、表观遗传学异常等毒理学作用。例如，沙蚕毒素能竞争性地与神经突触后膜上的乙酰胆碱受体结合，使后者失去了与乙酰胆碱结合的能力，导致神经传导受阻。又如，某些杀虫剂诱导昆虫体内相关 DNA 发生突变或表达上调而产生抗药性，导致杀虫剂对昆虫表皮的穿透性降低，昆虫解毒代谢增强，靶标分子对有害物质的敏感性降低等。有机磷杀虫剂可诱发尖音库蚊（*Culex pipiens*）非特异性酯酶基因大量扩增，从而使乙酰胆碱酯酶（AchE）对有机磷和氨基甲酸酯类杀虫剂的敏感性降低，导致昆虫的抗药性增加。

此外，在分子水平上对环境污染物的生态毒理学作用进行研究可以揭示其毒性作用的机理，加深对毒物作用本质的认识。例如，根据分子毒理学的研究结果，可以把神经毒剂对昆虫神经系统的毒性效应分为两类：第一类如 DDT、除虫菊酯和烟碱，可直接抑制 AchE，从而影响正常的神经传导；第二类如鱼藤酮，可通过抑制细胞线粒体呼吸链中的电子传递而使 ATP 合成受阻，引起细胞能量供应缺乏，导致神经—肌肉信号传导受阻，引起昆虫行动迟缓、肌肉无力，严重者可导致心肌无法收缩，循环停止而死。

2. 细胞和亚细胞水平

环境污染物对昆虫细胞水平的影响表现在对细胞膜和各种细胞器的损伤。有害物质首先作用于细胞膜，诱发细胞膜上的磷脂发生脂质过氧化作用，破坏生物膜的结构和组成。生物膜损伤后细胞通透性改变、选择性失效，细胞酶活性和代谢异常。此外，细胞膜受损后，有害物质易于进入细胞内并对细胞核、线粒体、核仁、溶酶体和内质网等亚细胞结构产生毒性作用。例如，飞蝗取食含有镉和铜的小麦叶片后，中肠的肠壁细胞、马氏管内管壁微绒毛脱落，细胞内质网解体，出现溃烂、空洞或囊泡等异常变化。取食含有镉的食物后，中华稻蝗血淋巴中血细胞分裂停滞，血细胞类型、形态和数量均发生变化，导致原血细胞增加，粒血细胞减少，细胞出现肿胀、细胞膜破裂等损伤现象。

3. 组织和器官水平

环境污染物对昆虫分子水平和细胞水平的损害进一步恶化表现为组织和器官的形态和功能异常，甚至导致昆虫死亡。化学性质不同的有害物质其靶标器官不同，这类物质往往具有组织器官的结合特异性。例如，神经毒剂主要作用于昆虫神经系统，使神经传导阻滞或过度兴奋，进一步表现为肌肉僵直或麻痹，从而失去运动能力。昆虫的马氏管和脂肪体是主要的排泄器官和解毒器官，其生理功能相当于高等动物的肾脏和肝脏，有些化学物质会对马氏管和脂肪体造成严重损伤。例如，对硫磷在鳞翅目昆虫（飞蝗和中华稻蝗）的中肠和马氏管内，经微粒体多功能氧化酶（MFO）氧化后生成对氧磷，其毒性增强并引起马氏管溃烂，导致昆虫死亡。

4. 个体水平

环境污染物在个体水平上对昆虫的毒性作用可表现为系统性功能紊乱、行为异常或综合性症状。胃毒剂作用于昆虫消化道而产生毒性后，可出现呕吐、消化道肿胀等现象。神经毒剂作用于昆虫后表现出呼吸异常、运动失调等。家蚕取食杀虫剂污染的桑叶以后，其幼虫出现频繁摆头、缩体、吐液、拒食、身体扭曲等综合性中毒症状。草甘膦除草剂能够影响蜜蜂幼虫到成虫的学习、记忆以及觅食能力。

5. 种群、群落和生态系统水平

农药或杀虫剂不科学地使用所引起的不同种类昆虫死亡的失衡，新的抗药性昆虫种类的产生，对天敌昆虫的过度伤害以及害虫的"死灰复燃"或"卷土重来"等严重生态后果，均在种群、群落和生态系统水平上对昆虫类群造成了严重的生态毒性效应。

（六）环境污染物对昆虫毒性作用的影响因素

环境污染物对昆虫毒性作用的强弱和方式受多种因素的影响，简述如下。

1. 环境污染物的化学性质

不同的环境污染物其化学性质不同，故其毒性往往有很大差异，且对其进入体内的途径也有很大影响（详见本节有关部分）。例如，脂溶性强的化学物质容易透过昆虫的表皮和各种生物膜，易于进入体内并较快产生毒性作用。又如，气态环境污染物容易透过昆虫的呼吸系统而产生毒性作用，而液态化学物容易通过表皮和口器而进入体内并产生毒性作用。

2. 昆虫的生物学特性

昆虫的种属差异、性别和龄期、营养和健康状态、代谢酶的种类和多态性等生物因素对环境污染物的毒性作用也有很大影响。因此，同一种环境污染物对不同昆虫类群的毒性效应具有很大差异，同一种化学物对同一种昆虫不同发育阶段（卵、幼虫、蛹、成虫）的毒性效应也不尽相同，因此用不同昆虫测试同一化学物质的毒性，其结果可能会有明显差异。例如，DDT 对摇蚊（*Chironomus plumosus*）幼虫的毒性极高，同等剂量的 DDT 对蚜虫则表现为低毒，而对卷叶蛾（*Adoxophyes orana*）幼虫则未表现出毒性效应。

此外，在环境污染的胁迫下，昆虫可通过不断调节自身的生理机能和行为模式，对环境做出适应性反应，趋利避害，减轻或避免环境污染物的危害。

3. 不同环境污染物之间的联合作用

环境污染往往是多种污染物同时存在或先后出现，因此昆虫往往受到几种有害物质的暴露，这些不同的化学物质有可能相互产生联合毒性作用。这种联合毒性作用主要有 4 种类型：相加作用、协同作用、独立作用、拮抗作用。环境污染物对昆虫引起的毒性作用往往是多种有害物质共同作用的结果。

4. 环境因子

环境温度、湿度、酸碱度、风力和大气压等因素也会影响环境污染物的毒性效应。

二、农药与化肥

农药是农业生产中使用的所有化学物质的总称，包括杀虫剂、除草剂、杀菌剂、植物生长调节剂、化学肥料和兽药等各类合成的化学物质。在农业设施和农作物生产中由于农药的大面积使用不当而造成"面源性"污染，可对农业生态系统中的各种昆虫的生存和活动造成直接威胁。

（一）有机氯农药

主要有 DDT（双对氯苯基三氯乙烷）、环戊二烯类、六氯环己烷、狄氏剂等，典型代表为 DDT（双对氯苯基三氯乙烷）。DDT 及其衍生物是昆虫体内钠通道阻遏物，可使昆虫神经系统和实质性器官机能失调。低浓度可诱导昆虫产生抗药性，高浓度时能够使昆虫和高等动物急性死亡。DDT 的化学性质稳定、很难降解，是典型的持久性有机污染物，因此虽然我国从 1983 年起已全面禁止 DDT 的生产、销售和使用，但其在环境中仍然有不同程度的残留，对生态系统依然有严重的毒性作用。

（二）有机磷农药

主要有对硫磷、毒死蜱、敌敌畏、马拉硫磷等，这类农药杀虫范围广。有机磷杀虫剂可穿透昆虫的血脑屏障作用于神经系统，能够竞争性地与乙酰胆碱酯酶（AchE）的活性位点结合，是乙酰胆碱酯酶的抑制剂，可导致乙酰胆碱在神经元中大量积累，从而引起昆虫过度兴奋，呼吸系统、消化系统、循环系统运行失常，行动失调，最终出现麻痹、窒息、痉挛而死亡。

研究显示，乙酰胆碱酯酶分子性质的改变可引起昆虫对杀虫剂抗性的产生。如马铃薯叶甲（*Leptinotarsa decemlineata*）AChE 基因突变后，对应的蛋白分子中丝氨酸突变为甘氨酸，导致突变后的 AChE 对有机磷的敏感度降低，使该昆虫对有机磷产生了一定抗性。另外，昆虫体内 AChE 基因表达量的增加，也会使昆虫对神经毒剂类杀虫剂产生一定抗性。

（三）拟除虫菊酯类农药

主要有溴氰菊酯、氯氰菊酯、氟氯菊酯等杀虫剂。该类农药可以穿透昆虫表皮和气管进入体内，作用于昆虫的神经系统和肌肉，乙酰胆碱酯酶（AchE）也是其毒性作用的靶标，可引起 AchE 活性抑制，还可引起细胞内钙离子浓度升高，导致乙酰胆碱神经递质分解受阻而过量积累，从而使昆虫过度兴奋、中毒死亡。此外，这类农药也可抑制昆虫体内的 ATP 酶，从而影响昆虫的正常生理代谢。拟除虫菊酯类农药还可作用于昆虫神经细胞轴突膜上的钠离子（Na^+）通道，对神经元的正常传导有阻遏作用。

（四）氨基甲酸酯类农药

主要有西维因、克百威、呋喃丹等，这类农药是氨基甲酸的衍生物，与有机磷农药类似，也是乙酰胆碱酯酶的抑制剂。这类杀虫剂与 AchE 结合后，阻止了 AchE 与神经递质乙酰胆碱的结合，使乙酰胆碱不能及时分解而大量聚集，从而引起神经过度兴奋、行动失调而中毒死亡；同时，该类农药也可对昆虫的免疫系统造成不良影响。

（五）植物生长调节剂和除草剂

如苯氧基酸除草剂、二吡啶基除草剂（敌草快、被草枯）、三嗪类除草剂（阿特拉津、西玛津、扑草净）等。残留有植物生长调节剂和除草剂的植物被植食性昆虫取食后，这些化学物质可通过影响昆虫体内多种消化酶和解毒酶的活性而对昆虫产生毒性效应，致使昆虫表现出多种中毒症状。

（六）化学肥料

在农业化学污染物中，除了农药之外，化肥的不科学施用，也对环境也造成了严重污染。化学肥料是农业生态系统中重要的一类有害污染物，化肥污染对昆虫的生存或活动也造成了直接或间接的严重威胁。主要表现在：①化肥对土壤的污染可影响土壤昆虫虫体的生长发育，特别是对在浅层土壤繁殖或越冬的昆虫影响更大。例如，蝗虫在秋季要将卵产在田垄上 5 cm 土壤中，表层土壤中的有害物质可直接对这些虫卵产生毒性作用。②化肥污染可导致土壤中的固氮菌和有益腐生菌等有利微生物活性降低，致地面植物残体腐败分解减慢、还田滞后，导致土壤固氮菌的丰度、生物多样性的降低和群落结构异常，从而引起土壤昆虫取食困难，使昆虫种群锐减。③化肥在土壤中的长期残留，对土壤的物理性质造成不良影响，使土壤团粒结构破坏、土壤保水性差和土壤板结，对昆虫（特别是天敌昆虫）在土壤中产卵和发育造成不利影响。

三、重金属

在生态环境中常见的重金属污染物，有生物体必需的重金属（微量元素），如铜（Cu）、锰（Mn）、锌（Zn）等，以及生物体非必需的重金属，如汞（Hg）、镉（Cd）、铬（Cr）、铅（Pb）、砷（As）等。重金属可以通过昆虫的取食或呼吸而进入体内，还可在食物链各营养级间传递并形成生物积累，如取食镉污染水稻的中华稻蝗，Cd 在其成虫不同组织部位的累积浓度为中肠＞后肠＞前肠＞翅＞足＞体壁＞头＞卵巢。

重金属污染可通过水体和土壤经植物吸收、积累，并经食物链传递和放大，从而影响植食性昆虫的生长发育以及繁殖，最终在个体或种群水平上对昆虫造成严重的生态危害。例如，污泥中高浓度的 Cu、Zn、Cd 被椰菜吸收后导致取食的粉纹夜蛾（*Trichoplusia ni*）的幼虫和蛹的死亡率升高，并延长了粉纹夜蛾从卵到成虫的发育历期。重金属污染还可通过食物链的传递对授粉昆虫产生严重胁迫，例如，生活在不同金属污染地区的意大利蜜蜂（*Apis mellifera*）工蜂体内砷和镉的含量相差 12～17 倍，同时蜂群内的个体数量、平均体重、采集频次以及工蜂的哺育积极性等均出现显著不同。重金属也可通过食物链对天敌昆虫产生胁迫，对寄生性天敌的影响与寄主体内重金属的含量及转移率存在一定的关联。例如，重金属 Zn^{2+} 经食物链和食物网传递到斜纹夜蛾的天敌体内，引起其寄生蜂的成虫寿命缩短、成活率降低、且不能正常结茧；又如，寄主植物中的重金属 Zn^{2+}、Cd^{2+} 和 Cu^{2+} 含量升高可引起菜蚜（Brevicoryne brassicae）的不对称性发育、麦长管蚜（Sitobion avenae）的存活率和繁殖力降低。

进入昆虫体内的重金属能够破坏昆虫细胞和组织的结构和完整性。解剖学观察发现，食物中的重金属 Cu^{2+} 和 Cd^{2+} 可使棕尾别麻蝇的中肠缩短、增厚、变黑，线粒体浓缩、肿胀和溶解，还可引起马氏管变短、变薄和囊泡化，从而影响对营养物质的吸收和消化。外源 Cd^{2+} 可引起棕尾别麻蝇的血细胞膜受损、染色质凝集、线粒体和内质网等细胞器明显减少；此外，Cd^{2+} 还能降低棕尾别麻蝇血细胞的免疫功能。受 Cr^{2+} 胁迫的斜纹夜蛾中也观察到染色质凝集和不规则核膜等现象，这些说明重金属能破坏遗传物质的功能和完整性，可能具有遗传毒性。

昆虫生态毒理学在分子水平上的研究发现，重金属离子对昆虫的毒性，可通过影响体内的酶促反应和呼吸生理中的电子转移过程，使机体代谢发生异常，导致昆虫在个体水平上受到危害。例如，在重金属镉污染的稻田中，随着飞蝗和中华稻蝗（Oxya chinensis）不同组织内镉含量的显著升高，羧酸酯酶（carboxylesterase，CarE）、酸性磷酸酯酶（acid phosphatase，ACP）和碱性磷酸酯酶（alkaline phosphatase，AKP）、谷胱甘肽 S-转移酶（glutathione S-transferases，GST）四种解毒酶活性升高，血淋巴能量水平（可溶性蛋白质、总糖、脂质、热量）急剧降低，马氏管和脂肪体形态结构受损，严重者可引起死亡。棉铃虫幼虫随饲料中 Cu^{2+}、Zn^{2+} 和 Cd^{2+} 含量的不同，近似消化率、食物转换效率和相对生长速率均发生了异常变化。昆虫在受到重金属胁迫时，体内的解毒酶活性增强，需要消耗大量的能量，降低了机体对毒物的分解转化速率，导致体内多种物质代谢及各器官功能受到损伤，严重时可导致昆虫死亡。

四、有毒气体

在昆虫生存活动的环境中常见的气体污染物有二氧化硫（SO_2）、氮氧化物（NO_x）、氯气（Cl_2）、臭氧（O_3）等。目前，有关气体有害化学物对昆虫危害的影响研究较少，研究发现对昆虫生存影响较为突出的气体主要是二氧化硫、氮氧化物。

SO_2 气体既可直接被昆虫吸入体内，也可形成酸溶液（酸雨）与昆虫体表接触而引起中毒，此外 SO_2 可先污染植物，再被昆虫取食后引起中毒。研究表明大气中低浓度的 SO_2 污染植物会促进某些豆卫矛蚜（Aphis fabae）的生长，导致虫害加重；相反，高浓度 SO_2

污染导致豆卫矛蚜气管、微气管壁组织糜烂、腹部肿胀、繁殖力下降直至死亡。大气中 SO_2 浓度升高会降低蜘蛛和多种寄生蜂等天敌昆虫的种类和数量。当雨水的 pH 小于 4 时，蜂群的采蜜量下降 40%，蜂群出现衰退甚至死亡。

空气中的 NO_x，主要是 NO_2，对昆虫的危害主要通过呼吸系统摄入，引起昆虫慢性毒性。空气中 O_3 浓度过高可引起蝇卵不能孵化。近 20 年来，世界多国陆续报道的蜜蜂离奇死亡致大量蜂群消失的神秘现象可能与大气污染有关，美国南安普顿大学和雷丁大学的研究者发现，燃油机排出的 NO_x 对蜜蜂嗅别花朵的能力能产生严重影响，从而干扰蜜蜂采集后归巢。

五、植物次生代谢物

植物次级代谢物是植物体内形成的化学防御物质，在植物生存和自我防御等生命活动中发挥着重要作用。植物自身产生的次生代谢物具有利己性（达到自我保护与防御）、互惠性（开花植物的花香和花朵颜色吸引授粉昆虫前来授粉，同时为授粉昆虫提供花粉和花蜜）、拮抗性（如苦味物质迫使食草动物趋避）。据统计，与昆虫相关的已知化学结构的植物次级代谢产物近 2 万种，主要包括不含氮的萜类和酚类等类黄酮化合物以及含氮的生物碱等，部分昆虫的食性与这些植物次级代谢产物相关，有的能对昆虫产生一定的毒害作用。因此，研究植物次生代谢物对昆虫的危害也是昆虫生态毒理学的一个方面。

第四节　昆虫生态毒理学的研究方法与应用

一、昆虫生态毒理学研究方法

（一）昆虫生态毒理学的野外调查研究

在自然生态系统中，发现昆虫中毒现象后，应进行昆虫生态毒理学研究，调查昆虫中毒的原因。昆虫中毒常分为急性、亚急性和慢性中毒，慢性中毒往往是有害物质经长时间积累到一定剂量后引起昆虫发生中毒反应，而急性中毒表现为突发、虫体短时间内大量集中死亡的现象。对野外昆虫中毒原因的研究主要分以下四个步骤。

1. 污染源调查
首先要对环境污染物进行调查和取样，了解附近农田、水源以及相关工业生产厂区的施药情况、污水排放、气体排放等污染源是否含有害物质。

2. 生物学观察

观察并记录昆虫的中毒症状，如短时间内发现大量蜜蜂死亡，表现为伸吻、腹部肿胀、虫体松软等症状，初步判断可能是胃毒剂中毒。如果发现昆虫行动迟缓、肢体抽搐等症状，可能是神经毒剂所致。

3. 化学分析

在污染源获取可疑的水样、土壤样品和植物枝叶以及实地收集昆虫尸体，解剖组织器官并进行观察和化学测试，根据分析结果确定有毒化学物的类型。

4. 病理分析

必要时取中毒昆虫的消化道、马氏管、表皮等组织样品进行定性、定量测定分析，同时制作组织切片进行观察分析，或对消化道或解毒器官（如脂肪体）的内容物和酶活性进行测试和病理分析。

5. 生理生化和分子水平研究

对野外化学中毒的昆虫，为了阐明其中毒机理，也可采样进行生理生化和分子水平的研究，其研究指标详见下面（二）"5. 观察和研究指标"。

（二）昆虫生态毒理试验的基本方法

昆虫生态毒理学试验一般是在人为可控条件下在实验室内进行的，也可以应用微宇宙或中宇宙试验法在野外进行，这些试验均是植物保护领域评价农药药效的常用实验手段。在试验中一般应根据不同的环境污染物选取昆虫种类和发育阶段进行生态毒理学测试和分析，目的是了解某一类化学物对特定昆虫的生态毒性作用及其机理。

1. 实验昆虫的选择

根据不同环境污染物的性质选择供试昆虫的种类，如胃毒剂应选择咀嚼式口器昆虫（如蝗虫、家蚕）；内吸性杀虫剂需喷洒于植物体，害虫取食时是用口器刺入植物组织中吸取汁液导致中毒反应，宜选择刺吸式口器害虫（如蚜、蝉、蝽象）。神经毒剂和触杀剂适用于多种昆虫进行试验。

2. 染毒时间

对昆虫进行慢性毒性试验时，常采用低浓度、低剂量和长时间染毒的方法。染毒时间或周期根据不同的目的而确定，可能需要持续几周或几个月。也可根据昆虫的生长发育规律，有的需针对昆虫的某一个发育阶段进行染毒处理，有的则需要在昆虫的一个完整生命周期或者数代；如开展昆虫抗药性研究，需对昆虫进行数代或更多代染毒，直至筛选到具有耐药或抗药性的品系为止。

3．染毒方法

根据不同毒物的化学性质、昆虫的食性和取食特点来确定。例如，以蝗虫为材料，进行神经毒剂的毒性测试时，可以采取在昆虫腹部体壁点滴药物的方法；对于胃毒性化学毒物，一般将待测化学物质配制成一定浓度喷洒于禾本科植物叶片上饲养蝗虫；或将待测毒物配制成一定浓度的溶液并浇灌植物，再用染毒植物饲喂蝗虫；也可以用微量注射器直接将一定浓度的药物通过口器注射入蝗虫食道；还可以将药物直接通过腹部体节之间的节间膜注入体腔。如以蜜蜂为材料，则可将药物与糖水、蜂蜜或花粉混匀后饲喂蜜蜂，再进行后续的毒理学指标观察和测试。

4．染毒剂量

对测试物选择合适的染毒剂量区间，对于毒理学试验的成功非常重要。环境污染物的染毒剂量应当与环境中的实际浓度相一致，最高浓度一般不超过半数致死剂量（LD_{50}）或半数致死浓度（LC_{50}）。染毒后要选择合适的时间节点进行观察和取样检测。

5．观察和研究指标

（1）在昆虫经毒物处理后，常采用卵的孵化率、不同虫态的死亡率、畸形率和中毒昆虫的雌雄比例等进行分析，这些指标常常需要足够的样本数量才具有代表性，否则研究结果则不能准确反映客观实际。

（2）在形态结构上，有害物质常常使昆虫的组织和器官产生损伤，如表皮、消化道不同区段和肌肉等的结构异常，这类损伤效应可以借助光学显微镜、扫描电镜和超微电镜进行观察和分析。

（3）在生理生化和分子水平上，主要进行以下几方面的研究：第一，研究昆虫的代谢抗性，即解毒酶活性增高对毒物产生的抗性。代谢抗性涉及的三大主要解毒酶系有细胞色素 P450 单加氧酶系（CYP450s）、非专一性酯酶系（ESTs）和谷胱甘肽 S-转移酶（GSTs），通过测定这些解毒酶活性来探讨昆虫对特定有毒物质的毒性效应和抗性水平；第二，对于神经毒剂类化学物，染毒后要观察昆虫的行为，进一步分析昆虫体内乙酰胆碱酯酶为代表的神经传导通路上相关酶类的活性；第三，对于胃毒剂，染毒后应分析消化道内抗氧化酶、酯酶等解毒酶的活性；第四，从分子水平研究昆虫体内与毒物解毒相关的酶或基因的表达变化。例如，在重金属胁迫下，果蝇体内与重金属解毒和抗性有关的金属硫蛋白（MTs）基因，呈现重复表达的现象。近年来，昆虫分子生态毒理学领域的研究发展快速，从基因表达水平研究环境污染物对昆虫的毒性作用机理已成为其热点，组学技术（基因组学、毒理组学、转录组学、蛋白质组学、代谢组学等）在昆虫生态毒理学研究中也将发挥重要作用。

二、昆虫生态毒理学的应用

（一）对害虫发生的预测预报和科学防治

在了解各地区气候、土壤、植被随年度、季节和时间变化的基础上，根据昆虫生态毒理学研究资料，洞察昆虫（害虫）生态学变化规律，对害虫的发生动态进行科学的预测预报。科学的预测预报是植物保护的基础，也是避免害虫大暴发的有效手段，由于不同昆虫对有害物质的反应敏感性和耐受性存在差异，可根据环境化学污染物的性质和类型，选择合适的昆虫作为指示生物，通过调研害虫的生活史、取食行为、迁飞特性等的变化，对其危害发生的可能性进行预测预报。与此同时，结合野外调查，掌握害虫的实际状况，在害虫抵抗力最弱的发育阶段和药物最容易起效的阶段进行防治。例如，初夏干燥温暖的气候条件利于飞蝗卵的孵化，加之田间禾本科植物繁盛，这些条件容易形成局部地区的蝗灾，而这时候禾本科农作物尚未生长到开花结实阶段，可以采用化学杀虫剂进行防治；在季风季节，向农林虫害区的上风向施用农药，就会导致药物向下风向扩散和污染的可能性。因此在防治农林害虫时应采取科学、合理的方式将农药对生态环境的危害降到最低，达到既控制害虫种群数量，又尽可能保护益虫和天敌昆虫的效果。

（二）环境生物监测

利用昆虫对不同化学物质的敏感性特点，可将某些昆虫作为环境污染和生态系统健康状况的指示生物，运用昆虫生态毒理学原理和方法进行环境有害物质的检测和评价。在北美和欧洲一些国家，科学家利用蜜蜂检测大气污染水平，蜜蜂成为环境指示昆虫。一个中等大小的蜜蜂群有 4 万～6 万只蜜蜂，外出侦查和采集蜜粉源的工蜂平均飞行半径为 5～6 km，蜜源缺乏时可扩展到 7～8 km，工蜂每天要在数万朵花上停留采集，通过检测蜜蜂个体和蜂产品即可了解 6 km² 范围内的环境污染物污染状况。随着昆虫分子生态毒理学研究的深入，从大气污染物引发的昆虫生化和分子生物学变化中寻找环境污染的生物标志物，可以及早发现生态环境或生态系统的变化，从而对生态系统的不良变化做到早修复、早防治。

（三）建立昆虫评价模型，进行生态风险评价

不同种类的昆虫对环境污染物的毒害反应往往不同，因此为了依据昆虫生态毒理学数据对环境污染物进行生态风险评价，应建立适于不同化学物的昆虫生态毒理学评价模型。例如，水生昆虫蚊类（如摇蚊）和蜻蜓的幼虫可作为水体化学污染的模式昆虫；蜜蜂可作

为大气污染和农田植物花期化学污染的指示昆虫；土栖昆虫（如土壤跳虫）可作为土壤化学污染的指示昆虫。

昆虫对低浓度环境污染物（如农药）具有兴奋效应，即低剂量暴露呈刺激或促进作用，而对高剂量暴露呈抑制作用，呈倒 U 形剂量-反应曲线，被称为双相剂量-效应关系。因此，只有选用适当的剂量区间和评价指标才能正确评价环境污染物的低剂量兴奋效应。农药低剂量兴奋效应和农药在自然界的残留是引起害虫产生抗药性和发生频繁危害的重要原因，因此越来越受到生态毒理学研究的重视。

对于评价指标（即终点指标）一般为昆虫的生长量、繁殖（如卵的孵化率和雌雄比例）、存活率、寿命、代谢、发育历期和行为等。代谢研究包括激素、活性氧种类（ROS）、三磷酸腺苷（ATP）等水平，乙酰胆碱酯酶（AchE）活性及耗氧量、呼吸频率等生理指标。

（四）生物防治和生物农药

对害虫采用生物防治源于对昆虫捕食行为的观察和认识，是利用自然条件下昆虫在食物链和食物网中的营养能级和取食关系，培育并利用捕食性天敌对害虫进行有效防治。我国在西周时期就有了昆虫将卵寄生于其他害虫体内的记载。1919 年美国昆虫学家 Smith 正式提出通过释放捕食性和寄生性天敌昆虫或引入病原菌来制约害虫的生物防治概念。随着科学和技术的进步，生物防治的范畴进一步扩大到通过基因工程技术构建或强化致病微生物，人工饲养捕食性天敌昆虫，进行高效的生物防治。目前害虫绿色防控的主要策略是探索开发生物农药和推广生物防治，以减少化学农药的使用。近年来，生物防治的范畴不断拓展，生物农药成为现代农药发展的方向，这也是绿色防控害虫和有效保护资源昆虫的必然要求。

我国生物农药的研发起步较晚而进步很快，目前已建立生物农药资源筛选、遗传工程、表达系统、产后加工以及中试推广等比较完整的体系，生物农药的研发经费和注册登记的生物农药数量逐年增加。

1. 开发植物源农药

目前已开发的植物毒素有酶抑制剂、生物碱、生氰物质、植物血球凝集素等，已作为生物农药应用的植物产物或衍生物有尼古丁、生物碱、鱼藤酮类、除虫菊类和一些挥发性植物油。一些植物挥发物对昆虫具有引诱作用，如甲基丁子香酚对东方实蝇（*Dacus dorsalis*）有引诱昆虫的功能，可作为植物信息物质用于害虫防治。

2. 开发微生物杀虫剂

自然界存在大量可感染昆虫且具有毒性效应的细菌、真菌、病毒等，这类微生物进入昆虫体内以后可释放毒素，使昆虫不能健康的存活而死亡，而对高等动物无害，因此开发微生物杀虫剂是生物防治的重要措施之一。典型的昆虫致病菌如苏云金芽孢杆菌，其形成的伴胞晶体在敏感性昆虫幼虫消化道的碱性条件下可水解生成毒性肽使昆虫产生多种中毒症状，最终以患败血症而死亡。苏云金杆菌已大规模工厂化生产，广泛用于鳞翅目、双翅目和鞘翅目害虫的防治。已知有几百种真菌可寄生于昆虫和螨类体表或体内，导致寄主发病死亡，已经广泛应用的有白僵菌和绿僵菌等。另外微生物产生的毒素也可用于杀灭害虫，如杀虫抗生素（如阿维菌素）和绿僵菌素等。随着分子生物学和分子毒理学的快速发展，目前可利用基因工程技术改良和培育杀虫效果更好的杀虫菌株或病毒，如重组昆虫杆状病毒和重组 Bt 等，具有较好的应用前景。

3. 培育和保护天敌昆虫

利用天敌控制害虫是对自然界营养能级和食物链规律的应用。自然界的天敌昆虫种类多且数量大，利用天敌昆虫进行生物防治是对环境最为友好、有利的措施。选育和释放本地天敌昆虫来防治本地害虫，在国内已广泛应用于赤眼蜂防治玉米螟、棉铃虫、松毛虫等鳞翅目农林害虫。通过保持果园和橘园周边植被的多样性为捕食螨的繁殖提供有利条件，保证果树寄生螨的天敌虫源从而有效防治果园害虫。也可以在前期经生态风险充分评估后，慎重从异地引进新的天敌品种有效防治害虫。

4. 选择性利用昆虫激素和信息素

昆虫激素是昆虫体内合成并调控自身生长发育的化学物质。利用昆虫激素及其作用机理研发天然的或人工合成的昆虫生长调节剂，打乱和破坏昆虫正常生长发育的生理过程，使昆虫发育异常而死亡，如保幼激素和蜕皮激素等已被应用于害虫的防治。

昆虫信息素是由昆虫体内产生并释放到体外与同种个体进行信息传递的化学物质，利用昆虫信息素研发昆虫引诱剂和拒避剂用于害虫防治。性信息素已成功应用于对日本丽金龟（*Popilla japonica* Newman）、棉铃虫、梨小食心虫、玉米螟以及甘蔗二点螟（*Chilo infuscatellus*）等害虫的预测预报和生物防治。此外，还可以通过释放性信息素及其类似物或抑制剂，干扰害虫雌雄间的化学通信，导致雄虫因迷向无法准确定位找到雌虫，从而扰乱其求偶、交配繁殖行为，目前已有大量利用性信息素对害虫进行生物防治的成功经验。同样，昆虫的聚集信息素和报警信息素也可用于害虫防治，这方面的技术正在研究和开发中。

5. 利用生物工程技术防治害虫

利用生物工程技术对昆虫危害行为有关的基因进行改造，导致害虫的食性改变、生长发育阻滞、食物消化障碍、交配或生殖障碍等问题，然后将可稳定遗传的品系投放自然界使其与野生型进行杂交，获得具有对农作物驱避的新品系，从而减轻对农作物的危害。美国科学家尼普林在实验条件下培养了大量的雄性不育螺旋锤蝇，与之交配的雌蝇即失去繁殖功能。这项技术在美国南部和墨西哥北部地区在防治危害牲畜的螺旋锤幼虫方面获得很好的效果。

综上所述，开展昆虫生态毒理学理论和应用的研究可以科学地认识环境、昆虫、有害物质的相互关系，降低农林产业对化学农药的依赖，最大限度地减少化学药物的使用量及其对昆虫产生的胁迫。现代生物防治理念和技术对害虫的绿色防控和益虫的有效保护已取得明显的生态、社会、经济效益。我国提出在"十三五"期间要保证减少化肥和农药使用量，这对保护农业生态环境和保护天敌昆虫有积极作用。

思考题

1. 名词解释

血淋巴、开放式循环、脂肪体、神经索、中肠、口器、马氏管、微气管、突触传递、触杀剂、杀卵剂、神经毒剂、低剂量兴奋效应、抗药性、生命周期

2. 试论昆虫对生态系统的有益和有害作用。

3. 环境污染物进入昆虫体内的途径有哪些？各有什么特点？

4. 试论环境污染物的生态毒理效应。

5. 试论昆虫生态毒理学在生态环境保护中的应用。

6. 应用昆虫生态毒理原理，简述对害虫的生物防治方法、应用前景及生态学意义。

昆虫专业术语、形态解剖及
生态毒理学补充资料

教案及参考文献

第十四章 鸟类生态毒理学

第一节 概 述

一、人类活动对鸟类的影响

鸟类是自然生态系统中重要的生物类群和十分宝贵的自然资源。鸟类是很多农业害虫和害兽的天敌。例如，一只灰喜鹊一年能吃掉 15 000 条松毛虫，一窝海燕一个夏季能吃掉 7 万只蝗虫，一只猫头鹰一年可捕食 1 000 只田鼠。因此，鸟类在保护农业生产和维护生态平衡方面起到重要作用。此外，鸟类在科学研究上如生物的进化、种子的传播、仿生学等方面，都具有极高的研究价值。

鸟类因为具有分布广泛、种类多样以及易于识别等特点，是研究最多和调查最为频繁的动物类群之一，也是对栖息地改变和环境变化反应极为敏感的动物。鸟类的生存与繁殖必须从周围环境中获得食物和生存所必需的一切条件。鸟类只有在适宜的条件下才能生存。温度、空气、水、食物等条件的变化，都直接或间接地影响鸟类的栖息、繁衍，促使鸟类的转移、迁徙、甚至造成死亡。环境的变化直接影响着鸟类的兴衰存亡。

人类活动造成的栖息环境的破坏是危害鸟类生存与繁衍的重要因素。森林是鸟类生存的摇篮，所有鸟类的生命活动，都受生态系统中生产者——绿色植物的制约。人类砍伐林木造成的森林面积减少对鸟类生存造成了极大的威胁。目前，世界上的树林正以 30 hm^2/min 的速度从地球上消失，栖息在树林中的鸟类因生存环境被破坏而转移或死亡。毁林使鸟类的分布区也逐年减少。例如，巴西圣灵洲内哈内陆河以北近 800 km^2 的面积原是一片热带树林，近 20 年间的乱砍滥伐，使一片苍翠肥沃的绿洲变成了沙漠，整个生态系统受到严重破坏，至少有 200 多种鸟类在这片土地上消失或绝迹。鸟类的骤减使害虫失去控制而大量繁殖，人们被迫求助于农药来消灭害虫，这就造成恶性循环，鸟类因食物减少而进一步减少。

人类活动造成的环境污染是危害鸟类生存和繁衍的主要因素之一。石油工业兴起后，大量的石油经由海洋在全球进行传输；大型油轮失事后，大量的石油进入海洋，给海洋环境造成严重的污染。此外，近海采油平台及输油管的石油泄漏事故也是造成海洋污染的重要原因。石油进入海洋环境后，原油能损害鸟类羽毛的功能，使海鸟体温降低，其游泳和飞翔能力降低，最后冻饿而死。据统计，每年死于石油污染的海鸟多达数十万只。2010 年发生的"深水地平线"号油井泄漏经常被引用为美国历史上最糟糕的环境灾难。《海洋生态进展系列》（*Marine Ecology Progress Series*）杂志发表的研究报告显示因此次漏油事件造成的海鸟损失数量近百万只。此次泄漏事故造成墨西哥湾笑鸥（*laughing gull*）的数量下降约 32%。

农用及工业用化学工业品的污染也是造成鸟类死亡和数量下降的重要因素。鸟类误食这些毒害性的化学品后，可直接导致死亡。例如，一些作为拌种剂或颗粒剂的农药被鸟类取食后造成鸟类的直接死亡。据报道，在美国生态事故信息系统记录的 3 041 件生态事故中，农药对鸟类的致害事故达 1 167 件，占整个农药生态事故的 38.37%。美国每年可直接暴露接触农药的鸟类总数达 67 200 万只，其中约 10% 因此而死亡。我国也有一些鸟类因受农药危害致死的事故报道。一项研究报道指出，在我国东北地区受国家重点保护的鸟类品种中，有 85% 的品种因施用克百威受到较大影响。

除了直接致死外，环境污染物对鸟类还可通过亚慢性或慢性毒性作用对鸟类造成危害，如使鸟类产蛋量下降、蛋壳变薄、孵化率下降、体重减轻、各种行为异常等，从而导致鸟类种群数量的减少甚至灭绝。20 世纪 50 年代以来，有机氯农药的大量使用造成了鸟类数量的锐减。1962 年，美国生物学家蕾切尔·卡逊（Rachel Carson）出版了《寂静的春天》一书。该书首次系统地揭示了有机氯农药的滥用对野生生物特别是鸟类造成的种种危害，从而引发了人们对环境化学污染的广泛关注和高度重视，成为环境保护事业发展史中的里程碑事件。

二、研究鸟类生态毒理学的意义

鸟类生态毒理学是研究生态环境中有毒有害因素对鸟类的损害作用及其规律的科学。鸟类生态毒理学在环境污染监测、生态监测及生物多样性保护方面具有重要意义。

（一）鸟类在环境监测中的重要作用

由于鸟类对环境变化的高度敏感性，鸟类常常被用于监测环境的变化，其中的一个重要方面就是监测环境污染。鸟类是高等脊椎动物，是食物链中的高级消费者。环境中的环境污染物会通过食物链在鸟体内积累。由于其体温高、新陈代谢旺盛，鸟类从环境中获取物质相对更多、速率更快，受到环境中环境污染物质的影响也更为明显。因此，鸟类作为一种环境污染的指示性物种，在环境污染物的环境监测中受到了广泛的重视和应用。

鸟类应用于监测工作的优势在于：①鸟类是在生态学和生理学领域研究得最为充分的类群之一；历史上积存的大量标本为日后分析环境的动态变化提供了条件。②鸟类（尤其是猛禽）通常处于食物链的顶端，即便是环境中微量的环境污染物，如重金属、持久性有机污染物（POPs）等，经过生物富集和生物放大作用，都能够有效地积累在这些高生态位的生物体内，从而对环境污染起到指示作用；同时鸟类体内积累较高浓度的环境污染物也有利于环境污染物（特别是痕量环境污染物）的检测分析。③鸟类活动范围广泛。候鸟通常穿越成百上千千米完成每年的迁徙，所以在这些鸟类体内的环境污染物含量，通常综合了较大范围区域的污染状况。留鸟活动范围相对较小，且一般都具有自己的领地，留鸟体内的环境污染物含量则能够更好地反映其栖息环境的污染状况。因此，可以利用不同的鸟类来反映不同尺度的区域污染状况。④鸟羽、鸟蛋等的采样是一种非伤害性的采样方式，不会对所采的鸟类种群数量造成大的损害，且在采样上具有便利性。

鸟类用于现代意义上的环境监测源于19世纪末20世纪初。当时人们注意到了因为摄食子弹（铅弹）或铅矿废弃物影响而导致鸟的铅中毒现象。此后，人们对Pb及其他重金属（如Hg）对鸟类的生态毒理效应开展了一系列研究。20世纪40年代，DDT在防治传染病及农业病虫害方面得到广泛应用。到20世纪50年代，更多有机氯农药（艾氏剂、狄氏剂、氯丹、七氯、毒杀芬）得到普遍的应用。由于这些农药的使用导致的鸟类死亡有了大量记录。到20世纪60年代，DDT导致鸟蛋蛋壳薄化而使鸟类数量降低的事实得到确认，鸟类应用于环境污染的监测开始发展。1966年，瑞典科学家索伦·杰森在分析环境样品中的有机氯农药污染时发现有几个未知峰，后来证实这些未知峰是多氯联苯（PCBs）。随后，对PCBs的污染及其毒性的研究证实PCBs对鸟类及哺乳类的生殖会产生急性和慢性毒性。随后70年代，DDT及PCBs被限制或禁用，这一时期，应用鸟类去监测DDT、PCBs的全球污染及时间趋势的研究大规模展开，鸟类作为环境污染的指示物种的意义得到充分肯定。美国早在1972年就确定了鸟类是环境变化的具有普遍意义的指示物种。到20世纪80年代末，鸟类用于环境污染的研究已经相当完善，构建了相当完整的体系，已经广泛用于水污染、大气污染、重金属污染及有机污染等方面的监测。在目前有关新型环境污染物（如卤代阻燃剂、全氟辛磺酸类化合物等）的环境监测及毒性效应研究中，鸟类作为具有重要环境指示意义的生物指示物得到广泛应用，成为研究环境污染物的空间分布、历史变迁、生物富集与放大及毒副作用的重要生物物种。

大量的实践证明，长期生活在污染环境中的鸟类能够记录污染的全过程，反映环境污染物的历史变迁，提供环境变迁的证据。利用鸟类对DDTs、PCBs和多溴联苯醚（PBDEs）的监测分析很好地反映了对这些物质实行监管后，其在环境中的污染态势变化。自20世纪60年代发现DDT、PCBs等的使用是造成鸟类种群减少的原因后，DDT和PCBs的使用受到限制。而鸟类监测数据很好地反映了这种变化。例如，1965—2015年加拿大魁北克博纳旺蒂尔岛北鲣鸟蛋中 DDT 和 PCBs 的监测表明，从 70 年代 DDT 和 PCBs 被限制施用后，DDT 和 PCBs 的浓度出现明显的下降趋势（图 14-1）。

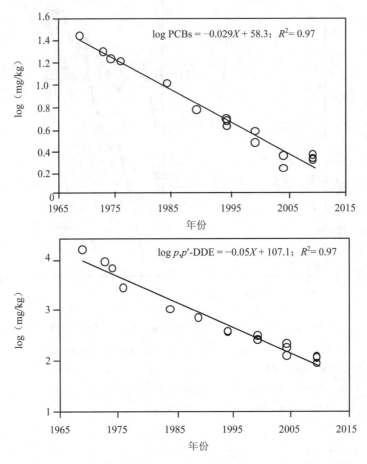

图 14-1　1965—2015 年博纳旺蒂尔岛北鲣鸟蛋中 PCBs 和 DDE 浓度变化的时间趋势

资料来源：Champoux L，et al. Temporal trends of mercury，organochlorines and PCBs in northern gannet（*Morus bassanus*）eggs from Bonaventure Island，Gulf of St Lawrence，1969—2009. Environ. Pollut.，2015（197）：13-20。

作为一种溴系阻燃剂，PBDEs 从 20 世纪 60 年代以来开始在工业上被广泛使用，到 21 世纪初达到高峰。70 年代末 80 年代初，PBDEs 作为一种环境污染物被检出，并被发现具有长距离迁移、生物可富集性及生物毒性等特性。2009 年和 2017 年，PBDEs 的三种工业品（五溴联苯醚、八溴联苯醚、十溴联苯醚）先后被列入《关于持久性有机污染物的斯德哥尔摩公约》的名录，要求全球范围内禁止其生产和使用。北美和欧洲相关鸟类的监测结果则清晰地反映了对 PBDEs 进行监管之前其在环境中污染呈指数增加，而加强监管后浓度出现下降的趋势（图 14-2）。

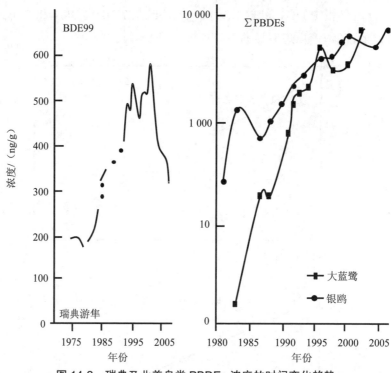

图 14-2 瑞典及北美鸟类 PBDEs 浓度的时间变化趋势

资料来源：Chen D，Hale R. A global review of polybrominated diphenyl ether flame retardant contamination in birds .Environ.Int.，2010（36）：800-811；

Johansson A，et al. Temporal trends of polybrominated diphenyl ethers and hexabromocyclododecane in Swedish Peregrine Falcon（*Falco peregrinus*）eggs .Environ.Int.，2011（37）：678-686。

由于鸟类对环境变化的高度敏感性，对鸟类组织进行环境污染物分析能够很好地反映出鸟类栖息地污染状况。通过比较不同区域鸟类的环境污染物含量和组成模式的差异，可以了解环境污染物在这些地区的空间分布特征。例如，对全球水鸟 PBDEs 的监测分析结果发现以美国为主的北美地区水鸟体内 PBDEs 含量要显著高于欧洲和亚洲，而对陆生鸟类的研究发现 BDE153 和 BDE99 通常是北美和欧洲地区的主要 PBDEs，而以 BDE209 为主的模式则主要出现在亚洲（特别是中国）。北美和欧洲产品中添加的 PBDEs 主要为五溴联苯醚工业品（主要含 BDE99）和八溴联苯醚工业品（主要含 BDE183、BDE153 等），而亚洲使用的 PBDEs 主要为十溴联苯醚工业品（BDE 209）。鸟体内 PBDEs 浓度和同系物分布模式的区域差异很好地反映了 PBDEs 不同工业品在全球各主要市场的情况。对亚洲不同地区留鸟体内持久性有机污染物的研究结果（图 14-3）可以清晰看出，以 PCBs 为参照，日本以及俄罗斯的贝加尔湖工业区受到了严重的 PCBs 污染，而以农业为主的越南和印度，主要环境污染物均为有机氯农药。PCBs 是工业和城市化发达地区最主要的环境污染物，PCBs 所占比例较高被认为是工业污染源模式；而高浓度的有机氯农药则指示了农业源污染。因此，对不同区域鸟体内卤代有机污染物的分析可以大致了解不同区域的产业格局。

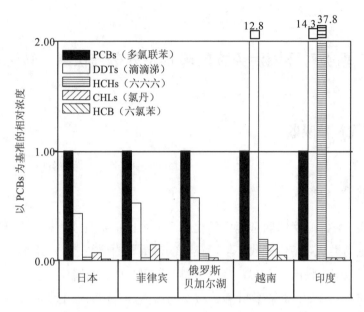

图 14-3 亚洲各国留鸟体内 PCBs 和有机氯农药比例分布图

资料来源：Kunisue T，et al. Seasonal variation of persistent organochlorine accumulation in birds from Lake Baikal，Russia，and the role of the South Asian region as a source of pollution for wintering migrants .Environ Sci Technol.，2002（36）：1396-1404。

（二）鸟类在生态监测及生物多样性研究中的意义

鸟类在生态监测和生物多样性研究方面也具有重要意义。如上所述，鸟类生活的生境多样，对栖息地改变和环境变化反应极为敏感。环境变化（包括环境污染）可能直接或间接影响某些鸟类的生长和繁殖，从而影响鸟类物种的组成、数量、多样性和群落特征。这些信息可以直接反映鸟类生境的适宜性、生态系统的健康状况和生物多样性状况。相对于其他动、植物类群，鸟类的分类和分布资料更加齐全，且鸟类种群数量的数据收集程序较为简单。因此，鸟类是生物多样性监测的重要指示类群，也是生态监测的重要物种，可以用来评价人类活动及环境污染对生态系统的干扰程度、土地利用、景观改变以及对区域生态环境质量的影响。利用鸟类进行生态监测在欧美地区已有上百年历史，先后实施了许多具有国际性影响的长期监测计划，如英国繁殖鸟类调查（the Breeding Bird Survey）、北美繁殖鸟类调查（the North American Breeding Bird Survey）和圣诞鸟类调查（the Christmas Bird Count）等。这些监测计划旨在大尺度上调查鸟类物种多样性和种群分布与数量动态，并预测鸟类多样性与数量的变化趋势，研究人类活动对生物多样性和生态环境的影响。我国利用鸟类进行生态监测和生物多样性研究起步相对较晚，主要是针对珍稀濒危物种和重点区域的鸟类进行监测，如黑脸琵鹭全球同步调查、全国沿海水鸟同步调查和鄱阳湖水鸟同步调查等。

第二节　鸟类对环境污染物的吸收、分布、积累、转化和排泄

一、暴露途径及吸收

（一）食物暴露与吸收

和哺乳动物一样，鸟类吸收环境中的化学污染物也主要通过消化道、呼吸道和皮肤，其中食物暴露是鸟类从环境中吸收环境污染物的最重要的途径之一。不同鸟类食性差别非常大，因此，环境污染物的获取随取食的不同而不同。鸟类的消化道因其取食的特点而表现出很好的适应性，例如，食植物叶和嫩枝芽的鸟类对食物的加工主要在嗉囊中，所以嗉囊很大，有肥厚的肌肉且有角质的内衬极适合研磨植物性食物。肉食性的鸟类一般具有强有力而尖锐的爪和尖锐而钩曲的喙以便于抓捕和撕裂食物。

鸟类的消化系统包括消化道和消化腺两部分，消化道由喙、口咽腔、食道、胃和肠道组成。主要的消化腺是肝脏和胰脏，在口腔中还有唾液腺。

食管位于咽和腺胃之间，气管背侧，与气管伴行。食管以嗉囊为界分为颈段食管与胸段食管两部分。嗉囊为部分食管特化而形成的囊状结构，其结构与食管相似，主要用于存储和软化食物。有些鸟如企鹅则没有嗉囊。有些鸟类嗉囊能分泌一些分泌物，类似于乳汁，用来哺育幼鸟。

鸟类的胃分为前部的腺胃和后部的肌胃两部分。腺胃内有消化液，具有消化食物的功能。肌胃又称砂囊，一些食谷鸟类常把沙砾吞入肌胃中，来加强对食物的研磨，这也是对鸟类缺少牙齿的一种补偿。食鱼及食肉性鸟类的肌胃具有阻止坚硬的骨骼和不能消化的食物向下进入肠道的功能。这些食物残块如骨、羽毛、纤维素等在这里被滚成一个长形的"食丸"，然后返回从口中吐出。根据食丸中的组成成分，可以大致推断鸟类的主要食物来源。取食浆果的鸟类则几乎没有肌胃。

分解后的食物进入小肠，在这里进一步消化后被吸收，进入血液循环系统；环境污染物的吸收也主要在小肠中进行。再往后就是大肠，小肠中多余的水分和溶解其中的营养物质以及一些其他的物质在这里被吸收。大肠由盲肠和直肠组成。鸟类的直肠很短，不能大量存储粪便，粪便经直肠末端膨大的泄殖腔排出体外。

鸟类肝脏位于腹腔前端，为体内最大的消化腺。胰脏位于十二指肠袢间的肠系膜 U 形弯曲中，分泌胰液运至小肠，参与消化过程。总之，鸟类消化系统的消化能力很强，消化过程迅速，小型鸟比大型鸟的消化更快速。另外鸟类的食量大，食物的利用率也很高。

（二）呼吸暴露与吸收

鸟类飞行的过程中需要大量的氧气以供给旺盛的代谢所需，同时在剧烈的飞行中产生的多余的热量也需要排出以维持体温的恒定，因此鸟类的呼吸系统为之特殊化，以适应这种需要。鸟类的呼吸器官由肺和气囊组成。肺没有肺泡，只有呼吸性细支气管。气囊指鸟类伸出肺外、分布于内脏间的膨大的膜质囊，有的气囊还通入肌肉间、皮肤下面和骨腔内。气态化合物进入肺部后，经被动扩散通过细支气管而被吸收进入血液。气体中的颗粒物经过与呼吸道表面接触后沉积在表面。较大粒径的颗粒物一般不能进入呼吸道，而细小颗粒（<0.1 μm）易在呼吸道附着。附着在呼吸道表面的颗粒物部分被吸收入血液，或被咳出或进入肺间质，长期存留。

（三）皮肤暴露与吸收

鸟类的皮肤是由来源于外胚层的表皮和来源于内胚层的真皮而构成的。在真皮之下是由疏松结缔组织与脂肪细胞组成的皮下层。除少数种类（如鸵鸟）外，鸟类的表皮与真皮均十分薄而脆弱。鸟类皮肤衍生物包括皮肤腺、羽毛、鳞片、角质喙、爪、距、额板、蜡膜、肉冠和肉垂及孵卵斑等。皮肤是有害物质进入机体的天然屏障，大多数外来化学物质不易通过皮肤吸收，但也有很多化学物质易经皮肤吸收，从而引起中毒和死亡。例如，多数有机磷农药可透过完整皮肤引起中毒。一般而言，脂/水分配系数接近 1 的化合物较易经皮肤吸收。

二、分布和积累

进入鸟体内的环境污染物，由于其性质、形态及对不同组织器官的亲合力的不同，在鸟不同组织中的分布和积累存在差异。

（一）重金属在鸟体内的分布、积累特点

重金属进入鸟体后，随血流沉积到肝脏、肾脏、骨和羽毛等器官，但在这些器官（或组织）中的分布不尽相同。例如，Pb 在鸟体内的分布一般具有以下趋势：骨＞肾脏、肝脏＞脑、血液＞肌肉。对于肝脏和肾脏而言，大多数鸟类肾脏中 Pb 的含量高于肝脏，但在某些猛禽体内也发现肝脏中 Pb 的含量高于肾脏。暴露方式显著影响重金属在鸟体内的

组织分布：急性暴露时，肝脏、肾脏、肌肉和血液中的重金属含量一般高于骨；慢性暴露则相反，骨中的重金属含量高于其他器官（或组织）。这主要是由于急性暴露时，血液中的重金属与肝脏、肾脏、肌肉和羽毛等器官（或组织）保持动态平衡，通常这些器官（或组织）在暴露后几周甚至几个月时间内重金属的含量都很高。而长时间慢性暴露时，鸟体内的重金属逐渐沉积到骨中，导致慢性暴露时骨中的重金属含量超过肝脏、肾脏等器官。

在鸟类羽毛生长期间，鸟体内的重金属也可以随血流沉积到羽毛。因此，较多研究利用鸟类羽毛中的重金属含量监测鸟类重金属污染现状。研究证实，对于幼鸟，其羽毛中的重金属含量确实与肝脏、肾脏或骨中的重金属含量存在相关性，也能反映鸟类在羽毛生长时期的重金属暴露（内暴露）情况。因此，幼鸟的羽毛是监测重金属污染可靠的生物指示物。然而，利用成鸟羽毛监测重金属污染时，因成鸟羽毛上可能附着有大气中沉积的重金属（外暴露），其结果则具有较多不确定性。

（二）有机化学污染物在鸟体内的分布、积累特点

有机氯农药、多氯联苯以及其他一些疏水性强的有机化学物，由于其高的亲脂特性，进入鸟体内后，一般积累到脂肪、肝脏等高脂肪含量的组织或器官中。积累在鸟体内的环境污染物还会因为鸟的生理状态的改变而在鸟体内重新分布。例如，主要储存在鸟类脂肪中的疏水性有机化学污染物，在鸟类长途迁徙、求偶、育雏期间，或在食物缺乏受伤病影响时，它们通过代谢体内脂肪以提供能量，随脂肪代谢而释放出的亲脂性有机化学污染物会在不同组织与器官之间进行再分配。鸟类的产蛋行为也会导致母体中的环境污染物迁移至蛋中，从而使组织间环境污染物进行再分配。

由于鸟蛋中的环境污染物全部来自母体，并且合理的鸟蛋采样设计不会对鸟的生长和种群数量造成影响，鸟蛋是进行有机化学污染物监测的最理想的材质。鸟羽能否反映鸟本体内的有机化学污染物的污染状况目前并没有明确的结论。由于有机化学污染物更多积累在脂肪组织中，所以鸟的肌肉、肝脏等组织也是比较理想的有机化学污染物生物监测材料。

（三）环境污染物在鸟体内积累的影响因素

影响环境污染物在鸟体内积累的因素很多，主要包括环境污染物的存在形态、鸟的种类、营养级、食性、食物的营养成分和理化性质等。

对于重金属而言，不同重金属的理化性质存在差异，它们在不同生态系统（如水生生态系统和陆生生态系统）中的生物富集和生物放大行为不同，从而最终影响它们在鸟体内的积累。此外，不同重金属在鸟体内的同化（assimilation）、转运、分布和排出（elimination）可能存在差异，从而影响其在鸟体内的积累程度。例如，不同重金属盐类在消化道的同化

率存在差异，摄入到鸟体内的不同重金属与血球或血浆的结合比也存在差异。重金属元素的化学形式决定了其溶解度和脂溶性，脂溶性强的有机金属化合物和溶解度高的无机金属盐均容易在鸟体内积累。

不同鸟类由于其栖息环境、取食习性、所处生态位、对环境污染物的吸收、排泄和代谢能力的差别，对环境污染物的积累也表现为明显的差异。高生态位的鸟类（如猛禽、食鱼鸟类等）因受其食物链对环境污染物放大效应的影响，其体内的环境污染物浓度一般要高于以昆虫等无脊椎动物为食的鸟类，而植食性鸟类体内环境污染物的浓度则往往较低。即使同一种鸟，由于其食源的差异性，也会造成其体内环境污染物浓度和组成的差别。例如，美国游隼，在海湾区水体中较为常见的低溴代单体如 BDE 47、BDE 100 等是主要环境污染物；而在城区，高溴代单体如 BDE 153、BDE 209 的相对丰度则大量增加。

此外，环境污染物在鸟体内的积累还受鸟的性别、年龄及采样时间等因素的影响。雌鸟产卵过程中，部分环境污染物从母体转移至鸟蛋中，往往造成雌鸟体内环境污染物的浓度要低于雄鸟。然而，也有研究发现，产卵期的雌鸟体内环境污染物含量显著高于雄鸟，可能与产卵期雌鸟食量增加（摄入的环境污染物也增加）和脂肪消耗量增加（脂肪内有机化学污染物释放）有关。而年龄大的鸟由于对环境污染物的累积时间长，往往较年龄小的鸟类积累更多环境污染物。此外，气候和食物的季节性变化及繁殖和迁徙等生理生态活动，也会造成鸟体内环境污染物随之出现相应的波动。例如，在食物充足的季节，鸟类营养充足、生长发育良好，体内环境污染物的浓度水平低，而在食物缺乏、长途迁移或育雏期间，营养物质大量消耗，造成鸟体质瘦弱，环境污染物出现生理性放大。

由于鸟类对环境污染物的积累存在众多的影响因素，在利用鸟类评价环境污染时，需要对评价指标进行严格限定，要有明确的地点、时间、年龄、性别、组织材料等信息才能进行客观评价。

三、生物转化和酶诱导

环境污染物进入鸟体后，有的可以直接作用于靶器官（靶部位）产生毒害作用，并可以以原形排出。但多数有毒环境污染物在鸟体体内要发生生物转化（biotransformation）。与哺乳动物和其他高等动物一样，环境污染物在鸟体内的生物转化过程分为两个阶段：第一相反应（phase I reaction）和第二相反应（phase II reaction）（详见第二章）。环境污染物在鸟类体内的生物转化过程皆为酶促反应，主要在肝脏进行。肺、肾、肠道、脑、皮肤、睾丸、卵巢、肾上腺等其他组织器官对环境污染物也有一定的生物转化能力，但其转化能力较低。

与哺乳动物和其他高等动物相似，鸟体内环境污染物在生物转化过程中，对酶具有诱导（induction）或抑制（inhibition）作用。对鸟类代谢酶诱导作用研究较多的主要有微粒体混合功能氧化酶（MFO）、谷胱甘肽-S-转移酶（GST）和抗氧化酶系等。

环境污染物对鸟类 MFO 的诱导研究主要集中于细胞色素 P450 1A1（CYP1A1）和细胞色素 P450 2B1（CYP2B1）。例如，饲喂试验发现，PCBs 可以诱导绿头鸭和原鸡等鸟类体内的 CYP1A1 或 CYP2B1 活性。野外研究也发现，PCBs 和多溴联苯醚（PBDEs）等环境污染物可能诱导绿头鸭、对角鸬鹚、翠鸟、白翅斑海鸽、普通鸬鹚、暴风鹱等鸟类肝脏中 CYP1A1 或 CYP2B1 活性，且有时具有显著的剂量-效应关系。

GST 是环境污染物生物转化第二相反应过程中的重要酶，具有很多同工酶。GST 主要催化各种亲电性环境污染物或一些第一相反应产生的代谢产物与还原性谷胱甘肽（GSH）的结合反应，产生水溶性较大的谷胱甘肽结合物，易于排出体外，从而达到解毒功能。GST 主要存在于肝脏和肾脏细胞的微粒体和胞液中，进入体内的有机氯农药、多环芳烃（PAHs）、多氯联苯（PCBs）及有毒金属等环境污染物均可诱导 GST 的活性。研究发现，家鸡鸡蛋暴露于不同浓度的 PCB-126 后，孵化的幼鸟体内 GST 活性被显著诱导。野外研究也发现，横斑腹小鸮血清中 GST 活性与 DDE 含量具有显著相关性。

抗氧化酶系主要包括过氧化物歧化酶（SOD）、过氧化氢酶（CAT）和谷胱甘肽过氧化酶（GPx）等。抗氧化酶系可被参与氧化还原循环的环境污染物诱导，很多环境污染物如 PAHs、有机氯农药、PCBs 和重金属都可以诱导这些酶的活性。研究发现，横斑腹小鸮羽体内一些抗氧化酶如 CAT 和 GPX 的诱导与持久性有机化学污染物暴露有关。

环境污染物对酶的抑制主要表现在使酶的活力减弱、含量减少或催化速率降低。研究较多的受环境污染物抑制的酶主要有腺苷三磷酸酶（ATPase）、乙酰胆碱酯酶（AChE）和 δ-氨基乙酰丙酸脱氢酶（ALAD）等。

ATPase 是生物体内一种重要酶类，在细胞功能、离子平衡等过程中起重要作用。ATPase 存在于所有的细胞中，包括由不同离子活化及存在于不同细胞结构中的 ATPase。研究发现，DDT 等环境污染物对 Na^+-ATPase、K^+-ATPase 和 Mg^{2+}-ATPase 有抑制作用，且具有一定的效应-剂量关系。ATPase 抑制已作为一项环境污染物对鸟类危害的评价指标或生物标志物。DDE 暴露导致鸟类蛋壳变薄就是因为 DDE 能抑制鸟类输卵管内的 ATPase 和碳酸酐酶，阻碍了碳酸钙在卵壳上沉积的缘故。

AChE 在神经系统的信息传导中起重要作用。AChE 抑制具有较高的专一性和敏感性，可作为有机磷农药和氨基甲酸酯农药的暴露或效应指标。AChE 抑制可以改变鸟类的行为、内分泌功能、繁殖和对环境变化的耐受力。当 AChE 含量水平下降到正常水平的 50% 时，鸟类的行为就会改变（如缺失方向感、筑巢能力降低和遗弃幼鸟等）。鸟类对 AChE 抑制剂的敏感程度是哺乳动物的 10~20 倍，幼鸟对 AChE 抑制剂的敏感性更高。研究发现，鸽子暴露于 2.0 mg/kg 剂量的二嗪磷（一种作为种子包衣剂及颗粒剂使用的农药）时，其脑中 AChE 的抑制率达 50%以上，血浆中 AChE 的抑制率达到 20%以上。

ALAD 存在于许多组织的细胞质中，在合成血红蛋白过程中起重要作用。研究发现，Pb 可以抑制鸟类血液中 ALAD 活性，且鸟类血铅浓度与 ALAD 活性抑制具有典型的剂量-效应关系，随着血铅浓度的增加，ALAD 的活性不断降低。由于 ALAD 测定方法简单、测定结果较为精确，ALAD 已作为一个敏感指标，用于监测鸟类 Pb 的暴露和效应。

四、排泄

环境污染物被鸟类吸收后，最终以原形或代谢产物的形式通过肾脏、消化道、呼吸道或其他途径从体内排出，这一过程称为环境污染物的排泄。

（一）经肾脏随同尿液排泄

肾脏是环境污染物（特别是非挥发性环境污染物）及其生物转化产物主要的排泄器官，经肾脏排出是环境污染物最重要的排泄途径。肾脏排泄过程是环境污染物或其代谢产物经过肾小球过滤进入尿液后随尿排泄到体外，环境污染物的排除速率与其本身（或代谢产物）的分子量、脂溶性、极性及离子化程度等理化性质相关，也受肾小球滤过率、肾小管分泌、重吸收等生理生化参数影响。

（二）经肝脏随同胆汁排泄

除肾脏外，肝脏也是环境污染物排泄的重要器官。肝脏是生物体内环境污染物蓄积和生物转化的重要部位，肝脏中的环境污染物及其代谢产物可由肝脏排入胆囊，再从胆道随同胆汁进入肠道，最后随粪便排出。Pb、Mn 等重金属，可由肝细胞分泌，经胆汁随粪便排出。与肾脏排泄相比，肝脏对环境污染物的排泄速度较慢，且只有少部分环境污染物是经过肝脏排泄。

（三）经呼吸道随同呼出气排泄

进入机体内的环境污染物（特别是挥发性环境污染物）还可以通过被动扩散经呼吸道排出，其排出速率主要取决于肺泡呼吸膜内外环境污染物的分压差、呼吸速度、血液循环速度及环境污染物在血液中的溶解度等因素。

（四）其他排泄途径

除了肾脏、肝脏和呼吸道排泄外，鸟类对环境污染物的排泄还存在其他途径。例如，鸟类羽毛蓄积的环境污染物及其代谢产物也可通过换羽得到排出。此外，鸟类在产卵过程中，母体中的环境污染物及代谢产物可以转移到卵中（蛋清中主要是极性化合物，蛋黄中主要是亲脂性化合物），从而使雌鸟体内的环境污染物得到排泄。

第三节　环境污染物对鸟类的生态毒理学作用及其机理

一、重金属

人类的生产、生活活动及地球上各种地质活动，导致特定生态系统中重金属的含量超过自然背景水平并致使生态破坏或环境质量下降，即重金属污染。这些重金属主要包括生物毒性较大的金属元素（如 Hg、Pb、Cd、Co 和 Ni 等）和类金属（如 As）。Cu、Zn、Cr、Mn 和 Mg 等重金属虽然是动物生长发育和维持正常生理机能所必需的微量元素，但这些重金属如果在机体内积累过多，也会对机体的健康产生毒害作用，发生重金属中毒，甚至死亡。重金属主要通过消化道和呼吸道进入鸟的体内，某些脂溶性重金属及其化合物也可以通过羽毛或皮肤进入鸟的体内。自工业革命以来，重金属污染已经成为鸟类生存遭受威胁的重要原因之一。

重金属可以对鸟类产生急性毒性，导致鸟类死亡。重金属也可导致鸟类慢性中毒，如迁徙异常或失败、对低温的耐受力下降、躲避被捕食（射杀）的能力下降等。某些重金属还可以对鸟类产生生殖毒性，如窝卵数减少、卵的尺寸减小、胚胎或雏鸟的存活率降低、生长发育抑制和行为缺陷等。

除直接作用外，重金属还可以通过影响鸟类的食物（或捕食）而对鸟类造成伤害。由于重金属的毒害作用，在重污染区，昆虫、无脊椎动物、鱼类等数量减少，肉食性和杂食性鸟类因食物不足处于营养不良甚至饥饿状态，从而加重了重金属对鸟类的毒害作用。另外，当环境中重金属含量不是太高时，重金属也可能导致昆虫、无脊椎动物、鱼类等隐蔽或躲避被捕食能力下降，致使肉食性和杂食性鸟类过多捕食这些含有高含量重金属的食物，造成重金属在这些鸟类体内大量积累，产生毒害作用。

虽然较多研究报道了鸟类对多种重金属的累积及其毒害作用，但主要集中于 Pb 和 Hg 这两种重金属。

（一）铅（Pb）

自工业革命以来，全球环境中 Pb 的含量显著增加。尽管 Pb 具有较强的生物毒性，但人们普遍认为全球 Pb 污染不会直接导致大部分野生生物的生存威胁。然而研究发现，北美、欧洲等地大量鸟类因摄食沉积物中废旧子弹（铅弹）而大量死亡。这些 Pb 中毒鸟类主要分为三类：第一类是把铅弹误当磨石或食物摄入的鸟类（主要包括野鸭、野鹅等水鸟）；第二类是捕食受 Pb 污染鱼类的食鱼鸟（主要为鸥类）；第三类是以这些水鸟或食鱼鸟为食的猛禽（主要包括鹰类和白头鹰等）。大范围的鸟类 Pb 中毒引发了人们对 Pb 在鸟体内的毒理效应的关注。

野生鸟类中 Pb 的背景浓度随鸟的种类、采样区域不同而存在差异。一般认为，野生鸟类血铅背景浓度＜20 μg/dL（约 0.2 mg/kg），肝和肾中 Pb 的浓度＜2 mg/kg 湿重（一般＜1 mg/kg 湿重），骨中 Pb 的浓度＜10～20 mg/kg 干重。高于这些背景值，认为受到了铅的污染。

按铅中毒的程度，鸟类铅中毒可分为亚临床型铅中毒、临床型铅中毒和严重铅中毒三类。亚临床型铅中毒是指该浓度不会严重影响鸟类的正常生理机能，暴露鸟类没有出现铅中毒症状，当铅暴露终止时鸟体内的 Pb 含量会恢复到正常水平；临床型铅中毒是指鸟类会出现铅中毒典型症状（下颌水肿、厌食、消瘦、无活力、嗜睡、翅膀下垂、绿色稀便、腿无力、抽搐等），如果鸟类在该浓度继续暴露，可能会致死；严重铅中毒是指该浓度会直接威胁鸟类生存。

不同鸟类 Pb 的致毒浓度不同，例如，鸡形目和鸽形目鸟类 Pb 的致毒浓度一般高于其他鸟类。Pb 的致毒浓度也具有种间差异，如雁形目中体型较大的种类 Pb 的致毒浓度较高，而隼形目中土耳其秃鹫 Pb 的致毒浓度较低。此外，暴露时间、鸟类的健康状况、鸟类是否具有铅暴露史等因素也显著影响 Pb 的致毒浓度。Franson 等总结了雁形目、隼形目和鸽形目鸟类组织中 Pb 的致毒浓度（表 14-1）。

表 14-1 鸟类组织中 Pb 的致毒浓度

中毒类型	血液/（μg/dL）	肝脏/（mg/kg 湿重）	肾脏/（mg/kg 湿重）
雁形目			
亚临床型铅中毒	20～50	2～6	2～6
临床型铅中毒	50～100	6～10	6～15
严重铅中毒	＞100	＞10	＞15
隼形目			
亚临床型铅中毒	20～50	2～6	2～4
临床型铅中毒	50～100	6～10	4～6
严重铅中毒	＞100	＞10	＞6
鸽形目			
亚临床型铅中毒	20～200	2～6	2～15
临床型铅中毒	200～300	6～15	15～30
严重铅中毒	＞300	＞15	＞30

资料来源：Franson J，Pain D. Lead in birds//Beyer W N，Meador J P. Environmental Contaminants in Biota：Interpreting Tissue Concentrations. Boca Raton：Taylor & Francis，2011：563-593。

Pb 对鸟类血液中 ALAD 和亚铁络合酶具有抑制作用。ALAD 是卟啉及血红蛋白合成过程中必要的酶之一。亚铁络合酶也称血红蛋白合成酶，是血红蛋白合成过程中的最终酶，它催化亚铁离子嵌入原卟啉 IX（PPIX）形成血红蛋白。ALAD 和亚铁络合酶的抑制可以导致鸟类以血红蛋白和红细胞压积减少为特征的贫血。ALAD 的含量水平稍微下降不会对鸟类产生显著影响，但当 ALAD 含量急剧降低时会导致鸟类贫血症。亚铁络合酶的抑制可以导致 PPIX 在红细胞中累积，因此，鸟类血液中 PPIX 含量的上升也是 Pb 暴露的诊断指标之一。研究显示，当血铅浓度＞5 μg/dL 时就可能抑制鸟类的 ALAD 酶活性。

Pb 暴露还可以导致鸟类生长缓慢、消瘦或器官重量下降。例如，Pb 暴露导致了燕鸥、银鸥和日本鹌鹑的生长缓慢、体重降低。对野鸭、美洲红隼和欧洲椋鸟的研究也显示，Pb 暴露显著降低了这些鸟类脑的重量。

在生物体内，铅可以与钙竞争结合位点，模拟或抑制钙对神经系统的生理作用，干扰钙对神经递质的释放。铅的这种非正常的"钙样作用"导致靶神经元的阈值发生改变，并可使调节神经递质释放的能力下降，从而引起神经通路活动的复杂性降低，导致学习和记忆能力下降或行为缺陷。Burger 等的研究发现，Pb 暴露对两种鸥科鸟类（银鸥和燕鸥）产生了一系列的认知能力下降或行为缺陷，包括运动能力、乞食行为、个体辨识能力、平衡能力、深度感知及对温度的调节能力等。野外实验进一步证实，这些认知能力的下降或行为缺陷可直接影响鸟类的生存能力。

Pb 还可以对鸟类产生生殖毒性，如卵窝数和卵的大小下降、胚胎或雏鸟的存活率降低、生长发育抑制和行为缺陷等。

（二）汞（Hg）

Hg 具有较强的生物毒性，且在食物链中具有生物放大效应。鸟类在食物链中占据较高的营养级，致使它们是环境中 Hg 暴露最为严重的野生生物之一。长期的研究结果显示，鸟类暴露于较高浓度的 Hg 可以导致行为、生理、免疫、神经化学、生殖和组织学等方面的显著变化。

Hg 污染可以影响鸟的平衡能力、活力、鸣叫等行为。受汞污染的普通潜鸟的幼鸟理羽时间增长，它们的平衡能力、深度感知能力、躲避高温的能力、对亲鸟召唤的响应能力及对恐吓刺激的反应能力均下降。饲喂试验结果显示，Hg 暴露可以导致大白鹭、斑胸草雀、家鸽和美洲茶隼的运动功能失调、平衡能力下降或啄食的频率和准确性下降。大白鹭、家鸽和斑胸草雀的饲喂试验或野外研究发现，Hg 可以导致这些鸟类活力下降。汞污染地区的卡罗苇鹪鹩、莺鹪鹩和北美歌雀鸣叫的复杂程度下降，且鸣叫声音的频率降低。对受汞污染沼泽中的尼尔森沙鹀鸣叫研究发现，污染沙鹀的鸣叫音调频率增高，且鸣叫间隔缩短。

高浓度的 Hg 暴露还可导致鸟类的肝脏、心脏和肾脏等器官的组织学变化。欧洲椋鸟、黑冠夜鹭、雪鹭和双冠鸬鹚经汞暴露后出现肾脏或肝脏病变，有的显示肝肿大或肾肿大症状。

Hg 暴露影响鸟类的免疫功能，主要表现在对鸟类血细胞（嗜异性细胞和淋巴细胞）和免疫应答的影响。饲喂试验显示，大白鹭和美洲茶隼经 Hg 暴露后，血液中嗜异性细胞数量上升。然而，野外研究发现，Hg 严重污染的西方鹧鹧血液中嗜异性细胞的数量显著下降。暴露于不同 Hg 浓度的美洲茶隼、大白鹭、雪鹭均可导致淋巴细胞数量的上升或下降。此外，饲喂试验发现，Hg 暴露可以导致美洲茶隼和大白鹭血液中嗜异性细胞与淋巴细胞的比值上升。较多研究证实，Hg 可以抑制鸟类的免疫应答。例如，Hg 暴露的美洲茶隼和普通潜鸟血清对绵羊红细胞（sensitized sheep red blood cells，SRBCs）的抗体反应也有所下降。

Hg 可以造成鸟类神经轴索变性等神经病理性改变。在对一组随机采集的盐沼麻雀幼鸟体内 Hg 的含量研究时发现，血液中 Hg 含量较高的个体出现神经元移位异常。对野鸭的饲喂试验结果显示，Hg 暴露导致了成鸟神经轴突变性合雏鸟神经脱髓鞘、神经细胞固缩等神经系统异常。美洲茶隼、双冠鸬鹚、斑胸草雀、红尾鵟等鸟类在高浓度汞暴露时出现神经轴索变性。Hg 暴露还影响白头鹰、普通潜鸟等鸟类的神经传递素功能。

Hg 暴露可能会导致鸟类窝卵数下降、蛋壳厚度变薄、蛋形状改变和重量（体积）下降。实验室暴露试验显示，Hg 暴露导致了美洲茶隼和野鸭的窝卵数减少；野外研究也发现，黑腿三趾鸥和东部蓝鸲的窝卵数下降与其体内 Hg 的含量具有相关性。然而，黑鸭和斑胸草雀的饲喂试验发现，Hg 暴露不影响这些鸟类的窝卵数。研究发现，有些鸟类（如雪鹭、白头鹰和白来航鸡）的蛋壳厚度变薄与其体内 Hg 含量有关，但鸟类（如大蓝鹭、普通潜鸟、加拿大燕鸥和黑剪嘴鸥）在低浓度 Hg 暴露时，不会产生这种效应。此外，Hg 污染可导致鸟类的卵异形，例如，受 Hg 污染的白鹭的卵比正常卵更宽，用 Hg 饲喂鸡后产的蛋比正常蛋更短。研究还发现，受 Hg 污染的白鹭、野鸭、普通潜鸟和树麻雀产的卵的重量或体积减小。

Hg 暴露还可能对鸟类的胚胎产生毒害作用。已有研究证实，某些鸟类的卵暴露（表面暴露或注射）于 Hg 时，会导致其胚胎畸形（野鸭、鸬鹚和加拿大燕鸥）、孵化时间延长（普通潜鸟）和胚胎存活率降低（野鸭、厚嘴海鸠、北极燕鸥）。对野生树麻雀的研究发现，孵化成功率的降低与 Hg 污染相关。室内暴露试验也证实，Hg 暴露可以导致笑鸥、斑胸草雀、野鸭、美洲茶隼和普通潜鸟等鸟类孵化成功率下降。

Hg 暴露可能改变鸟类的产卵和育雏行为。普通潜鸟和美洲茶隼通过食物暴露 Hg 后，其孵卵的时间减少。含高浓度 Hg 的雄性雪海燕和鹱鹋更容易产生弃卵或弃巢行为。饲喂试验发现，经汞暴露的雄性美洲茶隼甚至吃掉它们的后代。Hg 暴露还可能影响鸟类的求偶行为，例如，在饲养场养殖的白鹮经 Hg 暴露后，与对照组相比，暴露组显示更少的筑巢行为且雄鸟更喜欢与同性在一起。

二、持久性有机污染物

环境中的持久性有机污染物（POPs）除了对鸟类造成直接伤害外，还通过食物链的富集、传递在鸟体内造成高浓度的累积，导致鸟类慢性中毒，对鸟类的生理机能、繁殖能力和生存能力造成严重影响，最终使鸟类种群数量减少、部分物种和类群濒于灭绝。POPs对鸟类的危害性包括引起鸟类的先天性缺陷、癌症、免疫机能障碍、内分泌失调、疾病易感程度降低、发育和生殖系统疾病、产软壳卵、繁殖成功率下降等严重危害。还可通过对环境的破坏使鸟类的可栖息环境范围缩小、迫使鸟类迁徙或改变越冬地和栖息地等其他方式对鸟类的生存造成威胁。

尽管有大量的研究报道了POPs对鸟类的毒害作用及相关机制，但研究比较充分并且有明确的结论的主要集中在有机氯农药和多氯联苯等传统的持久性有机污染物上。新型持久性有机污染物如卤代阻燃剂、全氟辛磺酸及其盐类等对鸟类的影响目前正处于研究之中。下面主要介绍有机氯农药和多氯联苯对鸟类的毒害。

（一）有机氯农药

有机氯农药主要包括艾氏剂、狄氏剂、异狄氏剂、滴滴涕、七氯、氯丹、灭蚁灵、毒杀酚等，是首批被列入持久性有机污染物名录的化合物。有机氯农药对鸟类危害的直观表现是鸟类的急性中毒致死作用。20世纪50年代以后，在欧洲各地区为了保护作物的种子和幼芽不遭受虫害，多用艾氏剂、狄氏剂、七氯等杀虫剂进行拌种。鸟类食用这些拌种的种子后，直接导致鸟类死亡。由于拌种季节不同，对鸟类的影响和危害程度也不同。在春季农药拌种后，因自然环境中食饵较少，鸟类啄食种子的量大，受危害的程度较大。英国在1961年实施了用农药拌种只限于秋季作物的规定后，鸟类的死亡率减少了，繁殖率又相对开始上升。根据美国国家环保局渔业及野生动物局以及美国地质调查局生物资源处全国野生生物健康中心的资料记录显示，确认对鸟类产生危害的农药品种包括艾氏剂、氯丹、狄氏剂、异狄氏剂等有机氯农药在内的60种农药。

有机氯农药中毒致死剂量因鸟的种类不同而不同。野外中毒而死的各种鸟脑内有机氯农药的最低残留量为16 mg/kg，肝脏为35 mg/kg。研究发现致死时鸟的脑组织和肌肉组织中的浓度相比其他组织中的浓度变异性更小。因此鸟的脑组织和肌肉组织中的浓度可以作为判定是否是有机氯农药中毒致死的标准。室内暴露试验及野外调查发现，家雀脑内DDT浓度超过65 mg/kg，知更鸟脑内DDT浓度超过50 mg/kg，就可导致急性中毒死亡。

有机氯农药对鸟类的毒害作用除了急性毒性直接致死以外，还可以通过其慢性毒性造成毒害。其中最为明显的毒害作用是通过减薄鸟蛋壳的厚度导致的生殖毒性。这方面的典型例子是 DDT 对水鸟及多种陆地猛禽的影响。20 世纪 60 年代，大量的研究发现许多鸟类的减少与 DDT 的污染有直接关系，如百慕大海燕的减少、美国康涅狄格州鹗数量的显著减少、北美山鹬数量的减少、北美白头海雕数量的减少、英国游隼数量的减少等。利用长期的监测数据，人们发现自 1946 年 DDT 大量使用以来，鸟类中 DDE（DDT 的一种氧化产物）的含量迅速增加，而相对应的，鸟蛋壳的厚度则呈下降趋势，而鸟的数量也出现下降。但在 DDT 被禁用后，鸟体内 DDE 的含量下降，而鸟蛋壳的厚度也出现一定程度的回升，鸟的数量减少也停止，鸟蛋壳的厚度至今仍没有达到 1946 年前的标准。而室内利用 DDT 染毒进行野鸭的暴露试验发现，与对照组相比，暴露组蛋壳减薄 11%～13.5%，所产卵中有 24%因为薄化而破碎。用鹌进行狄氏剂和 DDT 暴露试验，发现 5～15 mg/kg 的 DDT 与 1～3 mg/kg 的狄氏剂能使卵壳减薄 8%～16%。并且鸟体内的浓度与蛋壳厚度间有负相关性，浓度越高，孵出雏鸟个数越少。这些结果清晰地表明了包括 DDT 在内的有机氯农药的污染是鸟类数量减少的直接原因。

蛋壳的减薄同钙的代谢异常直接相关。正常情况下，钙的代谢是由雌激素来支配的。农药 DDT 摄入后，会诱导雌性激素分解酶活性增高，使雌激素大量分解，导致鸟体内钙的代谢不能充分完成，造成卵壳薄化。此外，DDT 的暴露还会对鸟体内的其他激素起作用，如甲状腺素、副甲状腺素等，从而使亲鸟自身的生理机能造成混乱和失调。DDT 引起鸟类数量减少的整个过程可归纳为如下的模式图（图 14-4）。

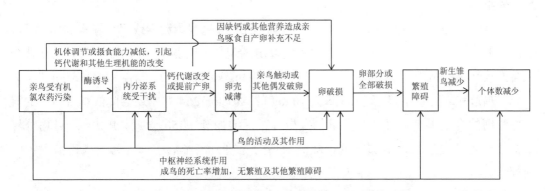

图 14-4　有机氯农药引起鸟类数量减少的原因示意图

（二）多氯联苯（PCBs）

由于多氯联苯的持久性与亲脂性，在食物网中呈现出很高的生物富集特征。水鸟体内 PCBs 的浓度可以达到水体中 PCBs 浓度的 50 万～100 万倍。体内高浓度的 PCBs 累积会给生物及人体的健康造成极大威胁。除非突发的事故性污染，如 1968 年发生在日本的米糠油事件导致几十万只家禽死亡，PCBs 的急性毒性一般不明显，而更多表现为慢性毒性。已有的研究表明，PCBs 可影响到生物体诸如免疫功能、激素代谢、生殖遗传等各个方面。

鸟的胚胎发育过程对 PCBs 的毒性特别敏感。PCBs 胚蛋染毒方式下对胚胎的急性致死毒性物种间差异很大，如 3,3′,4,4′-四氯联苯的半致死剂量对鸡为 9 µg/kg，野鸡大于100 µg/kg，而绿头鸭则大于 5 000 µg/kg。除了急性致死毒性外，PCBs 胚蛋暴露导致的胚胎慢性毒性还包括心囊水肿、心血管畸形、肝损伤、喙和脚畸形、胸腺发育不良、淋巴组织发育受抑制、皮下水肿等。还有实验观察到 3,3′,4,4′-四氯联苯的暴露导致鸡的腔上囊减小，其机理是因为与芳烃受体接合后，胸腺的淋巴发育受到抑制。PCBs 的喂饲暴露可造成包括影响受精、产蛋、孵化成功率及生长等生殖和发育方面的毒性。大部分生殖毒性都是通过母体暴露而产生的。野外研究发现 PCBs 的污染会降低夜鹭胚胎的生长，延迟燕鸥的孵化时间。除非高浓度（150 mg/kg）的 PCBs 暴露，野外 PCBs 的暴露不会造成蛋壳薄化。

鸟对 PCBs 喂饲暴露的敏感性低于哺乳动物。一般哺乳动物在喂饲暴露浓度为 1 mg/kg时，就开始显现亚致死效应，在 50 mg/kg 时开始出现急性毒性。而较敏感的鸟类开始显现亚致死效应的浓度范围为 2～10 mg/kg，很多鸟在 50 mg/kg 时，都观察不到影响。PCBs喂饲暴露的半致死剂量范围为 1 500～6 000 mg/kg，并且急性毒性随氯含量的增加而增加。急性毒性的生理反应包括战栗、麻痹、停止进食，并且可能导致肾脏变大、心和脾尺寸变小。

PCBs 暴露的内分泌干扰效应主要是因为 PCBs 可起到雌激素或甲状腺素的作用。因暴露于 PCBs，鸟类出现甲亢和甲状腺机能减退的现象都有报道。PCBs 的内分泌干扰效应会导致红隼的精液质量下降，而鸡暴露在 250 mg/kg 的 PCBs 混合品（Aroclor1254）会导致鸡冠和睾丸重量显著降低。每天 10 mg 的 Aroclor1254 暴露还会降低鸡血清中的雌二醇和钙的含量水平，降低产蛋量、减少肝重，增加肝 P450 含量。PCBs 通过内分泌干扰效应可延缓生长、增加肝重、降低亲鸟的专注力，影响求偶行为、逃避捕食和鸣叫行为。

因为脑组中 PCBs 的致死浓度的变异性没有其他组织大，所以脑组织中 PCBs 的浓度被认为是一个诊断是否是 PCBs 致死的标准。脑组中 PCBs 的浓度大于 30 mg/kg 会导致死亡。而对生殖和发育影响的组织浓度一般以未观察到有害效应浓度（NOEC）和最低可观察有害效应浓度（LOECs）来表示。PCBs 在鸟蛋中的 NOEC 范围从鸡的 0.36 mg/kg 到绿头鸭的 23.3 mg/kg，PCBs（以 Aroclor1254）喂饲暴露的 LOEC 范围从鸡的 2 mg/kg 到野鸡的 50 mg/kg。

多氯联苯的毒性与其化合物的结构紧密相关。一般认为共平面的多氯联苯（苯环上没有邻位，或只有一个邻位取代）同系物与芳烃受体有较强的结合能力并由此产生生物毒性。而非共平面的多氯联苯与芳烃受体的接合能力弱，毒性相对较小。多氯联苯能够诱导细胞色素酶（P450）的活性，并且不同结构的多氯联苯单体诱导的 P450 亚型不一样，如共平面单体诱导 CYP1A 酶系，而双邻位取代的 PCBs 单体则诱导 CYP2B 酶。将 PCBs 单体诱导 P450 酶的潜力换算为 TCDD 诱导 P450 酶的等效浓度，就是多氯联苯的毒性当量。与哺乳动物一样，鸟类中诱导 P450 酶潜力大的单体大都具共平面结构，而双邻位诱导 P450 的潜力很低，单邻位的单体居中。

由于 PCBs 不同单体的生物可富集性、被代谢程度及化合物本身毒性的差异、不同物种对 PCBs 毒性的敏感性差异以及环境中共存的其他环境污染物的影响，正确评价 PCBs 暴露对鸟类的毒性非常困难。

第四节 鸟类生态毒理学研究方法与技术

自 20 世纪 50 年代北美和欧洲多种鸟类因 DDT 和 Pb 等对环境的污染而导致种群数量下降以来，生态毒理学研究人员对 Pb 和其他污染物对鸟类的生态毒理效应开展了大量研究，促进了鸟类生态毒理学的飞跃发展。随着学科的发展，生态毒理学家提出了鸟类生态毒理学的研究框架，主要包括特定生态系统鸟体内污染物的含量水平、积累特征和暴露标志物（biomarker）研究和污染物对鸟类的危害甄别研究两个方面。由于栖息环境及食物是影响鸟类从环境中获得污染物的两个重要的因素，因此，常规的生态学调查（如栖息地、食源贡献）也是鸟类生态毒理学研究的一个重要内容。

一、鸟类食性及营养级研究方法

食物是环境中的各种环境污染物进入鸟体的最重要的渠道和载体。鸟类摄食的食物种类及每种食物的比例也直接决定了其在食物链中所处的营养等级。因此，食性研究在鸟类的生态毒理学研究中具有重要的地位，是了解鸟体内环境污染物来源的重要手段。同时，食性研究为了解环境污染物通过食物链传递过程中的行为提供了最为重要的信息。

对鸟类的食物种类进行定性和定量的评价，目前常用的研究方法主要有三类：一是对消化道中食物信息进行分析，包括束颈法、胃容物分析法和粪便检测法；二是直接观测鸟类取食方法，即直接观察法；三是利用鸟类自身的一些生化参数主要是稳定同位素去研究鸟类食性。

（一）束颈法和胃容物分析法

　　束颈法和胃容物分析法具有一定相似性，都是通过提取鸟类在消化之前的食物信息来获得鸟类的食物来源和组成。束颈法是使用橡皮筋拴住幼鸟的颈部，使亲鸟喂的食物不能被吞食，以便取出观察鉴定的方法。胃容物分析法主要通过对胃内容物的分析来确定鸟类所采食的食物种类和数量。分析结果以体积百分比或干重百分比表示，或者通过计算某种食物在所有样本中的检测频率表示。束颈法和胃容物分析方法简便、直观，但要准确获得食物的来源和组成，需要获得大量的样本进行统计分析，并且往往无法把鸟类在自由生活条件下所取食的食物种类全部确定。胃容物分析法还需要将鸟处死，这对濒危物种的分析显然不利。

（二）粪便检测法

　　粪便检测法包括粪便显微分析法和粪便 DNA 分析法。粪便显微分析法是通过显微镜对鸟类的粪便进行显微组织学分析，基本原理是根据粪便中难以消化的食物碎片来确定鸟类取食食物的种类和数量。这种方法的优点在于取样的数量不受限制，对濒危的野生鸟类是一种比较有效、准确的食性研究方法，但是此方法也有很多限制因素，如实验人员的甄别能力的高低、鸟类对食物消化能力的大小、样本量的多少都会对结果产生影响。粪便 DNA 分析技术以鸟类粪便为实验材料，利用分子生物学的聚合酶链式反应（PCR）技术手段研究鸟类粪便中的 DNA，获取有关的遗传信息。该方法的优点是即使粪便中含有极微量的 DNA，都可以利用 PCR 技术使其扩增，然后鉴定鸟类食物的种类，取样方法不会对鸟类产生任何危害。粪便的采集相对简单，不用经过复杂的处理能够获得较多材料。但这种方法也存在局限性：首先，粪便中的食物细胞会发生不同程度的降解，使提取到的 DNA 数量减少，很难鉴别，会产生较大的误差；其次，该方法只能定性鉴别，无法进行定量分析。另外，DNA 分析需要大量的样本、工作量较大，且粪便中 DNA 提取方法的通用性不好，DNA 纯度不高，且不适用于水鸟的食性研究等。

（三）直接观察法

　　直接观察法指观察者与鸟类之间相距一定距离，然后利用望远镜或者采用摄像技术进行观察和监测，记录鸟类采食各种食物的时间和次数，根据观察的结果确定食物的组成。此方法的优点是可以利用简便的设备直接观察鸟类的取食，从而确定鸟类大致的食物组成。该方法的缺点在于食物种类的鉴定及量化过程缺乏准确性，并且很难区分出同区域分布的鸟类取食痕迹，此方法只适用于单一鸟类的单独活动区食性的研究。

（四）稳定同位素技术

上述传统的鸟类食性分析方法均能直接反映一定时间尺度下鸟类的主要食物来源，但这些方法也均表现出一定的时空偶然性，不能充分反映食物在能量流动过程中的同化比例。而稳定同位素技术则可以克服传统食性研究方法的不足，在确定动物的食物来源、分析食物链、食物网和群落结构以及用于追踪动物迁移活动等方面有其独特的优势。自20世纪70年代稳定同位素技术引入生态学领域以来，在研究动物食性和营养级结构方面展现出强大的发展潜力和广泛的应用前景，已成为研究食性及营养级结构方面重要的技术手段。

同位素鉴定技术其基本原理和方法已在第三章中做了详细阐述。这里主要结合鸟类的特点做一些介绍。受生理、技术等因素的影响，目前能够应用于食性分析的稳定同位素主要是 C 和 N 的稳定同位素，即 ^{12}C 和 ^{13}C 以及 ^{14}N 和 ^{15}N。其中稳定碳同位素 [δ（^{13}C），表征 ^{12}C 和 ^{13}C 的相对含量的一个指标] 在营养级间传递时产生的分馏效应不明显，捕食者碳同位素比值与其食物非常接近，因此主要用于指示食源。而稳定氮同位素 [δ（^{15}N），表征 ^{14}N 和 ^{15}N 的相对含量的一个指标] 随营养级变化产生的分异明显，更多地用于评价消费者在食物网中的营养级（trophic level，TL）位置。

利用稳定氮同位素比值确定物种营养级的方法在第三章已做了详细介绍，这里不再赘述，只就鸟类中 N 的营养级富集因子做一简单介绍。一般而言，对于鸟类取食造成的营养级富集因子可通过严格的室内控制实验准确获取。但在实际的研究过程中，并非都是通过室内方法得到。大量的研究表明，同一科属鸟类的生境类型、取食习性和个体大小相近时，营养级富集因子差异并不显著。2009 年，S. Caut 等总结了鸟类不同组织中稳定碳、氮同位素营养级富集因子，相关数据见表 14-2。

表 14-2　鸟类各组织与其食源之间稳定碳、氮同位素的营养级富集因子

组织	营养级富集因子		组织	营养级富集因子	
	Δ（^{13}C）	Δ（^{15}N）		Δ（^{13}C）	Δ（^{15}N）
所有组织	1.15（0.18）	2.91（0.16）	骨胶原	1.76（0.64）	2.82（0.14）
羽毛	2.16（0.35）	2.25（0.20）	肝脏	0.35（0.32）	2.37（0.47）
肌肉	0.92（0.27）	3.84（0.26）	血浆	−0.08（0.38）	2.00（0.38）
血液	$-0.199\delta^{13}C-3.986$*	1.70（0.43）			

*表示血液中 Δ（^{13}C）与 δ（^{13}C）之间存在显著的线性相关，即 Δ（^{13}C）=-0.199δ（^{13}C）-3.986，Δ（^{13}C）是 δ（^{13}C）的函数。表内其他数值均为平均值（标准误）。在无法准确获得营养级富集因子的情况下，可使用表中的均值或公式计算值取代真实营养级富集因子。

在实际的工作中,如找不到特定鸟的营养级富集因子,可用表 14-2 中的富集因子替代。

鸟类不同组织的代谢速度不同,不同组织的稳定同位素分馏水平和转化周期也不尽相同。因此,不同组织间的稳定同位素组成并不相同,所反映的信息也不尽相同。因此,在样品采集时应根据不同的研究目的,采集不同的组织进行分析。一般而言,由于食物消化吸收后最先进入血液,然后再在各组织间进行分布,最后沉积于骨骼。因此,血清中的稳定 C 同位素往往反映短期的食源信息;而肌肉和骨骼则反映中期和长期的食源信息。鸟蛋反映产卵期雌鸟的食性信息,雏鸟组织反映育雏期间的食物信息。此外,鸟具有换羽的习性,换羽都具有一定的规律性,因此利用不同的羽毛也可反映不同时间尺度下鸟的食物信息。

利用稳定同位素计算各种食源的贡献,可利用如下方程求解。

$$\delta X_{捕食者} = \sum_{i=1}^{n} [f_i(\delta X_{食物} + \Delta X)] \tag{14-1}$$

$$\sum_{i=1}^{n} f_i = 1 \tag{14-2}$$

式中:$\delta X_{捕食者}$ —— 捕食者稳定同位素组成;

f_i —— 第 i 种食物的贡献率;

$\delta X_{食物}$ —— 第 i 个食源的稳定同位素 X 的值;

ΔX —— 稳定同位素 X 在食源与捕食者之间的营养级富集因子。

根据测得的同位素种类,食源的多少可采用不同的数学方法来进行计算。从式(14-1)和式(14-2)可以看出,若只测捕食者及食源中的一种稳定同位素的值,则可组成两个方程,可确定两种食物的贡献;若测得捕食者及其食物中的两种稳定同位素值,则可组成 3 个方程,可确定 3 种食物的贡献。

在实际的应用过程中,往往需要多种方法同时使用,才能得到比较准确的结果。例如,对北京猛禽红隼对污染物多溴联苯醚的生物富集与放大过程中,Yu 等就同时采用了食丸分析法、人工观测、视频监测及稳定同位素的方法去建立红隼的食物网结构。通过对 112 天 828 次可鉴别出种类递食的视频观察结果分析,发现鸟类递食 742 次,依据基本形态判断鸟类大部分是小型雀形目。而定点巢址人工 233 h 观察到的可鉴别出种类的 95 次递食中,鸟类占 87 次,其中麻雀 79 次。在 71 份能鉴定出种类的食物残渣中,鸟类出现次数 52 次,哺乳类 16 次。根据直接观察和视频观测的结果发现红隼繁殖期食物主要以鸟类和哺乳类为主,鸟类约占食物总数的 90%,而哺乳类大约为 9%,昆虫类不足 1%。鸟类中主要食物类型为麻雀。对麻雀、红隼、老鼠及昆虫(蝗虫及蜻蜓)的稳定碳同位素的分析发现红隼的稳定碳同位素组成与麻雀之间出现交叉重叠(图 14-5),而与老鼠、昆虫没有交集,并且明显区分出了老鼠和蝗虫的食物来自不同的植物,验证了直接观察与食丸分析的结果。

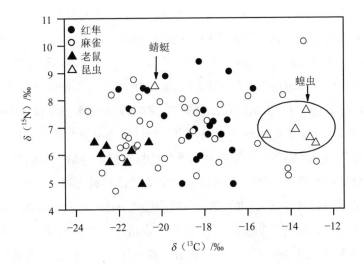

图 14-5　北京城区红隼及其可能食物的稳定碳及氮同位素组成

资料来源：Yu L，et al. Biomagnification of higher brominated PBDE congeners in an urban terrestrial food web in Northern China based on field observation of prey deliveries. Environ Sci Technol，2011（45）：5125-5131。

二、环境污染物残留、积累特征和暴露标志物

为了确定特定生态系统（如重污染地区、功能脆弱的生态系统和自然保护区等）中环境污染物是否对鸟类产生生态毒理效应，首先要采集在该区域的野生鸟类，测定鸟体内的环境污染物残留水平。野生鸟类采样时应注意以下几点：①所选取的目标鸟类非国家保护鸟类，一般应为当地常见种；②一般为留鸟；③鸟类采样（包括成鸟、幼鸟、雏鸟和鸟蛋等）不会对该种群数量的稳定性产生影响；④鸟类应具有广布性，便于研究结果与其他研究比较。此外，野生鸟类的采集应经过当地林业公安部门的许可，采集方法（包括处死方法）应经过动物伦理委员会认可。

由于不同环境污染物的理化性质（如亲脂性和水溶性）的不同，它们在鸟体内的消化、吸收、转化和排除过程存在差异，这些环境污染物在不同器官/组织中的分布也不同。此外，由于不同鸟类的营养级、食物组成和特性、对环境污染物的转化和代谢能力等存在差异，鸟类对环境污染物的积累特征可能存在种间差异性，甚至种内差异性。因此，鸟类对环境污染物的积累特征研究主要包括：①不同生态系统（水生和陆生）鸟类对环境污染物的积累特征研究；②环境污染物在鸟体内的组织分布研究；③鸟类对环境污染物的生物转化和代谢作用对环境污染物积累的影响研究；④环境污染物在鸟体内可能的生物放大效应研究；⑤环境污染物之间的相互作用对其在鸟体内积累的影响研究；⑥鸟类的食物组成对环

境污染物积累的影响；⑦鸟类性别、年龄和健康状况等因素对环境污染物积累的影响。

暴露标志物研究也是评估鸟类对环境污染物的积累的一个重要方面。鸟类暴露标志物研究主要测定鸟体内特定环境污染物（或该环境污染物于鸟体内内源性物质相互作用的产物）或与特定环境污染物暴露有关的指标。例如，Pb 对鸟类血液中 ALAD 和亚铁络合酶具有抑制作用，鸟类血液中 ALAD 或原卟啉 IX（PPIX）含量水平可以作为 Pb 污染暴露标记物。由于重金属离子影响或阻断呼吸链、电子链传递或酶促反应等体内正常生理代谢，导致机体内活性氧种类（ROS）增加，从而诱导或抑制抗氧化酶类的活性，故抗氧化酶类也可以作为重金属的暴露标志物。这些抗氧化酶类包括超氧化物歧化酶（SOD）、过氧化氢酶（CAT）、谷胱甘肽还原酶（GR）等。与细胞色素 P450 相关的混合功能氧化酶活性对 PAHs、PCBs 和 PBDEs 等有机化学污染物极为敏感，这些有机化学污染物暴露可诱导 P4501A1（CYP1A1）水平及活性。此外，PAHs 和 PCBs 等有机化学污染物暴露还可诱导谷胱甘-S-转移酶（GST）、SOD 和谷胱甘肽过氧化酶（GPx）活性。很多环境污染物进入生物体内经代谢而产生亲电活性产物，可以与 DNA 链特异性位点形成 DNA 加合物，对 DNA 的结构和稳定性产生影响，导致 DNA 分子损伤，最终导致突变的产生和肿瘤的形成。因此，DNA 的损伤也可作为一种重要的标志物，如多环芳烃-DNA 加合物是一种有效的多环芳烃暴露的生物标志物。

三、环境污染物对野生鸟类的暴露研究

研究环境污染物对鸟类生态毒理效应，首先要确定环境污染物可能对鸟类产生哪些毒害作用。环境污染物对鸟类的毒性效应主要通过实验室暴露研究和野外研究（有时两者相结合）进行，探寻环境污染物的一般毒性作用（包括急性毒性作用、亚慢性毒性作用、慢性毒性作用及积累毒性作用）、致突变作用和致癌作用等。

（一）实验室暴露试验

1. 染毒方式

实验室研究环境污染物对鸟类的毒害作用时，实验鸟类的染毒方式主要有 3 种：喂饲染毒、静脉注射染毒和胚蛋注射染毒。

喂饲染毒是将目标环境污染物配制成一定浓度的溶液（溶剂应该低毒性或无毒，常用的有二甲基亚砜、水等），再将该溶液拌入鸟类的饲料或饮用水中，按一定剂量使鸟类自行摄入含环境污染物的饲料或水。为了计算每只鸟摄入目标环境污染物的剂量，一般要求对鸟类单笼喂饲。饲喂染毒的优点是鸟类对环境污染物的摄入方式与野生鸟类相近，且该方法简便、易操作。但是由于鸟类进食时可能浪费、损失饲料，在计算暴露剂量时不是非

常准确。此外，如果环境污染物造成饲料的适口性差，鸟类可能拒食。当目标环境污染物在室温下易挥发，或在饲料中和水中易水解，则计算的暴露剂量也不准确。此种方法适用于受试鸟类样品数较多、多日染毒的毒理学实验。

对经胃肠途径较难吸收的环境污染物，或为了得到精确的暴露剂量（如在进行环境污染物在鸟体内的积累动力学或代谢动力学研究时），常采用静脉注射途径染毒。静脉注射暴露一般适用体型较大的鸟类。注射部位一般取尺静脉，而翅膀未发育的幼鸟则可取颈静脉。为防止意外和血肿形成，静脉注射的针头大小和注射体积要适当，推药的速度要缓慢。

在进行环境污染物的生殖毒性或致畸效应研究时，常采用胚蛋注射染毒。按注射部位的不同，胚蛋注射染毒可分为卵白注射、卵黄囊内注射、羊膜腔注射、尿囊注射、尿囊血管注射和气室注射等。因卵白和气室离胚胎较远，卵白注射和气室注射不会对胚胎产生太大的应激作用，且这两种方法操作上较为简便，应用较为广泛。卵黄囊内注射、羊膜腔注射和尿囊血管注射可以提高目标环境污染物在鸟类胚胎在的吸收效率，可以快速检测到环境污染物对胚胎的毒性效应，但注射操作技术上要求更高。

2．暴露剂量

急性毒性试验的暴露剂量一般以导致受试鸟类死亡为终点，应设计足够的剂量组，剂量组之间应有适当间距（一般相差一个数量级）。对于积累毒性作用、亚慢性毒性作用和慢性毒性作用，暴露剂量的选择一般要以该剂量能达到受试鸟类组织中环境污染物的含量与野生鸟类组织中该环境污染物含量相近为原则。

3．毒性终点

因为大多数环境中环境污染物的含量还没有达到对鸟类的致死浓度，研究环境污染物对鸟类的毒害作用时，人们尤为关注环境污染物对鸟类的积累毒性、亚慢性和慢性毒性，对于环境污染物对鸟类的毒害作用研究的毒性终点主要集中于生殖毒性和环境污染物对鸟类行为的影响。

研究环境污染物对鸟类的生殖毒性时，通常以窝卵数、卵的形状和大小、卵壳的厚度、卵的孵化率、胚胎的致死率、雏鸟成活率、幼鸟成活率、雏鸟的性比和成鸟的产卵和孵卵时间等为毒性终点。

环境污染物对鸟类行为的毒性终点包括：成鸟的筑巢行为、求偶行为、育雏行为、鸣叫方式和迁徙行为等；雏鸟的乞食行为、对亲鸟召唤的反应和对恐吓刺激的反应能力等；幼鸟的正位能力、平衡能力、深度感知能力、对高温的躲避能力、吞咽食物的速度、对亲鸟或同类的辨识能力等。

（二）野外暴露研究

环境污染物对鸟类的毒害作用研究中一个普遍关注的问题是实验室毒理实验得到的

结果是否可以运用到野生鸟类。对 Pb 的鸟类生态毒理学研究发现，实验室暴露试验结论基本与野外观测到的结果相符。然而，由于野外环境中通常含有多种环境污染物，这些环境污染物对鸟类的毒害作用可能存在相互作用（协同作用或拮抗作用等），导致观测到的环境污染物对鸟类的毒害程度可能与实验室结果不尽相同。例如，野外环境中当 Se 和 Ca 的含量较高且鸟类的食物中蛋白质含量丰富时，Pb 对鸟类的毒害作用可能比实验室暴露试验的结果要轻；铁缺乏会加重机体铅的积累和毒性。此外，野外暴露研究发现，亲鸟的照护也可以减轻环境污染物对雏鸟或幼鸟的毒害作用。例如，实验室暴露试验显示，Hg 可以影响雏鸟的乞食积极性和对食物的吞咽速度，从而造成幼鸟生长发育缓慢。野外暴露研究发现，Hg 污染区某些雏鸟的乞食积极性和吞咽食物的速度确实下降，但亲鸟在喂食这些雏鸟时，有意对受影响的个体增加喂食量，从而减轻了 Hg 暴露对这些个体的生长发育的影响。

思考题

1. 简要论述人类活动对鸟类生存繁衍的影响。
2. 简述研究鸟类生态毒理学的意义。
3. 环境环境污染物在鸟体内的积累有何特点？
4. 环境污染物在鸟体内是如何进行生物转化的？
5. 鸟类对环境污染物的排泄主要有哪些途径？
6. 重金属和有机化学污染物对鸟类的危害主要体现在哪些方面？
7. 鸟类食性研究都有哪些方法？稳定同位素方法与常规方法的差别在哪里？
8. 鸟类的生态毒理学研究方法有哪些？鸟类生殖毒性与行为毒性的毒性终点有哪些？

教案及参考文献

第十五章　微生物生态毒理学

　　微生物生态毒理学是研究有毒有害因子，特别是环境污染物对微生物的毒性作用及其机理，也是研究微生物作为生物污染物对生态环境，特别是对其他生物的毒性作用及其机理，并提出防治对策的科学。微生物生态毒理学是生态毒理学的一个重要组成部分。

　　微生物是地球上的三大生物类群（动物、植物和微生物）之一，在自然界的地位举足轻重。因此，在当今的科学与社会发展条件下，建立和发展微生物生态毒理学学科已势在必行。一方面，微生物作为地球生物圈的重要组成部分和食物链的关键环节成员，在维持生态平衡和自然界的物质循环方面发挥着极其重要的作用。如果微生物被环境污染物大量毒杀，必然会造成生态失衡而阻断物质循环链，将会给自然界乃至人类社会带来不可想象的灾难。另一方面，某些微生物及其产生的有毒物质是非常凶恶的生物污染物，这些生物污染物从来就是人类与动、植物的死敌。近年来，旧的病原微生物死灰复燃，新的病原微生物不断出现，肆虐于全球范围内的疟疾病、鼠疫病、结核病、艾滋病、SARS、禽流感等传染病，无论在过去还是现在，都给人们留下了深刻的印象。由微生物产生的各种毒素，如肉毒毒素、黄曲霉素、桔霉素等，更是让人望而生畏。从生态毒理学的理念出发，建立微生物生态毒理学分支学科，研究环境污染物对微生物的毒理效应和病原微生物对其他生物的毒理效应，无论是对维护生态平衡、保护自然环境，还是对保障人类身体健康都有着重要而深远的意义。

　　微生物致病作用的研究由来已久，如在医学微生物学中研究病原微生物对人与动物的毒性作用，在植物病理学中研究植物病原微生物对植物的毒性作用，目的均在于消灭或控制这些微生物和清除其产生的毒素。在环境科学领域，环境微生物学的研究则把侧重点主要放在微生物对环境污染物的处理方面。与上述不同，本书从环境污染物对微生物的毒性作用与微生物对生态环境的影响出发，整合有关微生物对动、植物毒性作用的研究于一体，试建微生物生态毒理学新学科，探索环境污染物对微生物及微生物对其他生物的毒理学效应和机理，使其在维护生态平衡、消除环境污染、发展绿色农业及医疗卫生事业等方面发挥重要作用。

第一节 微生物在自然环境中的作用与地位

微生物体型虽小，但功能强大，在自然界物质循环与生态平衡中发挥着巨大的作用，在地球生物圈中具有非常重要的地位。

一、自然界微生物的种类及其在生态平衡中的作用

（一）自然界微生物的种类与分布

微生物是一群微小生物的总称，包括非细胞形态的朊病毒、类病毒和病毒，以及具有细胞结构的细菌、真菌、藻类和原生动物等。微生物是地球上最早出现的生物类群，比动物和植物要早 30 亿年，占地球生物量的 60%。1992 年，Bull 等根据全球不完全统计得知已描述的微生物物种数量为 12 万种左右，其中藻类大约 40 000 种、真菌 69 000 种、细菌 4 800 种、病毒 5 000 种、古细菌 500 种。根据原位、无培养的微生物系统发育学研究和基因组分析估计，它们仅占到其实际存在量的 1%～10%，预计全部的微生物物种有 10^6～10^7 种。

这群生物的共同特点是体型小、生长快、分布广、易变异、代谢活力强，是地球生物中最为活跃的一个生物群体。微生物能够快速适应各种环境，在自然界的分布非常广泛，存在于土壤、水、空气、动物体、植物体和人体中，一些甚至顽强而活跃地生活在极端环境中。从 1.3 万 m 的高空到 6 000 m 的深海，从严寒的极地到灼热的温泉，从无氧、干旱、缺营养的环境到强酸碱、高盐分、高辐射的环境，到处可以找到微生物的踪迹。

（二）微生物在生态平衡中的作用

微生物之所以能够在自然界物质循环中发挥重要作用，绝不是依靠某一种或某一类微生物，而是各种微生物乃至包括动物、植物在内的各个生物种群共同组成的生态系统新陈代谢的结果。

生态系统是由生物种群与其生存环境组成的整体系统，生物种群包括动物、植物和微生物。维系生态系统的平衡主要通过生物的能量流和物质流。生物能量流的顺序为：太阳能、绿色植物与光合细菌的化学能、食肉动物的化学能、异养微生物的化学能，形成了能量传递链。能量传递链以食物链的形式表现为物质流。根据不同生物在食物链中的作用与地位，将生物分为三个功能群，即生产者、消费者和分解者。不同的微生物在食物链中扮演不同的角色，例如，藻类、蓝细菌、光合细菌为生产者，寄生菌为消费者，而异养微

生物为分解者。

二、微生物在物质循环中的作用及其受环境污染的影响

（一）微生物在物质循环中的作用

物质循环即生物地球化学循环（biogeochemical cycle），是物质在生物与非生物之间反复交换和运转的过程。这一循环包括化学元素的有机化（或生物合成）和有机物质的无机化（或生物分解）两个相互对立而又彼此联系的过程。如果这一循环的某一环节受阻，就会影响地球生物的延续发展。

在构成生命的化学元素中，碳、氧、氢、氮、硫、磷是最基础的元素，其物质循环过程备受人们关注。由于氧、氢循环通常与碳循环相偶联，故碳、氮、硫、磷循环被视为最主要的物质循环系统。在这些元素的物质循环中微生物担任着主要角色。此外，微生物在铁、锰、钾及其他生命元素的转化中也起着重要的作用。在此仅对碳循环和氮循环简单论述，以期对物质循环中微生物的重要作用有所认识。

1. 碳循环

通常所说的碳循环是指 CO_2 形式的无机碳与有机碳之间的循环转换过程。CO_2 主要存在于大气之中，通过光合作用和还原作用合成有机物；而有机物中的碳素通过呼吸作用和分解作用，以 CO_2 的形式回到大气中（图 15-1）。在固定 CO_2 成有机物的过程中，绿色植物、藻类、蓝细菌、光合细菌的光合作用发挥着最主要的作用，但产甲烷细菌的还原作用也不可忽视。在有机物的碳素转化为 CO_2 的过程中，各类生物（光能或化能、自养或异养生物）的呼吸作用是重要的，但异养生物，尤其是腐生微生物的分解作用更为重要。倘若没有腐生微生物的分解作用，地球上的动、植物尸体早已堆积如山，物质循环也已中断。

2. 氮循环

自然界的氮素以分子态（N_2）、无机态（铵盐和硝酸盐等）和有机态（蛋白质和核酸等）形式存在，分布在地球的各个部位。氮循环（图 15-2）可分为几个主要环节：①大气中分子态氮被固定成氨（固氮作用）；②氨被植物吸收利用，合成有机氮进入食物链（同化作用）；③有机氮被分解释放出氨（氨化作用）；④氨被氧化为硝酸（硝化作用），又被同化为有机氮；⑤硝酸被还原为分子态氮返回大气（反硝化作用）。在氮循环的过程中，无论是固氮作用、氨化作用，还是硝化作用与反硝化作用，微生物都起着决定性的作用。

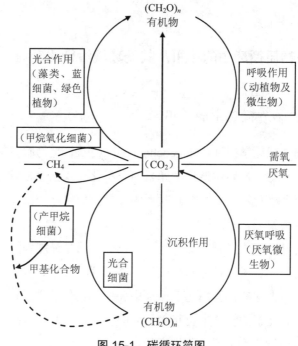

图 15-1　碳循环简图

资料来源：李阜棣，胡正嘉. 微生物学. 北京：中国农业出版社，2000。

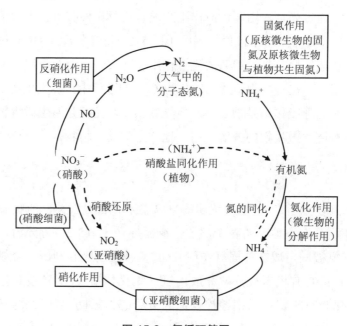

图 15-2　氮循环简图

资料来源：李阜棣，胡正嘉. 微生物学. 北京：中国农业出版社，2000。

（二）环境污染对微生物物质循环作用的影响

人类的生产活动改变了地球环境，如 CO_2 大量释放使气候变暖，臭氧层破坏致使紫外线辐射增强，大量的有毒物排放污染了各种生境。在一些污染严重的地方，给动物、植物和微生物均带来了灭顶之灾。在一些污染不太严重的地方抑制了一些类群的生物生长，而促进了另一些类群的生物生长，造成了生物群落的生态失衡。例如，农药、石油、重金属等污染抑制了固氮菌与硝化细菌的生长，而刺激了一些分解微生物的生长，致使微生物生态失衡，进而影响了自然界的物质循环，对地球生物的生存条件造成严重影响。

第二节　环境污染物对微生物的生态毒性作用

环境污染物不仅对动、植物具有生态毒性作用，也对微生物具有生态毒性作用，其中化学污染物的毒性作用尤为严重。由于环境污染物种类繁多，加之微生物具有多种多样的生理与生态类型，它们对环境污染物的应答反应差别很大。因此，环境污染物对微生物的毒性作用及其机理繁杂多样。

一、环境物理性污染对微生物的生态毒性作用

无论是电离或电磁辐射，还是光波或声波污染，它们的毒性作用对微生物种类没有选择性。然而不同的微生物细胞形态对环境物理污染物的耐受性则不同，通常营养细胞的耐受性大大低于具有特殊结构的细菌芽孢和放线菌及真菌的孢子。

在自然条件下，微生物接触最多的物理因子首推紫外线。这是一种非电离辐射，其作用机理是使被照射原子的内层电子提高能级，可以造成多种生物学效应。例如，DNA 链间氢键断裂；DNA 分子内（间）交联，形成胸腺嘧啶二聚体；核酸和蛋白质交联等。此外，紫外线与空气中的 O_2 接触还会形成 O_3，O_3 对微生物细胞具有强烈的氧化作用。

电离辐射对微生物造成的生物学效应包括碱基受损、碱基对转换、染色体畸变、DNA链断裂以及修复后造成差错或缺失。它们对微生物的杀伤力比紫外线大得多。

二、环境化学污染物对微生物的生态毒性作用

（一）有毒气体

环境有毒气体污染对微生物的影响是多方位、多层次的。一般有毒气体总是先存在于

大气中，对空气中和物体表面的微生物，特别是寄生在植物表面的病原微生物产生直接影响。当其沉降到土壤后，还会通过转移、转化、扩散对土壤微生物区系造成影响。

1. 毒性作用

环境有毒气体污染物种类很多，其中 SO_2 和 NO_2 是大气环境污染中最普遍与常见的环境污染物。降水云下洗脱 SO_2 和 NO_2 形成的酸雨对植物病原真菌和寄生线虫有抑制作用，对病原体萌发及其侵入植物也有抑制作用。还可抑制多种叶栖和茎栖真菌，例如，以平均浓度为 $0.105\ g/m^3$ 的 SO_2 熏蒸柑橘植株 4 个月，所有叶片的真菌种群都比对照的少，而叶片上的酵母菌种群则增多。

2. 作用机理

通常认为有毒气体是通过两条途径作用于微生物的，即直接作用与间接作用。多数有毒气体会直接损伤微生物细胞，如 SO_2、O_3 具有氧化作用，会在胞内产生大量的过氧化合物——自由基，破坏细胞组分乃至 DNA。间接作用表现在有毒气体会使微生物的生存环境条件发生改变，如 SO_2 和 NO_2 溶于水后会使环境的 pH 下降，进而抑制一些微生物的生长，刺激另一些微生物的生长，改变微生物正常的群落结构，造成生态失衡。

（二）重金属

重金属可污染空气与水体，但主要污染土壤。大多数重金属在土壤中相对稳定且难以迁出，严重影响土壤微生物的群落结构和生态功能。

1. 毒理作用

（1）微生物生物量：土壤微生物生物量是指单位体积土壤中微生物的总量。它能代表参与调控土壤中能量和养分循环以及有机质转化的相应微生物的数量。在 Cu、Zn、Pb 等重金属污染的矿区，土壤中的微生物生物量明显低于远离矿区土壤的微生物生物量。然而，一些低浓度的重金属能刺激微生物生长而增加其生物量，当重金属浓度增高时，则抑制微生物生长而降低其生物量。

（2）微生物生物活性：微生物学家常以基础呼吸量和代谢熵测量微生物的生物活性。微生物的基础呼吸量随着重金属的污染程度升高而下降，说明重金属会抑制微生物的呼吸作用。微生物的代谢熵$[Q_{CO_2}]$是指单位质量微生物的 CO_2 释放速率与耗氧速率之比，即 $[Q_{CO_2}]= Q_{CO_2}/Q_{O_2}$，用来表征呼吸作用的大小和基质碳素的流向。土壤微生物的代谢熵通常随重金属污染程度的增加而上升：在低浓度重金属污染土壤中，微生物的呼吸作用尚属正常，能更有效地利用有机碳转化为生物量碳，所以 CO_2 释放速率较小，代谢熵偏低；而在高浓度重金属污染土壤中，微生物需要消耗更多的能量，故将有机碳更多地氧化为 CO_2，因此代谢熵升高。

（3）微生物转化土壤氮素：土壤中有机氮素的矿化作用、硝化作用、反硝化作用以及微生物固氮作用等均受重金属污染的影响。例如，Cu、Cr、Cd、As、Pb 对微生物固氮作用的影响明显，其低浓度污染的土壤可使蓝绿藻的固氮量降低 50%，而高浓度污染土壤的固氮量仅为低浓度污染土壤的 1/10。

（4）微生物群落结构：重金属污染会明显影响微生物的群落结构，使敏感微生物减少，耐受微生物增加。

2. 作用机理

在微生物细胞表面存在大量的—COO⁻、—O—PO₃³⁻、—S⁻等阴离子基团，很容易被金属阳离子无选择地吸附。重金属离子吸附到细胞表面后最明显的作用是改变了细胞膜的透性，破坏细胞膜的结构和功能。这可能是重金属离子杀菌作用的主要方式。

当重金属离子渗入细胞内部后，可与酶蛋白上的氨基、巯基和羧基发生反应，酶的活性被抑制，微生物的代谢活动也就停止了。例如，汞对所有的酶都有抑制作用，锡和铁对含氨基和巯基的酶有抑制作用。

此外，重金属离子还会与蛋白质、核酸结合，造成这些生物大分子变性沉淀，脱离生物反应体系。一些高价重金属离子（如六价铬）还具有强氧化性，影响细胞内的氧化、还原、水解过程。

综上所述，由于重金属离子可以在微生物细胞的不同部位和许多基团发生作用，因此它对微生物毒杀作用是多方面的。再加上重金属离子可以与微生物合成的各种产物反应，其毒杀作用更加复杂。

（三）农药

1. 毒理作用

农药对微生物有直接和间接两方面的影响。直接影响包括直接杀菌或改变新陈代谢过程。间接影响是直接影响的结果，它不仅杀死敏感菌，而且促进了耐药菌和分解菌的生长，进而改变了自然状态下的微生物多样性。

（1）微生物呼吸作用：广谱性杀菌剂和熏蒸剂能引起微生物群落最大程度的瓦解，其原因之一便是影响微生物的呼吸作用。氨基甲酸酯、环戊二烯、苯基脲和硫氨基甲酸酯等农药能抑制土壤微生物的呼吸作用与氨化作用，而氨化物、酰替苯胺、有机磷酸盐和苯基氨基甲酸酯等农药能暂时抑制呼吸作用。但也有例外，曾有报道指出土壤微生物氧的消耗率随某些有机磷农药的增加而增加，这可能与降解或利用这些农药的微生物大量繁殖有关。

（2）硝化作用与氨化作用：一些农药会长期抑制硝化作用，如苯基氰、溴苯腈、碘苯腈、代森锰和棉隆都是硝化作用的有效抑制剂。一般认为，氨化作用对农药的敏感性要比硝化作用小得多。

（3）固氮作用：不同农药对固氮作用的影响是不同的。例如，茅草枯、2,4,5-涕、狄氏剂和林丹对土壤固氮作用无明显影响。但是，辛硫磷能显著降低巨胞氮单胞菌（*Azotobacter macrocytogenes*）的固氮作用，地乐醇在低浓度时即可对土壤固氮作用有显著的抑制，农药 Melath 能抑制蓝绿藻的固氮作用。

（4）微生物群落与功能多样性：有些农药能抑制一些微生物生长，而刺激另一些微生物生长，干扰自然条件下微生物群落的生态平衡，使微生物群落多样性与功能多样性降低。

2. 作用机理

农药对微生物的作用机理可分为四大类型。

（1）抑制呼吸作用：①电子传递系统抑制剂，如 β-甲氧丙烯酸酯、嘧菌酯和醚菌酯等可抑制电子传递系统中的细胞色素 bc_1，而萎锈灵、氧化萎锈灵、灭锈胺等则可抑制琥珀酸脱氢酶的活性；②—SH 抑制剂，如百菌清、克菌丹、苯氟磺胺等；③有机金属农药呼吸抑制剂，如代森锰、代森锌、福美双等。

（2）抑制生物合成作用：①蛋白质合成抑制剂，如春雷霉素、灭瘟素；②RNA 合成抑制剂，如甲霜灵、恶霜灵；③磷脂质合成抑制剂，如克瘟散、稻瘟灵；④麦角甾醇合成抑制剂，如粉锈宁、十三吗啉和丁苯吗啉；⑤几丁质合成抑制剂，如多氧霉素；⑥嘌呤、嘧啶合成抑制剂，如乙嘧酚、杀菌剂 LY214352。

（3）抑制细胞分裂或微管形成：如多菌灵、苯菌灵、甲基硫菌灵。

（4）其他作用：如苯基吡咯类抑制膜对葡萄糖的转运作用。最近已明确，拌种咯（fenpiclonil）的作用机理在于抑制葡萄糖的磷酸化而阻断葡萄糖向细胞内的膜输送。

第三节　微生物污染及其生态毒理学作用

微生物既是环境污染物的受害者，又是环境污染物的释放者，还是环境污染物的清除者。不同的微生物在环境污染物的产生、排放与清除过程中担任着不同的角色。由于微生物是一个种类多、数量大、分布广、功能强的生物群体，学习和研究微生物对生态环境，尤其是对其他生物的生态毒理学作用是非常重要的。

微生物及其代谢产物对生态环境及对其他生物造成的毒性作用称为微生物污染。微生物污染的毒性作用主要包括三个方面：一是微生物大量繁殖，与其他生物争夺营养物质和生存空间；二是微生物通过一定途径以生命形态侵染其他生物；三是微生物通过代谢活动产生并释放大量的有毒产物，以此破坏生态环境和杀伤其他生物。

一、微生物污染的种类

微生物污染包括有害微生物污染、病原微生物污染和微生物毒素污染三种类型。

（一）有害微生物污染

因环境条件变化打破了正常的生态平衡体系，抑制一些微生物生长而促进另一些微生物旺长，形成了不同于正常微生物群落结构的有害微生物群落，改变了原来的生态功能，造成或促进环境质量的恶化，直接或间接地影响其他生物的生存。与另外两种类型的微生物污染相比，这类微生物污染的毒性作用范围更广，后果更为严重。有害微生物群落的物种构成可能包括细菌、真菌、藻类、原生动物等各种微生物，不仅包括了有害微生物种类，甚至包括了一些正常条件下的有益微生物种类。由此可知，对于生态毒理学来说，凡是对生态系统有害的微生物及其群落均为有害微生物。因此，这类微生物群落的种群并不是确定的，而会随环境条件的变化而改变。

（二）病原微生物

病原微生物是指可以通过一定的机制侵染动物、植物及其他微生物，并使其生病或死亡的一类微生物。

1. 人与动物的病原微生物

引起人与动物生病的病原微生物种类很多，有寄生虫、真菌、细菌、病毒、朊病毒等。细菌病原菌的数量最大，引起的疾病最多，是人与动物传染性疾病的元凶。病原细菌包括革兰氏阴性和阳性细菌、支原体、衣原体、立克次氏体、螺旋体等，至少有110个属的细菌会引发人和动物的疾病。

迄今为止，已发现有100多种病毒与人类和动物的疾病有关。由于病毒对抗生素不敏感而成为目前人与动物最凶悍的杀手。这是一类只有核酸和蛋白质组成的生命体，无独立生存能力，行寄生生活。然而病毒的繁殖能力极强，在很短时间内就会在一个宿主细胞内产生高达10万多个病毒，造成宿主细胞崩解和组织系统损伤。

一般认为，人与动物的病原真菌并不多，只有400多种。病原真菌对动物的毒性作用并不太强，但它们是最顽固的病原微生物，染病后很难治愈与根除。

寄生虫病是严重影响人类和畜禽健康的另一大类传染病。迄今为止，世界上仍有数以亿计的人患有疟疾病、血吸虫病、淋巴丝虫病，受这些寄生虫威胁的人群高达患病人数的10倍以上。此外，全球感染钩虫、蛔虫的人数更多，发病率更高。

2．植物病原微生物

植物病原微生物，是又一类微生物污染物，它们会使农作物、果树、牧草以及森林发生大面积的传染病，造成巨大的经济损失和生境破坏。植物病原微生物包括真菌、细菌、放线菌、螺原体、类立克次氏体、类菌原体、病毒、类病毒等，其中真菌病原菌种类最多，对植物毒性作用最大。其次是病毒，已知的植物病毒有900多种，且推测这仅仅占到植物病毒种类的10%。而细菌主要侵染高等被子植物，各种粮食、蔬菜、果树等作物上几乎都会有一种或几种细菌感染。

3．微生物的病原体

微生物也会被病原体感染而患病，甚至死亡。微生物的病原体就是病毒。细菌、真菌、藻类、原生动物等具有细胞形态的微生物都有相应的病原病毒，细菌和放线菌的病毒又被称为噬菌体（phage）。微生物的病毒仅由核酸与蛋白质组成，其核酸或单链或双链，或DNA或RNA。噬菌体的核酸大多数为DNA，少数为RNA，而至今发现的真菌病毒（mycoviruses）都是dsRNA，藻类病毒（phycoviruses）则都是dsDNA。

（三）微生物毒素

微生物毒素是一类由微生物合成并释放到寄主生物体内或生态环境中杀伤其他生物的有毒物质。根据这一定义，微生物毒素应该包括杀伤人、动物、植物和微生物的所有由微生物合成的有毒物质。然而，习惯上总是把杀伤微生物的这类有毒物质从毒素中划分出去，称作抗生素，仅将毒杀人和动、植物的微生物产物称作微生物毒素。各类微生物，包括病毒、细菌、真菌、藻类和原生动物等，都会合成微生物毒素。此外，还发现病毒也可编码微生物毒素。

二、有害微生物群落对环境质量的影响

在环境的生物污染中，污染范围最广、毒性作用最大的是有害微生物群体，它们污染生态环境的范围已涉及大气、陆地、河流、湖泊和海洋。

大量的研究结果表明，包括饮用水源、水田、池塘、河流、湖泊与海洋在内的各种水体均不同程度地受到微生物的污染。许多河流湖泊中微生物大量繁殖，造成缺氧及水中氨、硫化氢等有毒物质浓度升高，导致一些种类的水生生物大量死亡。目前海洋赤潮频频发生，极大地破坏了海洋生态环境。现已查明的赤潮生物有330多种，其中少数为原生动物和细菌，多数为蓝藻、硅藻、甲藻、金藻和隐藻等藻类。赤潮形成后，水中的生物密度很大，数量可达100万个/L以上，结果造成海水缺氧，继而引起赤潮生物大量死亡。死亡的赤潮生物释放出大量的毒素，使海水变臭、水体变色。赤潮污染的水面很大，最大面积可达

$2\,000\ km^2$。在赤潮灾害中，鱼类和其他海洋动、植物会因缺氧或中毒而大量死亡，严重破坏了海洋生态环境。

土壤是微生物的大本营，聚集着大量的微生物，是空气和水体微生物污染的主要来源。然而，由于土壤微生物的隐蔽性、分散性和复杂性很高，所以至今对于土壤微生物污染的生态毒理学研究还有待深入。

三、抗生素及抗性基因的生态毒性作用

（一）抗生素及抗性基因对环境的污染

随着抗生素（antibiotics）的大量生产及不规范使用，加之抗生素在人类和动物的体内很难被吸收，绝大部分可通过尿液或粪便排放到环境中，导致抗生素对环境严重污染，从而促使环境中产生不同种类的抗药性菌群，导致抗生素抗性基因的形成并成为一种新型环境污染物，在各个环境介质中广泛分布，如土壤、水体、沉积物和大气等。抗性基因还可通过基因转移（horizontal gene transfer，HGT）转移到其他种类的微生物使后者获得对抗生素的抗性，导致抗性微生物种类或数量扩大，也使抗性基因在环境中广泛传播，对生态系统造成威胁。此外，一旦抗药性被致病菌获得，就会导致抗生素临床治疗失效，从而严重威胁生态环境和人类健康的安全。

（二）抗生素的生态毒性作用

水环境中抗生素的浓度很低，通常不易引起急性变化，但长期存在于水环境中，易对生物造成慢性毒性威胁，且该类化合物可通过食物链传递而放大。目前，关于抗生素对水生生物的毒性研究主要集中在细菌、藻类和甲壳类。大多数抗生素仍然存在于污水处理厂废水中。抗生素能抑制细菌、真菌繁殖，影响微生物的功能。养殖废水中某些特定抗生素的组合，在低浓度水平上表现出强烈的协同作用，从而对水生生态系统构成潜在生态风险，如红霉素和四环素的混合物在水中比单个对于绿藻、蓝藻细胞生长率的影响更强。一些抗生素对水生生物有较强的毒性作用，对生长有抑制作用，并可使酶活性下降、叶绿素含量和荧光参数改变。淡水中一些抗生素的含量与鱼仔的死亡率成正相关。

土壤被四环素、诺氟沙星和氯霉素等抗生素污染以后可抑制某些蔬菜和农作物种子的发芽和根系的伸长。水环境中的抗生素，随着水体的迁移，会转移到土壤中去，进而危害陆生植物的生长。环境中的抗生素之间或抗生素与其他污染物之间对微生物的毒性作用可能会产生协同或拮抗作用。

（三）抗生素抗性基因的生态毒性作用

近年来，在人类或动物的致病菌及人和动物的共生菌中，都出现了抗生素耐药性，并由单一耐药性发展到多重耐药性。致病菌耐药性的增加和扩散已经成为全球疾病治疗所面临的一个巨大问题，加之新抗生素的研发速度持续下降，使世界许多地区面对一些致命感染时"无药可用"。致病菌对抗生素产生耐药性的主要原因是其携带有各种抗生素抗性基因（ARGs），而越来越多的证据显示，致病菌耐药性的扩散与环境中抗生素抗性微生物（antibiotic resistance bacteria，ARB）和 ARGs 紧密相关。一旦这些 ARGs 进入人类或动物致病菌中，将会对人类和有关动物的健康构成潜在的威胁。此外，近年来还发现由于抗生素药物的滥用，病菌能迅速适应抗生素的环境，各种超级病菌相继诞生，其对动物、植物及其生态系统的危害尚待进一步研究和阐明。

第四节 研究方法与技术

微生物生态毒理学的研究方法与技术主要包括常规的微生物研究方法及环境污染物对微生物毒性作用的研究方法与技术，而微生物对其他生物包括植物、动物，特别是对人体的毒理学作用及研究方法在医学微生物学和植物病理学中已有很多介绍，这里不再重复。

一、样品的采集与微生物计数

（一）采集样品

采集样品是进行微生物生态毒理学研究的第一步。依研究目的和对象不同，采集样品时要求采用不同的操作方法。一般来说，对于土壤和污泥样品的采集一般不要求无菌操作，但应关注采集样品的区域与深度范围，因为这些样品中的微生物数量巨大，来自空气或采集工具上的微生物可以忽略不计。对于水体样品的采集，应根据水体清洁程度而定，如果水体浑浊且含菌量大可直接采集；如果水体清洁且含菌量少则需用滤纸过滤浓缩，并要求容器和过滤器无菌及无菌操作。空气样品的含菌量一般低于 10^3 个/m^3，采集时也要求无菌操作并进行滤纸过滤浓缩。从生物体上采集微生物样品，通常要求用无菌溶液把离体生物组织中的微生物洗涤下来。采到样品后，一般要求立即进行研究，如不能马上进行分析，可暂时置冰箱中保存，但时间过长，则需重新采样。

（二）微生物计数

样品中微生物的种类和数量与环境污染物种类及毒性作用密切相关，因此统计微生物的总量及各类微生物的数量是首先要得到的数据，从中可以获得微生物生存状况的相关信息。传统的微生物计数方法主要有直接计数法、活菌计数法及最大或然值法。

1. 直接计数法

又称为显微镜直接计数法，是将微生物悬浮液置于显微镜下对微生物直接读数的方法。依照计数结果和稀释倍数计算微生物数量。如果菌悬液中的固体杂质过多，则不能采用直接计数法。

2. 活菌计数法

检测样品中具有繁殖能力的微生物数量，可用活菌计数法（colony forming units，CFU法）。该方法是基于一个微生物细胞在固体培养基上会繁殖成一个肉眼可见的菌落而设计的。该方法测定的是样品中可培养的微生物活菌数量，可用于诸如酵母菌、真菌、放线菌、细菌等总量的定量测定。该法所测数值有可能偏低，因为有可能两个以上的单细胞形成一个菌落。此外，如果培养条件不适，某些微生物便不能生长或生长速率很慢，从而被遗漏。

3. 最大或然值法

为了研究生态系统中微生物群落的结构与功能，有必要进行各种微生物数量的测定。采用最大或然值法（most possible number，MPN法，又称稀释培养测数法），适用于测定在一个混杂的微生物群落中虽不占优势，但却具有特殊生理功能的类群。其特点是利用待测微生物的特殊生理功能的选择性来摆脱其他微生物类群干扰，并通过该生理功能的表现来判断这类微生物的存在与丰度。MPN测数是将待测样品作一系列稀释，一直到将少量（如 1 mL）稀释液接种到装有新鲜培养基的试管中，经一定时间培养后（一般在 7 d 左右）没有或极少出现生长繁殖。根据没有生长的最低稀释度与出现生长的最高稀释度，采用"最大或然数"理论，可以计算出样品单位体积中微生物数量的近似值。该方法可以用于样品中诸如好氧异养菌总量、厌氧异养菌总量、硝化反硝化菌总量、硫酸盐还原菌总量等的定量测定。

二、富集培养、菌种分离与微生物鉴别

（一）富集培养

如果样品中含有被研究的微生物数量太少，可进行富集培养。所谓富集培养就是根据研究目的，用一定的选择性培养基进行培养，在培养条件下，把样品中所含的特殊微生物

的数量扩大，以便于分离纯化和分析研究。

（二）菌种分离

样品中的微生物常以群落状态存在，这种群落往往是不同种类微生物的混杂体。即使经过选择性的富集培养，培养物中也含有多种微生物。如果想要研究某种微生物的特性、毒性及在生态环境中的作用与功能，必须从这些混杂的微生物体系中获得纯培养物。微生物分离纯化的常用方法有划线分离法和稀释平板分离法（具体操作步骤参见微生物学实验技术书籍）。

（三）微生物鉴别

凡是以微生物为材料进行的研究活动，都需要鉴别微生物的种类。微生物鉴别的传统方法是借助光学或电子显微镜观察其细胞形态与细胞结构，配合生理生化试验进行分类鉴定。由于微生物种类很多，包括了细菌、放线菌、真菌、藻类、原生动物等，各类微生物从形态到生理生化特性表现出了很大不同，每类微生物都有各自的分类鉴定系统和方法，必要时请参考相应的微生物分类鉴定手册进行微生物鉴别。

三、环境污染物对单一纯种微生物毒性作用的研究方法

在研究环境污染物对微生物的毒性作用及其机理时，存在是针对某一种微生物，还是针对不同微生物组成的特定微生物群落的问题，在研究方法上有着很大区别。同一种环境污染物对不同种类的微生物有着不同的作用，一种微生物的有毒因子，可能是另一种微生物的营养物质。不同环境污染物对同一种微生物的作用更是千差万别。因此，在探讨环境污染物对微生物的毒性作用与机理时，必须分别对不同种类的微生物进行针对性研究。

（一）环境污染物对环境中微生物毒性作用的研究方法

进行这项研究时，通常要经过样品采集、微生物计数、富集培养、分离纯化、分类鉴别，并在此基础上进行污染物种类、浓度对单一纯种微生物的毒理学效应及机理分析试验。一般来说，这样的研究工作是在实验室内进行的。首先研究环境污染物对微生物的致死浓度、杀菌率。在确定毒性作用之后，通过形态观察、代谢产物分析和遗传特性分析进行毒理学机理研究。

1. 形态观察

包括菌落、细胞、亚细胞结构和超微细胞结构的形态观察。在固体培养基上由同一微生物细胞组成的菌落常常呈现特征性的形态，如散射状、梅花状、馒头状等，通过肉眼观

察可直接看到这些菌落的形态变化。微生物细胞形态呈丝状、杆状、球状、弧状、螺旋状等，需经显微镜观察；而亚细胞结构和超微细胞结构则在电子显微镜下才能看到。有时环境污染物会造成微生物形态的变化，有时却并不表现出形态变化，仅仅导致生理学和遗传学性状的改变。

2．代谢产物分析方法

常用的代谢产物分析方法有色谱法、质谱法、色质联用法、核磁共振法。色谱法包括气相色谱法、液相色谱法，其检测特点是需要标准品，所以不能用于无标准品的产物测定。红外线色谱法、质谱法、核磁共振法能够分析代谢产物的分子结构。而色质联用法既可检出代谢产物的种类，又可测定它们的数量。放射性元素示踪法，是跟踪监察代谢过程的有效研究方法。

3．蛋白质分析方法

蛋白质种类、数量与代谢活动密切相关，应用凝胶电泳或层析柱分离可以测定蛋白质的种类与数量，而通过酶活测定则可得到某种代谢活动是否受阻的信息。

4．基因分析方法

通过基因测序并与相关基因文库比对，也可通过分子杂交确定 DNA 的变化位点，再结合蛋白质与代谢产物分析，便可以确定基因受损的情况。

（二）环境污染物对模式实验微生物毒性作用的研究方法

为了研究环境污染物的毒性大小、对环境的污染水平以及致突变、致癌变和致畸变等毒性作用，一些模式实验微生物种类即完全标准化的微生物或菌种被广泛地应用于毒理学测试或研究，这类试验的研究结果不仅可以被应用于环境毒理学、食品毒理学、卫生毒理学等毒理学或医学、生物学领域，而且也可应用于生态毒理学，特别是可直接应用于微生物生态毒理学对环境污染物的生态毒性作用及其机理的研究，也可以应用于环境污染物对生态系统的污染水平及其转归的估算或预测预报，从而直接服务于生态修复或治理。由于本书有的章节在研究方法部分已经对微生物毒性试验有所描述，所以在此仅对沙门氏菌回复突变试验（亦称 Ames 试验）进行简要介绍。

Ames 试验主要用于对环境污染物遗传毒性作用的检测，该方法是美国科学家 B．N．Ames 等于 1975 年建立的。该法比较快速、灵敏、价廉、简便，且不但可测试单一污染物，而且适于测试混合物，可反映多种污染物的综合效应。Ames 试验可对大气环境、水环境、土壤环境中的污染物进行致突变作用的检测，应用非常广泛，已被世界各国广为采用。Ames 试验所应用的菌株为鼠伤寒沙门氏菌（*Salmonella typhimurium*）的组氨酸营养缺陷型（his-）菌株。该菌株在含微量组氨酸的培养基中，只有极少数自发回复突变的细菌，形成在显微镜下才能见到的、很少的微菌落。但是，当环境致突变物作用后，大量细菌发生回复突变而获得可自行合成组氨酸的能力，从而可以在缺乏组氨酸的培养基上多次分裂繁殖而形成肉眼可见的较大的很多菌落。对于那些需经代谢活化才有致突变作用的环境污染物，可在测试系统中加入哺乳动物肝脏的微粒体酶以弥补体外试验缺乏代谢活化系统的不足。由于化学物质的致突变作用与致癌作用关系密切，因此 Ames 试验也被广泛应用于化学致癌物的短期筛选试验中。

Ames 试验推荐的测试菌株主要是 TA97、TA98、TA100 和 TA102。试验前要对菌株进行基因型和生物学性状鉴定，符合要求才能用于试验。鉴定项目主要有脂多糖屏障丢失（rfa）、R 因子、紫外线损伤修复缺陷（△uvrB）、自发回变率。

Ames 试验的常规方法有斑点试验和平板掺入试验。斑点试验一般仅可对受试物进行致突变阳性或阴性定性分析，而平板试验可对受试物的致突变性进行定量分析。平板试验一般对受试物设 4～5 个浓度，同时设阴性和阳性对照，重复 3 次，培养 48 h，计算各皿回变菌落均数与各阴性对照皿自发回变菌落均数之比，为致变比（MR）。MR 值≥2，且有浓度-反应关系，则判为该受试物为致突变阳性。

四、环境污染物对微生物群落影响的研究方法

在自然环境中，微生物通常是以群落的形态出现，由各种群落成员形成的共代谢表现出其生态学功能。环境污染物对群落中各成员的毒性作用不尽相同，从而改变了微生物的群落结构与功能。目前对于微生物群落结构与功能的研究，最有效的方法是基因分析技术、生理生化分析技术以及近年来快速发展的组学技术。

（一）基因分析技术

微生物分子生态学方法不仅免除了纯培养的局限，而且分析速度快、提供的信息量大，特别适合于对复杂系统的微生物群落结构进行连续动态的分析，从而达到解析群落结构与生态功能之间的关系。微生物分子生态学产生与应用极大地推动了微生物生态毒理学的发展，使人们能够从分子水平阐述微生物的毒理学效应与机理。

由于微生物混合群落包含多种基因组的 DNA 分子，分析其混合物的组成需要依赖能够体现每个基因组基本特征的序列片段，一般称为标记序列（marker sequence）。目前，用于微生物群落结构分析的基因组 DNA 的序列信息（标记序列）包括 3 种：①进化指针序列，例如，核糖体小亚基基因序列（16S/18S rRNA 基因序列）；②各种功能基因的序列，如氨氧化菌群的氨单加氧酶基因 amoA；③随机扩增的基因组序列。用于群落结构的分析技术主要有 3 类，即克隆文库分析技术、分子杂交技术和遗传指纹图技术。

1．克隆文库分析技术

通过构建群落样品总基因组 DNA 的文库，分析文库中标记序列的类型和出现频率，可以得到微生物群落中种群组成的分析数据。如果是用 16S rRNA 基因做标记，可以通过与 GenBank 和 RDP 数据库中已有序列数据的比对，鉴定出各种序列类型的细菌分类地位，许多序列可以鉴定到种的水平。这种方法工作量大、成本高，适合于对微生物群落多样性特征进行"人口普查式"的研究，不适合对微生物群落结构变化进行动态跟踪研究。

2．分子杂交技术

分子杂交技术是用已知的核酸标记序列作为探针，检测样品中是否有特定的微生物种类存在及其种群水平高低的方法。这种方法快速、灵敏，不仅可以定性地探测环境微生物中特殊的核酸序列，而且用光密度测定法可直接比较核酸杂交所得到的阳性条带或斑点得出定量的结果。

核酸标记探针可直接探测溶液中、固定在膜上、细胞或组织内的同源核酸序列。例如，澳大利亚学者 Pollard 把放射性标记的胸腺嘧啶投入到活性污泥处理系统中标记细菌，然后提取活性污泥的总 DNA。将特定细菌的特异性核酸探针固定于杂交膜上，同活性污泥总 DNA 进行杂交，根据放射性强度可以定量分析特定细菌的 DNA 量，运用这一方法进行了活性污泥中特定细菌种群的动力学研究。需要指出的是，使用分子杂交技术的前提是要有已知微生物种类的标记序列作探针，对于大量存在的未知种类的微生物样品不能用分子杂交技术来研究。

3．遗传指纹图技术

利用 PCR 技术扩增标记序列，然后通过一定的电泳、色谱等技术把扩增产物解析成具有特定条带特征的图谱。一般每个条带（或峰）可以看作一个微生物类群，条带的染色强度（或峰下面积）可以反映这个类群的数量水平的高低，这样，一个样品的微生物群落组成就可以通过一组条带组成的图谱（指纹图）反映出来。这类技术也叫"微生物群落指纹图分析技术"（PCR-based community fingerprinting）。

用于群落结构分析的指纹图技术很多，最常用的是 16S rRNA 或 18S rRNA 基因序列多变区的扩增以及变性梯度凝胶电泳（denaturing gradient gel eletrophoresis，DGGE）或温度梯度凝胶电泳（temperature gradient gel electrophoresis，TGGE）分析技术。16S rRNA 或 18S rRNA 分别为细菌和真菌核糖体 RNA，在其基因序列中存在代表种属特征的可变区，借此可对群落中的微生物进行同源性分析。使用一对特异性引物 PCR 扩增微生物自然群体的 16S rRNA 或 18S rRNA 基因，产生长度相同但序列有异的 DNA 片段的混合物。然后用 DGGE/TGGE 电泳分离扩增产物混合物。基于序列不同的产物，其 GC 与 AT 碱基对的比例与分布不同，在 DGGE 或 TGGE 电泳过程中的解链程度也不同，而产物解链程度又直接影响其泳动迁移率，进而在凝胶上得到分离。通过凝胶成像系统便可得到特征性的 DNA 图谱。

（二）组学技术

随着高通量测序技术和基因芯片技术等高新分子生物学技术的快速发展，组学技术正在受到微生物生态毒理学研究的青睐，它的应用将为环境污染物对微生物群落影响的研究带来新的突破。

1．基因组学技术

基因组学是在微生物群落对污染物降解中，开展微生物生态毒理学研究，寻找功能微生物和功能基因的重要方法。宏基因组学是环境样品中所有微生物基因组集合的研究技术和方法。常用的关键技术有高通量测序技术和基因芯片技术。基因组学方法规避了传统方法中绝大部分微生物难以培养的缺陷，以微生物的基因组总和为研究对象，并结合生物信息学的方法，可以全面了解微生物的生态特征和功能、发现新物种和新功能基因。例如，利用高通量测序技术研究石油污染对微生物群落的丰度和组成的影响，发现了一些对自然清除石油污染起关键作用的微生物，如 γ-变形菌和 α-变形菌。此外，利用高通量测序技术揭示活性污泥中微生物的优势种群，可为阐明废水处理中的活性污泥微生物群落结构组成提供了重要信息。

2．转录组学技术

应用转录组学技术对微生物生态毒理学研究的结果，可用于对生态环境的检测和微生物对环境污染物降解作用的研究。例如，利用 RNA-seq 测序技术对邻苯二甲酸二丁酯（DBP）降解菌进行转录组学研究，发现 DBP 代谢途径为龙胆酸代谢途径，为降解菌的功能基因和降解机理提供了基因数据，也为 DBP 污染的生物修复提供了新的方向。

3．蛋白质组学技术

在微生物生态毒理学研究中，应用宏蛋白质组学技术可以检测某些蛋白质是否存在、相对丰度和蛋白质的修饰状态，观察功能基因的表达情况，并可了解关键酶的功能，进一步认识在环境污染胁迫条件下微生物的代谢过程。然而，利用蛋白质组学研究复杂的微生物群体目前还存在一定的挑战，例如，微生物环境样品中蛋白质的有效分离，目前还没有统一的蛋白提取方法。在得到感兴趣的目标蛋白后，如何阐述其在生态环境中的功能和动态将是今后研究的热点之一。

4．代谢组学技术

目前，代谢物组学通常采用红外光谱法、核磁共振、高效液相色谱、气-质联用、液-质联用技术等。应用代谢组学技术可研究微生物受到环境污染刺激后，其代谢产物或其代谢途径的变化，可为分析菌群在降解多种污染物的过程中细菌和环境的交互作用机理提供实验依据，这在微生物对环境污染物的治理中已得到初步应用。例如，在分析活性污泥细菌对废水中不同酚类化合物的代谢响应的研究中，发现不同底物（如苯酚、4-氯酚、双酚）对微生物的生态毒性不同，致使其对菌体代谢的影响有明显差异。

这可用于筛选降解多酚污染物菌群，实现复杂酚类化合物的协同降解。另一项研究利用代谢组学的研究方法，检测了一种真菌（YC-WZ1）在农药烟嘧磺隆存在条件下产生的所有代谢物，分析了烟嘧磺隆代谢途径，发现其降解机制主要是水解作用。虽然代谢组学在微生物生态毒理学研究中起步较晚，但代谢组学研究方法的出现，为人们在微生物降解环境污染物的过程中研究微生物生态毒理学，并提高生物降解效率等方面，开启了一个全新的视角。

（三）生理生化分析技术

环境污染物不仅会影响微生物的群落结构，而且会影响其生态学功能，表现在微生物的生物量、基质利用、酶活性、呼吸熵及其在碳、氮、硫、磷等物质循环中作用的变化。生物量是指单位质量培养物中微生物的总数量，可表示微生物的总体生存情况。基质是指微生物的各种营养物质，包括碳源、氮源、生长因子、无机盐等，微生物群落对这些营养物质，如各种碳源（各种糖、醇、酸等）的利用率发生变化就意味着群落中微生物的种群发生变化，其生态学功能也发生了改变。群落所具有的酶系不同，反映了具有特定酶活性微生物的生存状况，如固氮酶的活性代表了固氮菌的生存状态。不同的呼吸熵可以反映出好氧、微氧、厌氧微生物的生存情况，也可反映出某一微生物代谢途径的变化。

目前用于环境污染物对微生物群落生理生化及其生态功能变化的研究方法，主要有碳素利用法（BIOLOG）、脂肪酸甲基酯（PLFA）分析法。这里仅对 BIOLOG 作一简单介绍。

Garland 和 Mills（1991）建立起一套利用 BIOLOG 微平板鉴定系统来研究不同环境下的土壤微生物群落结构和功能多样性的方法。借助于多底物的酶联反应（ELISA）平板、BIOLOG 鉴定系统研究不同微生物种类对单一碳源底物的利用能力的差异，通过对所得数据做统计分析，可获得大量土壤微生物群落结构和功能多样性方面的信息。

BIOLOG GN 微平板是一种多底物的 96 孔 ELISA 反应平板。除对照孔 A1 只装有四氮叠茂和必需营养物外，其余 95 孔作为反应孔装有不同的单一碳源底物和必需营养物。如果各孔中的微生物能够利用碳底物，经呼吸作用便会产生 $NADH_2$。在进行 ELISA 反应时，$NADH_2$ 便会引起四氮叠茂发生氧化还原反应而表现出反应液的颜色变化。通过对孔中颜色变化的光吸收值的测量，可获得较精确的数据。

用 BIOLOG GN 微平板 ELISA 反应采用每孔颜色平均变化率（average well color development，AWCD）来描述微生物群落 ELISA 反应。计算公式如下：

$$AWCD = [\sum (C-R)]/95 \tag{15-1}$$

式中：C——所测得 95 个反应孔的光吸收值；

R——对照孔 A1 的光吸收值。

土壤微生物群落的功能多样性状况可用一些公式通过对上述测定数据的计算来表述，见表 15-1。

表 15-1　计算微生物群落功能多样性指数公式

多样性指数	用途	公式	备注
Shannon 指数	评估丰富度和均度	$H'=-\sum P_i \ln P_i$	P_i 为第 i 孔相对吸光值（$C-R$）与整个平板相对吸光值总和的比率
Shannon 均匀度	由 Shannon 指数计算出的均度	$E=H'/\ln S$	S 为颜色变化的孔的数目
Simpson 指数	评估某些最常见种的优势度指数	$D = \sum \dfrac{[N_i(N_i-1)]}{[N(N-1)]}$	N_i 是第 i 孔的相对吸光值（$C-R$）；N 是相对吸光值总和；Simpson 指数用 $1/D$ 值表示
Mclntosh 指数	基于群落物种多维空间上的 Euclidian 距离的多样性指数	$U = \sqrt{\left(\sum N_i^2\right)}$ $E = \dfrac{N-U}{N-N/\sqrt{S}}$	同上
Mclntosh 均匀度	由 Mcintosh 指数计算得出的均匀度		同上

资料来源：杨永华，姚健，华晓梅. 农药污染对土壤微生物群落功能多样性的影响. 微生物学，2000，20（2）：23-25。

BIOLOG GN 微平板反应系统采用的 3 种多样性指数（表 15-1）实际反映了土壤微生物群落功能多样性的不同侧面。Shannon 指数受群落物种丰富度影响较大，Simpson 指数较多反映了群落中最常见的物种，而 Mclntosh 指数则是物种均一性的度量。

思考题

1. 名词解释

微生物生态毒理学、生物地球化学循环、微生物群落、病原菌、微生物毒素、遗传指纹图技术、组学技术

2. 试述微生物在物质循环和生态平衡中的作用及其对自然环境的影响。

3. 有哪些环境污染物会对微生物造成严重的毒理学效应？指出其主要毒性作用机理。

4. 抗生素抗性基因的生态毒性有哪些？

5. 试述有害微生物群落形成的原因及其对环境造成的危害。

6. 如何研究微生物生态毒理学？请指出研究微生物群落结构的技术特点。

抗生素和抗性基因对环境的污染、
来源及毒性作用机理

教案及参考文献

第四篇

实验指导

第四篇为生态毒理学实验指导，本篇共收录22个现行的、室内室外兼备、难易各异的重要实验指导。其中，大多数为对实验设备要求不高的、可在普通实验条件下进行的实验，以满足大多数高校对生态毒理学实验课的需求。同时，本篇也收录了几个实验设备较贵重、难度较大的分子生态毒理学实验，目的在于满足有条件的学校在实验课或毕业设计中选用。本篇包括浮游生物和发光菌的实验7个、鱼类实验3个、高等植物实验4个、生化与分子生态毒理学实验5个、生态系统生态毒理学实验3个，不仅可以供生态毒理学实验课选用，也可以供生态毒理学科研选用。

I 浮游生物与发光菌生态毒理学实验

实验一　环境污染物对藻类生长的抑制实验[*]

一、目的与要求

为了学习测定环境污染物对藻类生长繁殖和种群变化影响的方法，要求学生了解藻类的生长规律，掌握藻类的培养方法，学会分析藻类生长受到抑制的原因。

二、原理

单细胞藻类个体小，世代时间短，可在短期内获得环境污染物对其许多世代及种群水平上的影响，从而探讨环境污染物对水体初级生产者的生态毒性作用情况。

通过将不同浓度的受试物加到处于对数生长期的藻类中，在规定的实验条件下继续培养一定时间后，测定藻类种群的浓度或生物量（实验时间一般不少于 96 h），以此观察环境污染物对藻类生长的抑制作用。

三、试剂与材料

（1）研究藻类生长抑制实验的受试物应当是挥发性低、环境稳定性好且可溶于水的物质。如果需要使用助溶剂，它在水中的浓度不能超过 0.1 mL/L。低水溶性（在水中溶解度低于 1 000 mg/L）的化学物质不适于进行该项实验。

（2）最好使用推荐的藻种进行实验，以便提高实验结果的可比性和重复性。一般用斜生栅藻（*Scenedesmus obliquus*）和蛋白核小球藻（*Chlorella pyrenoidosa*）进行，也可用羊角月芽藻（*S. capricornutum*）、四尾栅藻（*S. quadricauda*）和普通小球藻（*C. vulgaris*）等。

---

[*] 本实验由张瑾、白巨利编写。

（3）培养基：藻类的培养基很多，其成分和浓度各不相同。淡水藻类可用美国国家环保局推荐的培养基（见表 1），小球藻和栅藻可用水生 4 号培养基（见表 2）培养。

表 1　淡水藻类培养基　　　　　　　　　　　　　　　　　　　　　　单位：mg/L

营养盐	含量	营养盐	含量
$NaNO_3$	25.5	H_3BO_4	0.185
$NaHCO_3$	15.0	$MnCl_2$	0.264
K_2HPO_4	1.04	$ZnCl_2$	3.27×10^{-3}
$MgSO_4 \cdot 7H_2O$	14.7	$CoCl_2 \cdot 2H_2O$	0.78×10^{-3}
$MgCl_2$	5.70	$CuCl_2 \cdot 2H_2O$	0.009×10^{-3}
$CaCl_2 \cdot 2H_2O$	4.41	$Na_2MoO_4 \cdot 2H_2O$	7.26×10^{-3}
$Na_2EDTA \cdot 2H_2O$	0.300	$FeCl_3$	96.0×10^{-3}

表 2　水生 4 号小球藻和栅藻培养基　　　　　　　　　　　　　　　　单位：mg/L

营养盐	含量	营养盐	含量
$(NH_4)_2SO_4$	0.200	KCl	0.025
$Ca(H_2PO_4)_2 \cdot H_2O$	0.030	$FeCl_3$	0.015 mL/L
$MgSO_4 \cdot 7H_2O$	0.080	土壤浸出液*	0.500 mL/L
$NaHCO_3$	0.100	蒸馏水	1 000 mL

* 取少量菜园土，加 2～3 倍自来水，煮沸 10 多分钟，冷却后用滤纸过滤即可使用。

配制培养基时可将营养盐类按所需浓度直接加入无菌蒸馏水或去离子水中。应按顺序逐个加入，待一种盐类完全溶解后再加另一种。也可先配制各种营养盐类的浓储备液，经过滤或灭菌后避光冷藏保存。当需要配制培养基时，将一定量的浓储备液摇匀，依次加到蒸馏水或去离子水中即可。

四、内容与操作步骤

1. 藻类培养

培养温度为（24±2）℃；白色荧光灯均匀光照（连续光照或以 12 h：12 h 或 14 h：10 h 光暗比光照），强度为（4 000±400）lx；机械振荡或定时每天人工摇动若干次；培养容器应用棉塞、海绵塞、滤纸、纱布（2～3 层）、锡箔纸封闭，挥发性化学品实验时应用磨口玻璃塞完全密闭。

根据需要选择容量不同的实验容器，但同一批实验的容器应规格一致。为保证 CO_2 的交换，要有一定的表面积，要求体积比为：125 mL 三角瓶中测试液体积为 40～60 mL；

250 mL 三角瓶测试液为 70～100 mL；500 mL 三角瓶测试液为 100～150 mL。

从储备培养藻液中取出一定量的藻液，接种到新鲜的无菌培养基中，接种浓度大约为 10^4 个/mL。在实验要求的相同条件下进行预培养。要求在 2～3 d 内藻类能达到对数生长，然后再次转接到新鲜培养基中。如此反复转接培养 2～3 次，藻类生长健壮并正处于对数生长期，即可备用。

2．受试物实验液的配制

根据初步实验确定能产生效应的浓度范围，至少设置 5 个浓度，最高浓度应完全抑制生长（或至少达到 50%以上抑制率），而最低浓度应与对照没什么区别。至少设置 3 个平行样，每一系列设一个对照。实验前应测定受试液的 pH，必要时用盐酸或 NaOH 溶液将 pH 调整为 7.5±0.2。实验结束时应测定被测物质的实际浓度。

3．藻试液的配制

用显微镜检验预培养藻液的生长情况，并计数细胞密度，然后用培养基稀释至藻细胞浓度为 $2×10^4$ 个/mL。

4．测试液的配制

先在每个三角瓶中各加入 50 mL 藻试液，然后再添加 50 mL 受试物实验液。对照组不加受试物实验液，而只添加 50 mL 培养基。

将各瓶摇动均匀后，放入光照培养箱中培养。实验开始后，每隔 24 h，即在 24 h、48 h、72 h 和 96 h 时，测定各组藻类细胞密度、光密度或叶绿素含量。

5．预实验

预实验的浓度可按对数间距排列，最低浓度应为受试物的检测下限，最高浓度应为饱和浓度。无须设平行样。测定项目和方法可简化，实验时间有时也可缩短。在预实验中，如果最高浓度组藻类的生长抑制低于 50%，则不宜用此化学物质进行正式实验。如果需要进行正式实验，则可根据预实验的结果确定正式实验时受试物的浓度范围和间距。

五、结果与评价

1．藻类生长的测定

藻类生长指在实验期间每毫升溶液中藻类细胞数目的增加量，一般用以下三种方法测定藻类的生长：①细胞计数；②测光密度；③测叶绿素含量。

2．数据处理

将不同浓度实验培养液和对照培养液的藻细胞浓度与测试时间绘制成曲线图，再用下面方法确定浓度-效应关系。

生长率是单位时间内（t_n-t_1）藻细胞增长的量（N_n-N_1）。对数生长期的藻类平均特定生长率可用下式计算：

$$\mu = N/t = (N_n - N_1) / (t_n - t_1)$$

式中：μ —— 藻类平均生长率；

t —— 培养时间；

N —— 藻类细胞生长量。

以不同浓度组中藻类的生长率下降百分数与对数浓度作图，可直接从图上读出半数有效浓度（EC_{50}值），再标明测定时间，如24 h或48 h EC_{50}值。也可求出回归关系式，再算出EC_{50}值。

3. 毒性评价

查阅生态毒理学书籍，根据毒物毒性分级标准判断毒性大小。

六、注意事项

（1）在正式实验前必须进行必要的预实验。

（2）实验藻种的选择和预培养应注意藻胞大小均匀，颜色鲜绿，处于对数生长期。实验开始的3 d内，对照组藻细胞浓度至少应增加16倍。

（3）受试化学物需要明确它的物理和化学特性，有针对性地设计实验。

（4）对于细胞壁有黏性的藻类，应注意加强振荡，避免细胞计数产生误差，同时，也可以根据具体情况选择其他指标来衡量藻类的生长抑制状况。

（5）挥发性物质应在密闭瓶内进行实验，损失量控制在20%以下；实验浓度的安排应适当，使96 h的生长抑制率在50%上下均有分布。

实验二 环境污染物对小球藻的时间-效应毒性实验
（微板分析法）*

一、实验目的和要求

为了学习抗生素污染物对藻类毒性作用的时间-效应关系分析方法，要求正确掌握本实验的操作步骤和方法，并对实验结果进行数据处理与分析。

---

* 本实验由张瑾编写。

二、实验原理

本实验以蛋白核小球藻（*C. pyrenoidosa*）为指示生物，应用时间毒性微板分析法（time-dependent microplate toxicity analysis，t-MTA），测定并分析抗生素在不同暴露时间对绿藻的毒性。其实验原理为：蛋白核小球藻（*C. pyrenoidosa*）属于绿藻门、小球藻属，是游离单细胞藻，直径 3～5 μm，球形或椭圆形，繁殖快，易于培养，且可以在较短时间内研究污染物对藻类世代和种群水平上的影响；此外，藻液分布均匀不易沉降，其与污染物的接触更充分。因此，蛋白核小球藻已成为国内外常用的污染物毒性测试的受试生物之一。

三、试剂与材料

（1）试剂：选择抗生素——硫酸安普霉素或硫酸链霉素，配制一定浓度的溶液，4℃保存，备用。

（2）96 孔透明板、三角瓶、牛皮纸、移液管。

（3）主要仪器：酶标仪或其他适于 96 孔板的读板机、智能型光照培养箱、电子天平、超净工作台和单道可调移液器（10～100 μL）。

（4）藻种与培养：蛋白核小球藻（*C. pyrenoidosa*）购自中国科学院典型培养物保藏委员会淡水藻种库（FACHB），编号为 FACHB-5。

SE 培养基配方：0.25 g $NaNO_3$、0.075 g $K_2HPO_4 \cdot 3H_2O$、0.075 g $MgSO_4 \cdot 7H_2O$、0.025 g $CaCl_2 \cdot 2H_2O$、0.175 g KH_2PO_4、0.025 g $NaCl$、0.05 mL $FeCl \cdot 6H_2O$、1 mL EDTA—Fe、40 mL 土壤浸出液和 1 mL A5 溶液。

EDTA—Fe：1 g Na_2EDTA、81 mg $FeCl_3 \cdot 6H_2O$、50 mL 0.1 mol/L HCl 和 50 mL H_2O。

A5 溶液：286 mg H_3BO_3、181 mg $MnCl_2 \cdot 4H_2O$、22 mg $ZnSO_4 \cdot 7H_2O$、7.9 mg $CuSO_4 \cdot 5H_2O$、3.9 mg $(NH_4)_6 \cdot Mo_7O_{24} \cdot 4H_2O$ 和 100 mL H_2O。

收到藻种后，稍松试管管盖，放入恒温光照振荡培养箱，于（25±1）℃、照度 5 000 lx、光暗比 l4 h：10 h 条件下培养。每隔 10～15 d 按 1：2 稀释转接藻种扩大培养，使之进入对数生长期。接种时间应在白天，藻类细胞代谢最旺盛时期（因傍晚至夜间藻类有细胞下沉现象）。整个过程要求绝对无菌操作。暴露试验前 1～2 d 转接处于对数生长期的藻种至新鲜培养基培养至 690 nm 波长下光密度（OD_{690}）为 0.3～0.5，备用。

四、实验步骤

1. 96孔透明白板的设计

（1）96孔透明微板中空白与污染物浓度梯度设计如图1所示。在96孔微板的4周共36个孔中均加入200 μL的蒸馏水。

（2）第6、7列共12个孔（b）中分别加入100 μL milli-Q水作为空白对照。

（3）第2列6个孔（c_i，$i=1$，2，3，4，5，6）以及第4列共6个孔（c_i，$i=7$，8，9，10，11，12）分别加入按稀释因子设计的不同浓度污染物的溶液100 μL。

（4）第3列和第5列分别为第2列和第4列的平行实验。

（5）第8、9、10、11列为第2、3、4、5列的重复实验。

（6）最后在空白和处理孔共60个孔中分别加入密度均匀、吸光度OD_{690}值为0.20～0.30的100 μL藻液，使各孔总体积为200 μL。

（7）加透明盖后置于温度为（25±1）℃、光照强度为5 000 lx、光暗比14 h∶10 h的光照培养箱中培养，分别在暴露时间节点为0 h、12 h、24 h、48 h、72 h和96 h时将微板取出，并放入酶标仪中测定OD_{690}。

（8）上述微板实验至少重复3板。

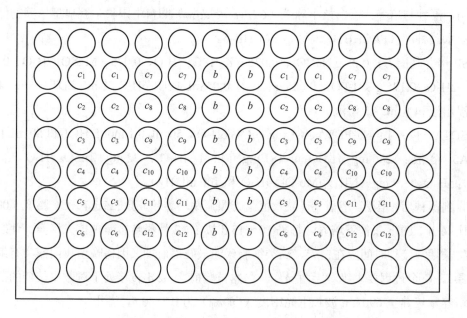

图1 时间毒性微板分析法中微板设计示意图

注：b——空白；c_i——第i个浓度。

2. 毒性数据的处理与计算

方法一：以污染物对蛋白核小球藻的生长速率 μ 的抑制率（E）为毒性效应，计算不同暴露时间终点污染物的毒性：

$$E_{i,j}=（1-\mu_{i,j}/\mu_{0,j}）\times100\% \tag{1}$$

$$\mu_j=（OD_{690,n}-OD_{690,n-1}）/OD_{690,n} \tag{2}$$

式中：$E_{i,j}$——污染物浓度 c_i（$i=1$，2，3，…，12）在暴露时间 j（$j=0\,h$、12 h、24 h、48 h、72 h、96 h）对蛋白核小球藻的生长速率抑制率；

$\mu_{i,j}$——微板中污染物浓度 c_i 处理孔中蛋白核小球藻在暴露时间 j 时的平均生长速率；

$\mu_{0,j}$——微板空白孔中蛋白核小球藻在暴露时间 j（$j=0\,h$、12 h、24 h、48 h、72 h、96 h）的平均生长速率；

μ_j——微板孔中蛋白核小球藻在某一暴露时间 j（$j=0\,h$、12 h、24 h、48 h、72 h、96 h）的平均生长速率；

$OD_{690,n}$——微板孔中蛋白核小球藻在第 n 个暴露时间点（$n=0$、1、2、3、4、5、6）的平均吸光光度值；

$OD_{690,n-1}$——微板孔中蛋白核小球藻在第 $n-1$ 个暴露时间点的平均吸光光度值。

方法二：以污染物对蛋白核小球藻的平均吸光度值，计算不同暴露时间终点污染物的毒性：

$$E_{i,j}=\left[（OD_{0,j}-OD_{i,j}）/OD_{0,j}\right]\times100\%$$
$$=（1-OD_{i,j}）\times100\% \tag{3}$$

式中：$E_{i,j}$——污染物浓度 c_i（$i=1$，2，3，…，12）在暴露时间 j（$j=0\,h$、12 h、24 h、48 h、72 h、96 h）对蛋白核小球藻的生长速率抑制率；

$OD_{i,j}$——微板中污染物浓度 c_i 处理孔中蛋白核小球藻在暴露时间 j 时的平均吸光度值；

$OD_{0,j}$——微板空白孔中蛋白核小球藻在暴露时间 j（$j=0\,h$、12 h、24 h、48 h、72 h、96 h）的平均吸光度值。

五、时间毒性数据处理与分析

1. 数据拟合

方法一：为了揭示不同暴露时间、不同浓度污染物对蛋白核小球藻生长抑制毒性变化规律，需要对不同时间节点的浓度-效应数据进行非线性最小二乘拟合。对于浓度-效应曲线（concentration-response curve，CRC）的浓度-效应数据，在 Origin 或其他数据处理软件上，采用两参数非线性函数 Weibull 和 Logit 进行拟合（也可采用其他更合适的函数），选择拟合值与实验观测值之间的相关系数（correlation coefficient，R）与均方根误差（Root mean square error，RMSE）评价 CRC 模型的拟合优度，R 值越大、RMSE 越小，拟合越好。两个用于描述实验毒性数据的非线性函数 Weibull 和 Logit 如下所示：

$$E_W = 1/[1 + \exp(-\alpha_W - \beta_W \lg C_W] \tag{4}$$

$$E_L = 1 - \exp[-\exp(\alpha_L + \beta_L \lg C_L)] \tag{5}$$

式中：E_W、E_L —— Weibull 和 Logit 效应，即化学污染物对藻类的生长抑制率；

$\quad\quad\alpha_W$、α_L —— Weibull 和 Logit 的位置参数；

$\quad\quad\beta_W$、β_L —— Weibull 和 Logit 的斜率参数；

$\quad\quad C_W$、C_L —— Weibull 和 Logit 的污染物浓度。

方法二：根据计算出来的 12 个浓度-效应数据，绘制浓度-效应曲线图，选取浓度-效应曲线图中的线性部分（至少包括 5 个不同浓度）进行浓度与效应曲线关系的线性拟合，即 $E = kc + b$，其中 k 和 b 为拟合参数。

2．半数效应浓度（EC$_{50}$）的计算

依据拟合的结果，获得不同暴露时间点的拟合函数及其拟合参数。依据拟合方程即可计算出半数效应浓度（EC$_{50}$）及其负对数值（pEC$_{50}$）。

六、注意事项

（1）在正式实验前必须进行必要的预试验，了解污染物合适的浓度范围。

（2）实验藻种的选择和预培养应注意藻胞大小均匀，颜色鲜绿，处于对数生长期。试验开始的 3 d 内，对照组藻细胞浓度至少应增加 16 倍。

（3）受试化合物需要明确它的物理和化学特性，有针对性地设计试验。

（4）对于细胞壁有黏性的藻类，应注意加强振荡，避免细胞计数产生误差，同时，也可以根据具体情况选择其他指标来衡量藻类的生长抑制状况。

（5）挥发性物质应在密闭瓶内进行试验，损失量控制在 20%以下；试验浓度的安排应适当，使 96 h 的生长抑制率在 50%上下均有分布。

实验三　水生蚤类繁殖实验[*]

一、目的与要求

要求学生了解蚤类的生活习性，掌握蚤类的繁殖规律，在预备实验的基础上，认真设

---

[*] 本实验由白巨利、孟紫强编写。

计实验、详细观察和记录，并与对照组的相应参数进行比较和分析，以得出正确的结论。

二、实验原理

水生蚤类繁殖实验是通过观察不同浓度的环境污染物对蚤的死亡率、产生第一胎的时间、产生幼蚤的个数及中毒症状的毒性作用，来评价受试物对蚤类生长、死亡率和繁殖能力的影响，以此指示环境污染物对水生生物的生态毒理效应。

三、试剂与材料

（1）蚤种与饵料：大型蚤（*D. magna*）或其他繁殖参数与大型蚤相接近的蚤类。蚤类饵料：绿藻。

（2）材料：烧杯、吸管、培养箱、温度计。

（3）储备液：应于使用当天配制，高化学稳定性物质，最多可一次配制出够两天用的储备液量。所配受试物加入实验水体以后，要使最高终浓度相当于 48 h 半数活动抑制有效浓度（EC_{50} 值），以下按几何级数排列，直到与对照组无显著差别的受试物浓度。EC_{50} 值由预备实验确定。

四、仪器与设备

光照培养箱、pH 仪、天平、溶解氧测定仪等。

五、实验内容与操作步骤

1. 蚤类的预培养

实验液各项水质条件符合要求后再放蚤，用口径 5 mm 的橡胶头吸管随机吸移。每个实验浓度和对照组至少用 10 个幼蚤，分别放于 10 个 50 mL 烧杯中，每个烧杯内加 40 mL 实验液，放幼蚤 1 个。投喂绿藻时，要对藻液进行浓缩，以防过多水分加到试液中去。

2. 实验条件

将实验杯置于光照培养箱中培养，温度为（20±1）℃，光暗周期采用 8 h 黑暗和 16 h 光照为宜。实验至少持续 14 d，每 48 h 测定 1 次各浓度组的溶解氧。

3. 实验记录

每天或两天记录 1 次亲蚤（即初始投放的亲代蚤）的活动抑制数和死亡数，及时将死蚤取出。实验开始后的 1 d、2 d、4 d、7 d、14 d 及实验结束时，必须计数亲蚤死亡数和活动抑制数。

亲蚤蚤龄大于 7 d 时，第一胎幼蚤从育囊中排出。其后每隔 2～3 d 就有一批幼蚤产出。这些幼蚤合称第一子代（F_1）；每周至少要计数 3 次 F_1 代幼蚤数。

4. 实验质量控制指标

实验结束时对照组蚤类死亡率不超过 20%；整个实验过程中溶解氧应高于 60% 的空气饱和值；实验期间溶液 pH 应与初始值保持一致；受试物的实测浓度不低于规定浓度的 80%；对照组幼蚤最迟要在第 9 天产出第一胎后代；在（20±0.5）℃时，14 d 实验期间对照组中平均每个雌蚤生殖 3 胎新生蚤，累计个数应≥20 只。否则须延长实验时间至对照组产生出 3 胎为止，必要时实验可以延至 3～4 周。

六、结果评价与实验报告

将受试物处理浓度和相应蚤死亡率和活动抑制率在对数-概率纸上作图，用图解内插法或计算法求出 1 d、2 d、4 d、7 d、14 d 和实验结束时的半数活动抑制浓度 EC_{50} 和半数致死浓度 LC_{50}，并计算 95% 的置信区间。

用表列出对照组与各浓度组产出第一胎幼蚤时间及新生蚤的数目，以及整个实验期间对照组、各实验组水蚤生殖的胎数、各胎幼蚤数及累计产出的幼蚤数。

对实验组和对照组蚤类死亡率、繁殖率及产蚤数进行方差分析或 t 检验，确定无显著差异的最大无影响浓度（NOEC）和有显著差异的最低有影响浓度（LOEC），从而估计最大毒物允许浓度（MATC）和应用系数（AF）。

七、注意事项

（1）蚤类繁殖实验应在半静态或流水系统中进行，更新周期根据化学性质和实验液中氧含量决定，至少每 48 h 更换一次实验（水）液。更换实验液时，应倒空玻璃容器，去除食物残渣，用蒸馏水冲洗，并保持原编码系列，以利于实验液的更换。如果使用流水系统，每周至少清洗容器 2 次。

（2）实验期间，如发现受试物不能保持稳定和均一，对结果的解释应慎重。

实验四　应用发光菌法对污染水体的生态毒性测试实验[*]

一、目的与要求

为了学习运用发光细菌对环境化学污染物生态毒性的测试方法及其原理，要求掌握细菌培养、染毒方法及生物发光光度计的基本结构和使用方法，并对实验全过程进行正确操作和对实验结果进行正确分析。

二、基本原理

发光菌检测法是以其发光强度的变化为指标，测定环境污染物的生物毒性的一种方法。正常状态下的发光菌在有氧条件下，菌体内的荧光素经荧光酶的作用会产生荧光（蓝绿色）。发光菌的发光反应如下：

$$FMNH_2 + RCHO + O_2 \xrightarrow{\text{荧光素酶}} FMN + RCOOH + H_2O + \text{光}$$

黄素单核苷酸是重要的辅酶，它的还原形式 $FMNH_2$ 与氧化形式 FMN 之间的转化起到了传递氢的作用。因而，任何能影响细菌代谢的因素，均可能影响发光菌的发光。此外，细菌的呼吸链位于细胞膜中，任何能影响细胞膜的因素均会累及细菌呼吸从而影响细菌的发光，且发光度受影响程度与毒物毒性大小存在一定关系，因而可根据发光强度确定毒物急性毒性的大小。这种发光强度的变化，可用一种精密测光仪定量地测定。由于发光菌的生物毒性测试方法快速、简便、灵敏，所以在有毒物质的筛选、生态毒理学评价等方面有很大的应用价值。

三、材料与设备

1. 试剂与材料

（1）测试菌种：青海弧菌 Q67（*Vibrio qinghaiensis* sp.－Q67）。

（2）培养基成分及制备：培养基成分见表 1。

液体培养基配制：按表 1 称取各种培养基成分，加热溶解后于精准的 1 000 mL 体积的烧杯中。用胶头滴管滴入 2 mol/L NaOH 溶液使培养基 pH 调至 8.5～9.0，分装于 100 mL 锥形瓶中，每瓶体积约 33.5 mL，用牛皮纸包封住瓶口，橡皮筋扎紧后，放入高压蒸汽锅

---

[*] 本实验由白巨利、张瑾、孟紫强编写。

灭菌 30 min（121℃），冷却后保存于 4℃冰箱备用。

（3）样品：淡水水体污染水样。

表 1　Q67 培养基配方

成分	含量	成分	含量
KH_2PO_4	13.6 mg	$NaHCO_3$	1.34 g
$Na_2HPO_4 \cdot 12H_2O$	35.8 mg	NaCl	1.54 g
$MgSO_4 \cdot 7H_2O$	0.25 g	酵母浸出液	5.0 g
$MgCl_2 \cdot 6H_2O$	0.61 g	胰蛋白胨	5.0 g
$CaCl_2$	33.0 mg	甘油	3.0 g

2. 仪器与器材

（1）生物发光光度计、96 孔不透明白板。

（2）恒温振荡器、培养箱、手提式高压消毒锅。

（3）10 μL 或 20 μL 微量加液器、移液器、容量瓶、三角瓶。

四、实验步骤与方法

1. 发光细菌新鲜菌悬液的制备

（1）斜面菌种培养：于测定前 48 h 取保存菌种，于新鲜斜面上接出第一代斜面，（20±0.5）℃培养 24 h 后，立即转接第二代斜面，（20±0.5）℃培养 24 h，再接出第三代斜面（20±0.5）℃培养 12 h 后备用。每次接种量不超过一接种环。

（2）摇瓶菌液培养：取第三代斜面菌种近一环，接种于装有 50 mL 培养液的 250 mL 三角瓶内，（20±0.5）℃、184 r/min 下培养 12～14 h 备用。

2. 样品采集与处理

采集地表水、工业用水、垃圾渗滤液等各种水体，过滤除去表面悬浮物及杂质，按百分浓度加入微板孔中，每个水样设置 3 个重复，同时设空白对照。

3. 发光细菌法生物毒性测定

加新鲜发光菌悬液或冻干粉复苏菌悬液 100 μL，于微板孔中，准确作用 15 min，依次测定其发光强度。

五、实验结果处理与评价

求出样品的发光抑制率，以评价污染水体的综合毒性。相对发光率或相对抑光率计算公式：

$$相对发光率（\%）=\frac{样品发光强度}{对照发光强度}\times100\% \tag{1}$$

$$相对抑光率（\%）=\frac{对照发光强度-样品发光强度}{对照发光强度}\times100\% \tag{2}$$

六、注意事项

（1）本方法可以用于其他环境化学污染物（如农药、抗生素、重金属等）的毒性测定。

（2）在进行正式实验前应进行必要的预实验，使实验浓度范围适当，即96 h的生长抑制率在50%上下均有分布，详见实验一的浓度设计。

（3）挥发性物质应在密闭瓶内进行实验，损失量控制在20%以下。

实验五　抗生素对发光菌的急性毒性实验——微板分析法[*]

一、实验目的

学习并掌握抗生素对发光菌的急性毒性实验方法及其实验数据的分析。

二、实验原理

同"实验四　应用发光菌法对污染水体的生态毒性测试实验"。

三、试剂与材料

（1）抗生素：可以选择硫酸安普霉素或硫酸链霉素，配制一定浓度的溶液，4℃保存，备用。

（2）96孔不透明白板、三角瓶、牛皮纸、移液管。

（3）主要仪器：酶标仪或其他适于96孔板的读板机、智能型光照培养箱、电子天平、超净工作台和可调移液器（10～100 μL）。

---

[*] 本实验由张瑾编写。

（4）发光菌的培养与准备：同"实验四　应用发光菌法对污染水体的生态毒性测试实验"。

四、实验步骤

1. 96 孔板的设计

（1）在 96 孔微板的 4 周共 36 个孔中均加入 200 μL 的蒸馏水。

（2）第 6、7 列共 12 个孔（b）中分别加入 100 μL milli-Q 水作为空白对照。

（3）第 2 列 6 个孔（c_i，$i = 1$，2，3，4，5，6）以及第 4 列共 6 个孔（c_i，$i = 7$，8，9，10，11，12）分别加入按稀释因子设计的不同浓度化学污染物的溶液 100 μL。

（4）第 3、5 列分别为第 2 列和第 4 列的平行实验。

（5）第 8、9、10、11 列为第 2、3、4、5 列的重复实验。

（6）最后在空白和处理孔共 60 个孔中分别加入密度均匀已培养至对数期的 100 μL 菌液，使各孔总体积为 200 μL。

（7）加透明盖后置于温度为（22±1）℃生化培养箱中培养，15 min 后将微板取出，并放入酶标仪中读数。

（8）上述微板实验至少重复 3 板。

2. 毒性数据的处理与计算

相对发光率或相对抑光率计算公式：

$$相对发光率（\%）= \frac{样品发光强度}{对照发光强度} \times 100\% \qquad (1)$$

$$相对抑光率（\%）= \frac{对照发光强度 - 样品发光强度}{对照发光强度} \times 100\% \qquad (2)$$

五、实验结果处理与评价

1. 数据拟合

方法一：为了揭示不同暴露时间、不同浓度污染物对青海弧菌 Q67 生长抑制毒性作用变化规律，需要对不同时间节点的浓度-效应数据进行非线性最小二乘拟合。对于浓度-效应曲线（concentration-response curve，CRC）的浓度-效应数据，采用两参数非线性函数 Weibull 和 Logit 进行拟合，选择拟合值与实验观测值之间的相关系数（correlation coefficient，R）与均方根误差（root mean square error，RMSE）评价 CRC 模型的拟合优度，R 值越大、RMSE 越小，拟合越好。两个用于描述实验毒性数据的非线性函数 Weibull 和

Logit 如式（3）和式（4）所示：

$$E = 1 / [1 + \exp(-\alpha - \beta \ln_{10} c)] \tag{3}$$

$$E = 1 - \exp[-\exp(\alpha + \beta \ln_{10} c)] \tag{4}$$

式中：α、β —— Weibull 和 Logit 的位置与斜率参数；

$\quad$ E —— 效应，即污染物对发光菌的生长抑制率；

$\quad$ c —— 污染物的浓度。

方法二：建议采用 12 个浓度-效应曲线中的线性部分进行线性拟合。

2．半数效应浓度（EC$_{50}$）的计算

依据拟合的结果，获得不同暴露时间点的拟合函数及其拟合参数。依据拟合方程即可计算出半数效应浓度（EC$_{50}$）及其负对数值（pEC$_{50}$）。

3．评价

根据计算的 EC$_{50}$，查阅毒理学分级标准，判断该类抗生素药物的毒性大小。

六、注意事项

（1）在正式实验前必须进行必要的预实验，使抗生素实验浓度范围适当，即 96 h 的生长抑制率在 0～100%范围均有分布。

（2）受试化合物需要明确它的物理和化学特性，以便有针对性地设计实验。

（3）对于受试物为挥发性物质时，在暴露期间应在微孔板上加盖，使受试物的损失量控制在 20%以下。

实验六　环境污染物对海洋发光细菌的毒性检测实验[*]

生物发光是某些生物的一种生理现象，海洋生物中更为多见。20 世纪 70 年代至 80 年代初，国外科学家首次从海鱼体表分离和筛选出对人体无害、对环境敏感的发光细菌，用于检测水体生物毒性，现已成为一种简单、快速的生物毒性检测手段。80 年代初我国先后分离出海水型和淡水型的发光细菌，用以检测环境污染物的生物毒性；近年来还分离出明亮发光杆菌暗变种检测环境污染物致突变性，扩大了检测范围。

---

[*] 本实验由张瑾、白巨利编写。

一、目的与要求

学习应用海洋发光菌法对环境污染物生态毒性的测试，掌握生物发光光度计的原理与基本结构，并能进行正确的操作和使用。

二、基本原理

同"实验四 应用发光菌法对污染水体的生态毒性测试实验"。

三、材料与设备

1. 试剂与材料

（1）测试菌种：海洋发光菌明亮发光杆菌（*Ptotobacterium phosphoreum*）T3 变种。新鲜明亮发光杆菌悬浮液，或明亮发光杆菌冻干粉（800 万 cell/g）。

（2）培养基：

①液体培养基：酵母膏 5.0 g、胰蛋白胨 5.0 g、NaCl 30.0 g、Na_2HPO_4 5.0 g、KH_2PO_4 1.0 g、甘油 3.0 g 加蒸馏水至 1 000 mL，pH 7.0±0.5。

②固体培养基：培养液（按上述配方）1 000 mL，琼脂 16.9 g，pH 7.0±0.5。

（3）稀释液：3% NaCl，2% NaCl。

（4）参比毒物：0.02～0.24 mg/L 的 $HgCl_2$ 系列标准溶液。

（5）检测样品：视实验目的而定。

2. 仪器与器材

（1）DXY-2 型生物发光光度计及 2 mL 或 5 mL 比色管。

（2）恒温振荡器、培养箱、手提式高压消毒锅。

（3）10 μL 或 20 μL 微量加液器、1 mL 注射器、移液器、容量瓶、三角瓶。

四、实验步骤与方法

1. 发光细菌新鲜菌悬液的制备

（1）斜面菌种培养：于测定前 48 h 取保存菌种，于新鲜斜面上接出第一代斜面，（20±0.5）℃培养 24 h 后立即转接第二代斜面，（20±0.5）℃培养 24 h，再接出第三代斜面（20±0.5）℃培养 12 h 后备用。每次接种量不超过一接种环。

（2）摇瓶菌液培养：取第三代斜面菌种近一环，接种于装有 50 mL 培养液的 250 mL 三角瓶内，（20±0.5）℃、184 r/min 下培养 12～14 h 备用。

（3）将培养液稀释至每毫升 10^8～10^9 个细胞，初始发光度不低于 800 mV，置水浴中备用。

也可采用菌液复苏法：取冷藏的发光菌冻干粉，置冰浴中，加入 0.5 mL 冷的 2% NaCl 溶液，充分摇匀，复苏 2 min，使其具有微微绿光，初始发光度不低于 800 mV。

2．样品采集与处理

（1）水样：

①从不同工业废水的各排放口，每 4 h 采样一次，连续采集 24 h 后，均匀混合后备用。

②纳污水体：取其入口、中心、出口三个断面混合水样备用。

③以同上方法采集清洁水，作空白对照。

浊度大的污水，需静置后取上清液。一般样品不需加任何处理。水样按 3%比例投加 NaCl 置冰箱备用。

（2）气体样品：以大气采样法取大气样品于气体吸收液中吸收 5 mL，按 3%比例投加 NaCl，置冰箱备用，同法收集清洁空气作为对照组。

（3）固体样品：取固体废物，按《工业固体废物有害特性试验与监测分析方法》制备浸出液，以取上清液，按 3%比例投加 NaCl，置冰箱备用。

（4）化学药品：在预备实验的浓度范围内，按等对数间距或百分浓度取 3～5 个实验浓度，同时设空白对照和参比毒物系列浓度组。

3．毒性测定

（1）工业废水或有毒物质的毒性测定。

①发光菌悬液初始发光度测定取 4.9 mL 3%NaCl 溶液于比色管内，加新鲜发光菌悬液或冻干粉复苏菌悬液 10 μL，若测量发光度在 800 mV 以上，允许置冰浴中备用。

②取已处理待测废水样品，按等对数间距或百分浓度编号，并注明采集点。

③按表依次加入稀释液，待测水样及毒物系列浓度溶液。

④打开生物发光光度计电源，预热 15 min 调零点，备用。

⑤每管加入菌悬液 0.01 mL，准确作用 5 min 或 15 min，依次测定其发光强度，记录毫伏数。

每个浓度设三管重复。

（2）工业废气（或有害气体）的毒性测定。

①气体直接通入法：用注射器直接注入气体于菌悬液中，经 10～20 min 测定发光菌光强度的变化。

②气体吸收法：方法同工业废水测定法。

③固体菌落法：挑选固态培养到对数生长期的发光菌单菌落，连同培养基切下，置比色管内，测定初始发光强度，然后用注射器将待测气体注入菌苔表面，经 10～20 min 后，测定发光度的变化。

表1 发光强度测试管加液量（适用测试管为 5 mL 的仪器）

水样	工业废水						参比毒物 Hg^{2+}溶液					
测试管编号	1	2	3	4	5	6	1	2	3	4	5	6
稀释液/mL	4.99	4.89	4.81	4.67	4.43	3.99	4.99	4.94	4.84	4.69	4.54	4.39
废水水样/mL	0.00	0.10	0.18	0.32	0.56	1.00	0.00	0.05	0.15	0.30	0.45	0.60
发光菌悬液/mL	0.01	0.01	0.01	0.01	0.01	0.01	0.01	0.01	0.01	0.01	0.01	0.01

五、实验结果处理与评价

1. 记录工业废水、废气的生物毒性实验数据及其计算

（1）相对发光率或相对抑光率计算公式：

$$相对发光率（\%）=\frac{样品发光强度}{对照发光强度}\times100\% \tag{1}$$

$$相对抑光率（\%）=\frac{对照发光强度-样品发光强度}{对照发光强度}\times100\% \tag{2}$$

（2）EC_{50} 值。在半对数坐标纸上，以横坐标为对数浓度，以纵坐标为相对抑或发光率，作图，求得 EC_{50} 值。

2. 数据处理与评价

（1）建立相对抑光率与毒物系列浓度的回归方程，求出样品的生物毒性水平，以评价待测样品的生物毒性。

（2）以 EC_{50} 值评定样品的生物毒性水平。

六、注意事项

同"实验五 抗生素对发光菌的急性毒性实验——微板分析法"。

实验七　用发光菌法对土壤中镉的毒性测定实验[*]

一、实验目的

学习应用发光菌法测定土壤中镉的毒性，加深对土壤重金属污染生态毒性的理解。

二、基本原理

同实验四。

三、试剂与设备

（1）试剂：配 0.001 06 mol/L 的 $CdCl_2 \cdot 2.5H_2O$ 水溶液，0.2 mol/L 的 HCl 溶液。

（2）设备：同"实验五　抗生素对发光菌的急性毒性实验——微板分析法"。

（3）发光菌的培养与准备：同"实验四　应用发光菌法对污染水体的生态毒性测试实验"。

四、实验步骤

（1）取一定量土壤，待自然风干后，过 20 目筛。

（2）取 40 g 过 20 目筛的风干土。

（3）取 0.041 mL 的 $CdCl_2 \cdot 2.5H_2O$ 水溶液加到 40 g 的土样中，使土壤中重金属 Cd 含量分别为 0.122 mg/kg，平衡 7 h。

（4）按 1：2.5 的比例，取用 100 mL 0.1 mol/L 的 HCl 水溶液加到平衡后的土壤中，往复振荡 3.5 h 后，离心浸提（20℃、150 r/min），取上清液通过滤纸过滤，取滤液 20 mL，调节 pH 为 6.6 后，再次过滤，并定容到 20 mL，同步浸提没有加入氯化镉的土壤，其浸提液作为空白对照。

（5）取滤液 100 μL 加到微孔板中，每个浓度设 3 个重复，再加 100 μL 处于对数增长期的 Q67 菌液，在暴露时间 15 min 后测其发光值。

---

[*] 本实验由张瑾编写。

（6）同步测定标准曲线：通过预实验，配制一系列不同浓度的镉标准样品的使用液，使镉对发光菌的最高和最低效应介于 0～100%，分别加到微孔板中，每个孔的浓度重复三次，同时设置空白对照。再在每个孔中加入 100 μL 已培养至对数期的菌液，15 min 后置于发光读数计中读数。

五、结果处理与分析

同"实验五 抗生素对发光菌的急性毒性实验——微板分析法"。

六、注意事项

同"实验五 抗生素对发光菌的急性毒性实验——微板分析法"。

II 鱼类生态毒理学实验

实验八 环境污染物对鱼类的急性毒性实验[*]

一、目的与要求

学习鱼类急性毒性测定的方法，观察环境污染物对鱼类的死亡率和异常行为等的影响，掌握环境污染物半数致死浓度（LC_{50}）的测定方法和浓度-效应关系的分析方法。

二、原理

鱼类对水环境化学污染物的毒性作用非常敏感。因此鱼类毒性试验是生态毒理学最常用的研究手段之一，它不仅可以用于化学品毒性测定，还可用于水体污染程度检测、废水及其处理效果评估，为制定水质标准、评价水生态环境质量和管理废水排放提供科学依据。鱼类急性毒性试验可用于评价受试物短期高浓度暴露对鱼类产生的危害，试验结果可为慢性毒性试验浓度设计和观察指标的确定提供参考依据。

三、试剂及材料

1. 实验鱼种

根据需求选择敏感的鱼类进行实验，建议根据全年可得、易于饲养、方便实验等原则，并结合相关的经济、生物或生态因素等来确定鱼种。实验用鱼选择成鱼，应健康无任何可见畸形。国际标准模式物种包括斑马鱼、黑头呆鱼、青鳉、虹鳟鱼等，我国推荐模式物种还包括稀有鮈鲫和剑尾鱼。此外，也可采用当地水体中具有代表性的鱼种，如白鲢、鳙鱼、草鱼、鲤鱼等。

---

[*] 本实验由刘薇编写。

2．实验试剂

$CaCl_2$、$MgSO_4$、$NaHCO_3$、KCl 等均为分析纯。

3．受试化学物

可选用参比物重铬酸钾或其他水溶性较好且水溶液稳定的化学物。重铬酸钾是国际广泛认可的水生生物毒性试验常用无机参比物，其参考 LC_{50} 范围是 200～400 mg/L，参考暴露浓度范围为 50～600 mg/L。

四、设备与仪器

溶解氧测定仪、水硬度计、pH 计、温度控制板、分析天平、抄网及实验容器或装置。实验容器或装置为化学惰性材料制成的水族箱或水槽，要规格一致，体积适宜；如使用流水实验装置，应具有控温、充气、流速控制等功能。抄网由尼龙或其他化学物质惰性材料制成。

五、实验内容和操作步骤

实验前有必要尽可能掌握受试化学物的水溶性、蒸汽压、化学稳定性和生物降解性等，从而选择合适的测试方法（静态法、半静态法和动态法）。

（1）预备实验

用以确定正式实验所需化学物质的浓度范围，可选择较大范围的浓度系列，一般可以10 为公比作为间隔，如 0.1 mg/L、1 mg/L、10 mg/L、100 mg/L、1 000 mg/L。向六个容器中均加入标准稀释水，向其中五个容器中加入适量的受试化学物储备液，第六个容器作为对照。不设平行组，实验持续 48～96 h。每个容器中放入 4～5 条鱼，找出使实验鱼全部死亡和不引起实验鱼死亡的浓度；观察鱼中毒的表现和出现中毒的时间。同时测定水质参数，如电导率、pH、溶解氧的变化等，以便开展正式实验。

标准稀释水的配制：所用试剂均为分析纯，用蒸馏水或去离子水配制。

①$CaCl_2$ 溶液：将 11.76 g $CaCl_2·2H_2O$ 溶解于水中，稀释至 1 L。

②$MgSO_4$ 溶液：将 4.93 g $MgSO_4·7H_2O$ 溶解于水中，稀释至 1 L。

③$NaHCO_3$ 溶液：将 2.5 g $NaHCO_3$ 溶解于水中，稀释至 1 L。

④KCl 溶液：将 0.23 g KCl 溶解于水中，稀释至 1 L。

将这四种溶液各 25 mL 混合并用水稀释至 1 L。溶液中钙离子和镁离子浓度的总和是2.5 mmol/L。Ca：Mg 的比例为 4：1，Na：K 比为 10：1。稀释用水需经曝气直到氧饱和为止，储存备用。使用时不必再曝气。

（2）根据预实验结果，在包括使鱼全部死亡的最低浓度和 96 h 鱼类全部存活最高浓度之间至少设置五个浓度。浓度选择依据等对数间距原则：

$$\lg c_{j+1} - \lg c_j = 常数 \tag{1}$$

式中：$j=0$，1，$\cdots$，n；

　　c_j、c_{j+1}——第 j、$j+1$ 组受试物的浓度；

　　n——实验浓度组数。

（3）至少取六个容器，均加入标准稀释水，其中一个为空白实验组，其余容器加入不同量的受试物储备液，以得到所要求的浓度范围。如果使用了助溶剂，应增设助溶剂对照，其浓度与试剂中的最高助溶剂浓度相同。每一浓度组和对照组至少使用 7 条鱼，条件允许的情况下，建议使用 10 条鱼。

（4）实验溶液调节至相应温度后，用抄网从驯养鱼群中取出鱼随即迅速放入各实验容器中。转移期间处理不当的鱼均应弃除。同一实验，所有实验用鱼应在 30 min 内分组完毕。

六、结果与分析

1. 观察和记录鱼的死亡情况，当观测到鱼没有呼吸运动或碰触鱼尾无反应，可判断鱼已死亡，将死鱼从容器中取出，记录死亡数，每天检查一次。并观察实验鱼的平衡、游动、呼吸、体色变化等中毒症状，记录鱼的异常情况（如鱼体侧翻、失去平衡、游泳能力和呼吸功能减弱、色素沉积等）。每天测定各实验液的电导率、溶解氧、pH 和温度。实验开始和结束时也要测定。

实验记录表如表 1 所示。

表 1　实验记录表

时间	项目	对照	浓度 1	浓度 2	浓度 3	浓度 4	浓度 5
	死亡数						
	水温/℃						
	电导率/（mS/cm）						
	pH						
	溶解氧/（mg/L）						
	可观察效应						

2. 实验报告

实验报告应包括下述内容：

（1）受试物：物理化学性质、纯度和生产厂商。

（2）受试生物：学名、品系、大小、来源、预处理等。

（3）实验条件：

①采用实验操作（如静态、半静态或流水式），曝气、承载量等；

②水质特征：水质处理情况，包括除氯、溶解氧浓度、pH、硬度、温度等；

③每一推荐观察时间试液中的溶解氧浓度、pH、硬度、温度；

④制备储备液和实验液的方法；

⑤实验液中受试物的浓度及保持情况；

⑥各实验浓度组中鱼的数量。

（4）实验结果：

①用表列出每一观察时间各浓度组的死亡数；

②绘制致死率随浓度变化的曲线；

③半数致死浓度 LC_{50} 和95%置信限；

④鱼的行为观察、记录、分析。

七、注意事项

（1）实验鱼至少驯养 12 d。应严格控制对实验鱼的驯养用水的温度、pH、溶解氧、硬度和水量，使其在驯养和实验时达到相同的实验条件。驯养用水为标准稀释水；光照为每天 12～16 h；水温在 20～25℃；溶解氧浓度不小于80%空气饱和值；每周 3 次或每天投食，至实验开始 24 h 为止；

承载量：静态和半静态实验系统最大承载量为 1.0 g 鱼/L，流水式实验系统承载量可适当提高。

驯养开始 48 h 后，记录死亡率。7 d 内，死亡率大于 10%，则舍弃整批鱼；7 d 内死亡率在 5%～10%，继续驯养 7 d；7 d 内死亡率在 5%，可用于实验。

（2）实验结束时，对照组鱼死亡率不得超过 10%。

（3）保持实验期间受试物浓度维持在较高的水平（受试物浓度应不低于 80%配制浓度）。若与配制浓度的偏差大于 20%，测试结果则以实测浓度为准。

实验九　鱼类对污染物的回避反应实验[*]

一、目的与要求

学习鱼类回避反应的生物学原理、回避装置的结构及使用方法，掌握回避实验的操作步骤及实验结果的计算和分析。

二、实验原理

生物回避反应属于行为毒理学的研究范畴，阐明水生动物对化学污染物是否回避及其引起回避的化学物浓度，可用于水体污染的早期预报，并可为制定和评价渔业水质标准提供重要依据。鱼类的嗅觉、味觉、视觉和侧线等感受器对环境刺激具有保护性的本能反应，即回避反应。利用鱼类对受污染水产生回避反应的特点，给鱼以污染物刺激，鱼能主动躲避污染水区，迅速游向清洁水区，据此观察污染物对鱼的回避行为影响。

三、材料与设备

1. 器材与试剂

设备为 Y 型回避装置，试剂为 $CuSO_4$。

2. 实验生物

实验用鱼可以采用国家标准方法《化学品　鱼类急性毒性试验》（GB/T 27861—2011）推荐的鱼种，也可从当地市场购买经济、常见的普通鱼种。要求选择健康、活泼、无畸形、体表完好的同种和同龄鱼种，且体长约 4 cm（包括尾部）。鱼种买回后，在实验室内驯养7 d，备用。

四、步骤和方法

1. 预备实验

不同种类的鱼对硫酸铜污染物的耐受浓度不同。因此，在正式实验前，需要开展预实

---

[*] 本实验由张瑾编写。

验，来确定实验用鱼的实验浓度范围，具体的步骤如下：

（1）查阅文献，获取鱼类在 96 h 的急性毒性的半数效应致死浓度（LC_{50} 值），也可按国家标准方法《化学品　鱼类急性毒性试验》（GB/T 27861—2011）进行鱼急性毒性实验，求出待测物的 96 h LC_{50} 值。

（2）以 1/5 96 h 的 LC_{50} 为实验中间浓度，进行回避实验，观察回避反应，并通过上下移动浓度的方法，确定该实验鱼种的实验浓度范围，注意此过程中不能有鱼出现明显中毒或死亡现象。

（3）根据实验结果，配制正式实验所需浓度的硫酸铜溶液，备用。

2．回避实验步骤

（1）在已清洗干净的实验装置内装入清洁水，水深约为水槽的 1/2。

（2）将驯养 7 d 后的鱼放入 10 尾于水槽中，并让其在槽内自由游动 30 min 左右（为了后面更容易观察污染物对鱼回避反应的影响，可设置一组对照）。

（3）将实验用鱼全部赶入混合区，并用一隔板挡住。

（4）加入预实验中所配制的合适浓度的硫酸铜溶液于水槽一侧的入口处，硫酸铜溶液逐渐扩散于水中，形成了污染区，而水槽的另一侧为清洁水区。

（5）移去隔板，观察并记录每分钟进入清洁区和污染区的鱼数（表1），但不记录进入混合区的鱼，30 min。

表1　清水区和污染区实验鱼数　　　　　　浓度：

时间/min	清水区/尾	污染区/尾

（6）取出清水中实验用鱼，再用清水洗净实验水槽，10～20 min 后，重复实验，要求每个浓度重复 3～5 次。

（7）清洗水槽，更换待测物的浓度，10～20 min 后，继续回避实验。

五、结果和报告

实验报告书中要重点写明实验的原始数据、实验数据的处理过程与结果、实验结论与讨论等内容，字迹清楚，条理分明。

六、注意事项

（1）实验用鱼可选择化合物鱼毒性标准方法（GB/T 27861—2011）中推荐用鱼或当地市场购买经济、常见，且无病、活泼、体表完好的同种和同龄鱼种；鱼种需在实验室条件下驯养 7 d，且驯养 7 d 内不能有鱼死亡，否则不得用于实验，需要重新购买鱼种。

（2）预实验中所设置的浓度范围，不能有鱼出现明显中毒或死亡现象。

（3）在水槽中添加污染物进行回避实验时，要注意按照从低浓度到高浓度的顺序进行回避实验。

（4）进行每个浓度的重复实验以及更换实验浓度时，必须用清水清洗水槽，并留有适当的时间间隔。

（5）如果想更清楚地观察污染物对鱼行为的影响，实验可设对照。

实验十　环境污染物对鱼类的胚胎毒性实验[*]

一、目的与要求

了解斑马鱼（*Danio rerio*）胚胎不同发育阶段，观察受试物对斑马鱼胚胎的发育各阶段的影响；绘制受试化学物对斑马鱼胚胎致死和亚致死效应的剂量-反应曲线，并确定最小有作用剂量（minimal effect level，MEL）或观察到的最低作用剂量（lowest observed effect level，LOEL）和最大无作用剂量（maximal no-effect level，MNEL）或未观察到有作用剂量（no observed effect level，NOEL），讨论受试化学物对斑马鱼胚胎的毒性作用。

二、原理

斑马鱼是一种硬骨鱼，具有繁殖能力强、体外受精的特点，其胚胎呈透明状，易于观察和操作、发育快、易于获得，且对化学物的毒性作用灵敏度较高。因此，近年来斑马鱼胚胎毒性试验作为高通量筛选工具被广泛应用于水生态毒理学研究中。本实验描述的方法主要是针对斑马鱼的实验，适当修改后可用于对其他鱼类的实验，例如，青鳉鱼、黑头呆鱼、稀有鮈鲫等。

---

[*] 本实验由刘薇编写。

三、试剂及材料

（1）试剂：3,4-二氯苯胺（阳性物质），分析纯；待测受试化学物。

（2）材料：24 孔板，吸液管（宽口径、方便收集鱼卵）。

四、设备与仪器

体式显微镜、pH 计、溶解氧测定仪、硬度计、电导率仪、分析天平，气候培养箱（光照时间：12～16 h）。实验容器用玻璃或其他化学惰性材料，应不明显吸附受试物。

五、内容和操作步骤

1. 准备

（1）实验用水：鱼类的日常饲养水应为稀释水或经过活性炭过滤的自来水。实验用水还需满足以下要求：pH=6.8～8.0，温度（26±1）℃，硬度 100～300 mg/L CaCO$_3$。

鱼类胚胎实验中，用稀释水和去离子水以 1∶5 的配比来配制饲养水，水质硬度在 30～35 mg/L CaCO$_3$。在加入受试物之前应曝气，实验开始前氧饱和度应＞90%（约 7.5 mg/L），实验期间，氧饱和度应≥50%。

（2）鱼类孵育和产卵：选用 4～12 个月健康性成熟的斑马鱼，放入饲养箱中（1 g 鱼/L 水，雌雄比例为 1∶2），次日开灯前将产卵托盘放入饲养箱中，亮灯 30 min 即可收集胚胎。使用过滤水将胚胎冲洗干净，弃掉成鱼粪便等杂质及未受精和发育不良的胚胎（呈白色不透明状）。在体式显微镜下筛选发育正常的受精胚胎用于后续实验，在孵化后 3 h 内开展毒性实验。

（3）受试化学物溶液：3,4-二氯苯胺（阳性对照物）不易溶于水，需用 DMSO 作为助溶剂，体系中 DMSO 的最终体积分数应控制在 0.1%。3,4-二氯苯胺对斑马鱼胚胎的 96 h 半数致死浓度参考范围是 1.2～4.1 mg/L。

2. 步骤

（1）预实验

预实验用于确定实验浓度的大致范围。采用 24 孔板，每孔放入 1 个胚胎，每个暴露浓度共 10 枚胚胎，加入 2 mL 确定浓度的暴露液。

（2）正式实验

依据预实验的实验结果选取合适的浓度范围，采用等比间距设置至少 5 个浓度，使最高浓度达到 100% 致死率，最低浓度无可观察到的毒性效应。每孔 2 mL 暴露液，每孔放入 1 个胚胎，每个暴露浓度 10～20 枚胚胎。每组设 2～3 个平行。

六、结果与分析

1. 实验观察和记录

实验开始 3 h 内每 30 min 观察一次，其后每天于体式显微镜下观察斑马鱼胚胎的发育状况，记录死亡的数目，记录畸形现象并拍照。及时移去死亡的胚胎和幼鱼。

（1）孵化和存活：出现四种情况（胚胎凝结、无体节形成、无尾部分离、无心跳）中一种，即认为胚胎死亡。实验记录表格见表 1。

表 1 ＿＿＿ h 后斑马鱼胚胎指标测定

指标	对照	浓度 1	浓度 2	浓度 3	浓度 4	浓度 5
胚胎凝结数						
无体节形成数						
无尾部分离数						
无心跳数						
可观察效应						

①胚胎凝结：胚胎为乳白色，在显微镜下呈黑色，24 h 后可进行观察，见图 1（a）。

②体节发育不完善：在（26±1）℃下，胚胎发育 24 h 后即出现体节，同时出现运动现象。最迟在 48 h 后出现体节，否则视为死亡，见图 2。

③无尾部分离：发育正常的胚胎会在身体后部延伸时出现尾部脱离，24 h 后可进行观察，见图 1（b）。

④无心跳：发育正常的胚胎在 48 h 后出现心跳，应在 80 倍显微镜下观察至少 1 min，见图 1（c）。

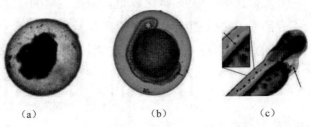

（a）　　　　　　　（b）　　　　　　　（c）

图 1　胚胎凝结、无尾部分离、无心跳

注：（a）胚胎凝结；（b）无尾部分离，→指尾部位置；（c）无心跳，→指心脏的位置。

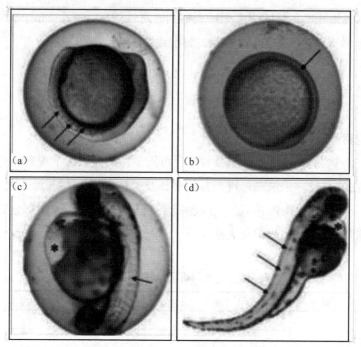

图 2 正常发育的胚胎和体节异常情况

注：（a）正常发育的胚胎，→指体节生成的部位；（b）未形成体节；（c）有体节生成；（d）无体节生成。

（2）异常表征和行为

记录变色或畸形的幼体数量及卵黄囊吸收的阶段。记录异常行为，如呼吸急促、不协调的游动和反常的静止。

（3）长度和重量

实验结束时，逐一测量个体长度（即体长）或全长，并逐尾称重，干重（在 60 ℃，烘干 24 h）优于湿重。

2．数据处理

$$胚胎孵化率=（胚胎孵化数/胚胎原数）×100\%$$

$$存活率=1-（胚胎死亡个数/胚胎原数）×100\%$$

以不同浓度组鱼胚胎的死亡率与（对数）浓度作图，拟合得到回归关系式，计算 LC_{50} 值和 95%置信限值。

3．实验报告

实验报告应包括下述内容：

（1）受试物：物理化学性质、纯度和生产厂商。

（2）受试生物：学名、品系、大小、来源、受精卵的收集和后续处理方法。

（3）实验条件：①实验操作：曝气、承载量等；②水质特征：水质处理情况，包括除氯、溶解氧浓度、pH、硬度、温度等；③每一推荐观察时间试液中的溶解氧浓度、pH、硬度、温度；④制备储备液和实验液的方法；⑤实验液中受试物的浓度及保持情况；⑥各实验浓度组中胚胎的数量。

（4）实验结果：①用表列出每一观察时间各观察终点计数；②绘制致死率随浓度变化的曲线；③半数致死浓度 LC_{50} 和 95%置信限；④ NOEL 和 LOEL。

七、注意事项

（1）实验用水的温度、pH、溶解氧、硬度和水量应严格控制，必须每天至少测定一次。若测定受试物溶液的 pH 不在 6.8～8.0 范围内，需用 HCl 和 NaOH 进行调节，保证不同浓度的受试物溶液 pH 相同，且不能影响胚胎的正常生长发育。

（2）配制受试物溶液时，尽量采用搅拌或超声波的方式促进受试物溶解。如果使用助溶剂，应增设助溶剂对照组，并且助溶剂的最终浓度不能超过 100 μL/L。

（3）同一批实验，胚胎应尽量保证来源于同一对性成熟的斑马鱼。

（4）对照组在 4 d 后的胚胎存活率≥90%，孵化率≥80%，各浓度组胚胎的孵化率应≥70%，确保消除胚胎的绒毛囊对化学物暴露的阻碍。

（5）阳性对照组（4.0 mg/L 3,4-二氯苯胺）在 4 d 后至少引起 30%的死亡率。

III　高等植物生态毒理学实验

实验十一　植物叶绿素 a、b 含量的测定实验*

一、实验目的与要求

学习植物叶片的叶绿素 a、b 含量的测定方法，并通过植物生长情况、叶片表观性状和环境污染物处理引起叶片叶绿素 a、b 含量和比值的变化，分析受试污染物对植物的急性毒性作用。

二、原理

叶绿素是植物光合器官的光合作用基础，叶片叶绿素含量通常标志着光合作用能力强弱。植物叶片的叶绿素含量对包括重金属在内的污染物十分敏感，通常作为检测污染物对植物毒害作用的生理指标。污染物处理后植物叶片呈现失绿、萎蔫等表观症状，同时叶绿素含量降低。高等植物叶绿素 a、b 含量及其比例变化可用于评价受试污染物短期高浓度暴露对植物产生的危害。

叶绿素是有机物，不溶于水，但能溶于丙酮、乙醇等有机溶剂。因此，首先使用机械方法使植物叶片细胞破碎，使用有机溶剂 80%丙酮提取叶绿素。之后，根据叶绿素提取液对可见光谱的吸收，利用分光光度计在特定波长下测定其吸光度，最后利用公式计算叶绿素的含量。

---

* 本实验由王淑智、潘响亮编写。

三、试剂和材料

1. 实验植物
采用常见的高等植物，建议使用适于室内培养的植物，如小麦、水稻、菠菜等。

2. 实验试剂
（1）植物培养所需材料与试剂

小麦种子、培养皿、滤纸、纱布、四水硝酸钙、硝酸钾、硝酸铵、磷酸二氢钾、七水硫酸镁、七水硫酸亚铁、乙二胺四乙酸二钠、碘化钾、硼酸、硫酸锰、硫酸锌、钼酸钠、硫酸铜、氯化钴。

（2）提取叶绿素所需材料与试剂

研钵、25 mL 棕色容量瓶、玻棒、小漏斗、量筒、定量滤纸、滴管、80%丙酮、石英砂、碳酸钙粉末。

（3）受试化学物

分别选用重金属氯化镉和有机物污染物敌草隆（DCMU，除草剂）配制成较高浓度的母液，在进行试验处理时按照所需浓度进行稀释。对于难溶于水的有机污染物可使用助溶剂助溶，之后用于对植物的处理实验。

四、设备与仪器

分光光度计、分析天平、pH 计。

五、实验内容和操作步骤

1. 植物的培育和处理
将大小均匀的约 100 粒小麦种子用蒸馏水浸泡 24 h，之后移入铺有湿润滤纸的培养皿中进行种子萌发。

按照每升中含有的各组分含量配制霍格兰培养液：四水硝酸钙 945 mg/L、硝酸钾 506 mg/L、硝酸铵 80 mg/L、磷酸二氢钾 136 mg/L、七水硫酸镁 493 mg/L、铁盐溶液 2.5 mL（包含：七水硫酸亚铁 5.56 g/L、乙二胺四乙酸二钠 7.46 g/L）、微量元素液 5 mL（包含碘化钾 0.83 mg/L、硼酸 6.2 mg/L、硫酸锰 22.3 mg/L、硫酸锌 8.6 mg/L、钼酸钠 0.25 mg/L、硫酸铜 0.025 mg/L、氯化钴 0.025 mg/L），pH=6.0。使用前根据植物生长所需浓度和 pH 进行调节。

选取生长较一致的小麦幼苗置于浸满 1/4 浓度的霍格兰培养液的多层纱布上生长。在培养液中加入不同量的氯化镉或敌草隆储备溶液，储备液由蒸馏水加污染物配制而成，最终使不同处理组的培养液中污染物经过稀释后的最终浓度为 0.01 mg/L、0.1 mg/L、1.0 mg/L、10 mg/L、100 mg/L。未加污染物的溶液作为对照组。每一组种植 10～15 株小麦幼苗进行实验。如果使用了助溶剂，应增设溶剂对照。整个植物培养过程在光照培养箱中进行，培养条件为光照强度 10 000 lx，温度 20～25℃，空气湿度 70%～75%，光暗周期 14 h∶10 h。在不同处理溶液中的小麦幼苗培养 1 周时间后进行叶绿素提取分析实验，期间每隔 2 d 更换一次处理溶液。

2. 叶绿素的提取

称取不同处理后的小麦叶片约 0.2 g，记录所称取叶片的鲜重。每一处理组的小麦叶片共取 3 份。

分别将获得的叶片放入研钵中，加入少量石英砂和碳酸钙粉末，加入 2～3 mL 80% 丙酮溶液，研磨匀浆后再加入少量 80% 丙酮继续进行叶绿素提取，直至组织变为白色。

将滤纸放置于漏斗中，用少量 80% 丙酮润湿，将提取液沿着玻棒倒入漏斗中，过滤溶液到 25 mL 棕色容量瓶中，用少量 80% 丙酮冲洗研钵、研棒、滤纸，直至其上的叶绿素全部洗入容量瓶中。最后用 80% 丙酮定容到 25 mL。

3. 叶绿素的测定

将叶绿素提取液倒入光径 1 cm 的比色皿中，使用分光光度计在波长 663 nm、645 nm 下测定吸光度。测量时以 80% 丙酮为参比溶液。如浓度较高，使用 80% 丙酮溶液进行一定比例的稀释，并记录稀释倍数。

提取液中的叶绿素 a、b 及总叶绿素含量分别为 C_a、C_b、C_{a+b}，结果以 mg/L 为单位，根据下式计算：

$$C_a = 12.21A_{663} - 2.81A_{645} \tag{1}$$

$$C_b = 20.13A_{645} - 5.03A_{663} \tag{2}$$

$$C_{a+b} = C_a + C_b \tag{3}$$

式中：A_{663} 和 A_{645}——分别为提取液在 663 nm、645 nm 下测得的吸光度。

六、结果与分析

（1）观察记录小麦在不同处理浓度下的生长情况、叶片表观症状，记录实验过程中可观察到的变化。

（2）根据式（1）、式（2）、式（3）计算的浓度和称取叶片的鲜重，计算叶片中单位鲜重的液色素的含量：

$$叶片叶绿素含量（mg/g）= \frac{叶绿素提取液浓度×提取液体积×稀释倍数}{叶片鲜重} \qquad (4)$$

式中：叶绿素提取液浓度——分别为 C_a、C_b、C_{a+b}；

　　　提取液体积——定容体积 25 mL；

　　　稀释倍数——测量吸光度时如浓度较高，使用 80%丙酮溶液进行的稀释倍数，如未稀释则其值为 1。

根据 3 次测量的结果计算不同处理组的叶片叶绿素含量的平均值。

（3）在测量叶片叶绿素 a、b 含量基础上，通过对比对照组的数据，分析不同处理组的抑制率，评价污染物的毒性大小和特点。

抑制率计算公式为

$$抑制率=（1-X/X_0）×100\% \qquad (5)$$

式中：X——实验处理组的叶片叶绿素总量；

　　　X_0——对照组的数据。

（4）根据分析结果，填写实验记录表（表 1）：

表 1　实验记录表

项目	污染物及浓度					
	对照	浓度 1	浓度 2	浓度 3	浓度 4	浓度 5
叶绿素 a						
叶绿素 b						
叶绿素 a/叶绿素 b						
叶绿素总量						
抑制率						

七、实验报告

实验报告包括以下内容：

（1）受试物：物理化学性质、纯度和生产厂商。

（2）受试生物：学名、品系、来源、预处理等。

（3）实验条件：植物培养的条件，储备液和实验液的制备方法。

（4）实验结果：记录植物在不同处理浓度下的生长情况、叶片表观症状。与对照组之间对比的差异。在分析叶片叶绿素含量数据的基础上，评价污染物对植物的毒性特点和剂量效应。

八、注意事项

（1）提取叶绿素过程中尽量避免光照，以免叶绿素受光分解。研磨时间尽量短。

（2）叶绿素提取液不应浑浊，否则需要重新过滤。

（3）霍格兰培养液经常配成 10 倍或 20 倍浓度，用时稀释即可。注意用前调整 pH，不同的植物对 pH 要求不一样，可以适当调整。

参考文献

[1] 李合生. 植物生理生化实验原理和技术. 北京：高等教育出版社，2000.

[2] Lichtenthaler H K，Wellburn A R. Determinations of total carotenoids and chlorophylls a and b of leaf extracts in different solvents. Biochemical Society Transactions，1983（11）：591-592.

实验十二　环境污染物对植物叶绿素荧光的影响测定实验[*]

一、实验目的与要求

学习测定植物叶绿素荧光参数的测定方法，掌握叶绿素荧光产生原理和含义，并在分析不同浓度环境污染物处理引起叶绿素荧光变化的基础上，分析评价受试污染物的急性毒性。

二、原理

叶绿素荧光技术是一种以光合作用理论为基础，利用光合器官天然的叶绿素作为探针，根据叶绿素荧光参数反映植物光合生理状况及各种外界因子对其构成影响的新型植物活体测定和诊断技术，具有快速、灵敏、对细胞无损伤的优点，是研究环境胁迫因子对植物光合系统影响的良好探针。可应用于植物生理研究、突变体筛选、环境监测等多个领域，研究对象包括高等植物、水生藻类、蓝细菌等，可灵敏可靠地分析光合器官中光系统、质体醌库、光合电子传递链等的性能状态。因此，测定污染物胁迫下叶绿素荧光变化参数的响应特征是一种快捷可靠的非损伤生态毒理学研究方法。

---

[*] 本实验由王淑智、潘响亮编写。

叶绿素荧光仪可测得包括高等植物叶片在内的光合器官的快速叶绿素荧光曲线，并测得叶绿素荧光参数，如 F_o、F_m、F_v/F_m，分别表示基础荧光、最大荧光产量、最大光能转换效率。

三、试剂和材料

1. 实验植物
可采用常见的高等植物，建议使用适于室内培养的植物，如小麦、模式植物拟南芥、菠菜等。也可采用生长迅速、对污染物响应敏感的水生浮游植物进行实验，如常用的模式生物小球藻、衣藻。

2. 实验试剂
（1）植物培养所需材料与试剂

菠菜种子、培养皿、滤纸、纱布、四水硝酸钙、硝酸钾、硝酸铵、磷酸二氢钾、七水硫酸镁、七水硫酸亚铁、乙二胺四乙酸二钠、碘化钾、硼酸、硫酸锰、硫酸锌、钼酸钠、硫酸铜、氯化钴。

（2）受试化学物

分别选用重金属氯化镉和有机物污染物敌草隆（DCMU，除草剂）配制成较高浓度的母液，在进行实验处理时按照所需浓度进行稀释。有机污染物可使用助溶剂助溶，之后用于对植物的处理实验。

四、设备与仪器

叶绿素荧光仪、黑暗箱（或遮光布）。

五、实验内容和操作步骤

1. 实验所用植物的准备
将大小均匀的约 30 粒菠菜种子用蒸馏水浸泡 24 h，之后移入铺有湿润滤纸的培养皿中进行种子萌发。

按照每升中含有的各组分含量配制霍格兰培养液：四水硝酸钙 945 mg/L、硝酸钾 506 mg/L、硝酸铵 80 mg/L、磷酸二氢钾 136 mg/L、七水硫酸镁 493 mg/L、铁盐溶液 2.5 mL（包含：七水硫酸亚铁 5.56 g/L、乙二胺四乙酸二钠 7.46 g/L）、微量元素液 5 mL（包含碘化钾 0.83 mg/L、硼酸 6.2 mg/L、硫酸锰 22.3 mg/L、硫酸锌 8.6 mg/L、钼酸钠 0.25 mg/L、硫酸铜 0.025 mg/L、氯化钴 0.025 mg/L），pH=6.0。使用前根据植物生长所需浓度和 pH 进行调节。

选取生长较一致的菠菜幼苗置于浸满 1/4 浓度的霍格兰培养液的多层纱布上生长 1 周，整个植物培养过程在光照培养箱中进行，培养条件为光照强度 10 000 lx，温度 20～25℃，空气湿度 70%～75%，光暗周期 14 h∶10 h。

2. 植物的污染物暴露处理

在植物幼苗生长 1 周时间之后，在培养液中加入不同量的氯化镉或敌草隆储备溶液，储备液由蒸馏水加污染物配制而成，最终使不同处理组的培养液中污染物经过稀释后的最终浓度为 0.01 mg/L、0.1 mg/L、1.0 mg/L、10 mg/L、100 mg/L。未加污染物溶液的作为对照组。每一组种植 3～5 株幼苗进行实验。如果使用了助溶剂，应增设溶剂对照。在不同处理溶液中的幼苗培养 1 周时间后进行叶绿素荧光实验，期间每隔 2 d 更换一次处理溶液。

3. 叶绿素荧光的测定

将待测植株放置在黑暗箱（或遮光布）中进行黑暗处理 30 min，之后将待测叶片夹在叶绿素荧光仪叶片夹（或反应室）中，测量快速叶绿素荧光曲线，并记录仪器测得的叶绿素荧光参数，如 F_o、F_m、F_v/F_m。

六、结果与分析

（1）观察记录植物在不同处理浓度下的生长情况、叶片表观症状，记录实验过程中可观察到的变化。

（2）根据叶绿素荧光仪记录的叶绿素荧光曲线，计算叶绿素荧光参数，或根据仪器自动测得的参数进行分析。

（3）在分析叶绿素荧光曲线特点和计算叶绿素荧光参数的基础上，通过对比对照组的数据，分析不同处理组的抑制率，评价污染物的毒性大小和特点。

（4）根据分析结果，填写实验记录表（表 1）和实验报告。

表 1　实验记录表

项目	污染物及浓度					
	对照	浓度 1	浓度 2	浓度 3	浓度 4	浓度 5
曲线形状特点						
F_o						
F_m						
F_v/F_m						
F_v/F_m 的抑制率						

七、实验报告

实验报告包括以下内容：

（1）受试物：物理化学性质、纯度和生产厂商。

（2）受试生物：学名、品系、来源、预处理等。

（3）实验条件：植物培养的条件；储备液和实验液的制备方法。

（4）实验结果：记录植物在不同处理浓度下的生长情况、叶片表观症状。与对照组之间对比的差异。在分析叶绿素荧光数据的基础上，评价污染物对植物的毒性特点和剂量效应。

八、注意事项

（1）测量植物叶片的叶绿素荧光参数 F_o、F_m、F_v/F_m 等，需要在测量前对植物叶片进行充分暗适应。实验样品的暗适应、测量及之间的样品转过程均需保持样品在黑暗中。如采用藻类等浮游植物进行实验，暗适应时间可短于高等植物，可首先进行多次预实验，根据曲线形状和可测得稳定的 F_v/F_m 确定暗适应时间。植物的 F_v/F_m 通常在 0.7~0.8。

（2）常用的叶绿素荧光参数 F_o、F_m、F_v/F_m 可能对极个别的污染物不敏感，可计算其他叶绿素荧光参数进行进一步分析。

（3）霍格兰培养液经常配成 10 倍或 20 倍浓度，用时稀释即可。注意用前调整 pH，不同的植物对 pH 要求不一样，可以适当调整。

参考文献

[1] Strasser R，Tsimilli-Michael M，Srivastava A. Analysis of the chlorophyll *a* fluorescence transient//Papageorgiou G C，Govindjee. Chlorophyll *a* fluorescence：A signature of photosynthesis. Kluwer Academic Publishers，Netherlands，2004（19）：321-362.

[2] Wang S Z，Zhang D Y，Pan X L. Effects of cadmium on the activities of photosystems of *Chlorella pyrenoidosa* and the protective role of cyclic electron flow. Chemosphere，2013（93）：230-237.

[3] Wang S Z，Zhang D Y，Pan X L. Effects of arsenic on growth and photosystem II（PSII）activity of *Microcystis aeruginosa*. Ecotoxicology and Environmental Safety，2012（84）：104-111.

[4] 李鹏民，高辉远，Strasser R J. 快速叶绿素荧光诱导动力学分析在光合作用研究中的应用. 植物生理与分子生物学学报，2005（31）：559-566.

实验十三 蚕豆根尖细胞微核实验[*]

一、目的与要求

学习运用高等植物根尖细胞检测环境污染物的遗传毒性的原理和方法，掌握蚕豆幼苗水培技术，外来化学物与污染水体对蚕豆根尖的染毒处理及取材观测技术。

二、原理

一些环境污染物能损伤遗传物质 DNA 或染色体，使 DNA 分子或染色体断裂，或者破坏细胞的有丝分裂器，导致细胞分裂后期染色体断片或整条染色体不能正常移动到达细胞极点，在子核重建时被遗留在细胞质中，形成微核（micronucleus，MN）。

用蚕豆根尖细胞微核实验技术监测水环境，是国内外公认的一种遗传毒性测试生物系统。本监测法的立论根据是，动物、植物和人的外周血淋巴细胞等受到致突变物处理后都有增加微核的趋势，并且它们的定性反应一致性可达 99% 以上。

此项技术简便、易行、费用低，适用于河流、湖泊、水库、池塘以及各种工矿企业废水、生活污水中致突变物的监测，也广泛用于对水溶性化合物的遗传毒性测试。

三、材料与试剂

1. 实验材料

所用实验材料为蚕豆。根据需求选择敏感的蚕豆品种进行实验，选发芽率高、生长一致、长势好的蚕豆种子，并结合蚕豆生产过程的环境和生态因素等来确定蚕豆品种。实验用蚕豆应为近年收获、无药物污染的种子。我国推荐使用的蚕豆品种为松滋青皮豆。

2. 实验试剂

盐酸、乙醇、冰醋酸、希夫试剂、偏重亚硫酸钠或偏重亚硫酸钾，均为分析纯。

3. 受试化学物

可选用文献报道中具有强氧化作用或染色体断裂作用的化学物，如环磷酰胺、重铬酸钾溶液等，也可适用于检测污染水体或环境污染物的毒性作用。

---

[*] 本实验由仪慧兰编写。

四、设备与仪器

恒温培养箱、恒温水浴锅、显微镜、控温加热板、计数器、分析天平。

五、实验内容和操作步骤

1. 浸种催芽

取当年或前一年收获的蚕豆种子，放入烧杯中，加自来水（或蒸馏水）浸没，置 25℃ 温箱中 24～36 h，使种子充分吸胀。期间至少换水 2 次，换用的水事先预热至 25℃。

待种子吸胀后，用湿纱布松松包裹种子，置于烧杯内，于 25℃温箱中避光催芽。种子初生根露出 2～3 mm 时，选取发芽良好的种子，放入铺有薄层湿脱脂棉的解剖盘内，置 25℃温箱暗培养。等初生根长至 2～3 cm 时切去根尖，促使侧根发育，待侧根长度为 1.5～ 2 cm 时可用于监测水源样品或检测药物溶液的诱变效应。

2. 受试化学物处理

选取侧根生长良好的蚕豆幼苗，放入培养皿或烧杯中，用被测试液浸没根尖，每个处理组 6～8 株蚕豆幼苗。用蒸馏水做对照。于 25℃处理 4～6 h，处理时间视实验要求和被测液的浓度等情况而定。

3. 修复培养

处理结束后，幼根用蒸馏水浸洗 3 次，每次 2～3 min，之后，蚕豆幼苗转入加有蒸馏水的烧杯中，蒸馏水浸没根尖，烧杯置于 25℃培养箱内，暗培养 22～24 h。

4. 固定根尖

修复培养结束后，从蚕豆幼根顶端切下 1 cm 长的区段放入空青霉素小瓶中，加甲醇-冰乙酸固定液（3 份无水乙醇：1 份冰醋酸，体积分数，现用现配）固定 24～48 h。如不及时制片，可换入 70%的乙醇中，置 4℃保存备用。

5. 孚尔根（Feulgen）法染色

①取出内有固定幼根的青霉素小瓶，吸去固定液，加入蒸馏水浸洗 2 次，每次 5 min。

②吸去蒸馏水，加入室温放置的 1 mol/L HCl（冷盐酸）将幼根浸没 2 min，吸去冷盐酸，加入 60℃预热的 1 mol/L HCl，连瓶放入 60℃水浴锅中 8～15 min（视根软化的程度适当增减时间），吸去热盐酸，加冷盐酸浸没根尖 2 min。

③吸去盐酸，用蒸馏水浸洗根尖 2 次，每次 5 min。

④在避光条件下加席夫（Schiff）试剂，试剂用量以淹没根尖液面高出 2 mm 为好。于暗处染色 40～60 min。

席夫（Schiff）试剂的配制（所用试剂均为分析纯，用蒸馏水配制）：将 0.1 g 碱性品红溶于 100 mL 蒸馏水中，加热使之充分溶解，待溶液冷却至 50℃时用滤纸过滤，待滤液冷却至 25℃时，加入 1 mol/L 盐酸（HCl）10 mL 和 1 g 偏重亚硫酸钠，于暗处静置 24 h 后，加入 0.5 g 活性炭摇荡 10 min，使溶液呈无色，用滤纸过滤后密封于棕色瓶中，保存在 4℃冰箱内，用前预先取出，使之恢复至室温后再用。

⑤吸去染液，用漂洗液（10% $Na_2S_2O_5$ 或 $K_2S_2O_5$ 溶液 5 mL，加 1 mol/L 的 HCl 溶液 5 mL，再加蒸馏水 100 mL 配成。现用现配）浸洗根尖 2 次，每次 5 min。

⑥用蒸馏水浸洗 1 次，5 min。

6. 制片

将根尖放在洁净的载玻片上，用刀片或解剖针截下 1 mm 左右的分生区，滴加少许蒸馏水，用解剖针将根尖捣碎。加盖玻片，用左手拇指和食指从侧面压住盖玻片，右手执铅笔用铅笔上的橡皮头一端敲打盖玻片，使根尖组织分散开。

7. 镜检及微核识别

将制片置于光学显微镜下，先用低倍镜（物镜 10×）找到分生组织区细胞分散均匀、分裂相较多的部位，再转到高倍镜（物镜 40×）下进行观察。符合以下三条的胞内小核作为细胞内的微核：①主核大小的 1/3 以下，并与主核分离；②着色与主核相当或稍浅；③小核形态可为圆形、椭圆形、不规则形等。

每一处理至少观察来自 3 株不同蚕豆幼苗的 3～5 个根尖，每个根尖计数分生区细胞 1 000 个左右，并统计其中具有微核的细胞数。

六、结果与分析

将测试组和对照组几个根尖的观察结果进行汇总，取每组所有根尖观测值的均值和标准误用于统计分析。按如下步骤进行统计学处理：

（1）各测试样品（包括对照组）微核千分率（MN‰）的计算为

$$MN‰ = \frac{测试样点（或对照）观察到的具微核细胞数}{测试样点（或对照）观察的细胞数} \times 1\,000‰$$

（2）如果被检测的样品不多，可直接用各样品 MN 千分率平均值与对照比较（t 检验），用差异的显著性来判断水质污染与否。

（3）如被检测的样品较多，可先用方差分析（F 检验）看各样品所出现的 MN 千分率平均值和对照组差异的显著性。如差异显著，还可进行各采样点微核差异显著性的多重比较，看被检测样品的 MN 千分率平均值差异显著性的分组情况，以比较不同测试样的毒性大小。

七、注意事项

（1）对于严重污染的水环境，进行监测处理时会造成蚕豆根尖死亡，应稀释后再作测试。

（2）微核的产生有赖于细胞分裂过程，因此细胞分裂指数会影响微核率，保持一定的温度维持根尖细胞的分裂是微核检测的基础。蚕豆幼根在25℃的分裂指数为13%～17%。

（3）蚕豆根尖细胞对环境有害物反应敏感，是微核实验的常用材料。用于微核检测的蚕豆需选择敏感品种，在种植过程中要注意不和其他蚕豆品种混杂，不喷洒农药，以保持较低的本底微核值。种子成熟晒干后，为保证其发芽率，要贮于低温、干燥环境中。

（4）如果没有合适的蚕豆种子，可以用洋葱头作为测试材料，检测水培根尖分生区细胞的微核率。

实验十四　蚕豆根尖细胞染色体畸变实验[*]

一、目的和要求

（1）了解染色体畸变的生物学意义，学习运用高等植物根尖细胞检测环境有害因子的遗传毒性。

（2）掌握植物根尖细胞染色体制片技术，了解常见的染色体畸变类型。

二、原理

生物种具有一定的染色体组成，包括特定的染色体数目和染色体结构，构成物种特有的染色体核型。有害环境作用于细胞分裂过程，可能诱发细胞中的染色体数目和结构异常。环境污染物能引发 DNA 断裂，断裂末端可能会重新愈合。若一条染色体的断裂两端按原位重新愈合，则染色体结构得以修复正常，若发生愈合的两个断裂端并非原位愈合，而是与其他末端愈合，则产生异常染色体结构，出现染色体畸变。在高等植物细胞中，可以看到染色体或染色单体断片、环状染色体、双着丝粒染色体等。高等植物细胞采用酶解破壁、低渗处理后可以获得分散良好的中期相染色体，用于对染色体数目和结构的分析。

此项技术简便、经济，是全球公认的遗传毒性测试体系。适用于河流、湖泊、水库、

---

[*] 本实验由仪慧兰编写。

池塘以及各种工矿企业废水、生活污水中遗传毒物的监测，也广泛用于对水溶性化合物的遗传毒性的测试。

三、材料与试剂

1. 实验材料

根据需求选择敏感的蚕豆品种进行实验，选发芽率高、生长一致、长势好的蚕豆品种，并结合蚕豆生产过程的环境和生态因素等来确定蚕豆品种。实验用蚕豆应为近年收获、无药物污染的种子。我国推荐的蚕豆品种为松滋青皮豆。

2. 实验试剂

秋水仙素、氯化钾、纤维素酶、果胶酶、乙醇、冰醋酸、磷酸氢二钾、磷酸二氢钠，均为分析纯。Giemsa 染色液。

3. 受试化学物

可选用文献报道中具有强氧化作用或染色体断裂作用的化学物，如环磷酰胺、重铬酸钾溶液；也可选用环境污染物或污染水体进行测试。

四、设备与仪器

恒温培养箱、恒温水浴锅、显微镜、电冰箱、温度控制板、分析天平。

五、实验内容与操作步骤

1. 幼苗培养

取当年或前一年收获的蚕豆种子，放入烧杯中，加自来水或蒸馏水浸没，蚕豆种子于25℃蒸馏水中浸泡 24 h，湿纱布包裹催芽 24～36 h。选萌发一致的蚕豆种子放入垫有湿脱脂棉的培养皿中 25℃培养。期间每 12 h 换水 1 次。待根长为 1～1.5 cm 时切去主根尖，促使侧根生长，待侧根长为 1～2 cm 时用于毒性试验。

2. 药物处理

选根长整齐一致的蚕豆幼苗随机分组，每组 6～8 株。蒸馏水作阴性对照。测试水样采用原液或稀释液，依有害物含量而定。将幼苗根部浸于测试液中，25℃恒温培养 12～24 h，12 h 换 1 次新的处理液。药物处理 12～24 h 后，切取根尖，于 0.05%秋水仙素溶液中浸泡 5 h，甲醇-冰乙酸固定液（无水乙醇∶冰醋酸=3∶1，体积分数，现用现配）固定 24 h，转入 70%的乙醇中，4℃保存。

3. 制备染色体标本

①用镊子夹取根尖，置于青霉素小瓶内，加少量蒸馏水浸洗 2 次，每次 2 min；

②将根尖置于洁净载玻片上，用单面刀片切取根尖分生区 1 mm，置于青霉素小瓶内，加入 2.5%的纤维素酶和果胶酶的混合酶液，用瓶塞密封瓶口，于 25℃解离 4～5 h，吸去酶液，沿瓶壁缓缓加入少量蒸馏水，洗去酶液；如此反复两次。

③加少量蒸馏水于青霉素小瓶中，密封瓶口，室温下(25℃左右)低渗根尖 30～50 min；

④缓缓吸净瓶内水分（不要触碰根尖），用镊子顶端捣碎根尖组织，加适量新鲜配制的甲醇-冰乙酸固定液制成细胞悬液。用滴管吸取细胞悬液，均匀滴在从冰水中取出的清洁载玻片上，并迅即火焰干燥。将载玻片置于切片盒中空气干燥，或放入预先升温至 75～80 ℃的烘箱内 1 h。

4. 染色

待载玻片风干后，用 5%的 Giemsa 染液染色 15～20 min，取出玻片，用细流自来水轻轻冲洗，自然干燥。

5. 显微镜观察

将染色体制片置于光学显微镜下，先在低倍镜（物镜 10×）下找到有染色体的区域，转高倍镜（物镜 40×）观察染色体分散状况，选分散良好的中期相染色体，再用油镜（物镜 100×）仔细观察染色体组成特征。

在显微镜下可先计数细胞染色体数目是否正常，再观察染色体结构的变异。每个处理观察 100 个以上分散良好的分裂中期相。

6. 数据的统计与分析

双盲法观察对照组和各处理组的染色体制片，观察结束后计算各组染色体异常的平均值和标准误。方差分析后，采用 t 检验，检测不同处理组与阴性对照组之间的差异显著性。

六、结果评价

本法测出的一切畸变都来源于染色质受损伤而未被修复或者修复不当。对于染色体的裂隙除非出现的频率特别大，一般不算作有意义的畸变。开放性断裂应看作遗传损伤的标志。易位、环、多着丝粒等应看作是断裂修复过程中所形成的再接合的现象，应仔细观察，因为它们可能是两次以上断裂所造成的比较稳定的结构改变。

在评价受检物诱变性是阳性还是阴性时，应全面考虑在一定时间内的畸变类型、畸变频率及其和剂量的关系。为了得出更可靠的结论，试验组的资料还应与历史上的阴性对照资料比较。

七、注意事项

（1）对严重污染的水环境，监测处理时会造成根尖死亡，应稀释后再作测试。对毒性不明确的化学物，需要依据毒理学实验原则，设计系列浓度进行预实验，依据预实验结果确定测试浓度和染毒时间，再进行遗传毒性的测试。

（2）细胞分裂指数会影响染色体畸变率，保持较高的分裂指数，才能获得较多的分裂中期相细胞，在制片时得到较多可以观察的染色体核型。

水培过程中适合的温度是维持根尖分生区细胞有丝分裂的基本条件，蚕豆在 25～28℃分裂指数较高。

在细胞分裂的高峰期之前阻断细胞周期，进而固定根尖细胞，可以获得较多的中期相细胞。因此，药物处理时间的安排需要考虑分裂高峰期。

（3）蚕豆根尖细胞对环境有害物反应敏感，染色体数量较少，只有 12 条，且染色体体形较大，易于观察，因此是染色体畸变实验的常用材料。用于染色体畸变检测的蚕豆需选择种植和储藏期间无药物处理或射线辐照的种子，以保持较低的本底畸变值。

IV 生化与分子生态毒理学实验

实验十五 植物氧化损伤产物丙二醛的测定实验[*]

一、目的与要求

学习运用生物化学方法检测环境污染物对植物的氧化损伤毒性作用。掌握植物组织丙二醛含量的测定原理和相关检测技术。

二、原理

植物遭受逆境胁迫时，体内活性氧平衡失调，导致活性氧大量积累，从而引发或加剧膜脂过氧化，造成细胞膜系统损伤，严重时导致植物细胞死亡。丙二醛（Malondialdehyde，MDA）是膜脂过氧化的重要产物之一，MDA 含量可以反映组织的氧化损伤程度。

MDA 在高温及酸性环境下可与 2-硫代巴比妥酸（TBA）反应，产生棕红色的产物 3,5,5-三甲基恶唑 2,4-二酮，该物质在 532 nm 处有最大光吸收，在 600 nm 处有最小光吸收。

TBA   MDA   3,5,5-三甲基恶唑 2,4-二酮

在测定植物组织中的 MDA 时，易受到多种物质的干扰，其中最主要的是可溶性糖。糖可与 TBA 发生显色反应，其产物的最大吸收波长在 450 nm，但 532 nm 处也有吸收。因此，在测定 MDA 含量时一定要排除可溶性糖的干扰。

---

[*] 本实验由仪慧兰编写。

根据朗伯-比尔定律：$A=\varepsilon \cdot C \cdot B$，$A$ 为吸光度，ε 为摩尔消光系数 [单位：L/（mol·cm）]，B 为比色杯厚度（单位：cm），C 为物质的浓度（单位：mol/L）。当比色杯厚度为 1 cm 时，$\varepsilon = A/C$。当某一溶液中有多种吸光物质时，某一波长下的吸光度值等于此混合液在该波长下各显色物质的吸光度值之和。

已知糖与 TBA 显色反应产物在 450 nm 和 532 nm 波长下的摩尔消光系数分别为 85.40 L/（mol·cm）和 7.40 L/（mol·cm）。MDA 在 450 nm 处无吸收，故在该波长下的摩尔消光吸收为 0，MDA 在 532 nm 下的摩尔消光系数为 155 L/（mmol·cm）。因此，可根据双组分分光光度法建立方程组：

$$A_{450}=85.40 \text{ L/mol} \times C_1 \tag{1}$$

$$A_{532}-A_{600}=7.40 \text{ L/mol} \times C_1 + 155 \text{ L/mmol} \times C_2 \tag{2}$$

求解方程得以下计算公式：

$$C_1=11.71A_{450}$$

$$C_2=6.45（A_{532}-A_{600}）-0.56A_{450}$$

式中：C_1 —— 可溶性糖浓度，mmol/L；

C_2 —— MDA 浓度，μmol/L；

A_{450}、A_{532}、A_{600} —— 分别代表在 450 nm、532 nm、600 nm 处的吸光度值。

三、材料与试剂

1. 实验材料

根据需求选择敏感的蚕豆品种进行实验，选发芽率高、生长一致、长势好的蚕豆品种，并结合蚕豆生产过程的环境和生态因素等来确定蚕豆品种。实验用蚕豆应为近年收获、无药物污染的种子。我国推荐的蚕豆品种为松滋青皮豆。

2. 实验试剂（所用化学物质均为分析纯，用蒸馏水配制）

（1）5%三氯乙酸（TCA）：取 10 g TCA 固体，溶于 200 mL 蒸馏水。

（2）0.6%硫代巴比妥酸（TBA）：取 0.6 gTBA 固体，溶于 100 mL 5% TCA 溶液中，加热助溶。

（3）1 mmol/L 氯化镉（$CdCl_2$）：取 0.183 g $CdCl_2$ 固体，溶于 1 L 蒸馏水中。

（4）采用不含有机成分的 MS（Murashige & Skoog）培养液，配方见表 1。

表 1　MS 培养液的配方

	化合物名称	分子式	母液中各物质浓度/ (g/L)	用量/ (mL/L)
大量元素 （50 倍）	硝酸铵	NH_4NO_3	82.5	配制 1 L 营养液取 20 mL
	硝酸钾	KNO_3	95	
	磷酸二氢钾	KH_2PO_4	8.5	
	硫酸镁	$MgSO_4 \cdot 7H_2O$	18.5	
钙盐 （50 倍）	氯化钙	$CaCl_2 \cdot 2H_2O$	22	配制 1 L 营养液取 20 mL
微量元素 （200 倍）	碘化钾	KI	0.166	
	硼酸	H_3BO_3	1.24	
微量元素 （200 倍）	硫酸锰	$MnSO_4 \cdot 4H_2O$	4.46	配制 1 L 营养液取 5 mL
	硫酸锌	$ZnSO_4 \cdot 7H_2O$	1.72	
	钼酸钠	$Na_2MoO_4 \cdot 2H_2O$	0.05	
	硫酸铜	$CuSO_4 \cdot 5H_2O$	0.005	
	氯化钴	$CoCl_2 \cdot 6H_2O$	0.005	
铁盐 （200 倍）	乙二胺四乙酸二钠	$Na_2 \cdot EDTA$	7.46	配制 1 L 营养液取 5 mL
	硫酸亚铁	$FeSO_4 \cdot 7H_2O$	5.56	

3. 受试化学物

可选用氯化镉、亚砷酸钠、重铬酸钾等重金属有毒化合物。

四、设备与仪器

恒温培养箱、恒温水浴锅、离心机、分析天平、紫外可见分光光度计、研钵。

五、实验内容和操作步骤

1. 幼苗培养

将蚕豆种子放于 500 mL 烧杯中，加入适量蒸馏水浸没种子，放入 25℃恒温培养箱中过夜。将浸泡后的种子取出，用湿纱布包裹，置于 500 mL 烧杯中，在 25℃恒温培养箱中催芽 24 h。选择萌发一致的蚕豆种子（萌发的胚根长度尽量一致），放入垫有脱脂棉的培养皿中，在脱脂棉表面均匀缓慢地注入蒸馏水，使脱脂棉充分湿润。将培养皿放入 25℃恒温培养箱中，期间每隔 12 h 更换一次湿脱脂棉。待根长至 2 cm 时，将萌发的种子取出，转至装有 MS 培养液的 50 mL 离心管中培养，将籽粒用干净的脱脂棉包裹，固定于离心管口，并使根垂直向下浸没于培养液中，直至地上部分长出 3～4 片幼叶为止。

2．染毒处理

选取株高一致、长势均匀的植株，分为两组：

处理组：在 50 mL 离心管中加入 45 mL MS 培养液和 5 mL 1 mmol/L CdCl₂，配成终浓度为 100 μmol/L 的 $CdCl_2$ 溶液；

对照组：在 50 mL 离心管中加入 50 mL MS 培养液；

处理组和对照组分别准备 3 个 50 mL 离心管，每个离心管中培养 1 株幼苗，培养 3 d，处理期间无须更换营养液。

3．组织液提取

分别取对照组和处理组的幼叶（约 0.5 g），用剪刀剪碎叶片，放入研钵中，加入 3 mL 冰上预冷的 5%三氯乙酸（TCA）溶液，在研钵中将叶片充分研磨成匀浆。用移液器将组织匀浆液全部转入 5 mL 离心管中，盖紧管口，放于离心机中，5 000 g 离心 10 min。管中上清液即为组织提取液，用于 MDA 测定。

4．测试反应

用移液器小心吸取 1.5 mL 上清液，切勿触碰固体相，放于 5 mL 离心管中。同时，在一个新的 5 mL 离心管中加入 1.5 mL TCA 溶液作为空白对照。分别在空白管和样品管中加入等体积的 0.6% TBA 溶液，将离心管口盖紧，上下颠倒混匀。然后将离心管放于泡沫漂板中，在沸水浴中处理 10 min 后，取出离心管，于冷水中立即冷却，以终止反应。随后，3 000 g 低温离心 10 min，取上清液检测吸光度值。

5．测定

将冷却后的反应液转入玻璃比色皿中，利用分光光度计分别测定反应液在 450 nm、532 nm、600 nm 波长下的吸光度值。以空白对照管调零。

六、结果与分析

将待测样品在 450 nm、532 nm、600 nm 波长下的吸光度值代入下列公式，分别计算处理组和对照组样品中的 MDA 含量：

$$\text{MDA 含量（nmol/g）} = \frac{[6.45 \times (A_{532} - A_{600}) - 0.56 \times A_{450}] \times V_1 \times V_t}{V_2 \times F_w} \tag{3}$$

式中：V_1 —— 反应液总量；

V_2 —— 反应液中的提取液体积；

V_t —— 提取液总量；

F_w —— 组织鲜重。

处理组和对照组均设 3 个生物学重复，采用 SPSS 软件对处理组和对照组数据进行统计学分析，根据差异显著性来判断环境条件或化学物是否导致了细胞膜脂的氧化损伤。

七、注意事项

（1）TBA 长期处于室温下易析出，使用前应注意观察，若在溶液中有固体析出，应及时加热溶解。

（2）反应中所用三氯乙酸的浓度要适宜，0.1%～0.5%的三氯乙酸对 MDA-TBA 反应较合适，高于此浓度非特异性吸收偏高。

（3）若待测液浑浊可适当增加离心力或离心时间。

（4）植物组织中的可溶性糖与 TBA 显色反应的产物在 532 nm 处也有吸收，当植物处于胁迫条件下时可溶性糖含量会增高，必要时要排除可溶性糖的干扰。

（5）低浓度的铁离子能够增强 MDA 与 TBA 的显色反应，当植物组织中铁离子浓度过低时应在反应体系中适当补充铁离子。

实验十六　植物超氧化物歧化酶测定实验[*]

一、目的与要求

（1）了解环境有害物质诱导植物组织产生抗氧化防御的原理。

（2）掌握植物超氧化物歧化酶活性的测定原理与相关检测技术。

二、原理

植物遭受有害环境物质的胁迫时，会启动体内的抗氧化防御系统，以清除有害物质诱导产生的活性氧。超氧化物歧化酶（superoxide dismutase，SOD）是普遍存在于动、植物体内的一种清除超氧阴离子（$O_2^{\cdot-}$）的抗氧化酶。依据 SOD 抑制氮蓝四唑（NBT）在光下还原的程度可确定该酶的活性大小。在氧化物质存在的条件下，核黄素可被光还原，被还原的核黄素在有氧条件下极易被氧化产生 $O_2^{\cdot-}$，可将 NBT 氧化为蓝色的甲臜，后者在 560 nm 处有最大光吸收。SOD 可清除 $O_2^{\cdot-}$，从而抑制甲臜生成。光还原反应后，反应液

---

[*] 本实验由仪慧兰编写。

蓝色越深，说明酶活性越低，反之酶活性越高。一个酶活力单位（U）定义为将 NBT 的还原抑制到对照组 50% 时所用的酶量。

三、材料与试剂

1. 实验材料

根据需求选择敏感的蚕豆品种进行实验，选发芽率高、生长一致、长势好的蚕豆品种，并结合蚕豆生产过程的环境和生态因素等来确定蚕豆品种。实验用蚕豆应为近年收获、无药物污染的种子。我国推荐的蚕豆品种为松滋青皮豆。

2. 实验试剂（所用化学物质均为分析纯）

（1）1 mmol/L 氯化镉（$CdCl_2$）：取 0.183 g $CdCl_2$ 固体，溶于 1 L 蒸馏水中；

（2）磷酸盐缓冲液（50 mmol/L，pH7.0）：

①母液 A（0.2 mol/L K_2HPO_4）：取 4.564 4 g $K_2HPO_4 \cdot 3H_2O$ 固体，溶于 100 mL 蒸馏水中；

②母液 B（0.2 mol/L KH_2PO_4）：取 2.721 8 g KH_2PO_4 固体，溶于 100 mL 蒸馏水中；

③取 15.375 mL 母液 A 和 9.625 mL 母液 B，充分混匀后用蒸馏水定容至 100 mL，即为磷酸盐缓冲液。

（3）130 mmol/L 甲硫氨酸：取 0.969 9 g 甲硫氨酸固体，用 50 mmol/L 磷酸盐缓冲液（pH=7.0）定容至 50 mL；

（4）750 mmol/L 氮蓝四唑（NBT）：取 0.030 66 g NBT 固体，用 50 mmol/L 磷酸盐缓冲液（pH=7.0）定容至 50 mL；

（5）100 μmol/L 乙二胺四乙酸二钠盐（EDTA-Na_2）：取 0.003 7 g EDTA-Na_2 固体，用 50 mmol/L 磷酸盐缓冲液（pH 7.0）定容至 100 mL；

（6）20 μmol/L 核黄素：取 7.5 mg 核黄素固体，用蒸馏水定容至 10 mL；用时按 1：100 体积比加入蒸馏水稀释；

（7）Murashige & Skoog（MS）培养液的配方参照"实验十五　植物氧化损伤产物丙二醛的测定实验"。

四、设备与仪器

恒温培养箱、恒温水浴锅、低温冷冻离心机、分析天平、紫外可见分光光度计、研钵。

五、实验内容和操作步骤

1. 幼苗培养

将蚕豆种子放于 500 mL 烧杯中，加入适量蒸馏水浸没种子，放入 25℃恒温培养箱中过夜。取出浸泡的种子，用湿纱布包裹，在 25℃恒温培养箱中催芽 24 h。选择萌发一致的蚕豆种子（萌发的胚根长度尽量一致），放入垫有脱脂棉的培养皿中，在脱脂棉表面均匀缓慢地注入蒸馏水，使脱脂棉充分湿润。将培养皿放入 25℃恒温培养箱中，期间每隔 12 h 更换一次湿脱脂棉。待根长至 2 cm 时，将萌发的种子取出，转至装有 MS 培养液的 50 mL 离心管中培养，将种子用干净的脱脂棉包裹，固定于离心管口，并使根垂直向下浸没于培养液中，直至地上部分长出 3～4 片幼叶为止。

2. 染毒处理

选取株高一致、长势均匀的植株，分为两组：

处理组：在 50 mL 离心管中加入 45 mL MS 培养液和 5 mL 1 mmol/L CdCl$_2$，配成终浓度为 100 μmol/L 的 CdCl$_2$ 溶液；

对照组：在 50 mL 离心管中加入 50 mL MS 培养液；

处理组和对照组分别准备 3 个 50 mL 离心管，每个离心管中培养 1 株幼苗，培养 3 d，处理期间无须更换营养液。

3. 酶液提取

分别取对照组和处理组的幼叶约 0.2 g，用剪刀剪碎叶片，放入研钵中。在研钵中加入 2 mL 冰上预冷的磷酸盐缓冲液（50 mmol/L，pH=7.0），将叶片充分研磨成匀浆。用移液器将组织匀浆液全部转入 5 mL 离心管中，盖紧管口，放入低温冷冻离心机中，于 4℃条件下 12 000 g 离心 20 min。离心后，用移液器小心吸取上清，转入新的 2 mL 离心管中，切勿触碰固体相，所取上清液即为酶粗提液。

4. 活性测定

按照表 1 顺序，在 10 mL 玻璃试管中依次加入以下反应液。设对照管和空白管，对照管和空白管均以磷酸盐缓冲液替代酶粗提液。

表 1 活性测定反应液

反应液成分	样品管	对照管	空白管
50 mmol/L 磷酸盐缓冲液	2 000 μL	2 600 μL	2 600 μL
130 mmol/L 甲硫氨酸	600 μL	600 μL	600 μL
750 mmol/L NBT	600 μL	600 μL	600 μL
100 μmol/L EDTA-Na$_2$	600 μL	600 μL	600 μL
20 μmol/L 核黄素	600 μL	600 μL	600 μL
酶粗提液	600 μL	0	0

将各成分充分混匀后，空白管置于暗处避光，样品管和对照管置于 4 000 lx 强光下反应 30 min 后，立即遮光。利用分光光度计检测样品管和对照管反应液在 560 nm 处的吸光度值，以空白管调零。

六、结果与分析

将待测样品在 560 nm 波长下的吸光度值代入下列公式，分别计算处理组和对照组样品中的 SOD 活性：

$$SOD\ 活性（U/g）= \frac{(A_{control} - A) \times V_t}{50\% \times A_{control} \times F_w \times V}$$

式中：V_t —— 提取液总体积；

V —— 反应体系中加入提取液的体积；

$A_{control}$ —— 对照管吸光度；

A —— 样品管吸光度；

F_w —— 组织鲜重。

处理组和对照组均设 3 个生物学重复，采用 SPSS 软件对处理组和对照组数据进行统计学分析，根据差异显著性来判断环境条件对植物组织的抗氧化系统是否产生影响。

七、注意事项

（1）所用反应试管的玻璃质量要一致，包括试管厚度、直径和透光性等；照光条件要一致，包括试管放置的高度、背景等。

（2）植株组织中的酚类物质对测定存在干扰，对于酚类含量高的材料，在提取酶液时可加入一定量的聚乙烯吡咯烷酮以消除酚类物质。

实验十七 土壤过氧化氢酶活性测定实验[*]

一、实验目的

学习测定土壤过氧化氢酶活性的方法，掌握土壤酶测定的全过程，探讨土壤呼吸的机

---

[*] 本实验由张瑾、孟紫强编写。

理以及本测定对研究土壤生态系统生态毒理学的科学和实践意义。

二、实验原理

土壤过氧化氢酶能促进过氧化氢分解生成水和氧气，而过氧化氢本身在紫外波长 240 nm 处有强烈吸收。通过加入定量的过氧化氢与土壤作用一段时间后，利用紫外分光光度法测定剩余过氧化氢的量，加入量与剩余量之差即为与酶反应的量，以一定时间内消耗的过氧化氢量表示土壤过氧化氢酶的活性。

三、实验条件

1．土样
2．仪器与设备
烧杯、容量瓶、紫外分光光度计等。
3．试剂配制
（1）0.3%的过氧化氢溶液：将 30%的过氧化氢用水稀释 100 倍即可。此溶液的准确浓度需用标准高锰酸钾溶液标定。

（2）硫酸溶液（1.5 mol/L）：量取 83.3 mL 浓硫酸慢慢注入 600 mL 烧杯内的 400 mL 水中，混匀。冷却后转移入 1 L 量瓶中，用水稀释至 1 L，混匀。储存于密闭的玻璃容器内。

（3）饱和铝钾矾溶液：称取 5.9 g $K_2SO_4·Al_2(SO_4)_3$ 于 100 mL 水中，加热溶解后放冷至室温。注：在 0℃、10℃、20℃、30℃、40℃时，铝钾矾的溶解度分别为 3.00 g/100 g 水、3.99 g/100 g 水、5.9 g/100 g 水、8.39 g/100 g 水、11.7 g/100 g 水。

（4）高锰酸钾（$KMnO_4$）溶液：标定过氧化氢的高锰酸钾溶液为 0.1 N[①] $KMnO_4$ 溶液。其制备方法如下，即称取化学纯高锰酸钾 3.161 g，溶于 1 L 无 CO_2 蒸馏水（沸水）中，溶解后，在暗处放置一周，然后用虹吸管将上部澄清溶液移于棕色瓶中（或用玻璃棉滤过）保存，以备标定。

0.1 N $KMnO_4$ 溶液标定（GB/T 601—2002）：称取 0.2 g（准至 0.000 1 g）于 105～110℃ 烘至恒重的基准草酸钠。溶于 100 mL 硫酸溶液（8+92）中，用配制好的高锰酸钾溶液滴定，近终点时加热至 65℃，继续滴定至溶液呈粉红色保持 30 s，同时作空白试验（不加草酸钠，其他一样）。

高锰酸钾溶液标准浓度按下式计算：

---

① N 为当量浓度。$C_{(1/5 KMnO_4)} = 0.1$ mol/L 表示的就是 0.1N $KMnO_4$ 溶液。

$$C_{(1/5 \, KMnO_4)} = m \times 1\,000 \, / \, [(V - V_0) \times M_{(1/2 \, Na_2C_2O_4)}] \tag{1}$$

式中：$C_{(1/5 \, KMnO_4)}$ —— 高锰酸钾标准液的物质的量浓度，mol/L；

m —— 草酸钠的质量，g；

V —— $KMnO_4$ 溶液的用量，mL；

V_0 —— 空白试验 $KMnO_4$ 溶液的用量，mL；

M —— 以 $(1/2 \, Na_2C_2O_4)$ 为基本单元的摩尔质量（67.00 g/mol）。

四、实验步骤

（1）样品处理：称取风干土样 2.00 g 于 100 mL 三角瓶中，加入 40 mL 水和 5 mL 0.3% 的过氧化氢溶液，放在振荡机振荡 20 min，取下立即加入 1 mL 饱和铝钾矾溶液，过滤入装有 5 mL 硫酸溶液（1.5 mol/L）的三角瓶中，将滤液直接在 240 nm 处用 1 cm 石英比色皿测定吸光度。

（2）另取 40 mL 水，加 5 mL 过氧化氢溶液、加 1 mL 铝钾矾和 5 mL 硫酸溶液（1.5 mol/L）做无土对照。

（3）同时做无基质（过氧化氢）对照，即称取 2.00 g 风干土，加入 45 mL 水，同样振荡 20 min 后，过滤于盛有 5 mL 硫酸（1.5 mol/L）的容器中。

（4）标准曲线：吸取 0.3% 的过氧化氢溶液 0、1 mL、2 mL、3 mL、4 mL、5 mL 于 50 mL 容量瓶中，加入 5 mL 硫酸溶液（1.5 mol/L），用水定容至刻度，加入 1 mL 饱和铝钾矾溶液，摇匀后在 240 nm 测定吸光度。

（5）结果计算

$$\text{土壤过氧化氢酶活性（mg } H_2O_2 \, / \, (g \cdot min)) = 51 \times X \, / \, W \tag{2}$$

式中：X —— 吸光度；

W —— 土样重量。

五、实验报告

记录实验数据，绘制标准曲线，讨论化学污染对土壤酶活性的影响及其机理。

六、注意事项

配制硫酸溶液时，必须是将浓硫酸慢慢注入足量的水中，而绝不能将水加入浓硫酸中。

七、思考和实践

（1）土壤酶的来源有哪些？它对土壤生态系统的健康状态有什么意义？

（2）土壤呼吸产生的原理是什么？为什么土壤呼吸有脉冲性？

（3）利用本实验原理和方法，设计一个重金属或有机物污染对土壤酶活性影响的试验方案，并在教师的指导下进行科研实践，计算土壤化学污染对土壤过氧化氢酶活性的抑制率，绘制剂量-效应关系曲线，求出 EC_{50} 等。

实验十八　植物单细胞凝胶电泳试验（彗星试验）[*]

一、目的与要求

了解彗星实验的原理，根据实验条件选择一定的植物和用不同的化学污染物进行处理，观察 DNA 的损伤，掌握研究环境污染物对遗传物质损伤的评价方法。

二、原理

单细胞凝胶电泳（Single Cell Gel Electrophoresis，SCGE），又称为彗星实验（Comet assay），最早是由 Ostling 和 Johanson 提出来的，可以定量检测真核细胞中多种类型的 DNA 损伤，如单链断裂、双链断裂、碱性不稳定位点、不完全切除修复位点和 DNA 交联等。早期的彗星实验多是利用动物细胞研究化学物质对 DNA 损伤和修复的影响，直到 1996 年，Koppen 第一次报道了利用植物为实验材料进行彗星实验。利用植物彗星实验可以进行环境致突变物的检测，而且植物彗星实验和动物细胞彗星实验一样可靠。近年来，植物彗星实验有了较大发展。

细胞 DNA 的分子量很高且具有严密的超螺旋结构。在理想的实验条件下，如果试验过程中对细胞的分离、处理、破碎、碱处理等均在严格条件下小心谨慎操作，使细胞 DNA 不受损伤，其 DNA 结构仍像在活细胞中那样完整，外加的电泳电场就不会使 DNA 在凝胶中泳动。因此，理想条件下正常对照组细胞 DNA 在电泳之后不会迁移仍保持在原来位置。

在 SCGE 实验中，细胞 DNA 之所以从原位向电泳电场的阳极迁移，形成彗星状图

---

[*] 本实验由白巨利、张全喜、孟紫强编写。

像，其原因是：在细胞裂解液作用下，细胞膜、核膜及其他膜结构受到破坏，细胞内的蛋白质、RNA 及其他成分均可进入凝胶而扩散到裂解液中，而核 DNA 分子量很高只能留在原位；在碱处理和碱性电泳液的作用下 DNA 解螺旋且碱变性为单链，由于 DNA 断链分子量较小，所以在电泳电场中就可以离开核 DNA 在凝胶分子筛中向阳极移动，形成彗星状图像。DNA 受损伤越严重，产生的断链和碱易变性片段就越多，断链也越小；在相同电泳条件下迁移的 DNA 量就越多，迁移的距离越长。因此，通过测定 DNA 迁移部分的光密度或迁移长度就可定量测定 DNA 损伤程度，确定电离辐射或其他因素作用剂量与 DNA 损伤效应之间的关系。

三、试剂和材料

1. 植物的选择
蚕豆、菠菜、洋葱、菜豆、大蒜、小麦等都可以用来做单细胞凝胶电泳实验。

2. 器材
恒温水浴锅、手术剪、镊子、试管、磨砂载玻片、小烧杯、200 目的滤网、电泳槽、荧光显微镜等。

3. 试剂
（1）正常熔点琼脂糖（Normal Melting Point Agarose，NMA，0.7%）：取 0.21 g NMA 加 30 mL PBS，在电炉上加热熔化至透明，倒入离心管中备用。

（2）低熔点琼脂糖（Low Melting Point Agarose，LMA，0.7%）：取 0.21 g LMA 加 30 mL PBS，在电炉上加热熔化至透明，倒入离心管中备用。

（3）磷酸缓冲液（PBS）：称氯化钠 8 g、氯化钾 0.2 g、磷酸氢二钠 1.12 g、磷酸二氢钾 0.2 g，用双蒸水溶解并定容到 1 000 mL。

4. 碱解旋及电泳液
300 mmol/L NaOH，1.0 mmol/L Na_2EDTA，pH=13。临用前现配。

5. 三羟甲基氨基甲烷—盐酸（Tris-HCl）中和液
称三羟甲基氨基甲烷 48.456 g，用盐酸调 pH 至 7.5 并定容到 1 000 mL。

6. 溴化乙锭（EB）染液
称溴化乙锭 180 μg 用双蒸水定容到 5 mL。

7. 2%的纤维素酶和果胶酶

四、内容和操作步骤

1．植物材料的准备和染毒处理

如选择蚕豆、菜豆、小麦为材料，应挑选大小一致、饱满无虫的植物种子，表面消毒后用自来水冲洗干净并以双蒸水充分清洗，然后于25℃以下双蒸水浸泡24 h，期间换水2~3次，待其充分吸涨或浸润后取出，用湿润脱脂纱布包裹后置于25℃恒温培养箱中催芽，期间保持湿润，待根长至2~3 cm时进行彗星实验。部分催芽后的种子播种（预先以自来水和双蒸水充分清洗），加入适量营养液育苗，获得植物的叶片后进行彗星实验。对于大蒜，应选择大小一致的蒜瓣进行如上处理。对于洋葱和菠菜，可以直接选用正常的洋葱鳞茎或菠菜嫩叶制成单细胞悬液。

染毒处理：选用环境化学毒物如重金属（镉、铅、铜等）化合物或二氧化硫衍生物亚硫酸氢钠，按等比间距设置3个浓度，对上述培育的幼根、幼芽、叶片或洋葱鳞茎在室温下进行浸泡染毒1~4 h，或对培育的植株进行喷洒染毒，每个浓度至少设3个平行实验。染毒处理结束后，立即用蒸馏水冲洗三次，以除去残留的化学毒物，然后进行单细胞悬液的制备。

2．植物单细胞悬液的制备

为了获得适宜浓度的植物细胞悬浮液进行彗星实验，可以采用多种方法和缓冲液分离植物细胞核。酶处理方法是获得植物原生质体或细胞核最常用方法之一，将蚕豆根尖用蒸馏水冲洗干净后，用剪刀切碎放入小离心管，加入2%的纤维素酶和果胶酶混合液，于28℃处理3 h，即可获得细胞的悬浮液。

采用机械分离方法也可以分离获得植物细胞或细胞核：植物组织放入预冷的培养皿中，冰上冷冻10 min，加入一定体积PBS缓冲液，机械切碎叶片（如用小刀切），通过200目的滤网用缓冲液充分冲洗叶片使细胞游离，收集滤液，获得植物单细胞悬液。

制得植物细胞单细胞悬液之后，立即与预温37℃的0.6%低熔点琼脂糖（LMA）以适当比例混匀。将提取出的单细胞浓度调为10^6~10^7个/mL，用苔盼蓝染色观察活细胞率。

3．彗星实验

（1）制备"三明治"胶

分作三层，第一层为正常熔点琼脂糖（NMA）层，第二层为含有细胞的低熔点琼脂糖（LMA）层，第三层为LMA层。

第一层胶的制备：取磨砂载玻片，磨砂面向上，预热45℃左右，将60 μL预热45℃的0.6% NMA的PBS滴在载玻片上，迅速盖上干净的盖玻片，使NMA凝固。第二层胶的制备：将所制取的单细胞悬液与37℃的LMA以适当比例混合均匀。然后揭去盖玻片，迅速将 60 μL 含细胞的 LMA 滴在第一层琼脂糖上，立即盖上另一干净盖玻片，使第二层胶凝固。第三层胶的制备：等第二层胶凝固后，室温下小心移去盖玻片，再滴加 60 μL 预热 37℃含 0.6%LMA 的无钙镁 PBS，再加上盖玻片使其凝固。

（2）DNA 碱解旋

将载物片取出，小心吸干上面残留的裂解液，置于水平电泳槽中，新配制的碱性电泳缓冲液（300 mmol/L NaOH，1.0 mmol/L Na$_2$EDTA，pH=13）缓缓倒入电泳槽中，约覆过载物片胶面 0.2～0.3 cm，避光放置 15～30 min（不同的实验材料可以选择不同的变性时间），以便使 DNA 在碱性条件下解螺旋和产生碱易变性区段，使 DNA 断链在电场中易于迁移。

（3）电泳

调节电压为 25V，电流为 200 mA，电泳 15～30 min（根据能区分对照和处理进行选择电泳电压或电流及时间）。电泳时带负电荷的 DNA 断片将离开主核向阳极迁移，细胞核形成一个彗星样的拖尾，尾的长短与 DNA 损伤的程度相关。

（4）中和

取出载物片，小心吸干残留的电泳液，水平放置，缓缓加入 0.4 mmol/L 的 Tris-HCl（pH=7.5）缓冲液，将载物片淹没 10 min，再将 Tris-HCl 吸去，用滤纸将盘内液体吸干再缓缓加入无水乙醇，将载片浸埋 1 h，吸取乙醇。

4. 染色与观察

在胶面上滴 15 μg/mL 的 EB 水溶液 2～3 滴，染色 20 min 后，用双蒸水冲掉胶面上多余的 EB 染液，盖上盖玻片，在荧光显微镜下观察，并用随机软件自动曝光捕获彗星图像。

五、结果评价

运用荧光倒置显微镜进行的观察，可以用图像分析软件 CASP（Comet Assay Software Pect）图像分析系统自动计算 TM、OTM 参数，以评价 DNA 的损伤程度。

TM=尾部 DNA 累计值×DNA 迁移距离；OTM 是指彗星尾部 DNA 占总 DNA 的比例（百分数）与头部重心到尾部重心位置的距离之积，即 OTM=尾部 DNA 百分数×头部重心到尾部重心位置的距离。所有这些参数都需要用上述软件才能算出来。

六、注意事项

（1）并非所有植物都适合应用于彗星实验。

（2）制备单细胞悬液时尽量保证获得高存活率的细胞。

（3）制备"三明治"胶时保证每层胶面都平整光滑。

（4）DNA 解旋时注意避光，同时要把握好时间，解旋过度会造成细胞核弥散、疏松。

（5）电泳时间不宜过长，否则会造成正常 DNA 迁移。

（6）EB 具有 DNA 毒性，操作时应小心谨慎。

（7）指导教师需提前熟悉 CASP 图像分析系统的正确操作和使用。

实验十九　内分泌干扰效应的检测：
斑马鱼幼鱼卵黄蛋白原的诱导实验[*]

一、目的和要求

在目前已知的环境内分泌干扰物中，雌激素受体激动剂是最具有代表性的一类物质，而卵黄蛋白原（vitellogenin，VTG）是鱼类等水生生物暴露于雌激素受体激动剂最为经典的生物标志物。通过本实验，掌握 RNA 提取，反转录以及反转录荧光定量 PCR（qRT-PCR，quantitative reverse transcriptase polymerase chain reaction）检测目的基因转录水平的原理和方法，并借此让学生初步了解目前分子生物学检测手段在生态毒理学中的应用现状。

二、实验原理

卵黄蛋白原，即卵黄蛋白的前体。在正常情况下，雌性成鱼体内的天然雌激素（estradiol，E2）转运到肝脏中，并与雌激素受体（estrogen receptor，ER）结合，启动 *vtg* 基因表达，生成的 VTG 蛋白经血液运送到卵巢并加工为卵黄蛋白，用以提供卵子发育所必需的营养物质。然而，由于雌雄鱼体内均含有 ER 和 *vtg* 基因，雄鱼或者幼鱼在暴露于雌激素受体激动剂之后，也能启动 VTG 的合成。因此，通过检测雄鱼或者幼鱼体内的 *vtg* 基因 mRNA 或者相应的蛋白含量，即可确定化合物是否具有雌激素效应。其中，*vtg* 基因转录而成的 mRNA 水平可通过 qRT-PCR 进行测定，而 VTG 蛋白的含量则可通过酶联免疫吸附法（enzyme-linked immunosorbent assay，ELISA）或者蛋白免疫印迹法（Western blot）等方法进行测定。

本实验针对雌激素受体激动剂暴露后斑马鱼幼鱼体内 *vtg* 基因转录水平，并通过 qRT-PCR 进行检测。其原理为：用反转录酶将样品中 *vtg* 基因的 mRNA 反转录成 cDNA，

---

[*] 本实验由孙立伟、钱海丰编写。

进行 PCR 扩增反应，并通过 PCR 反应体系中加入的荧光基团 SYBR Green，利用荧光信号累积实时监测反应产物量。最后，以肌动蛋白 *β-actin* 为内参基因，对样品中 *vtg* 基因的转录水平进行相对定量。

三、材料和试剂

1. 材料
1.5 mL 离心管、0.2 mL 光学 PCR 管、移液枪吸头，均为 RNase-Free。

2. 试剂
选择乙炔基雌二醇（17α-ethinylestradiol，EE2）作为雌激素受体激动剂，其为人工合成的雌激素类药物。储备液以 DMSO 为溶剂，−20℃保存。

总 RNA 提取试剂、反转录反应试剂盒、荧光定量 PCR 反应试剂盒。

无水乙醇、氯仿、异丙醇，以上均为分析级。

四、设备和仪器

24 孔培养板、倒置光学显微镜、烧杯（50 或 100 mL）、研磨杵、移液枪、水浴锅、掌上离心机、台式冷冻离心机、制冰机、微量分光光度计、实时荧光定量 PCR 仪。

五、内容和操作步骤

1. 鱼卵的收集
斑马鱼（*Danio rerio*）AB 系，成鱼饲养于水族箱内。养殖用水为经活性炭过滤并曝气的自来水，水温为 26～28℃，氧饱和度＞80%，光周期固定为 14 h：10 h（昼：夜）。饲养密度一般每升水中鱼的负荷最好不超过 1 g。饲养期每天投喂饲料 3 次，其中至少有一次为活体饲料（如刚孵化的丰年虾或红虫），并及时清除多余饵料和排泄物。

实验前一天将成鱼转移至配鱼专用盒中，用隔板将雌雄分开。在实验当天开始光照后抽去隔板，半小时后即可得到鱼卵。鱼卵用曝气水清洗数次，转移至 24 孔培养板中培养，每孔一个胚胎，培养条件同成鱼。为防止霉菌生长，培养用水中可加入 1/10 000 体积的亚甲基蓝。培养期间在倒置显微镜下定时观察，及时剔除未受精、死亡以及未正常发育的胚胎。胚胎约在受精后 72 h（即 72hpf，hours post fertilization）孵化完全，所得幼鱼用于后续暴露实验。

2．幼鱼的暴露

将幼鱼转移到烧杯中并暴露于 EE2，每个烧杯 20～30 条幼鱼，并盛有至少 10 mL 暴露液。暴露浓度按等比间距设置 3～5 个浓度（比如 1 ng/L、10 ng/L、100 ng/L），每个浓度至少 3 个平行。幼鱼不必喂食。暴露持续 72 h，期间最好每天更换暴露液。同时设溶剂对照组（0.01%的 DMSO）。在实验期间，溶剂对照组和暴露组的个体死亡率不得超过 10%。

3．总 RNA（Total RNA）的提取

暴露结束后，将每个平行的幼鱼用吸管转移到 1.5 mL 离心管（即 20～30 条幼鱼为一个样品）中，吸干多余水分，−80℃存储备用，或直接按照试剂生产厂商的说明进行总 RNA 提取。以 Takara 公司 RNAiso Plus 为例，其提取步骤为：

（1）离心管中加入 100 μL 的 RNA 提取试剂 RNAiso Plus，用研磨杆将幼鱼样品充分研磨，呈透明状。

（2）离心管加入 400 μL 的 RNAiso Plus，并冲洗研磨杆，混匀，室温静置 5 min。

（3）将盛有样品的离心管在台式冷冻离心机中 12 000 g 4℃离心 5 min。

（4）吸取上清液至新的离心管中（切勿吸取沉淀）。

（5）在离心管中加入 1/5 体积的氯仿（100 μL），振荡混匀，溶液乳化至乳白色，室温静置 5 min。

（6）12 000 g 4℃离心 15 min。此时匀浆液将分为三层，分别为无色的上清层（含 RNA），中间的白色蛋白层（大部分为 DNA），以及带有颜色的下层有机相。

（7）吸取上清液至另一新的离心管中（切勿吸到中间层）。

（8）向上清液中加入 1/2 RNAiso Plus 体积的异丙醇（250 μL），上下颠倒充分混匀后，室温静置 10 min。

（9）12 000 g 4℃离心 10 min，此时可见离心管底部有微量白色的 RNA 沉淀。

（10）小心弃去上清液，勿触及沉淀。缓慢加入与 RNAiso Plus 等体积的 75%乙醇（500 μL），轻轻上下颠倒洗涤离心管管壁，7 500 g 4℃离心 5 min，弃去上清液。洗涤、离心步骤可再重复两次。

（11）弃去多余的乙醇后，离心管在开盖状态下室温静置 3～5 min。沉淀干燥后（切勿过分干燥，否则 RNA 难以溶解），加入适量（如 10～20 μL）的 RNase-free 水充分溶解 RNA 沉淀，−80℃保存备用。

4．RNA 浓度和纯度测定

将溶解的 RNA 离心振荡，充分混匀后，吸取 2 μL，用适量 RNase-free 水稀释后，微量分光光度计测定吸光度。OD_{260}/OD_{280} 比值在 1.8～2.0，表明提取的 RNA 满足要求。

RNA 浓度计算方法为

$$\text{RNA 浓度（μg/μL）} = (OD_{260} - OD_{320}) \times \text{稀释倍数} \times 0.04 \tag{1}$$

有条件的话可以利用琼脂糖凝胶电泳,通过核糖体 RNA28S 和 18S 条带的比例初步评价总 RNA 的质量。

5. 反转录为 cDNA

通过反转录反应试剂盒,将提取的 RNA 合成适用于荧光定量 PCR 反应的 cDNA 模板。以 Toyobo 公司的 ReverTra Ace qPCR RT Kit 为例,其中包含 5×RT Buffer(含有反应缓冲液、$MgCl_2$、dNTP 等 5 倍浓度的反转录反应液 Buffer),Enzyme Mix(含有反转录酶 ReverTra Ace 和 RNA 酶抑制剂 RNase Inhibitor),Primer Mix〔含有 Random Primer 和 Oligo(dT)Primer 的混合物〕,以及 Nuclease-free 级别的灭菌蒸馏水。

其操作步骤如下:

RNA 变性:将 RNA 在 65℃条件下水浴处理 5 min 后,立即放置冰上冷却。这一步骤对于容易形成高级结构的 RNA 可以提高反转录的效率。

配制反应液:反应液组成如表 1 所示,依次加入 0.2 mL 离心管中。

表 1 RNA 反转录体系

试剂	添加量
5×RT Buffer Mix	2 μL
RT Enzyme Mix	0.5 μL
Primer Mix	0.5 μL
提取的 RNA	0.5 pg～1 μg(本实验统一为 500 ng)
RNase Free 水	添加至整个反应体系为 10 μL

注:上述体系以 Toyobo 公司的 ReverTra Ace qPCR RT Kit 为例。

上述体系配制时应在冰上进行。

反转录反应:上述体系在 37℃水浴 15 min,进行反转录反应;之后在 98℃水浴 5 min,使得反转录酶失活。

6. qRT-PCR 检测

qRT-PCR 反应时斑马鱼 *vtg* 等基因以及管家基因 *β-actin* 的引物序列见表 2。所谓管家基因(house-keeping gene),其在所有细胞中均持续稳定地表达。本实验中以 *β-actin* 作为内参基因,将其转录水平作为基准来校正目的基因(如本实验中的 *vtg* 基因)的转录水平,以消除上述步骤中 mRNA 和 cDNA 质量的影响。可能的话,同时测定雌激素受体基因 *er* 的转录水平,并从 *er* 和 *vtg* 的相关性上使学生对于此类内分泌干扰物的作用机理有更深入理解。

表2 qRT-PCR 中的引物序列

基因名称	引物序列		索引号	产物长度/bp
vtg Ⅰ	F：5'-GTTCAACCTTGTTCCCGAG-3'		XM_682549	173
	R：5'-GATCCATAAGCTTCATCAGG-3'			
vtg Ⅱ	F：5'-GGTGACTGGAAGATCCAAG-3'		AY729645	190
	R：5'-TCATGCGGCATTGGCTGG-3'			
erα	F：5'-CCCACAGGACAAGAGGAAGA-3'		AF268283	251
	R：5'-CCTGGTCATGCAGAGACAGA-3'			
β-actin	F：5'-ATGGATGAGGAAATCGCTGCC-3'		AF057040	127
	R：5'-CTCCCTGATGTCTGGGTCGTC-3'			

注：相关序列参考 Jin，et al. Hepatic and extrahepatic expression of estrogen-responsive genes in male adult zebrafish（*Danio rerio*）as biomarkers of short-term exposure to 17β-estradiol.Environmental Monitoring and Assessment，2008（146）：105-111。

以 Toyobo 公司的 SYBR® Green Realtime PCR Master Mix 为例，其操作步骤如下。

配置 20 μL 反应体系（见表3），各组分依次加入 0.2 mL 离心管中。

表3 qRT-PCR 反应体系　　　　　　　　　　　　　　单位：μL

试剂	添加量
SYBR® Green Realtime PCR Master Mix	10.0
Forward Primer（10 μmol/L）	0.8
Reverse Primer（10 μmol/L）	0.8
cDNA 溶液	2.0
RNase Free 水	6.4

PCR 反应为两步法，即退火/延伸步骤合并。反应条件为：95℃变性 1 min，之后的 40 个循环设定为 95℃变性 15 s，60℃退火/延伸 1 min。在每个循环反应的延伸阶段完成时收集数据。

每个浓度至少 3 个平行，每个平行建议做 3 个复孔。

六、数据处理与编写报告

1. 数据处理

由 qRT-PCR 自带软件得到每个浓度暴露组以及对照组的目的基因和管家基因 Ct 值。所谓 Ct 值，即是每个反应管中荧光信号到达所设定的阈值（threshold，一般设定为指数增长阶段的拐点）时所经历的循环（cycle）数。研究表明，各基因的 Ct 值与该基因 DNA 模板起始拷贝数的对数存在线性关系，起始拷贝数越多，Ct 值越小，反之亦然。

暴露后实验组相对于对照组 *vtg* 基因的转录水平可用 $2^{-\Delta\Delta Ct}$ 法分析，此时默认目的基因和内参基因的 PCR 效率相同且等于 100%，即每次 PCR 循环后其产物量为之前的 2 倍。

$$\Delta\Delta Ct=（某一浓度暴露组目的基因 Ct 值-某一浓度暴露组内参基因 Ct 值）-（对照组$$
$$目的基因 Ct 值-对照组内参基因 Ct 值）$$

$$相对转录水平 = 2^{-\Delta\Delta Ct} \qquad (2)$$

比如，某一浓度暴露组 *vtg* 基因 Ct 值为 25.0，相应 *β-actin* 基因的 Ct 值为 18.0，而对照组 *vtg* 基因 Ct 值为 32.5，相应 *β-actin* 基因的 Ct 值为 18.5，则

$$\Delta\Delta Ct=（25.0-18.0）-（32.5-18.5）=7-14=-7 \qquad (3)$$

该暴露组 *vtg* 相对转录水平即为 $2^{-(-7)}=2^7=128$，表明经暴露后诱导 *vtg* 转录水平增加，为对照组的 128 倍。

2. 编写报告

实验报告中除了 PCR 数据之外，还应包括斑马鱼幼鱼在暴露期间的死亡率、RNA 浓度和纯度测定数据等。有可能的话，应对基因的转录结果做单因素方差分析（one-way ANOVA），以及后续的多重比较（multiple comparison）。

七、经验和注意事项

（1）RNA 提取、反转录以及 qRT-PCR 等操作时，请参照相关试剂以及仪器厂商的说明再确定实验参数和操作步骤。

（2）RNA 提取以及后续步骤中，要注意抑制细胞中的 RNA 分解酶和防止所用器具及试剂中的 RNA 分解酶的污染。相应地，实验中应戴一次性干净手套；使用洁净的 RNA 操作试验台；在操作过程中避免讲话。通过以上方法防止实验者的汗液、唾液中的 RNA 分解酶的污染。相关的器材也要求为 RNase-Free。

（3）260 nm、320 nm、230 nm、280 nm 下的吸光度分别代表了核酸、背景（溶液浑浊度）、盐浓度和蛋白质等有机物的吸光度值。OD_{260}/OD_{280} 体现了 RNA 中的蛋白质等有机物的污染程度。质量较好的 RNA 其比值应该在 1.8～2.2，<1.8 表明蛋白质等污染比较明显；>2.2 说明 RNA 被水解为单核苷酸。

（4）假如提取后 RNA 所测浓度偏低，可能是由于加入 RNA 提取试剂后研磨不充分；在三相分层时，移取上清液量偏少；RNA 沉淀溶解不完全；或者 RNase 污染等原因所导致。

（5）本实验把 Total RNA 直接作为模板使用。从组织、培养细胞等得到 Total RNA 中，作为表达分析对象的 mRNA 的含量通常为 1%～2%。

（6）*β-actin* 作为管家基因，其转录水平较为稳定。对于实验者而言，可以通过其 Ct 值来判断 RNA 提取、反转录以及 qRT-PCR 等步骤中实验操作的可靠性。比如，对于同一批次的反应管而言，管家基因 Ct 值的极差若大于 2 是难以接受的。

（7）在提纯的 total RNA 中，可能混有基因组 DNA，导致在后续检测中产生假阳性信号。这种情况在当检测目的基因中存在很多假基因，或者跨内含子位置不能设计引物时尤为突出。这时候应该采取必要措施，比如用脱氧核糖核酸酶 DNase I 清除基因组 DNA。

（8）斑马鱼基因符号的书写格式为所有字母小写，并采用斜体（如 *vtg*）；蛋白的书写格式则为首字母大写，采用正体（如 Vtg）。还有类似于 VTG 的书写格式，其为相应英文单词的缩写，泛指不同物种的卵黄蛋白原，请注意区分。

参考文献

[1] Westerfield M. The Zebrafish Book：A Guide for the Laboratory Use of Zebrafish（*Danio rerio*）. Eugene：University of Oregon Press，2000.

[2] Sumpter J P，Jobling S. Vitellogenesis as a biomarker for estrogenic contamination of the aquatic environment. Environmental Health Perspectives，1995（103）：173-178.

[3] Livak K J，Schmittgen T D. Analysis of relative gene expression data using real-time quantitative PCR and the $2^{-\Delta\Delta Ct}$ method. Methods，2001（25）：402-408.

V　生态系统生态毒理学实验

实验二十　微型浮游生物群落 PFU 测定与原位观测实验[*]

一、目的与要求

学会或掌握应用 PFU 法与原位观测法对水体微型浮游生物的种类及其群落结构进行分析研究，学会使用有关微型浮游生物的检索工具书，掌握对浮游生物的分类或识别方法，为研究环境污染对水域生态系统生物群落的影响打基础。

二、原理

微型浮游生物是泛指生活在水中但缺乏有效活动能力的一大类微型的生物体，往往需要通过显微镜才能进行观察和计量，主要包括微型浮游植物与微型浮游动物两大类。微型浮游生物常悬浮生长于水体中，也可在水中出现的（自然或者人工的）基质上进行群集生长，如生长在水中石块、淤泥和植物等可附着物表面。微型浮游生物在附着物上的种群是动态变化的，水环境条件的变化会导致群集平衡后基质上的种类明显改变。基于此，本实验采用泡沫塑料块（polyurethane foam unit，PFU）作为人工基质，以微型浮游生物在 PFU 上的群集速度对水体进行评价，故将此观测方法称为 PFU 法。

在 PFU 法观测中，水体中的微型浮游生物迁入泡沫塑料块并达到稳定需要一定时间，实验过程较长，如果时间短又希望了解水环境中的微型浮游生物群落结构时可采取原位观测法。

---

[*] 本实验由洪喻、白巨利编写。

三、仪器、材料和试剂

仪器：普通光学显微镜、普通离心机。

材料：泡沫塑料块（PFU）、人工光源、玻璃缸或塑料缸、分液漏斗、25 号浮游生物网、13 号浮游生物网、无粉乳胶手套、剪刀、吸管、载玻片等。

试剂：鲁哥氏液（60 g 碘化钾和 40 g 单质碘用蒸馏水定容到 1 L），70%酒精，$CuSO_4 \cdot 5H_2O$。

四、实验内容和步骤

1. 实验准备

微型浮游生物群集的种数和 PFU 大小的对数直接相关，泡沫塑料孔的大小、颜色对微型浮游生物的生长并无明显影响。一般最合适的 PFU 大小为 5 cm×7.5 cm×6.5 cm。为了保障实验的可比性和可重复性，同一批次实验时最好选用同一批次的 PFU 材料，并且使用前采用蒸馏水浸泡 12～14 h。

2. 正式实验

（1）PFU 实验

现场取样 PFU 实验（适用于本科生实验课）：正式实验时，取一定数量 PFU 悬挂在待测定水中，不同时间点（例如，1 d、3 d、5 d、7 d、12 d、15 d、21 d、28 d）分别取出两块置于容器中带回实验室分析。操作时要求戴好无粉乳胶手套，用力挤出 PFU 内部的水置于烧杯中，后用吸管滴于载玻片上并置于显微镜下镜检，记录每个时间点的种类，包括新见种、复见种、消失种。一般要求一块 PFU 至少重复两次如上操作，完成全片检查以免物种疏漏。

实验室 PFU 实验（适用于本科生毕业论文工作或研究生的试验研究）：PFU 方法除可进行实际现场布点取样测试外，在实验室条件下也可用于生态毒理学研究。将一块 PFU 放在微型浮游生物种类丰富的清洁水中，待达到平衡后取出，把其作为种源（epicenter）置于缸子中央，缸内边缘固定 8～10 块空白 PFU，每块均需与种源 PFU 距离相等。注意：缸的长宽一般为 54 cm×25 cm；放入待测水样的量要求能浸没 PFU，一般为 6～10 L。室内实验时，可在缸上方安置日光灯并控制昼夜照明时间，以 12 h∶12 h 为宜。对照缸中放清洁水；环境污染物处理缸放入与对照缸相同的清洁水后，按照预先的设计加入环境污染物，一般可设计 2～4 个环境污染物浓度（根据具体实验条件决定），每缸一个浓度，重复 2～3 次。根据实验室化学药品的实际情况确定用于实验的环境污染物，一般可选择重金属类、农药类、个人药品及护理品等常见的污染物类型，推荐使用常见的硫酸铜进行该实验，控制投加 Cu^{2+} 浓度在 $10\sim200\ \mu g/L$，如 $10\ \mu g/L$、$60\ \mu g/L$ 和 $120\ \mu g/L$ 设置三个浓度梯度。完成实验设置后，采用上述镜检方法，通过种源上的生物在空白 PFU 上群集的情况了解水中污染物的毒性。

（2）原位观测法

用干净的浮游生物网，置于待采集水样的水体位置（一般在湖泊、水库水面下 0.5 m 左右的位置较好），采集微型浮游生物以便进行其群落结构观测。对于定量分析，需将浮游生物网置于水的指定深度，然后将水通过浮游生物网过滤，收集，后进一步固定浓缩置于显微镜下定量观测分析。对于定性分析，则可以将浮游生物网在水中以每秒 $20\sim30\ cm$ 的速度作"∞"形循环缓慢地拖动 $5\sim10\ min$，收集的样品用作显微镜下定性分析。25 号浮游生物网用于水中浮游植物、原生动物和轮虫等样品的采集，而 13 号浮游生物网用于水中枝角类和桡足类等浮游动物样品的采集。如条件有限可以仅采用 25 号浮游生物网分析微型浮游生物群落结构。定性测定时最好直接进行活体检查，将浮游生物网采集的样品直接镜检观察。

若需定量测定，则将采集到的样品进行固定处理。25 号浮游生物网中的样品用鲁哥氏液进行固定（固定液控制在每 1 L 水样中加 15 mL）。13 号浮游生物网采集到的样品用 70% 酒精固定。水样于分液漏斗中固定，沉淀 $24\sim48\ h$ 后，初步分离（转速控制在 $4\ 000\sim5\ 000\ r/min$）得到浓缩后的微型浮游生物，通过镜检并计算待测水体中微型浮游生物的种群数量及群落结构。

五、结果评价

1. 测试指标

通过 PFU 方法可测试多个指标，如分类学上的种数、种类组成、相对密度、群集速度、消失速度、平衡期（群集速度与消失速度相等的时间）、平衡期时的种数等。此外，还可以测定活细胞的生物量、叶绿素含量（反映自养生物量）、呼吸速度、各种细胞化学成分等。通过上述两大类参数综合分析微型浮游生物群落在结构与功能上的变化。

定性的原位快速采集观测法可以初步了解水体中的微型浮游生物种群类型。定量的原位观测法可从种数、种类组成、相对密度解析目标水体的微型浮游生物种群数量及群落结构。

2. 实验报告

（1）PFU 方法：第一，要求记录在实验开始后的 2 周内目标 PFU 上所见的微型浮游生物种类。这些种类常被认为是先驱种（pioneer species）。一般先驱种群集后，群落将趋于稳定，后续迁入种较少。第二，要求记录目标 PFU 上消失的敏感种，在接触到有毒有害物质后，PFU 上有的物种可能会迁出、消失或者死亡，因此需要特别关注敏感种。第三，要求记录目标 PFU 上始终存在的种类，即耐污种类，了解该类微型浮游生物对了解有毒有害物质对水体生态环境的影响也具有重要的意义。

（2）原位观测法：定性实验要求观测记录所见种，25 号浮游生物网采集的样品要求记录到其中所能见到的浮游植物、原生动物和轮虫等，13 号浮游生物网采集的样品要求记录到其中所能见到的枝角类和桡足类等。定量实验要求记录所见种及其数量，分析种类组成并计算群落结构相关参数。

六、注意事项

（1）PFU 方法实验时在湖泊、水库等静水水体一般 2～5 个星期可达到平衡，在河流中 1～7 d 即可达到平衡。若出现环境条件剧变，如洪水泛滥、毒物污染等则平衡被破坏。

（2）PFU 上迁入初期生物群落未形成相互作用，此时物种丰富度仅与种类来源有关，来源密度越大，迁入的可能性也越大，因而在有机物污染或者富营养化严重的水体中，由于微型浮游生物中异养微生物丰富且更易于繁殖，其群集速度较快；而在含有毒物的水体中，微型浮游生物种类和丰度较低，在 PFU 上迁入的概率也较低，群集速度明显减缓，基于此原理，可用 PFU 法分析水体受污染的类型与毒性大小。

（3）原位观测法可满足对实验时间要求短的检测，快速采样后既可在野外也可将样品带到实验室进行分析。

（4）实验指导教师需提前进行预备实验，预先对受测水体的微型浮游生物种类及其群落结构有所了解，以便对在实验中一些可能出现的疑难问题有备无患，使学生实验能够顺利完成。

（5）实验指导教师需在实验课前向参加实验的学生推荐有关分类学和检索方面的书籍，指导学生使用并掌握有关浮游生物的检索方法（见以下参考文献）。浮游生物因海洋和淡水环境的不同各有特点，实际参考依据采集水样的水体进行针对性选择。

（6）本实验在减少观测项目的前提下可用于本科生教学实验课，在增加观测项目的前提下可用于本科生毕业设计或毕业论文工作，也可用于研究生对水环境生态系统生态毒理学研究。

参考文献

[1] 淡水浮游生物调查技术规范（中华人民共和国水产行业标准 SC/T 9402—2010）. 北京：人民出版社，

2011.

[2] 本书编委会. 浙江省主要常见淡水浮游动物图集：饮用水水源. 北京：中国环境出版社，2013.

[3] 杨苏文，等. 滇池、洱海浮游动、植物环境图谱. 北京：科学出版社，2016.

[4] 无锡市环境监测中心站. 太湖常见藻类图集. 北京：中国环境出版集团，2018.

[5] 李洪武，宋培学. 海洋浮游生物学. 合肥：中国科学技术大学出版社，2012.

[6] 王茂剑，宋秀凯. 常见浮游生物——渤海山东海域海洋保护区生物多样性图集（第四册）. 北京：海洋出版社，2017.

实验二十一　微宇宙水生生态系统生态毒理学实验[*]

一、目的与要求

了解微宇宙的概念，熟悉水生生态系统的结构特征与功能过程。根据实验条件自行设计具有一定结构、功能正常且稳定性较好的水生微宇宙（SAM）模型生态系统法，作为评价整体生态系统的手段和工具。通过研究水生生态系统在化学污染物的作用下各生物组分之间相互关系的变化，掌握生态系统水平上生态毒理效应的评价方法。

二、原理

由于室内单种生物的生态毒理实验结果与实际情况之间往往存在较大距离，所以生态毒理学家们广泛应用模型生态系统来研究和了解化学污染物在生态系统中的整体生态毒理效应。模型生态系统法是研究污染物在生物种群、群落、生态系统和生物圈水平上的生态效应的一种方法，又称为微宇宙法。微宇宙是自然生态系统的一部分，包含有生物和非生物的组成及其过程，能提供自然生态系统的群落结构和功能，但它没有自然生态系统庞大和复杂（既不能包含自然生态系统的所有组成，也不能包括自然生态系统的所有过程），因而不完全等同于自然生态系统。

微宇宙可根据生态系统的类别分为水生微宇宙和陆生微宇宙。利用多种水生生物共存的水生微宇宙可以研究受试化合物对水生生态系统的毒性作用。本实验设计的水生微宇宙是通过在室内、用体积小于 $1\ m^3$ 的实验容器，模拟自然生态系统条件下发生的环境污染物的毒性作用情况，以了解在实际生态环境中污染物的毒理作用基本过程及其因果关系。

---

* 本实验由白巨利、杨振华、孟紫强编写。

三、试剂和材料

池塘微宇宙可以由 2～5 个水族箱组成，水族箱规格可以自行设计，常用规格为 60 cm×30 cm×45 cm。同时可以准备不同的生物种类，如藻类、蚤类、水生高等植物和鱼类等。

受试化合物可以选择金属化合物及农药、抗生素等环境有机化学污染物。

四、内容和操作步骤

（1）在每个水族箱底部铺垫 5 cm 的干河泥，实验时加入自来水或人工配制的水和营养盐，或者直接加入经过处理的河水。

（2）放入 5～10 种藻类、5 种左右的动物或微生物、水生植物和鱼类，也可以通过预培养，自然形成生物种群。或经过 1 个月左右时间的培养和运行稳定后，逐渐长出沉水植物、藻类、浮游动物、底栖动物及微生物群落等。

（3）加入不同浓度（可设 4～6 个浓度组）的受试化合物。受试化合物可每周加入一次，也可 2 周加入一次，连续 4 次。

（4）终点测试指标，包括藻类丰度、优势种、生物量，捕食动物种群优势种和生物量，光合作用。另外，也可选择 LC_{50}、EC_{50} 等毒理学指标。此外，可以选择生物化学与分子毒理学指标，从微观水平进行测试。

五、结果评价

根据微宇宙生态系统中的测定指标（如 pH、溶解氧、总氮、总磷、藻类群落数量、水生生物群落结构、群落代谢水平等）进行评价。pH 和氮磷变化主要与污染物化学性质和毒性有关。溶解氧的变化可以反映群落代谢是否受到抑制和异氧菌是否增加。不同种类的藻类数量和组成变化可以反映污染物的毒性强弱以及对污染物的敏感程度和耐受程度。生物群落包括藻类、浮游动物、底栖动物和异氧菌的丰度、密度和多样性指数，它们的改变从另一角度反映出不同生物种群对污染物的敏感程度和耐受程度，同时反映出污染物对生态系统结构的影响。根据环境污染物引发的生物化学与分子毒理学指标的变化，探讨环境污染物生态毒理学作用的分子机理，筛选可以预测生态系统健康状态的生态标志物。

六、注意事项

（1）设计的微宇宙模型生态系统应具有完整的群落结构与功能，反应灵敏且稳定性良好，能够反映出环境污染物对水生生态系统整体的生态毒理效应及其因果关系。

（2）微宇宙应有足够的体积，以免器壁效应（wall effects）影响系统内物质和能量的正常循环和流动。

（3）在缺乏本实验条件的情况下，可鼓励学生根据生态毒理学原理和本实验方法独立进行水生（或陆地）微宇宙实验设计，提高学生对生态系统生态毒理学研究的兴趣和能力。

实验二十二　中宇宙水生生态系统生态毒理学实验[*]

一、目的与要求

中宇宙生态系统毒性试验是模拟池塘、湖泊和河流生态系统，研究污染物在生态系统水平上可能产生的生态毒理效应，以避免微宇宙体积小、系统结构简单、稳定性不足和难以长久的不足。

可以充分利用学校和科研单位的环境模拟实验室，也可以利用实际存在的小池塘、水泥池等现有设施进行该试验。要求学生掌握中宇宙生态系统的建立方法，了解该系统生态毒理试验的意义，学会评价环境污染物对生态系统的毒性作用。

本实验适用于高年级学生或其科研小组进行研究实践或毕业论文设计，也适于生态毒理学或有关专业的研究生进行生态毒理学研究。

二、原理

中宇宙是"微宇宙和自然生态系统之间的桥梁"（Odum，1984），也是"生态毒理学的主攻方向"（Cairns，1983），用来研究生态毒理学过程和群落生态效应的趋势。中宇宙体积为 $1\sim1\,000\,m^3$，是自我建造的具有生态系统水平的生态毒理学试验研究单元，可以在室内，也可经研究水域围栏而成。它通过将人工培养的生物或水生生态系统的基本成分移入系统，或利用自然水域中的水生生物组分进行研究，但必须具备生态系统的基本结构与

---

[*] 本实验由杨振华、白巨利、孟紫强编写。

功能，例如，结构方面需有非生物因素和 2～3 个营养级的生物，功能方面需有群落代谢、营养物质循环和能量流动过程等。

三、试剂和材料

中宇宙生态系统可以由几个玻璃钢水槽组成，也可以用现有的小型水泥水池、小池塘等进行自行设计，体积范围为 1～1 000 m^3，建议规格为（3～6 m）×1 m×1 m。同时可以准备不同的生物种类，如藻类、蚤类、底栖生物、细菌、水生高等植物和鱼类等。受试化合物可以选择金属化合物及农药、抗生素等环境有机化学污染物。

四、内容和操作步骤

同"实验二十一　微宇宙水生生态系统生态毒理学实验"。

五、结果评价

同"实验二十一　微宇宙水生生态系统生态毒理学实验"。

六、注意事项

（1）由于中宇宙生态系统比较复杂且接近自然生态系统，需要考虑的因素较多，因而实验设计要全面。

（2）模拟系统可以是开放性流水生态系统，要在保持实验用水具备一定流动性的同时，还要保证水中营养物质、有机物含量和受试化合物的稳定性。

主要参考文献

[1] 蔡晓明. 生态系统生态学. 北京：科学出版社，2000.

[2] 程胜高，罗泽娇，曾克峰. 环境生态学. 北京：化学工业出版社，2003.

[3] 大学环境类课程报告论坛组委会. 大学环境类课程报告论坛论文集（2006）. 北京：高等教育出版社，2007：319-322.

[4] 戴树桂. 环境化学（第二版）. 北京：高等教育出版社，2006.

[5] 段昌群. 环境生物学. 北京：科学出版社，2004.

[6] 方精云. 全球生态学——气候变化与生态响应. 北京：高等教育出版社，2000.

[7] 冯宗炜，等. 酸沉降对生态环境的影响及其生态恢复. 北京：中国环境科学出版社，1999.

[8] 化学品风险相关国家标准汇编——生态毒理学试验方法. 北京：中国标准出版社，2010.

[9] 黄玉瑶. 内陆水域污染生态学. 北京：科学出版社，2001.

[10] 李博，杨持，林鹏. 生态学. 北京：高等教育出版社，2000.

[11] 李寿祺. 卫生毒理学——基本原理和方法. 成都：四川科学技术出版社，1987.

[12] 刘建康. 高级水生生物学. 北京：科学出版社，1999.

[13] 刘凌云，郑光美. 普通动物学. 北京：高等教育出版社，2009.

[14] 刘征涛，等. 环境化学物质风险评估方法与应用. 北京：化学工业出版社，2015.

[15] 罗孝俊，麦碧娴. 新型持久性有机污染物的生物富集. 北京：科学出版社，2017.

[16] 孟紫强，祝玉珂. 太原地区绿化植物受氯气伤害的特征及其抗性的研究. 城市环境与城市生态，1997，10（3）：4-7.

[17] 孟紫强，等. 二氧化硫生物学：毒理学、生理学、病理生理学. 北京：科学出版社，2012.

[18] 孟紫强. 生态毒理学原理与方法. 北京：科学出版社，2006.

[19] 孟紫强. 环境毒理学（第三版）. 北京：高等教育出版社，2018.

[20] 孟紫强. 环境毒理学. 北京：中国环境科学出版社，2000.

[21] 孟紫强. 生态毒理学. 北京：高等教育出版社，2009.

[22] 孟紫强. 现代环境毒理学. 北京：中国环境出版社，2015.

[23] 纽曼，昂格尔. 生态毒理学原理. 赵园，王太平，译. 北京：化学工业出版社，2007.

[24] 钦佩，左平，何祯祥. 海滨系统生态学. 北京：化学工业出版社，2004.

[25] 沈国英，施并章. 海洋生态学（第二版）. 北京：化学工业出版社，2002.

[26] 史志诚. 生态毒理学概论. 北京：高等教育出版社，2005.

[27] 史志诚. 世界毒物全史. 西安：西北大学出版社，2016.

[28] 苏特（Suter G W Ⅱ.）. 生态风险评价（第二版）. 尹大强，林志芬，刘树深，等译. 北京：高等教育出版社，2011.

[29] 孙儒泳. 动物生态学原理（第三版）. 北京：北京师范大学出版社，2001.

[30] 孙铁珩，周启星，李培军. 污染生态学. 北京：科学出版社，2001.

[31] 王春霞，朱利中，江桂斌. 环境化学学科前沿与展望. 北京：科学出版社，2017.

[32] 王焕校. 污染生态学. 北京：高等教育出版社，2002.

[33] 王清印，等. 生态系统水平的海水养殖业. 北京：海洋出版社，2010.

[34] 王晓蓉. 环境化学. 南京：南京大学出版社，1993.

[35] 许嘉林，杨居荣. 陆地生态系统中的重金属. 北京：中国环境科学出版社，1996.

[36] 殷浩文. 生态风险评价. 上海：华东理工大学出版社，2001.

[37] 翟中和，王喜忠，丁明孝. 细胞生物学（第四版）. 北京：高等教育出版社，2011.

[38] 张铣，刘毓谷. 毒理学. 北京：北京医科大学、中国协和医科大学联合出版社，1997.

[39] 中国大百科全书——环境科学. 北京：中国大百科全书出版社，1983.

[40] 周启星，孔繁翔，朱琳. 生态毒理学. 北京：科学出版社，2004.

[41] 左玉辉. 环境学. 北京：高等教育出版社，2002.

[42] Ballantyne B，Marrs T，Syversen T. General and Applied Toxicology. 2nd edition. New York：Grove's Dictionaries Inc.，1999.

[43] Barnthouse L W，Suter G W II，Bartell S M，et al. User's manual for ecological risk assessment. ORNL Publication No. 2769. Oak Ridge National Laboratory（ORNL），Oak Ridge，TN，1986.

[44] Barnthouse L W，Suter G W，Rosen A E. Risks of toxic contaminants to exploited fish population：influence of life history，data uncertainty and exploitation intensity. Environ. Toxicol. Chem.，1990，9：297-311.

[45] Beyer W N，Heinz G H，Redmon-Norwood A W. Environmental Contaminants in Wildlife：Interpreting Tissue Concentrations. Boca Raton：Lewis Publishers，1996.

[46] Bozeman J，Koopman B，Bitton G. Toxicity testing using immobilized algae. Aqua Toxic，1989，14：345-352.

[47] Callow P，Sibly R M. A physiological basis of population processes：ecotoxicological implications. Funct Ecol.，1990（4）：283-388.

[48] Calow P. Handbook of Ecotoxicology. Oxford：Blackwell Science Ltd.，1998.

[49] Cockerham L G，Shane B S. Basic Environmental Toxicology. Boca Raton：CRC Press，1994.

[50] Connell D W，Wu R，Lam P，et al. Introduction to Ecotoxicology. Cambridge：Blackwell Science Inc.，

1999.

[51]   Francis B M. Toxic Substances in the Environment. New York：John Wiley & Sons，1994.

[52]   Garte S J. Molecular Environmental Biology. Boca Raton：Lewis Publishers，1994.

[53]   Hussein H S，Brasel J M. Toxicity，metabolism，and impact of mycotoxin on humans and animals. Toxicology，2001，167：101-134.

[54]   Kidd K A，Hesslein R H，Ross B J, et al. Bioaccumulation of organochlorines through a remote freshwater food web in the Canadian Arctic. Environmental Pollution，1998，102：91-103.

[55]   Klaassen C D. Casarett and Doull's Toxicology：The Basic Science of Poisons. 6th edition. New York：McGraw–Hill Publishers，2001.

[56]   Landis W G，Yu M H. Introduction to Environmental Toxicology：Impacts of Chemicals upon Ecological Systems. Boca Raton：CRC Press，1995.

[57]   Lippmann M. Environmental toxicants：Human exposures and their health effects（2nd ed.）. New York：John Wiley & Sons，2000.

[58]   Lock K，Janssen C R. Multi-generation toxicity of zine，cadmium，copper and lead to the potworm Enchytraeus albidus. Environmental Pollution，2002，117（1）：89-92.

[59]   Madera C，Garcia P，Janzen T，et al. Charactersation of technologically proficient wild Lactococcus lactis strains resistant to phage infection. International Journal of Food Microbiology，2003，86：213-222.

[60]   Manahan S E. Toxicological Chemistry and Biochemistry，3rd edition. Boca Raton：CRC Press，2002.

[61]   Manirakiza P，Covaci A，Nizigiymana L，et al. Persistent chlorinated pesticides and polychlorinated biphenyls in selected fish species from Lake Tanganyika，Burundi，Africa. Environmental Pollution，2002，117：447-455.

[62]   Moriarty F. Ecotoxicology：The Study of Pollutants in Ecosystems. 3rd edition. London：Academic Press，1999.

[63]   National Research Council. Risk assessment in the federal government：Managing the process. Washington DC：National Academy Press，1983.

[64]   Newman M C. Fundamentals of Ecotoxicology. Boca Raton：Lewis Publishers，CRC Press，1998.

[65]   Overturf M D，Anderson J C，Pandelides Z，et al. Pharmaceuticals and personal care products：A critical review of the impacts on fish reproduction. Critical Reviews in Toxicology，2015，45（6）：469-491.

[66]   Philp R B. Ecosystems and Human Health：Toxicology and Environmental Hazards（2nd edition）. Lewis Publishers，2001.

[67]   Posthuma L，Suter G W，Traas T P. Species Sensitivity Distributions in Ecotoxicology. Boca Raton：CRC Press，2001.

[68]   Schüürmann G，Markert B. Ecotoxicology：Ecological Fundamentals，Chemical Exposure，and Biological

Effects. New York and Heidelberg: A John Wiley & Sons, Inc. and Spektrum Akademischer Verlag Co-publication, 1998.

[69] Sparling D W, Linder G, Bishop C A, et al. Ecotoxicology of Amphibians and Reptiles. CRC Press, 2010.

[70] Taylor H J, Bell J N B. Tolerance to SO_2, NO_2 and their mixture in *Plantago major* L. populations. Environmental Pollution, 1992, 76: 19-24.

[71] US Environmental Protection Agency. Peer review workshop report on a framework for ecological risk assessment. EPA/625/3-91/022. Risk Assessment Forum, US Environmental Protection Agency, Washington DC, 1992.

[72] US Environmental Protection Agency. Testing for environmental effects under the Toxic Substances Control Act. Office of Toxic Substances, Washington DC, 1983.

[73] Venturino A. Biochemical targets of xenobiotics: Biomarkers in amphibian ecotoxicology. Applied Herpetology, 2005, 2 (3): 335-353.

[74] Walker C H, Hopkin S P, Sibly R M, et al. Principles of Ecotoxicology. 2nd edition. London: Taylor and Francis Ltd., 2001.

[75] Weld R J, Butts C, Heinemann J A. Models of phage growth and their applicability to phage therapy. J Theoret Biol., 2004, 227: 1-11.

中英文关键词对照

中英文关键词对照